KB101805

당뇨병관리를 위한

디지털헬스와

원격의료

Diabetes Digital Health and Telehealth
by David C. Klonoff, David Kerr, and Elissa R. Weitzman
Originally published by Elsevier Inc.

This Korean edition of Diabetes Digital Health and Telehealth, 9780323905572
by David C. Klonoff, David Kerr, and Elissa R. Weitzman is published
by arrangement with Elsevier Inc. through YuRiJang Literary Agency

Diabetes Digital Health and Telehealth

당뇨병관리를 위한 **디지털헬스**와 **원격의료**

데이비드 C. 클로노프(David C. Klonoff) MD
데이비드 커(David Kerr) MD
엘리사 R. 와이츠먼(Elissa R. Weitzman) ScD 엮음

이상열 옮김

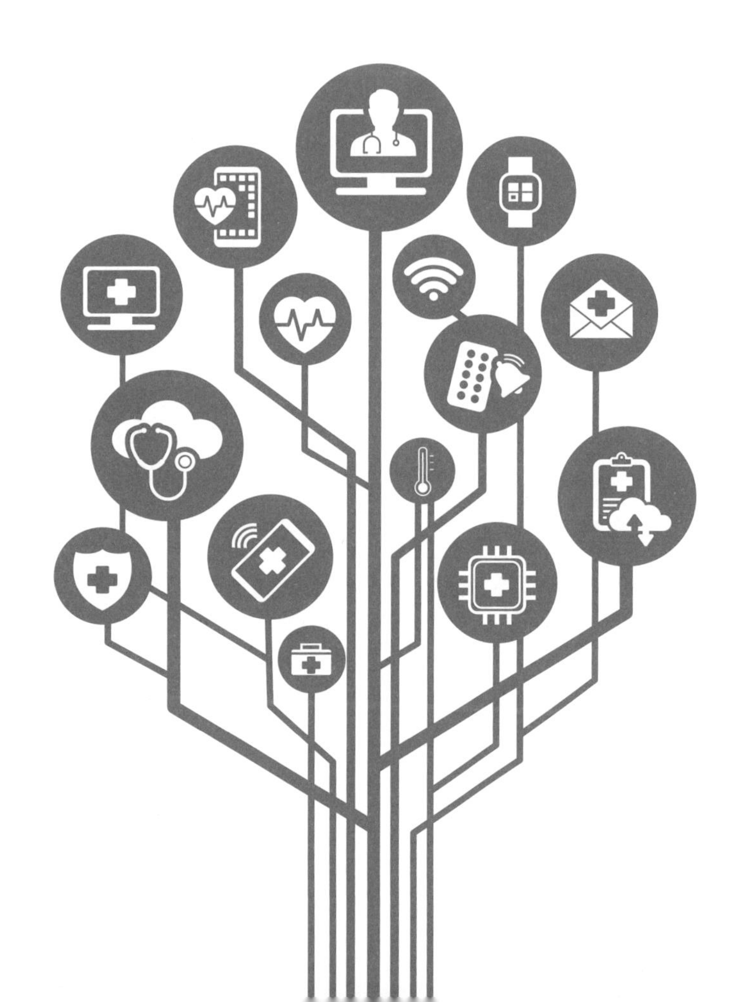

청아출판사

일러두기

이 분야의 관련 지식과 모범 사례는 끊임없이 변화하고 있습니다. 새로운 연구와 경험을 통해 이해의 폭이 넓어짐에 따라 연구 방법, 전문가 실무 또는 의학적 치료법의 변화가 필요할 수 있습니다.

의료진과 연구자는 이 책에 설명된 정보, 요법, 약물 또는 실험을 평가하고 사용할 때 항상 자기 경험과 지식에 의거해야 합니다. 이러한 정보나 요법을 사용할 때는 자신의 안전과 의학적 책임이 있는 당사자를 비롯해 다른 사람의 안전을 염두에 두어야 합니다.

법이 허용하는 최대한의 한도 내에서 이 책의 발행인이나 작성자, 기고자, 편집자는 제조물 책임, 과실이나 기타 문제 또는 이 책에 담긴 어떤 요법이나 제품, 지침, 아이디어의 적용 및 사용으로 인한 인명 또는 재산상의 손상 및 손해에 대해 법적 책임이 없습니다.

※ 이 책에 나오는 의학 용어의 표기법은 당뇨병학 용어집 제4판, 내분비학 용어집 제3판, 대한의사협회 의학용어집 제6판을 따랐습니다.

기고자

데이비드 T. 안(David T. Ahn)

미국 캘리포니아주 뉴포트비치 소재 호그 메모리얼 장로병원(Hoag Memorial Hospital Presbyterian) 메리 & 딕 앨런 당뇨병센터(Mary & Dick Allen Diabetes Center)

모하메드 E. 알-소피아니(Mohammed E. Al-Sofiani)

사우디아라비아 리야드 소재 킹사우드대학교 의과대학 내과학교실 내분비분과; 미국 메릴랜드주 볼티모어 소재 존스홉킨스대학교 당뇨병 및 내분비대사내과

우마이르 안사리(Umair Ansari)

미국 메릴랜드주 베세즈다 소재 존스홉킨스 의과대학 교외 병원

줄리아 E. 블란쳇(Julia E. Blanchette)

미국 오하이오주 클리블랜드 소재 대학병원

와리스 보카리(Warris Bokhari)

미국 캘리포니아주 로스앤젤레스 소재 아마존 웹 서비스(Amazon Web Services) 주식회사 글로벌 헬스케어 및 생명과학 자문

셀레스트 캄포스-카스티요(Celeste Campos-Castillo)

미국 위스콘신주 밀워키 소재 위스콘신대학교 밀워키캠퍼스 사회학과

셰리 R. 콜버그(Sheri R. Colberg)

미국 버지니아주 노퍽 소재 올드도미니언대학교

메르세데스 리글라 크로스(Mercedes Rigla Cros)

스페인 사바델 소재 바르셀로나자치대학교 파르크 타울리 연구 및 혁신 연구소 재단(Parc Taulí Research and Innovation Institute Foundation) 내분비 및 영양학부

사라 도네반트(Sara Donevant)

미국 사우스캐롤라이나주 컬럼비아 소재 사우스캐롤라이나대학교 간호대학

레슬리 A. 에이랜드(Leslie A. Eiland)

미국 네브래스카주 오마하 소재 네브래스카대학교 메디컬센터 당뇨병 및 내분비대사내과

후안 C. 에스피노자(Juan C. Espinoza)

미국 캘리포니아주 로스앤젤레스 소재 서던캘리포니아대학교 로스앤젤레스아동병원(Children's Hospital Los Angeles) 소아과

아누라 S. 페르난도(Anura S. Fernando)

미국 위스콘신주 커노샤 소재 국제전기기술위원회(IEC) 및 국제표준화기구(ISO) 미국 대표

멜라니 플로이드(Melanie Floyd)

미국 매사추세츠주 보스턴 소재 보스턴아동병원(Boston Children's Hospital) 청소년/청년 의학과

제마 가르시아 사에즈(Gema García-Sáez)

스페인 마드리드 소재 마드리드폴리테크닉대학교 정보통신공학부 생물의학기술센터 생명공학 및 원격의료 그룹; 스페인 마드리드 소재 생명공학·생체재료 및 나노의학을 위한 네트워킹 연구센터(CIBER-BBN: Networking Research Centre for Bioengineering, Biomaterials and Nanomedicine)

대퍼 가님(Daffer Ghanim)

미국 콜로라도주 오로라 소재 콜로라도대학교 의과대학 가정의학과

나미노 글란츠(Namino Glantz)

미국 캘리포니아주 샌타바버라 소재 산섬당뇨병연구소(Sansum Diabetes Research Institute)

미셸 L. 그리피스(Michelle L. Griffith)

미국 테네시주 내슈빌 소재 밴더빌트대학교 메디컬센터 당뇨병 및 내분비대사내과

와카스 하퀘(Waqas Haque)

미국 텍사스주 댈러스 소재 텍사스대학교 사우스웨스턴 의과대학

로렌 하츠(Lauren Hartz)

일본 도쿄 소재 도쿄대학교 의과대학 생의학정보학과

M. 엘레나 에르난도(M. Elena Hernando)

스페인 마드리드 소재 마드리드폴리테크닉대학교 정보통신공학부 생물의학기술센터 생명공학 및 원격의료 그룹; 스페인 마드리드 소재 생명공학·생체재료 및 나노의학을 위한 네트워킹 연구센터(CIBER-BBN)

조이 헤스터(Joi Hester)

미국 조지아주 애틀랜타 소재 모어하우스 의과대학

맨프리트 카우어(Manpreet Kaur)

미국 캘리포니아주 팰로앨토 소재 주식회사 앤섬(Anthem)의 디지털 케어 서비스 제공 부문

데이비드 커(David Kerr)

미국 캘리포니아주 샌타바버라 소재 산섬당뇨병연구소

데이비드 J. 킴(David J. Kim)

미국 캘리포니아주 브리즈번 소재 디지티엑스파트너스(DigiTx Partners)

데이비드 C. 클로노프(David C. Klonoff)

미국 캘리포니아주 샌머테이오 소재 밀스-페닌슐라 메디컬센터(Mills-Peninsula Medical Center) 도로시 L. 및 제임스 E. 프랭크 당뇨병연구소(Dorothy L. and James E. Frank Diabetes Research Institute) 의료 책임자; 미국 캘리포니아주 소재 캘리포니아대학교 샌프란시스코캠퍼스 의과대학 임상 교수

스콧 T. 래쉬웨이(Scott T. Lashway)

미국 매사추세츠주 보스턴 소재 로펌 마나트, 펠프스 & 필립스 LLP(Manatt, Phelps & Phillips, LLP)

시유 리(Shiyu Li)

미국 텍사스주 샌안토니오 소재 텍사스대학교 샌안토니오 보건과학센터

미셸 L. 리치먼(Michelle L. Litchman)

미국 유타주 솔트레이크시티 소재 유타대학교 간호대학

시데 마지디(Shideh Majidi)

미국 워싱턴 DC 소재 국립아동병원(Children's National Hospital) 내분비내과

린제이 S. 메이베리(Lindsay S. Mayberry)

미국 테네시주 내슈빌 소재 밴더빌트대학교 메디컬센터 의학부 일반 내과 및 공중보건학과

우루즈 나즈미(Urooj Najmi)

미국 버지니아주 샌틸리 소재 HCA헬스케어(HCA Healthcare)의 케어나우 어전트 케어(CareNow Urgent Care)

션 M. 오서(Sean M. Oser)

미국 콜로라도주 오로라 소재 콜로라도대학교 의과대학 가정의학과; 미국 콜로라도주 오로라 소재 콜로라도대학교 의과대학 진료혁신 프로그램(Practice Innovation Program); 미국 콜로라도주 오로라 소재 콜로라도대학교 의과대학 일차 진료 당뇨병연구소(Primary Care Diabetes Lab); 미국 콜로라도주 오로라 소재 펜실베이니아 주립 의과대학 가정 및 지역사회 의학과(DFCM)

타마라 K. 오서(Tamara K. Oser)

미국 콜로라도주 오로라 소재 콜로라도대학교 의과대학 가정의학과; 미국 콜로라도주 오로라 소재 콜로라도대학교 의과대학 진료혁신 프로그램; 미국 콜로라도주 오로라 소재 콜로라도대학교 의과대학 일차 진료 당뇨병연구소; 미국 콜로라도주 오로

라 소재 펜실베이니아 주립 의과대학 가정 및 지역사회 의학과; 미국 콜로라도주 오로라 소재 콜로라도대학교 의과대학 하이 플레인스 연구 네트워크(High Plains Research Network); 미국 콜로라도주 오로라 소재 콜로라도대학교 안슈츠메디컬캠퍼스(Anchutz Medical Campus) 가정의학과

에이미 오턴(Amy Oughton)

미국 버지니아주 알링턴 소재 드림 인 컬러 LLC(Dream in Color, LLC)

프란시스코 J. 파스켈(Francisco J. Pasquel)

미국 조지아주 애틀랜타 소재 에모리대학교 의과대학

제니퍼 K. 레이먼드(Jennifer K. Raymond)

미국 캘리포니아주 로스앤젤레스 소재 로스앤젤레스아동병원(Children's Hospital Los Angeles) 당뇨병 및 내분비대사센터

C.J. 런델(C.J. Rundell)

미국 일리노이주 시카고 소재 마나트, 펠프스 & 필립스 LLP(Manatt, Phelps & Phillips, LLP)

시아바시 살라티(Siavash Sarlati)

미국 캘리포니아주 팰로앨토 소재 주식회사 앤섬(Anthem)의 디지털 케어 서비스 제공 부문; 미국 캘리포니아주 샌프란시스코 소재 캘리포니아대학교 샌프란시스코캠퍼스 의과대학 응급의학과

게리 샤이너(Gary Scheiner)

미국 펜실베이니아주 윈우드 소재 통합 당뇨병 서비스(Integrated Diabetes Services)

랜디 세이겔(Randi Seigel)

미국 뉴욕주 뉴욕 소재 마나트, 펠프스 & 필립스 LLP(Manatt, Phelps & Phillips, LLP)

트리샤 샹(Trisha Shang)

미국 캘리포니아주 벌링게임 소재 당뇨병기술협회(Diabetes Technology Society)

체리스 쇼클리(Cherise Shockley)

글로벌 당뇨병 소셜 미디어 지원(Diabetes Social Media Advocacy)

조던 실버먼(Jordan Silberman)

미국 캘리포니아주 팰로앨토 소재 주식회사 앤섬(Anthem)의 디지털 케어 서비스 제공 부문

매슈 M.K. 스타인(Matthew M.K. Stein)

미국 매사추세츠주 보스턴 소재 마나트, 펠프스 & 필립스 LLP(Manatt, Phelps & Phillips, LLP)

카요 와키(Kayo Waki)

일본 도쿄 소재 도쿄대학교 의과대학 생의학정보학과

징 왕(Jing Wang)

미국 플로리다주 탤러해시 소재 플로리다주립대학교 간호대학

엘리사 R. 와이츠먼(Elissa R. Weitzman)

미국 매사추세츠주 보스턴 소재 보스턴아동병원(Boston Children's Hospital) 청소년/청년의학과; 미국 매사추세츠주 보스턴 소재 하버드 의과대학 소아과; 미국 매사추세츠주 보스턴 소재 하버드 의과대학 생명윤리센터(Center for Bioethics); 미국 매사추세츠주 보스턴 소재 보스턴아동병원 전산 건강 정보학 프로그램(Computational Health Informatics Program)

케이트 윈스켈(Kate Winskell)

미국 조지아주 애틀랜타 소재 에모리대학교 롤린스 공중보건대학

악셀 워스(Axel Wirth)

미국 캘리포니아주 솔라나 비치 소재 메드크립트(MedCrypt) 주식회사; 미국 코네티컷주 스토스 소재 코네티컷대학교

조히라 자발라(Zohyra Zabala)

미국 조지아주 애틀랜타 소재 에모리대학교 의과대학

데시 P. 자하리에바(Dessi P. Zaharieva)

미국 캘리포니아주 스탠퍼드 소재 스탠퍼드대학교

제니퍼 Y. 장(Jennifer Y. Zhang)

미국 캘리포니아주 벌링게임 소재 당뇨병기술협회(Diabetes Technology Society)

미하일 질버민트(Mihail Zilbermint)

미국 메릴랜드주 베세즈다 소재 존스홉킨스 의과대학 교외 병원; 미국 메릴랜드주 베세즈다 소재 존스홉킨스 지역사회 의사(Johns Hopkins Community Physicians); 미국 메릴랜드주 볼티모어 소재 존스홉킨스대학교 의과대학 당뇨병 및 내분비대사내과; 미국 메릴랜드주 볼티모어 소재 존스홉킨스대학교 케리 경영대학

서문

디지털헬스(digital health) 및 원격의료(telehealth)는 당뇨병 환자 또는 전체 인구 집단의 건강 상태에 관한 정량적 데이터를 제공하고, 당뇨병관리(diabetes care)와 관련된 이해관계자 간의 효율적인 커뮤니케이션을 지원하기 위해 점점 더 많이 사용되고 있습니다. 디지털헬스 센서는 연속적인 자동 측정 또는 간헐적인 자발적 측정을 수행하여 해당 정보를 스마트폰이나 기타 수신기 허브에 무선으로 전송할 수 있습니다. 여기에서 데이터를 클라우드로 전송하여 저장, 분석하고 모바일 소프트웨어 애플리케이션(앱)을 사용할 수 있는 스마트폰으로 전송하여 자기관리를 포함한 개인 맞춤형 관리를 지원합니다.

당뇨병 환자들은 혈당 및 간질액 포도당(interstitial glucose), 펜이나 펌프를 통한 인슐린 투여량, 신체 활동, 음식 섭취량, 심박수, 심장 박동, 혈압, 체중, 체온 등의 개인 데이터를 측정하고 자동으로 전송할 수 있는 디지털헬스 도구에 점점 더 의존하고 있습니다. 가까운 미래에는 케톤 및 젖산 농도, 땀의 양 등 관심 있는 또 다른 분석 항목을 측정할 수 있는 새로운 센서가 출시될 가능성이 큽니다. 새로운 웨어러블 센서(wearable sensor)가 패치, 손목시계, 밴드, 반지, 벨트 등 다양한 폼팩터(form factor)를 기반으로 빠르게 개발 및 구축되고 있습니다. 이는 뛰어난 특이성, 속도, 휴대성을 갖추고 있으며 보정(calibration), 전력, 크기 및 비용에 대한 요구 사항이 낮기 때문입니다.

이 주제를 다룬 최초의 책인 《당뇨병 디지털헬스(Diabetes Digital Health)》의 초판은 전 세계적인 코로나19 팬데믹이 시작되기 직전에 집필되었습니다. 이 새로운 제2판에서는 전 세계 전문가들이 팬데믹의 영향을 포함하여 당뇨병 환자를 위한 디지털헬스 도구의 현 에코시스템(ecosystem)을 검토했습니다. 당뇨병 환자와 의료 전문가 모두 이제는 커뮤니케이션이 반드시 실시간으로 이루어질 필요는 없다는 사실을 깨닫고 있습니다. 비디오, 이메일 또는 문자 메시지를 통해 전송되는 비동기식 통신(특히 데이터)은 발신자와 수신자 모두에게 상호 편리한 시간에 귀중한 정보를 제공할 수 있습니다. 따라서 이번 제2판에서는 당뇨병관리를 위한 디지털헬스와 원격의료를 모두 다루도록 범위를 넓혔습니다. 이 두 가지 유형의 도구를 함께 사용하는 것은 의료 서비스 제공의 새로운 커넥티드 헬스(connected health) 패러다임으로 간주할 수 있습니다. 이 책에서는 당뇨병 환자의 치료 결과를 최적화하기 위한 데이터의 수집 및 해석(디지털헬스)과 원격 통신(원격의료)의 발전된 기술을 모두 살펴봅니다. 미국, 유럽, 중동, 아시아에서 모인 세계적인 수준의 커넥티드 헬스 전문가 그룹이 집필에 참여했습니다.

이 책은 '1부: 당뇨병관리를 위한 디지털헬스 및 원격의료 도구 구축, 2부: 개인을 위한 당뇨병 디지털헬스 및 원격의료, 3부: 인구 집단을 위한 당뇨병 디지털헬스 및 원격의료'의 세 파트로 나뉩니다. 이 책이 당뇨병 환자의 건강 상태를 개선할 수 있는 디지털헬스 및 원격의료의 개발자와 사용자 모두에게 유용한 기술, 임상, 규제 및 비즈니스 정보를 제공할 수 있기를 바랍니다.

이 책의 엮은이

데이비드 C. 클로노프, 데이비드 커, 엘리사 R. 와이즈먼

감사의 글

이 책의 제작 편집자로서 전문적인 도움을 준 니콜 Y. 수(Nicole Y. Xu)와 트리샤 Y. 샹(Trisha Y. Shang)에게 감사를 표합니다.

목차

Part 3
인구 집단을 위한 당뇨병 디지털헬스 및 원격의료

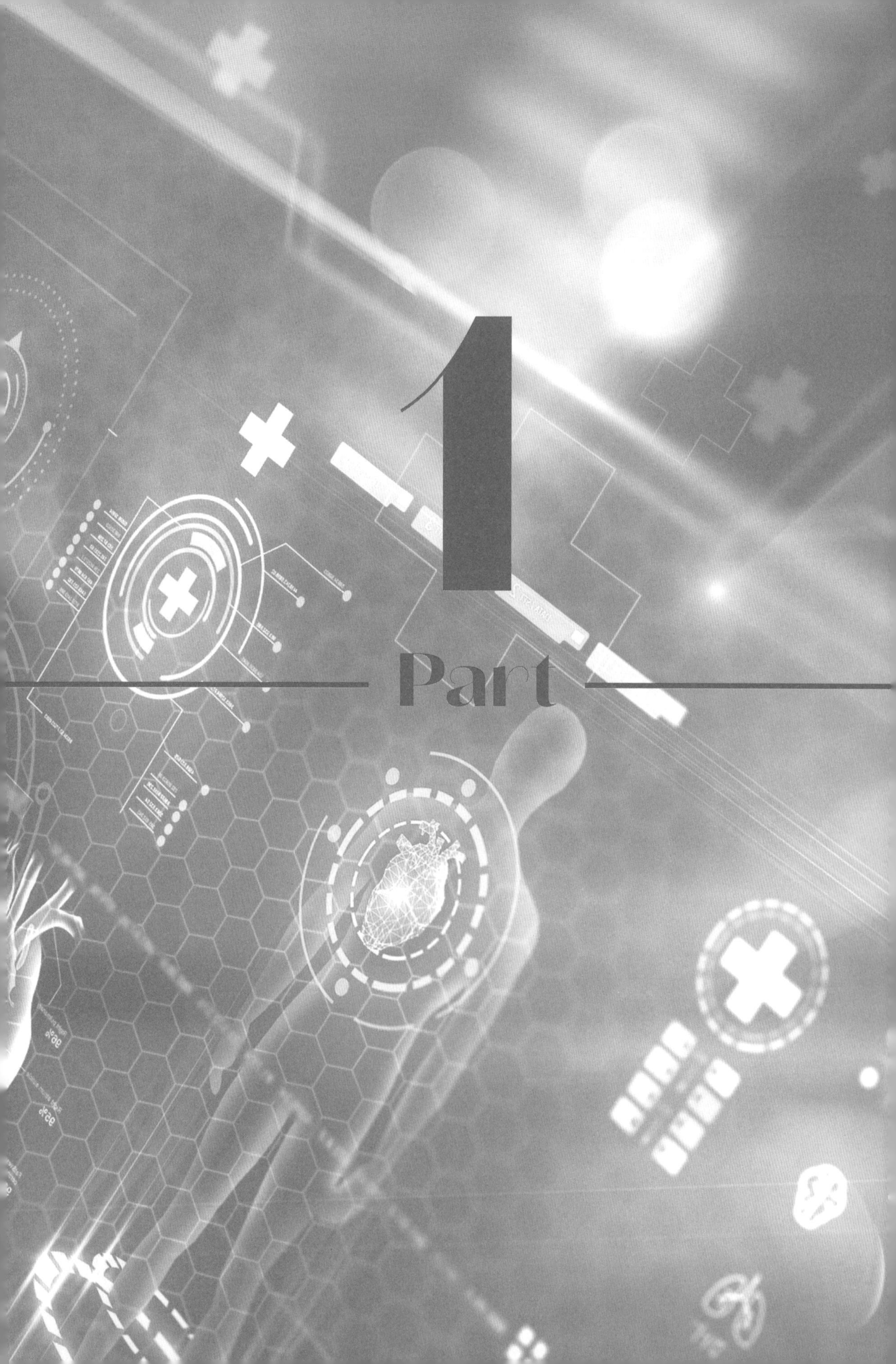

1 Part

당뇨병관리를 위한 디지털헬스 및 원격의료 도구 구축

Chapter 1

원격의료 시대의 건강 정보에 대한 접근성 및 이해의 민주화

데이비드 커(David Kerr), 나미노 글란츠(Namino Glantz)

미국에서 당뇨병은 상대적으로 소수 집단에 더 큰 영향을 미친다. 원격의료는 당뇨병 환자에게 여러 가지 잠재적 이점을 제공하지만, 코로나19 팬데믹 동안 가상 진료로의 급격한 전환은 디지털 기술에 대한 불평등한 접근성, 디지털 문맹, 불안정한 인터넷 연결이라는 기존의 문제점을 드러냈고, 이러한 소수 집단이 이미 직면하고 있던 디지털 격차를 더욱 확대하였다. 또한 이들은 이해하기 쉬운 온라인 정보에 대한 제한된 접근성으로 인해 영향을 받는다. 더욱이 대부분의 디지털헬스 기기는 문해력, 수리력 및 영어 구사 능력이 부족한 사람들을 고려해 설계되지 않았다. 원격의료로의 전환은 개인 건강 전략의 집단적 특성, 즉 당뇨병 자기관리에 환자 개인뿐만 아니라 가족 및 사회적 치료 네트워크를 참여시키는 역동성을 약화하였다. 원격의료의 이러한 과제를 성공적으로 해결하려면 관련 기술에 대한 공평한 접근, 안정적인 인터넷 연결, 지식의 민주화 그리고 오랫동안 소외되었던 환자 집단과 환자의 비공식적 치료 네트워크를 포함하는 커넥티드 헬스의 확장이 요구된다.

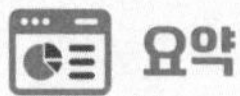

요약

- 디지털 기술에 대한 접근성 부족, 디지털 문맹, 불안정한 인터넷 연결은 원격의료에 대한 공평한 접근을 가로막는 중대한 장애물이다.
- 이해가 없는 정보 전파는 원격의료의 효과를 제한한다.
- 원격의료가 성공적으로 이루어지려면 환자의 가족 구성원과 사회적 치료 네트워크가 함께 참여할 필요가 있다.

통계

- 미국에서 인종/민족별 성인 당뇨병 진단 비율은 다음과 같다.

  비히스패닉계 백인 7.5%

  아시아계 미국인 9.2%

  히스패닉/라티노 12.5%

  비히스패닉계 흑인 11.7%

  아메리칸 인디언/알래스카 원주민 14.7%
- 미국에서 메디케어 수혜자 4명 중 1명은 디지털 접근성이 부족하다.
- 미국 성인 10명 중 9명은 낯설고 복잡하거나 전문 용어로 가득 차 있는 건강 정보를 이해하고 사용하는 데 어려움을 겪는다.

* **키워드**: 코로나19, 당뇨병, 디지털 격차, 불균형, 인터넷, 문해력, 소수 집단, 수리력, 원격의료, 치료 네트워크.

약어

- **CGM** 연속혈당측정기(continuous glucose monitor)
- **코로나19** 코로나바이러스감염증 2019(coronavirus disease 2019)
- **SDRI** 산섬당뇨병연구소(Sansum Diabetes Research Institute)

서론

미국에서 당뇨병은 상대적으로 소수 집단에 더 큰 영향을 미친다. 원격의료는 당뇨병 환자에게 여러 가지 잠재적 이점을 제공하지만, 코로나19 팬데믹 동안 가상 진료로의 급격한 전환은 디지털 기술에 대한 불평등한 접근성, 디지털 문맹, 불안정한 인터넷 연결이라는 기존의 문제점을 드러냈고, 이러한 소수 집단이 이미 직면하고 있던 디지털 격차를 더욱 확대하였다. 건강 문해력(health literacy, 건강 정보 이해 및 활용 능력을 말한다 - 역자 주)은 사회인구학적 특성에 따라 다르며, 65세 이상 성인, 고등학교를 졸업하지 못한 사람, 빈곤선(poverty level) 이하로 생활하는 사람, 보험에 가입하지 않았거나 공영보험에 가입한 사람의 건강 문해력은 낮은 편이다. 또한 이들은 이해하기 쉬운 온라인 정보에 대한 제한된 접근성으로 인해 영향을 받는다. 더욱이 대부분의 디지털헬스 기기는 문해력, 수리력 및 영어 구사 능력이 부족한 사람들을 고려해 설계되지 않았다. 원격의료로의 전환은 개인 건강 전략의 집단적 특성, 즉 당뇨병 자기관리에 환자 개인뿐만 아니라 가족 및 사회적 치료 네트워크(therapy network)를 참여시키는 역동성을 약화하였다.

원격의료의 이러한 과제를 성공적으로 해결하려면 관련 기술에 대한 공평한 접근, 안정적인 인터넷 연결, 지식의 민주화(democratization of knowledge) 그리고 오랫동안 소외되었던 환자 집단과 환자의 비공식적 치료 네트워크를 포함하는 커넥티드 헬스(connected health)의 확장이 요구된다.

원격의료 시대에 건강 정보에 대한 접근성의 현황은 어떠한가?

코로나19 팬데믹이 가져온 뜻밖의 효과 중 하나는 원격의료의 급속한 확산이었다. 원격의료는 지리적으로 멀리 떨어져 있거나 물리적으로 고립된 다수의 사용자를 연결하여 의료, 보건 교육 및 공중 보건 서비스를 제공하기 위해 광범위한 디지털 기술을 사용하는 의료 시스템을 말한다.[1] 원격의료 상담은 (1) 동기식(synchronous) 대면 화상 상담, (2) 실시간 음성 대화, (3) 이메일, 문자 메시지 및 기타 비실시간 통신 방법을 포함하는 비동기식 통신, (4) 동기식 및 비동기식 통신을 모두 포함하는 통합적 접근 방식을 비롯하여 다양한 형태를 취할 수 있다.[2] 당뇨병 환자들이 원격의료 사용을 받아들이고 있는 것으로 보이며(특히 의사가 권장한 경우), 이는 혈당 조절 개선과 관련 있는 것으로 나타났다.[3] 원격의료의 또 다른 잠재적 이점으로는 당뇨병 교육, 의학영양요법(medical nutrition therapy) 및 온라인 지원 그룹에 대한 접근 장벽 완화가 있다.

그러나 원격의료 기반 시스템으로의 급속한 전환은 디지털 기술에 대한 불평등한 접근, 디지털 문맹 및 디지털 격차라는 기존의 문제점을 부각하고 악화하였다.[4] 또한 이러한 변화는 원격의료의 새로운 약점을 드러내고 있다. 기술 기반의 개인 맞춤형 정밀의학을 향해 나아가는 과정에서 비공식적인 가정 내 건강관리의 협력적, 사회적 특성이 모호해졌다. 여러 지역사회와 개인을 위한 원격의료는 그룹 프로젝트이며, 그 성공 여부는 (1) 지식의 민주화, (2) 당뇨병 환자와 그들의 주치의는 물론, 환자와 연결된 다른 사람들을 치료에 포괄적으로 참여시키는 커넥티드 헬스의 확장에 달려 있다. 이러한 가족 및 사회적 "치료 네트워크"는 원격의료에 접근하는 수단이자 지식의 통로가 된다. 따라서 이 그룹은 당뇨병관리, 특히 의료 소외 계층의 질병 관리를 위한 원격의료를 개발하고 검증하는 데 중요한 역할을 한다.

원격의료 시대에 건강 정보에 대한 접근을 가로막는 장벽은 무엇인가?

원격의료에 대한 접근성의 격차

미국에서 2형당뇨병(type 2 diabetes)은 비히스패닉계 백인에 비해 비히스패닉계 흑인, 히스패닉/라티노, 아메리카 원주민 인구에 상대적으로 더 큰 영향을 미친다.[5] 원격의료가 성공하려면 당뇨병 환자가 가상 진료 및 온라인 정보 수집에 필요한 기술에 쉽게 접근할 수 있어야 한다. 현재 미국의 메디케어(Medicare, 미국에서 시행되는 노인의료보험 제도 - 역자 주) 수혜자 4명 중 1명은 디지털 접근성이 부족하다. 디지털 접근성이 부족한 사람들은 나이가 많고, 소수 인종 혹은 소수 민족 공동체의 구성원이며, 저소득 가구일 가능성이 높다.[6] 이러한 그룹은 가정에서 안정적으로 인터넷에 접속하기가 어려울 수 있다. 당뇨병 환자 중 공영보험에 가입한 사람과 주요 언어(primary language)가 영어가 아닌 사람은 자가 격리 기간에 당뇨병관리를 위해 원격의료를 이용할 가능성이 더 낮았다.[7] 2020년 팬데믹 초기 단계에서 잘 조절되지 않는 2형당뇨병은 코로나19로 인한 건강 상태 악화를 초래하는 주요 위험 요인으로 급부상했다. 따라서 조절되지 않는 2형당뇨병 환자는 원격의료 기반 중재(intervention)의 우선순위 대상자가 되었다. 하지만 이러한 중재는 제대로 이루어지지 않았다. 원격의료를 통한 진료를 받을 수 없는 상황에서 이들 그룹을 위한 대안은 제한적이었고, 방문 진료를 연기하거나 전화로 제한적인 진료를 받거나 응급 처치 같은 대면 진료를 받는 등 발표된 팬데믹 권고사항에 어긋나는 선택이 이어졌다.[7]

미국에서는 당뇨병 환자의 자기관리를 지원하는 기술이 소수 인종과 소수 민족에게는 제한적으로 제공되고 있다.[4] 더욱이 미국 성인의 40%가 임상시험을 이해하지 못하며, 소수 집단은 연구자, 연구 참여자, 치료 전문가로서 제대로 대우받지 못하고 있다.[8] 1형당뇨병이 있는 어린 자녀를 돌보는 부모를 제외하고는 당뇨병관리 기술 사용에 대한 연구 범위가 해당 기기나 소프트웨어를 사용하는 당뇨병 환자 개인을 넘어 그들 주변의 치료 및 지원 네트워크까지 확대된 사례는 거의 없다.[9] 원격의료 기기 및 프로토콜 개발자는 오랫동안 소외됐던 환자의 경험을 이해하고 그들의 요구 사항을 해결해야 한다. 당뇨병 환자가 여러 전문가에게 접근해야 하거나, 자신의 민감한 개인 정보를 논의할 때 개인 프라이버시가 문제시된다면 원격의료에 참여하기가 더욱 어려워진다. 화상 상담을 통해 환자의 생활 환경을 본 의료진이 부정적인 편견을 갖게 될 수도 있다.[10]

당뇨병과 건강 문맹: 뒤얽힌 난제

당뇨병과 건강 문맹(health illiteracy)은 모순되고 변화하는 요구 사항, 평등의 부재, 끊임없이 진화하는 사회적 복잡성으로 인해 해결하기 어려운 문제이다.[11] 또한 당뇨병을 성공적으로 자기관리하는 능력은 종종 건강 문해력과 수리력의 부족함으로 인해 벽에 부딪힌다. 미국 성인 10명 중 9명은 낯설고 복잡하거나 전문 용어로 가득 차 있는 건강 정보를 이해하고 사용하는 데 어려움을 겪고 있다.[12] 또한 사회인구학적 특성에 따라 건강 문해력에도 차이가 있는데, 65세 이상의 성인, 고등학교를 졸업하지 못한 사람, 빈곤선 이하로 생활하는 사람, 무보험 상태이거나 공영보험에 가입한 사람의 건강 문해력은 낮은 편으로 나타났으며, 히스패닉/라티노 성인은 다른 인종 또는 민족 그룹의 성인보다 평균 건강 문해력이 낮다.[12]

건강 문해력은 당뇨병 자기관리에 중요한 역할을 한다. 원격의료의 잠재적 이점은 혈당측정기, 연속혈당측정기(CGM), 가속도계, 그리고 곧 출시될 스마트 인슐린펜(insulin pen)과 같은 웨어러블 기기(wearable devices)에서 수집되는 데이터를 생성한다는 점이다. 그러나 이러한 유형의 정보를 실행할 수 있는 지식으로 바꾸는 것은 복잡한 수치 계산이 어려운 사람에게는 쉽지 않은 일이다.[13] 읽기, 쓰기, 듣기의 어려움은 개인이 당뇨병에 대해 배우고 자신에게 필요한 모니터링 및 치료를 이해하고 관리하는 능력에 영향을 미친다. 미국에서는 수리력 부족도 혈당 조절의 인종적 격차를 유발하는 요인으로 나타났다.[14] 문해력 및 수리력 장벽을 극복하기 위한 잠재적인 해결책은 새로운 기기 제조업체가 기기를 개발하고 제품과 관련된 교육 자료를 만들 때 모국어, 문화, 사용 연령과 함께 문해력과 수리력을 고려하는 것이다. 개발 과정의 단계마다 대상 사용자를 참여시켜야 한다.

인포데믹과 건강 정보의 가독성 저하

코로나19 팬데믹 동안 다양한 매체를 통해 공중 보건 정보가 제공되었고 매우 자주 업데이트되었다. 과학적 연구 외에도 보건 기관의 공식 발표, 뉴스 및 의견 기사, 소셜 미디어 메시지 등이 제공되었다. 이렇듯 지나치게 과도한 정보를 "인포데믹(infodemic)"이라고 표현하기도 하였다. 더욱 심각한 문제는 공식 출처에서 제공되는 코로나19 정보의 상당수가 11학년(한국의 고등학교 2학년 - 역자 주) 읽기 수준으로 작성되어 많은 독자가 이해하기에는 너무 복잡하다는 점이다.[15] 팬데믹 동안 과도하거나 잘못 생산된 정보는 새로운 정보에 대한 기피로 이어졌다.[16]

일반적으로 임상시험 참여자는 연구 결과에 대한 간략하고 비전문적인 개요를 접할 수 있어야 하지만, 그렇지 못한 경우가 많다.[17] 당뇨병 환자의 경우, 복잡한 언어와 유료화 장벽(paywall, 비용을 지불해야 콘텐츠를 이용할 수 있는 것 - 역자 주)으로 인해 동료 평가(peer-review)를 받은 의학 논문 간행물에 접근하기가 어렵고, 일반적으로 새로운 연구 결과에 대한 일반인용 요약본이 부족하다. 대중에게 공개된 당뇨병 정보조차도 적절한 건강 문해력 및 수리력 수준의 영어로 작성되지 않은 경우가 많다.[18]

인포데믹에 대응하기 위해 세계보건기구(World Health Organization, WHO)는 정보 과부하를 방지하는 방법과 신뢰할 수 있는 정보를 판별하는 방법에 대한 무료 지침을 게시했다.[19] 미국 질병통제예방센터(Centers for Disease Control and Prevention, CDC)도 잘못된 정보를 바로잡기 위해 "찾아서 바꾸기(find and replace)" 전략을 도입했다.[20] 따라서 원격의료 구성 요소를 개발하고 검증하는 동안 사용자 인터페이스(user interface, UI)와 사용자 경험(user experience, UX)의 일부로서 건강 정보의 가독성을 고려하여 인포데믹을 완화하는 조치를 취하는 것이 중요하다.

원격의료 시대에 건강 정보에 대한 접근성을 높이려면 무엇이 필요한가?

의료 정보에 대한 접근성 및 이해의 민주화

산섬당뇨병연구소(SDRI)에서는 2형당뇨병과 코로나19의 복합적인 팬데믹, 즉 신데믹(syndemic)으로 인한 건강 상태 악화에 대한 부담이 큰 인구 집단인 히스패닉/라티노 가정을 위하여 건강 정보의 가독성을 높이고자 다음의 두 가지 전략을 시행하고 있다.

1. SDRI의 지역사회 과학자 모델(Community Scientist Model)을 사용하여 정규 교육 수준이 낮은 라티노 공동체 구성원을 연구자 및 연구 참가자로 참여시켜 연구 프로그램에 자원하는 참가자의 건강 문해력과 건강 문해력/수리력에 대한 자신감 등 다양한 변수를 측정한다.[21]
2. 당뇨병과 코로나19에 관한 이해하기 쉬운 최신 정보를 이중 언어(bilingual)로 제공하는 무료 웹 리소스를 통해 접근성과 유용성을 높인다.

- 지역사회 구성원의 연구 참여 유도

정규 교육 수준이 낮은 히스패닉/라티노 지역사회 구성원을 연구자 및 연구 참가자로 참여시키기 위해 SDRI는 새로운 지역사회 과학자 모델을 개발하여 '밀 파밀리아스 프로그램(Mil Familias program)'을 지원했다. 이 프로그램의 목표는 인간 건강의 주요 결정 요인(유전학, 생물학, 행동, 심리학, 사회/환경)이 실제로 히스패닉/라티노 가정의 2형당뇨병 부담에 미치는 영향을 파악하는 것이었다. 이 프로그램을 위해 정규 교육 수준이 낮고(대개 고등학교 학력 미만), 지역사회 보건 자원봉사자로서 교육받은 적이 있으며, 이중 언어를 구사하는 현지 라티노를 모집했다. 이 지역사회 과학자들은 (1) 참가자 모집 및 유지, (2) 웨어러블 기술(예: 활동추적기 및 CGM)의 사용을 포함한 데이터 수집, 당화혈색소(hemoglobin A1c) 현장 진단 검사(Point of Care Testing), 영어와 스페인어로 된 심리사회적 설문지 관리, (3) 프로그램 자료 제작에 대한 문화적 감독에 관여했다. 이 지역사회 과학자들의 도움을 받아 각 가족 구성원은 매년 100개 이상의 다양한 변수에 대한 데이터를 제공한다.[21] 이 관찰 코호트(현재 2형당뇨병을 앓고 있는 가족 구성원이 한 명 이상 있는 라티노)에서 2020년 11월 4일까지 데이터를 제공한 참가자 중 (1) 98%가 미국 외 지역, 주로 멕시코에서 태어났고, (2) 대다수가 교육 수준이 낮아 절반가량이 고등학교를 졸업하지 못했으며, (3) 63%가 연간 가구 소득이 2만 5천 달러 미만이었고, (4) 43%가 건강보험이 없는 것으로 관찰되었다[미공개 관찰 결과].

- 건강 정보의 가독성 향상

건강 관련 연구 정보의 원본 소스(예: 동료 평가를 받은 논문, 공중 보건 발표 등)는 평균 읽기 수준이 15학년으로, 원본 소스에 담긴 정보를 이해하려면 최소 대학교 3학년 이상의 학력이 있어야 한다[미공개 관찰 결과]. 발표된 연구 정보의 복잡성과 낮은 수준의 건강 문해력 및 건강 문해력/수리력에 대한 자신감 부족에 대응하기 위해 SDRI는 의학 전문 용어와 기술 용어를 사람들이 매일 사용하는 일상 용어로 대체하여 모든 텍스트의 읽기 수준을 낮추고 평이한 언어를 사용하는 전략으로 무료 이중 언어 리소스(https://latinodiabetes.sansum.org/)를 만들었다. 동료 평가를 거친 의학 논문이나 권위 있는 미디어 소스의 최신 관련 기사를 선별하여 매주 4회 사이트를 업데이트한다. 각 기사는 원래의 기술, 임상, 과학적 용어를 보다 쉬운 일반 언어로 요약하여 스페인어와 영어로 제공한다. 관련 이미지도 본문과 함께 게시된다. 2020년 3월에는 사이트에 코로나19 관련 페이지를 추가하였다.

영어로 요약된 기사의 경우 Datayze.com(https://datayze.com/readability-analyzer) 등 가독성 분석기로 알려진 웹 애플리케이션을 사용하면 표준 지표(예: Flesch-Kincaid Grade Level, Flesch Reading Ease Formula, Fry Readability Graph, Gunning Fog Scale)를 이용해 텍스트 구절을 이해하는 데 필요한 가독성 및 평균 문해력 수준을 평가할 수 있다. 스페인어 자료의 경우 검증된 가독성 분석기는 Índice Flesch-Szigriszt(INFLESZ) 및 Spanish Lexile Analyzer(Lexile, 노스캐롤라이나주 더럼, http://www.lexile.com/spanishanalyzer)를 포함하여 소수에 불과하다. Lexile.com은 Datayze.com과 마찬가지로 문장 길이와 단어 빈도 등의 특성을 분석하여 텍스트의 복잡도를 측정하지만, 스페인어 텍스트에 대한 Lexile.com의 측정값은 영어로 작성된 동일한 텍스트에 대한 Lexile.com의 측정값과 다를 수 있다. 이러한 이유로 SDRI는 Datayze 애플리케이션을 사용하여 영어로 된 콘텐츠의 가독성을 평가한다. "번역 및 단순화(translation and simplification)"라는 이 접근 방식은 가독성을 약 6학년 수준까지 개선한다[미공개 관찰]. 이 가독성 평가는 원격의료 콘텐츠에도 유사하게 적용할 수 있다. 그러나 가독성이 높은 콘텐츠의 존재와 그에 대한 접근만으로는 행동을 변화시키는 데 필요한 이해를 보장할 수 없다.

원격의료 시대에 건강 정보에 대한 접근성의 미래는 어떻게 될 것인가?

행동 변화에 필요한 이해하기 쉬운 정보와 효과적인 이해

대면 또는 원격의료 상담 중에 메시지가 성공적으로 전달되려면 사용 단어(번역)와 그 의미(해석)를 모두 이해해야 한다. 하지만 이러한 이해가 항상 원활하게 이루어지지는 않는다. 즉, 당뇨병 환자는 효과적인 자기관리를 위해 필요한 작업을 할 수 있는 기술적 전문 지식을 갖추고 있어도 이해가 부족하면 작업을 완료하지 못할 수 있다.[22] 예를 들어, 원격의료에 의해 또는 원격의료를 위해 실시되는 교육 중에 의사나 강사가 사용하는 의학 전문 용어를 이해하지 못할 수 있다. 또한 단어를 이해하더라도 그 의미가 이해되지 않을 수도 있다. 콘텐츠가 일반적인 의료 영역을 넘어선 영향, 즉 경험적, 가족적, 문화적 요인을 고려하지 않으면 메시지가 제대로 전달되지 않을 수 있다. 예를 들어, 당뇨병을 앓고 있는 아프리카계 미국인 사이에서는 건강 신념(health belief)이 서로 다른 경우(즉, 환자와 의사의 건강 신념이 다름)가 흔하며, 이는 저조한 원격의료 사용률과 관련이 있다.[23] 이해의 또 다른 차원은 상황에 따른 제약을 고려해야 한다는 점이다. 코로나19 팬데믹 동안 이로 인한 심각한 경제적 압박 때문에 의료 전문가와 환자 모두 원격의료의 미묘한 차이를 이해하는 데 소홀했을 수 있다. 원격의료가 성공적이고 공평하게 이루어지려면 기술의 모든 측면에 대한 이해와 접근성을 개선하려는 노력이 필요하다(〈표 1.1〉 참고).

또한 포괄성을 보장하기 위해 원격의료에 대한 환자의 준비성을 보장하는 프로토콜을 개발해야 한다. 이를 위한 체크리스트가 제안된 바 있다.[10]

표 1.1 사용자의 이해를 극대화하는 데 필요한 원격의료 시스템의 8가지 핵심적 특징

특징	설명
용이한 접근성	인터넷 접속, 하드웨어 및 소프트웨어 등의 구성 요소는 처방자의 암묵적인 편견 없이 사용할 수 있다.
합리적 비용	인터넷 접속, 하드웨어 및 소프트웨어 등의 구성 요소는 재정적 및 시간적 부담이 적다.
일치성	사용자 인터페이스 및 사용자 경험은 대상 사용자 그룹의 사회-인구통계학적 특성에 따라 문화적으로 적절하고 이해하기 쉽다.
연결성	시스템이 95% 이상 안정적으로 연결되며, 연결이 끊어져도 즉각적인 피해가 발생하지 않는다.
공감성	데이터와 알고리즘만으로는 충분하지 않으며, 진정성 있고 편견이 없으며 환자 중심의(전문가 중심이 아닌) 사용자 경험을 제공한다.
실존성	사용 중인 시스템은 다른 사회적, 생물학적 건강 결정 요인에 해로운 영향을 미치지 않는다.
높은 신뢰성	시스템은 사이버 보안 및 기밀성을 보장하여 개인 정보 보호/보안 위협, 부정확한 데이터, 쓸모없는 정보를 최소화함으로써 사용자의 신뢰를 얻는다.
유효성	연구 개발 과정에서 대상 사용자 그룹을 참여시켜 시스템의 유효성을 입증한다.

당뇨병관리를 위한 원격의료의 민주화: 개인의 건강을 위한 집단적 접근 방식

당뇨병관리, 더 나아가 당뇨병관리를 위한 원격의료는 한 사람의 힘으로 이루어지는 일이 아니다. 원격의료는 서비스를 제공받는 이들의 필요에 맞게 조정된 팀의 노력이며, 당뇨병 환자와 함께 사는 가족 또는 멀리 떨어져 있는 가족, 그리고 그들의 사회적 접촉을 통해 활성화되고 수행된다.[9] 이 네트워크는 다양한 기능을 수행한다. 첫째, 환자의 가족과 지인들은 경계심을 갖고 대상 환자를 살피며 필요한 경우 개입할 준비가 되어 있다. 둘째, 일상적인 습관과 일과(예: 음식 선택, 운동)에 영향을 미치고

조언과 정서적 지원을 제공한다. 셋째, 네트워크의 구성원 일부는 혈당 수치를 측정하고 약물을 투여하는 등 치료에 직접적으로 관여한다. 이 "치료 네트워크"는 대규모 그룹부터 한 사람에 이르기까지 다양하며, 혼자 사는 당뇨병 환자는 전적으로 원격 지원에 의존할 수도 있다.[9] 이 네트워크에는 고유한 인구통계학적 특성과 강점 및 과제가 있다. 예를 들어, 최근 팬데믹 기간에 가정 내 정보 공유는 가족 구성원의 건강 문해력 상태에 영향을 받는 것으로 나타났다.[24] 디지털헬스 도구는 한 사람이 사용하도록 만들어졌지만, 가족 및 사회 집단과의 상호작용을 통해 더 많은 이점을 얻을 수 있다. 이는 특히 의료 소외 계층의 당뇨병 환자에게 유용하지만, 모든 인구의 모든 의료 서비스에 적용할 수 있다.

결론적으로, 건강 정보의 민주화(영향을 받는 인구의 참여와 건강 정보의 가독성 향상)와

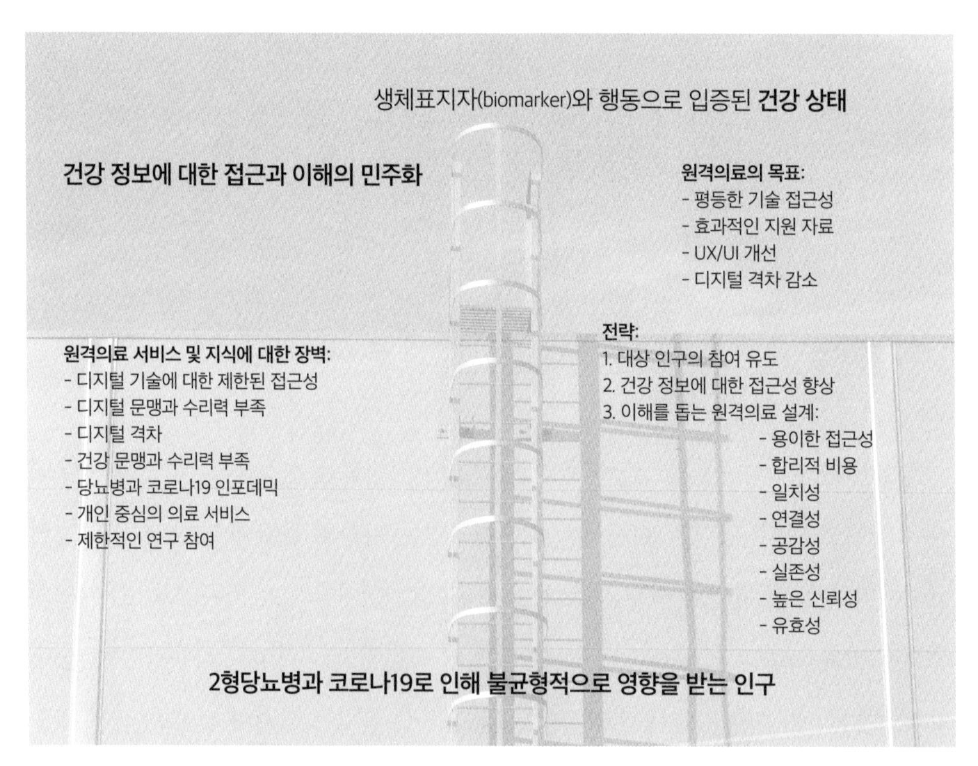

그림 1.1 원격의료 시대의 건강 정보 및 이해의 민주화를 위한 접근 방식

이해를 극대화하는 원격의료 시스템을 구축하려면 개인의 건강을 위한 집단적(가족, 사회 또는 치료 그룹) 접근 방식을 수용하고 다루어야 한다. 주요 인구 집단은 당뇨병 환자 개인뿐만 아니라 전체 치료 네트워크이다.

〈그림 1.1〉에는 원격의료 시대의 건강 정보 및 이해의 민주화를 위한 다양한 요소가 나타나 있다.[25]

결론

원격의료의 가치를 입증하려면 유용성, 임상 및 보건 경제학적 근거를 생성하고 분석해야 한다. 이를 위해서는 모든 당뇨병 환자가 기술에 공평하게 접근할 수 있어야 하며, 자기관리를 지원하고 건강을 개선하기 위해 건강 정보를 이해하고 활용할 수 있는 능력이 필요하다. 원격의료 시대에는 효과적인 지원 자료를 만들고, 사용자 인터페이스와 사용자 경험을 개선하고, 디지털 격차를 줄이기 위한 사려 깊은 노력이 필요하다. 모든 당뇨병 환자와 그들의 비공식 치료 네트워크가 제공된 정보를 이해할 수 있도록 해야 하는 도덕적, 의학적 의무가 있다. 이러한 고려가 있어야만 건강 연구, 교육 및 치료를 민주화하고 건강 상태를 개선할 수 있다.

참고 문헌

1 Kaplan B. Revisiting health information technology ethical, legal and social issues and evaluation: telehealth/telemedicine and COVID-19. Int J Med Inf 2020;143:104239.

2 Eberle C, Stichling S. Clinical improvements by telemedicine interventions managing type 1 and type 2 diabetes: systematic meta-review. J Med Internet Res 2021;23:e23244.

3 Sim R, Lee SWH. Patient preference and satisfaction with the use of telemedicine for glycemic control in patients with type 2 diabetes: a review. Patient Prefer Adherence 2021;15:283-98.

4 Kerr D, Warshaw H. Clouds and silver linings: COVID-19 pandemic is an opportune moment to democratize diabetes care through telehealth. J Diabetes Sci Technol 2020;14:1107-10.

5 Centers for Disease Control & Prevention. National Diabetes Statistics Report. Atlanta, GA: Centers for Disease Control and Prevention, U.S. Dept of Health and Human Services; 2020. https://www.cdc.gov/diabetes/pdfs/data/statistics/national-diabetes-statistics-report.pdf. [Accessed 17 May 2021].

6 Roberts ET, Mehrotra A. Assessment of disparities in digital access among Medicare beneficiaries and implications for telemedicine. JAMA Intern Med 2020;180(10):1386-9.

7 Haynes SC, Kompala T,NeinsteinA, Rosenthal J, Crossen S. Disparities in telemedicine use for subspecialty diabetes care during COVID-19 shelter-in-place orders. J Diabetes Sci Technol. 2021, 1932296821997851. https://doi.org/10.1177/1932296821997851. [Epub ahead of print].

8 Coalition for Clinical Trials Awareness. http://cctawareness.org/. Accessed 30 March 2021.

9 Gunn KL, Seers K, Posner N, Coates V. 'Somebody there to watch over you': the role of the family in everyday and emergency diabetes care. Health Soc Care Community 2012;20:591-8.

10 Wood BR, Young JD, Abdel-Messih RC, McCurdy L, Vento TJ, Dhanireddy S, et al. Advancing digital health equity: a policy paper of the Infectious Disease Society of America and the HIV Medicine Association. Clin Infect Dis 2021;72:913-9.

11 Kerr D, Glantz N. Diabetes, like COVID-19, is a wicked problem. Lancet Diabetes Endocrinol 2020;8:873-4.

12 Centers for Disease Control & Prevention. Understanding literacy & numeracy. 2020. https://www.cdc.gov/healthliteracy/learn/UnderstandingLiteracy.html. [Accessed 17 May 2021].

13 Kerr D, Messing R, Resch A. Actionable self-monitoring of blood glucose: redefining the role for patients using multiple daily injection therapy. J Diabetes Sci Technol 2011;5:1584-90.

14 Osborn CY, Cavanaugh K, Wallston KA, Rothman RL. Self-efficacy links health literacy and numeracy to glycemic control. J Health Commun 2010;15(Suppl. 2):146-58.

15 Mishra V, Dexter JP. Comparison of readability of official public health information about COVID-19 on websites of international agencies and the governments of 15 countries. JAMA Netw Open 2020;3:e2018033.

16 Siebenhaar KU, Köther AK, Alpers GW. Dealing with the COVID-19 infodemic: distress by information, information avoidance, and compliance with preventive measures. Front Psychol 2020;11:567905.

17 United States Food and Drug Administration. Patient engagement advisory committee. In: Patient engagement in medical device clinical trials meeting; 2017. https://www.fda.gov/downloads/AdvisoryCommittees/CommitteesMeetingMaterials/PatientEngagementAdvisoryCommittee/UCM579153.pdf. [Accessed 20 October 2020].

18 Kloosterboer A, Yannuzzi NA, Patel NA, Kuriyan AE, Sridhar J. Assessment of the quality, content, and readability of freely

available online information for patients regarding diabetic retinopathy. JAMA Ophthalmol 2019;137:1240-5.

19 World Health Organization. Let's flatten the infodemic curve. 2021. https://www.who.int/news-room/spotlight/let-s-flatten-the-infodemic-curve. [Accessed 17 May 2021].

20 Vraga EK, Bode L. Addressing COVID-19 misinformation on social media preemptively and responsively. Emerg Infect Dis 2021;27:396-403.

21 Morales J, Glantz N, Larez A, Bevier W, Conneely M, Fan L, et al. Understanding the impact of five major determinants of health (genetics, biology, behavior, psychology, society/environment) on type 2 diabetes in U.S. Hispanic/Latino families: Mil Familias – a cohort study. BMC Endocr Disord 2020;20:4.

22 Reach G. Linguistic barriers in diabetes care. Diabetologia 2009;52:1451-63.

23 Rovner BW, Casten RJ. Discordant health beliefs and telehealth use in African Americans with diabetes. J Am Geriatr Soc 2021:1-3.

24 Wong JYH, Wai AKC, Zhao S, Yip F, Lee JJ, Wong CKH, et al. Association of individual health literacy with preventive behaviours and family well-being during COVID-19 pandemic: mediating role of family information sharing. Int J Environ Res Publ Health 2020;17:8838.

25 Blandford A, Wesson J, Amalberti R, AlHazme R, Allwihan R. Opportunities and challenges for telehealth within, and beyond, a pandemic. Lancet Global Health 2020;8:E1364-5.

당뇨병관리를 위한 디지털헬스 도구 구축:

사용자 경험 연구 및 사용자 인터페이스 디자인으로 디지털헬스 이용을 늘리는 방법

에이미 오턴(Amy Oughton)

사용자 인터페이스 디자인 및 사용자 경험 연구(UI/UX)는 모든 산업 분야의 디지털 애플리케이션과 솔루션을 개발하는 데 중요하다. 우리는 당뇨병이 전 세계가 겪고 있는 문제임을 알아야 하며, 높은 수준의 사용자 목표와 목적도 이해해야 한다. 성공 지표(success metric)는 모든 사용자에게 동일한지, 동일한 접근 방식을 사용하여 성공을 측정할 수 있는지, 각기 다른 유형의 당뇨병 환자를 어떻게 다룰 수 있는지 이해해야 한다.

제품이 성공하려면 직관적인 인터페이스와 사용자 친화적 경험 제공이 필수적이며, 특히 복잡한 솔루션일수록 더욱 그러하다. 사용자를 깊이 이해하면(사용자의 과제와 기대치, 위험, 과거부터 현재까지의 업계 장벽 등) 디지털헬스 제품 및 솔루션을 더욱 상호 소통적이며 매력적으로 만들 수 있다. 이 장에서는 독자에게 UI/UX 디자이너의 탐구 과정을 안내하고자 한다. 당뇨병 환자에게 질문을 던지고 공감대를 형성함으로써 높은 수준의 디자인적 사고(design thinking) 개념을 배우고, 당뇨병관리를 위한 디지털헬스 도구의 UI/UX 디자인을 개선하기 위한 단계를 검토하고, 당뇨병 환자를 위한 더 잘 설계된 솔루션으로 미래를 구상할 수 있다.

디지털헬스 분야는 팬데믹 기간에 큰 변화를 경험했다. 유용성 및 탐색 기능 개선과 같은 기술적 발전을 통해 사용자 경험을 개선할 수 있다.

요약

- 사용자 인터페이스 디자인 및 사용자 경험 연구(UI/UX)는 훌륭한 기술을 구현하는 수단이며, 환자 참여를 촉진하는 디지털헬스가 늘고 있다.
- 건강의 사회적 결정 요인은 사용자의 건강 목표 달성 능력에 영향을 미칠 수 있으며, 모든 경우에 두루 적용되는 솔루션은 없다.
- 당뇨병 치료 비용, 치료에 대한 접근성, 기술의 유용성, 시스템에 대한 신뢰도, 동기 부여 부족 등 당면 과제가 있지만 기술을 활용하여 이러한 문제를 해결할 수 있다.

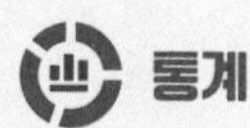

통계

- 미국의 의료비 4달러 중 1달러는 당뇨병 환자를 돌보는 데 지출된다.[1]
- 응급실(ED)을 대상으로 한 연구에 따르면 환자의 90%가 자신의 건강을 위한 기술 기반 중재에 관심이 있다.[2]
- 2018년에는 헬스케어 산업에 대한 신뢰도가 단 1년 만에 9% 포인트 하락하여 절반에 가까운 53% 수준까지 떨어졌다.[3]

* **키워드**: 연속혈당측정, 게임화, 탐색, UI, 유용성, 사용자 경험 연구, 사용자 피드백, 사용자 인터페이스 디자인, 사용자 목표, 사용자 테스트, 사용자 유형, UX.

약어

- **B2B** 기업 간 거래(business-to-business)
- **B2C** 기업-소비자 간 거래(business-to-consumer)
- **CDC** 미국 질병통제예방센터(centers for disease control and prevention)
- **CGM** 연속혈당측정기(continuous glucose monitor)
- **DSME** 당뇨병 자기관리 교육(diabetes self-management education)
- **UI** 사용자 인터페이스(user interface)
- **UI/UX** 사용자 인터페이스 디자인 및 사용자 경험 연구(user interface design and user experience research)
- **UX** 사용자 경험(user experience)

서론

디지털헬스가 없었다면 우리는 어떻게 되었을까? 문제가 발생하고 해결책이 필요할 때 신속하게 대처하고 혁신할 수 있는 능력을 인간에게 부여한 기술에 대해 우리 모두 함께 경의를 표할 수 있을까? 디지털 경험에 대해 우리는 무엇을 말해야 할까? 기술이 스스로를 대변할 수 있을까? 당뇨병 환자를 위한 디지털헬스에 큰 변화를 가져온 기술 이상으로 우리가 칭찬해야 할 기술이 있을까?

사용자 인터페이스 디자인 및 사용자 경험 연구(UI/UX)는 훌륭한 기술을 구현하는 수단이며, 적절하게 동원된 디자이너는 디지털헬스 분야에서 최고의 성과를 거둘 수 있다. 이 장에서는 의료 혁신가, 개발자, 솔루션 추구자, 인도주의자, 사용자와 그 사이의 모든 사람을 다룰 것이다. 과거를 통해 당뇨병 환자를 이해하고, 현재를 통해 무엇을 배웠는지 살펴본 다음 우리가 원하는 목표에 도달하기 위한 8가지 방법을 검토할 것이다. 끝으로, 당뇨병관리를 위한 디지털헬스의 미래를 바라보면서 "믿어야 보인다(believe it to see it)"라는 자세를 가져야 한다.

UI/UX는 모든 산업 분야의 디지털 애플리케이션과 솔루션을 개발하는 데 중요하다. 우리는 당뇨병이 전 세계적인 문제임을 알아야 하며, 높은 수준의 사용자 목표와 목적도 이해해야 한다. 성공 지표는 모든 사용자에게 동일한지, 동일한 접근 방식을 사용하여 성공을 측정할 수 있는지, 각기 다른 유형의 당뇨병 환자를 어떻게 다룰 수 있는지 이해해야 한다.

제품이 성공하려면 직관적인 인터페이스와 사용자 친화적인 경험을 제공하는 것이 필수적이며, 특히 복잡한 솔루션일수록 더욱 그러하다. 사용자를 깊이 이해하고 그들의 과제와 기대치, 위험을 고려하면 디지털헬스 제품 및 솔루션을 더욱 상호 소통적이며 매력적으로 만들 수 있다.

이 장에서는 UI/UX 디자이너의 탐색 과정을 안내하고자 한다. 당뇨병 환자에게 질문을 던지고 공감대를 형성함으로써 높은 수준의 디자인적 사고 개념을 배우고, 당뇨병관리를 위한 디지털헬스 도구의 UI/UX 디자인을 개선하기 위한 단계를 검토하고, 당뇨병 환자를 위한 더 잘 설계된 솔루션으로 미래를 구상할 수 있다.

UI/UX의 현황은 어떠한가?

UI/UX 디자인: 당뇨병이 있는 사용자에 대한 이해

"당뇨병은 조기 사망 위험을 높인다. 국제당뇨병연맹(International Diabetes Federation, IDF)은 2019년에 약 420만 명의 성인이 당뇨병과 그 합병증으로 인해 사망하리라고 추산했다. 이는 8초마다 1명이 사망하는 것과 같다."[4] 2014년부터 2019년까지 당뇨병은 전 세계적으로 심각한 문제가 되었고, 문제는 거기서 끝나지 않았다. "2017년 당뇨병 진단 총 추정 비용은 직접 의료 비용 2,370억 달러와 생산성 감소 900억 달러를 포함하여 총 3,270억 달러에 달했다. 분석된 비용 범주에서 당뇨병 진단을 받은 사람들을 위한 치료비는 미국 전체 의료비의 4분의 1을 차지한다."[4] 오늘날 당뇨병을 앓고 있는 성인 4억 6,300만 명 중 절반은 자신이 당뇨병에 걸렸다는 사실을 모르고 있으며, 따라서 심각한 당뇨병합병증이 발생할 위험이 있다.

당뇨병은 건강을 쇠약하게 하는 수많은 합병증을 유발할 가능성이 있다. 합병증은 대부분 당뇨병을 제대로 관리하지 않아서 발생한다. 그러나 당뇨병을 적절히 관리하는 사람도 합병증이 생길 위험이 있다.

사용자 경험(UX) 연구가 이러한 큰 문제를 해결하는 데 어떻게 도움이 될 수 있을까? 이제 글로벌 차원의 문제를 파악했으니, 높은 수준의 사용자 목표와 목적은 무엇일까? 정의에 따르면, 사용자 목표는 사용자가 제품 또는 솔루션의 결과로 혜택을 받는 최종 목표 또는 그 순간을 말한다.[5] 사용자 목표는 사용자의 성공을 측정하는 데 도움이 되는 요소이며, 이러한 세부 사항은 사용자와 그들의 환경에 대한 깊은 이해를 통해서만 얻을 수 있다.

당뇨병이 있는 사용자의 목표는 지속적인 '당뇨병 자기관리 교육(DSME)'을 받고 적절한 혈당 수치를 잘 유지하여 장기적인 합병증을 줄이는 것이다. 당뇨병은 관리하는 데 시간이 오래 걸리고 건강에 큰 부담을 주는 질환이므로 기술을 통해 당뇨병관리에 드는 시간을 줄일 수 있다면 그 솔루션의 가치는 더욱 높아질 것이다. 〈표 2.1〉에는 일반적인 사용자 목표와 과제의 예시가 나타나 있다. 당뇨병이 있는 사용자가 목표를 달성하면 전 세계적으로 질병 발병률과 사망률 및 의료비 지출을 줄일 가능성이 높아질 것이다.

당뇨병이 있는 사용자의 목표는 질문을 통해서만 알 수 있다. 두 가지 이상의 사용자 유형을 다루고 있는가? 당뇨병이 있는 사용자에 대해 무엇을 알고 있는가? 모든 당뇨병 환자의 성공 지표가 동일한가? 동일한 접근 방식을 사용해 성공을 측정할 수 있는가? 아직 알려지지 않은 사실은 무엇인가? 이에 더해 당뇨병 환자의 약 77%는 환자에게 이러한 교육을 제공할 적절한 자원이 없는 저소득 및 중간 소득 국가에 살고 있다.[4] 미국에서도 성인 당뇨병 환자의 약 20%만이 내분비내과/당뇨병 전문의의 진료를 받고 있다.[7]

이 장 전체에 걸쳐 이러한 질문에 대한 답을 제시할 것이지만, 이전 단락의 통계는 첫 번째 질문에 대한 답을 제공한다. 즉, 다양한 유형의 사용자가 존재한다는 것이다. 사용자 유형은 당뇨병 환자 개개인의 필요와 요구 사항이 어느 정도 다르다는 것을 인정함으로써 정의된다. 사용자 유형을 식별하는 것은 사과를 사러 가게에 갔을 때 각기 다른 특성이 있고 각기 다른 지역에서 재배된 다양한 종류의 사과가 있다는 것을 깨닫는 것과 같다. 가장 큰 범위의 사용자 유형은 2형당뇨병, 1형당뇨병, 당뇨병전단계(prediabetes), 임신당뇨병(gestational diabetes)으로 나눌 수 있다. 그다음으로 남성 대 여성, 그다음에는 인종, 그다음에는 국가/지역, 소득 등으로 구분할 수 있다.

2013년 한 논문에서는 "무선 광대역 및 스마트폰 시장은 전 세계적으로 총 15억 대 규모에 달했으며 2018년까지 65억 대 규모로 증가할 것으로 예상된다."라고 하였다.[8] 2015년 5월 NCBI에서 발표한 〈환자 참여와 디지털헬스 설계(Patient engagement

표 2.1 개인별 사례와 그들의 목표 및 당뇨병관리 과제[6]

인물	목표	당뇨병관리 과제
기본 펌프(basic pump)를 사용 중인 톰(Tom)	- 건강 문제를 예방하기 위해 당화혈색소 낮게 유지하기	- 출근길 운전 중에 쉽게 당뇨병을 관리하기
52세의 공조기 기술자로, 29년 동안 하루에 여러 차례 인슐린주사를 맞아 온 1형당뇨병 환자이며 최근 옴니팟(Omnipod) 시스템으로 전환한 사용자	- 손녀가 자라는 모습을 보기 위해 건강 유지하기	- 육체적 작업을 할 때 낮아지는 혈당 수치 관리하기 - 의사가 권장하는 펌프의 일시적 기초 기능(temporary basal feature)을 사용하기 어려움
운전하는 10대 대런(Darren)	- 대학에서 축구 장학금 받기	- 호르몬 변화로 인한 혈당 조절하기
스포츠를 좋아하는 17세 학생으로 또래 친구들과 잘 어울리면서도 1형당뇨병을 잘 관리하려는 사용자	- 친구들과 어울리기 - 어머니가 자신의 혈당 최고치와 최저치에 대해 질문하지 않도록 하기	- 축구 경기 중, 특히 아드레날린이 최고조에 달하는 3쿼터에 인슐린 투여하기
당뇨병을 앓고 있는 11세 아이의 어머니 모린(Maureen)	- 딸의 혈당을 관리하기	- 딸이 학교에 있는 동안 딸의 혈당을 추적하고, 딸 또는 학교 간호사에게 치료 요청하기
42세의 법률 사무원이며 미혼모로, 직장 업무와 병행하여 딸의 1형당뇨병을 잘 돌보고자 노력하는 사용자	- 딸에게 탄수화물 계산법 가르치기 - 과도한 감시 없이 딸이 '평범한' 아이가 될 수 있도록 자유를 주기	- 예상치 못한 설명할 수 없는 혈당 최고치, 연속혈당측정기의 정확도에 대한 우려 - 밤새 혈당을 확인하고 문제를 해결하기 위해 일어나기

and the design of digital health)〉[9]라는 제목의 논문에서는 건강 상태를 관리하기 위한 디지털 솔루션 채택의 긍정적인 추세를 보여 주었다. 환자 참여를 강화함으로써 환자는 더 나은 건강 상태를 경험할 수 있다.[9] 웨어러블 기술과 휴대폰 애플리케이션(앱)으로 구성된 디지털헬스는 환자의 참여를 촉진하는 수단으로서 점점 더 많이 홍보되고 있

다. "응급실에서 진행한 한 연구에 따르면 환자의 90%가 자신의 건강을 위한 기술 기반 중재에 관심이 있다고 한다."[2] 미국인의 66%에 달하는 사람들이 건강관리의 질을 높이기 위해 FitBits(Fitbit LLC., 캘리포니아주 샌프란시스코) 및 Apple Watch(Apple Inc., 캘리포니아주 쿠퍼티노) 같은 기기에 관심을 표했다.[10]

표 2.2 **사용자 경험의 각 차원에서 확인된 주요 문제와 참가자들이 제안한 해결책 요약**[12]

주요 문제	사용자가 제안한 해결책
물리적 경험	
MyChart Bedside(MCB) 앱 탐색의 어려움	- 지침 제공(튜토리얼, 유인물, 대면) - 앱에서 탐색 기능을 강조하고 확대하기 - 스크롤 막대와 메뉴 항목에 대비되는 색상 사용
태블릿의 감도 문제	- 다른 태블릿 사용 고려 - 환자 본인의 기기에서 앱을 사용할 수 있도록 설정
태블릿과 관련된 인체공학적 문제	- (요청 시) 태블릿용 스탠드 제공 - (요청 시) 스타일러스(stylus) 제공
인지적 경험	
MCB 내 정보의 이해도	- 지침 제공(튜토리얼, 유인물, 대면) - 검사 결과의 정상 범위를 명확하게 표시
MCB 내 개인 맞춤형 정보 부족	- 개별 환자에게 더 적합한 리소스로 앱의 정보를 채움
사회행동적 경험	
MCB 내 정보에 관한 질문은 의료진에게 부담을 줄 수 있음	- 지침 제공(튜토리얼, 유인물, 대면) - 의료진과의 대면 상담 지원
MCB 내 정보에 대한 불안감	- 일정 변경에 관해 의료진과의 의사소통 강화 - MCB 콘텐츠에 대한 간결한 교육을 제공하는 링크를 삽입하는 등 앱에 있는 정보를 이해하는 방법에 대한 지침 제공 - 보고된 검사실 및 테스트 결과에 대한 정상 범위를 명확하게 표시

2015~2016년, 혁신의 빛이 보였음에도 이러한 기기의 사용자 유지 비율은 낮았다. "일반적인 의료 또는 피트니스 앱의 90일 사용자 유지 비율은 27~30%에 불과하다."[11] 디지털헬스 앱의 낮은 사용률이 관심 부족 때문이 아니라면 그 이유는 무엇일까? 피드백을 얻기 위한 사용자 테스트는 솔루션의 약점과 강점을 알 수 있다는 점에서 매우 중요하다. 〈표 2.2〉에는 사용자 경험에 영향을 미치는 주요 문제와 제안된 해결책이 요약되어 있다. 모든 제품과 서비스의 발전을 위해 B2B(기업 간) 및 B2C(기업-소비자 간) 애플리케이션과 소프트웨어 솔루션이 피드백을 수집하고 추적하는 것은 사실상 표준이 되었다.

정량적(quantitative) 및 정성적(qualitative) 피드백의 목적은 무엇인가? 정량적 피드백은 좀 더 구체적이고 명확한 경향이 있다(예: 트래픽, 클릭 수, 행동). 따라서 이는 수치화된 결과를 포함한다. 정성적 피드백은 더 기술적이고 설명적이다(예: 공개 댓글, 제안, 불만 사항). 정성적인 사용자 피드백은 극복해야 할 심각한 문제점이나 장벽을 드러낼 수 있으며, 앞서 살펴본 바와 같이 모든 사용자가 동일한 방식으로 문제를 경험하는 것은 아니다. GoMeals(Sanofi-Aventis U.S. LLC, 뉴저지주 브리지워터) 같은 칼로리 계산기 애플리케이션은 스마트 기기를 보유하고 있고 건강식품 옵션을 선택할 수 있는 사용자에게는 환상적이다. 저소득층에 속하는 많은 당뇨병 환자의 경우에는 식품 데이터베이스가 전적으로 유용하지 않을 수 있다. 궁극적으로 사용자의 목표 달성 능력에 영향을 미치는 "사람이 태어나고, 자라고, 생활하고, 일하고, 나이가 들어가는 조건"[13]을 포함하여 건강의 사회적 결정 요인을 고려하는 것이 더 유용하다.

디지털헬스를 위한 UI/UX: 혁신이 당뇨병이 있는 사용자에게 미치는 영향

존스홉킨스대학교에서 발표한 최근 통계에 따르면 2020년 3월부터 2021년 10월까지 전 세계 코로나19 확진자는 대략 238,678,058명이고, 전 세계 코로나19 사망자는 4,864,825명에 달한다.[14] 이 수치도 무섭지만, 영국에서 6,100만 건의 의료 기록을 조사한 랜싯 당뇨병 및 내분비학(Lancet Diabetes and Endocrinology) 연구에 따르면, 코로나19 사망자 중 당뇨병 환자가 차지하는 비율이 높다고 한다.[15] 코로나19 사망자의 약 30%가 당뇨병 환자 중에서 발생했기 때문에 이는 우려되는 결과이다.[16]

UI/UX는 현재 상황에서 사용자의 부정적인 행동 패턴을 바꾸고 긍정적인 패턴을 강화하는 데 어떻게 도움이 되었는가? 이제 높은 수준의 사용자 목표와 목적을 알았으니, 이를 당뇨병관리를 위한 디지털헬스의 현황에 맞춰 조정해 보고자 한다. 사용자 인터페이스는 혁신적인 기술을 따라잡았는가? 아니면 여전히 뒤처져 있는가?

팬데믹 동안 디지털헬스 도구를 사용하는 방향으로 큰 변화가 일어났고, 환자를 위한 소프트웨어 시장은 경쟁이 더욱 치열해졌다. 2020년 7월 30일, 원격의료 서비스에 대한 접근성을 확대하는 "원격의료 현대화법(Telehealth Modernization Act)"이 통과되었다. 이 법은 더 직관적이고 신뢰할 만한 원격의료 도구에 대한 수요를 증가시켰다. 수요와 경쟁이 증가함에 따라 기존의 당뇨병관리를 위한 디지털헬스 솔루션은 빠르게 적응해야 했고, 새로운 솔루션은 신속하게 개념화되고 구현되어야 했다.

소비자용 모바일 앱, 웨어러블 및 생체측정(biometric) 센서부터 건강 질병 관리 앱에 이르기까지 놀라운 디지털헬스 솔루션이 등장하고 있는 지금, 이렇게 다양한 사용자 유형을 대상으로 하는 모든 앱의 성공 여부를 어떻게 측정할 수 있을까? 현재 우리는 UX 연구에 대해 무엇을 알고 있는가? 환자들은 치료 지침을 준수하는 일과 관련하여 여러 가지 요구 사항을 가질 수 있지만, 질병을 다스리는 데 드는 시간을 줄이고자 하는 공통의 목표가 있다.[17] 게다가 환자의 순응도(adherence)는 중재에 따르기 위해 얼마만큼의 노력이 필요한지에 따라 달라진다. 더 많은 노력이 필요할수록 당뇨병이 있는 사용자의 참여도는 줄어든다.

디지털헬스 도구의 사용이 계속해서 증가하고 있는 가운데, Medtronic(Medtronic Diabetes, 캘리포니아주 노스리지)의 통합형 인슐린전달(insulin delivery) 및 연속혈당측정 시스템과 같은 제품은 여러 가지 유사한 솔루션의 길을 열어 주었다. 그러나 이러한 수동 추적 기기는 본인 부담금 때문에 당뇨병이 있는 사용자에게 항상 요긴하지는 않다. 이는 코로나19 이전부터 존재했던 과제이다. 〈백 투 더 퓨처: 의료정보학 및 디지털헬스를 통한 건강 형평 달성(Back to the Future: Achieving Health Equity Through Health Informatics and Digital Health)〉이라는 제목의 논문에서는 코로나19로 인해 "분열된 디지털 혁명"이 더욱 심화되었다고 기술하였다.[18] 모바일 기기는 건강 앱의 관문과도 같지만, 그것을 사용하기 위해서는 무선 연결이 꼭 필요하다. 저소득 지역에 거주하고, 가정에서 무선 인터넷에 접속할 수 없는 사람들은 이러한 기술 발전을 충분히 활용할 수 없다.[18, 19] 디지털헬스와 관련된 기존 과제와 새로운 문제를 해결하는 일이 지속되고 있다. 이러한 문제를 해결하려면 낡은 아이디어는 사라지고 새로운 솔루션의 재탄생이 끊임없이 반복되어야 한다.

UI/UX 디자인의 발전을 가로막는 장벽은 무엇인가?

당뇨병이 있는 사용자의 어려움을 이해하기

현재 당뇨병 디지털헬스 솔루션에는 많은 문제점과 장벽이 있다. 여기에는 인슐린용량 계산기[예: Bolus Calc(BCCH Endocrinology and Diabetes, 브리티시컬럼비아주 밴쿠버), Insulin Dose Calculator Pro(STRUCTIVA)]와 혈당 농도를 표시해 주는 자기관리 앱[예: Carelink(Medtronic MiniMed, 캘리포니아주 노스리지), Accu-chek Connect(Roche Diabetes Care, 퀘벡주 라발)]이 포함된다. 이 모든 제품은 특정 사용자가 가진 문제에 대한 해결책이 된다. 하지만 현재 UX의 과제는 무엇인가? UX와 관련된 경험과 지식을 바탕으로 당면한 과제를 파악해 볼 수 있다. 주요 장벽이 될 수 있는 네 가지 문제점을 검토해 보겠다.

1. 당뇨병의 비용. 미국 질병통제예방센터(CDC)에 따르면 "당뇨병은 미국에서 가장 비용이 많이 드는 만성질환"이라고 한다.[20] 미국 의료 비용 4달러 중 1달러가 당뇨병관리에 지출된다.[1] 게다가 스마트폰과 데이터 요금제는 일부 사람들에게 장벽이 될 수 있다. 대부분의 사용자에게 너무 비싼 디지털 제품을 제공하는 경우 독특한 수요와 공급 곡선이 형성된다. 수요와 공급이 모두 높은 상황에서 가격 책정 모델은 부자와 가난한 사람을 구분 짓는다.

2. 접근성 및 유용성. 사용자들은 인터넷 접근성 부족이나 소프트웨어 비호환성 등의 외부 요인으로 인해 솔루션에 접근하지 못할 수도 있다. 또한 노인이나 디지털 문맹, 영어를 구사하지 못하는 사람, 시각 장애인, 장애가 있는 사람, 모든 사회경제적

지위의 사람들 등 모든 사용자 유형을 수용할 수 있도록 직관적으로 디자인되지 않으면 이러한 솔루션을 유용하게 사용할 수 없다.[3]

3. 시스템 신뢰. 디지털 세계에서는 첫인상이 중요하며, 당뇨병 환자를 위한 앱을 사용하는 동안 사용자가 목표를 달성하는 데 어려움을 느낀다면 유사한 앱을 신뢰할 가능성이 줄어든다. 예를 들어, 농구공을 드리블할 때마다 공이 펑크가 난다면 다른 농구공도 튀어 오를 거라고 믿을 가능성이 줄어들게 되고, 결국에는 농구에 대한 흥미를 완전히 잃을 수 있다. 또한 효율성, 개인 정보 보호 및 보안에 대한 근거가 부족한 기술은 말할 것도 없이 해당 솔루션을 신뢰하기 어렵게 만든다. 좀 더 자세히 살펴보면, 2018년 4월에 발표된 《헬스 포풀리(Health Populi)》에는 "헬스케어 산업 분야에 대한 신뢰도가 단 1년 만에(2017~2018년) 9% 포인트 감소했다.", "미국인의 약 3분의 2에 해당하는 62%의 사람들이 헬스케어 산업을 신뢰했었으나, 이제는 절반 정도에 불과한 53%로 감소했다."라는 내용이 있다.[21] 신뢰는 사용자가 디지털 경험에 대해 건전한 기대치를 설정하는 데 도움이 된다. 다른 업계 제품 및 솔루션과 비교하여 기대치가 너무 낮게 설정되면 당뇨병이 있는 사용자의 의욕이 꺾일 수 있다.

4. 동기 부여 부족. 동기 부여는 일반적으로 권장되며, 무엇이 사용자를 낙담시키는지 조사함으로써 심층적으로 이해할 수 있다. 연구에 따르면 환자의 고유한 건강 문제를 해결하는 데 유용하지 않은 기술과 흥미롭지 않거나, 직관적이지 않거나, 기존의 행동 습관을 바꾸지 못하는 기술은 환자를 낙담하게 만드는 것으로 나타났다.

이는 UX와 관련된 문제의 빙산의 일각일 뿐이다. 그러나 이러한 모든 단계는 사용자가 어디에 있었는지, 어디에 도달하고자 하는지, 그들을 방해하는 요인은 무엇인지를 파악하여 사용자의 여정을 이해하기 위한 중요한 단계이다. 큰 문제를 해결하기 위해서는 문제 안의 문제를 해결해야 한다. 만능 해결책은 없다.

모든 당뇨병 환자의 경험을 개선하는 데 필요한 기술, 프로세스 또는 교육은 무엇인가?

솔루션

현존하는 기술을 활용하고, 고도로 규제되고 복잡한 의료 시스템 내에서 작동하며, 당뇨병이 있는 모든 사용자에게 원격 건강관리를 위한 간단하고 사용하기 쉬운 솔루션을 제공하는 방법은 무엇일까? 여기 8가지 솔루션이 있다.

1. 푸시 알림 및 경고 사용 - 알림과 경고는 중요한 정보를 전달하여 사용자의 참여를 유도하기 위해 고안되었지만, 알림과 경고를 사용하면 당뇨병 환자가 앱을 열지 않고도 행동을 취하도록 도울 수 있다. 알림을 사용하여 사용자에게 혈당 수치를 확인하도록 상기시키거나 위험할 정도로 낮은 혈당 추세를 알려 주면 생명을 구할 수 있으며 당뇨병관리에 드는 시간을 줄일 수 있다.

2. 간단한 절차 - 진료를 예약하고, 접수 양식을 작성하고, 원격의료 예약에 참여하고, 혈당 수치를 입력하고 공유하는 것은 원활한 단계별 절차로 이루어져야 한다. 만성질환을 앓고 있는 환자는 질병 관리에 드는 시간을 줄이고 싶어 하므로, 단계를 단순화하고 작업의 목적을 명확히 한 다음 환자가 지체 없이 적절한 조치를 하도록 안내하는 것이 중요하다.

3. 유용성 및 탐색 기술 - 기술업체는 제품을 개발할 때 기능이 많을수록 사용자의 만족도가 높다고 생각하는 경우가 많다. 그러나 디지털헬스 제품의 경우, 추가 기능이 일부 사용자에게는 장벽이 되고 불만을 더할 수도 있다. 모든 복잡한 제품의 기능을 제한할 수는 없지만, 모든 제품을 사용자 친화적으로 만들 수는 있다. Dexcom(캘

리포니아주 샌디에이고), Abbott Diabetes Care(캘리포니아주 앨러미다), Medtronic(캘리포니아주 노스리지) 등의 업체에서 제공하는 연속혈당측정 앱은 사용하기 쉬운 인터페이스를 구현하여 당뇨병이 있는 사용자가 제품과 자기 신체에 대한 신뢰를 구축하고 검증하는 데 도움이 된다. 우선 탐색 및 페이지 레이아웃을 단순하게 유지하고, 전문 의료 용어 사용을 피하여 혼란을 줄이며, 가능하면 사용자가 음성 명령(voice activation)을 사용하여 탐색 방식을 변경할 수 있는 기능을 추가한다. "알렉사, 내 최근 혈당 수치가 얼마지?"(Amazon.com, 워싱턴주 시애틀)

4. 동기 부여 및 인센티브 - 어떤 사용자에게는 다른 사용자보다 더 많은 외부 동기 부여 및 지원이 필요하다. 건강관리를 유지하고 준수하기 어려울 수 있으므로 할인, 기프트 카드, 쿠폰과 같은 인센티브를 제공하면 일부 사용자에게 전반적인 건강 상태를 개선하는 데 필요한 추진력이 될 수 있다.

5. 게임화 - "게임화는 게임이 아닌 상황에서 게임의 디자인적 요소와 원리를 적용하는 것이다."[22] 일반적으로 사용자의 참여를 늘리고 교육하는 데 사용된다. 이 기법은 "게임 요소의 특성을 사용하거나 적용하여 문제를 해결하기 위한 일련의 활동 및 프로세스"로 설명되기도 한다.[22] 이는 젊은 당뇨병 환자에게 유용한 전략이 될 수 있다. 건강을 개선하는 일이 재미있어지고 긍정적인 피드백은 자극을 줄 수 있다.

6. 맞춤형 인터페이스 제공 - 당뇨병의 경우 모든 환자에게 적용할 수 있는 단일 치료법이 없으며, 환자 대부분은 자신의 건강에 관해서 전문가가 아니다. 따라서 건강 유지의 장기적인 중요성을 스스로 이해하기가 어렵다. 적절한 인슐린 투여, 수분 섭취, 운동, 보충제 사용 등 혈당 수치를 목표 수치에 맞추는 방법에는 여러 가지가 있다. 하지만 어떤 것이 가장 좋은 단기적 또는 장기적 해결책일까? 우리는 정보를 가지고 있는데, 가능한 건강 결과에 대한 예측 모델을 보여 줄 수 있을까? "질병을 더 명확하게 이해할수록 개인이 자신의 치료에 편안하게 임하고 필요한 요법을 준수할 가능성이 더 커진다."[23]

7. 지원 및 커뮤니티 참여 - 신속하게 전화를 걸어 도움을 받을 수 있어야 하며, 어

떤 애플리케이션에서든 도움을 찾는 방법을 아는 것은 디지털헬스 애플리케이션의 필수 요소이다. 버튼, 아이콘, 텍스트 강조 등과 같이 크고 눈에 잘 띄는 디자인적 요소를 사용하면 사용 편의성이 향상되고 건강 증진을 원하는 사용자에게 도움이 된다. "향후 종적 무작위시험(longitudinal randomized trial)을 통해 외로움을 줄이는 것이 일반적인 만성질환자의 건강 상태를 개선하는 데 어떻게 도움이 되는지 알 수 있다."[24] 지원 그룹 및 가상 커뮤니티에 참여하면 건강의 질을 높일 수 있다. 기존의 당뇨병 웰니스 애플리케이션에 소셜 기능을 추가하면 사용자가 자신의 건강에 대한 교육을 받도록 격려해 주고, 그들에게 힘을 주고 지지해 주는 지원 커뮤니티를 찾을 수 있도록 도울 수 있다.

8. 통합 및 협력 - 타사 플랫폼과 도구, 기술을 함께 사용하면 강력한 힘을 발휘할 수 있다. 스타트업이 협력하여 서로의 기술과 정보를 활용한다면 사용자에게 훨씬 더 나은 제품을 제공할 수 있다. 당뇨병 환자에게는 복잡한 문제들에 대한 더 나은 솔루션이 필요하며 더 많은 협력이 키포인트가 될 수 있다.

되돌릴 수 없다!

당뇨병은 전 세계 수백만 명에게 영향을 미치는 유행병이다. 따라서 창의적인 UI/UX 디자이너의 보유만으로는 충분하지 않다. 당뇨병 및 기타 만성질환자를 위한 디지털헬스 솔루션을 대대적으로 개선하려면 다양한 배경과 관점을 가진 디자이너가 필요하다. 다양한 공동체, 민족, 문화 및 인종을 대표하는 개념적 사상가들로 이루어진 팀을 구성하는 것이 장기적으로 수백만 명의 생명을 구하고 만성질환으로 인한 재정적 부담을 줄이는 가장 좋은 방법이다. 당뇨병은 전 세계적인 문제이며, 이를 해결하는 데 도움을 줄 전 세계의 디자이너가 필요하다.

디지털헬스와 당뇨병의 미래는 어떻게 될 것인가?

당뇨병관리를 위한 디지털헬스의 미래는 인슐린 투여만큼이나 맞춤화되어야 한다. 기술 산업이 사용자의 요구에 맞춰 진화함에 따라 청구, 의료보험 플랜 및 시스템 전체와 같은 인프라도 발전할 것이다. 이러한 발전은 하룻밤 사이에 전체 의료 시스템에 영향을 미치지는 않겠지만, 2021년 3월에 발표된《메드시티뉴스(MedCityNews)》의 최근 기사에 따르면[24] 이러한 예측은 현실과 크게 다르지 않다. "더 나은 의료 서비스를 제공하려면 업계에 여러 개의 디지털 원장(장부)을 두는 것보다 대규모로 확장할 수 있고 대용량 데이터를 효율적으로 처리하여 의료 서비스 체인 전반의 모든 사람이 동시에 동일한 데이터에 접근할 수 있는 단일 정보 소스 역할을 할 수 있는 단일 글로벌 블록체인이 필요하다. 이는 의료 서비스에 대한 큰 비전이며, 똑같이 큰 비전을 추진하는 블록체인을 통해서만 달성할 수 있는 비전이다."[24] 디지털헬스의 미래는 전망이 밝다! 그러나 현실을 직시하자면, 당뇨병관리를 위한 디지털헬스는 UI/UX가 주도하지 않으면 계속해서 목표 달성에 실패할 것이다. 기술이 UX를 제한하거나 그 반대의 경우를 허용한다면 기술은 성공할 수 없다. 엔지니어와 디자이너가 단일 부서에서 함께 협력한다면 디지털헬스의 미래는 더욱 빠르게 진화할 것이다.

결론

UX 연구자와 UI 디자이너는 사용자와 사용자 유형을 더 깊이 이해해야 한다. 이들의 목표는 미로에 빠지지 않도록 올바른 질문을 던지고, 당뇨병관리를 쉽고 원활하게 해 주는 솔루션을 개발하는 것이다. 우리는 디지털헬스가 빠르게 발전하고 있으며 그 도전 과제와 함께 가능성도 무궁무진함을 알고 있다. 과거로부터 배우고 가정(assumption)에 의문을 제기하는 것만이 앞으로 나아갈 수 있는 유일한 방법이다. UI/UX 디자이너들은 과거의 실수로부터 많은 것을 배웠다. 지금이야말로 당뇨병관리를 위한 디지털헬스의 기술과 설계가 모든 당뇨병 환자의 경험을 개선하기 위한 다음 단계로 나아갈 수 있는 최적의 시기이다.

참고 문헌

1 American Diabetes Association. Economic costs of diabetes in the U.S. in 2017. Diabetes Care 2018;41(5):917-28.

2 Ranney Megan L, Choo Esther K, Wang Y, Andrew B, Clark Melissa A, Mello Michael J. Emergency department patients' preferences for technology-based behavioral interventions. Ann Emerg Med 2012;60(2):218-227.e48.

3 Amy O, Founder, Dream CEO. 9 ways UX/UI design can improve digital health adoption for seniors [Internet]. Hitconsultant.net; 2020 [cited 2021 May 1]. Available from: https://hitconsultant.net/2020/08/19/ux-ui-design-digital-health-adoption-seniors/.

4 Individual, social and economic impact. 9th ed. IDF Diabetes Atlas; 2019 [cited 2021 May 1]. Available from: https://www.diabetesatlas.org/upload/resources/material/20200302_133351_IDFATLAS9e-final-web.pdf.

5 Usability and Web Accessibility User Goals [Internet]. Yale.edu. [cited 2021 May 1]. Available from: https://usability.yale.edu/understanding-your-user/user-goals.

6 Pillalamarri Sandhya S, Huyett Lauren M, Abdel-Malek A. Novel bluetooth-enabled tubeless insulin pump: a user experience design approach for a Connected Digital Diabetes Management Platform. J Diabetes Sci Technol 2018;12(6):1132-42.

7 Beck Roy W, Tamborlane William V, Bergenstal Richard M, Miller Kellee M, DuBose Stephanie N, Hall Callyn A, T1D Exchange Clinic Network. The T1D Exchange clinic registry. J Clin Endocrinol Metabol 2012;97(12):4383-9.

8 Klonoff David C. The current status of mHealth for diabetes: will it be the next big thing? J Diabetes Sci Technol 2013;7(3):749-58.

9 Faith B, Lewis D, Rosen Rochelle K, Ranney Megan L. Patient engagement and the design of digital health. Acad Emerg Med 2015;22(6):754-6.

10 The Digitally Empowered Patient [Internet]. Makovsky Health. [cited 2015 Mar 1]. Available from: http://www.makovsky.com/insights/blogs/m-k-health/44-insights/blogs/mk-health/732-the-digitally-empowered-patient.

11 Peter F. App engagement: the matrix reloaded [Internet]. Flurry.com. [cited 2021 May 1]. Available from: http://www.flurry.com/bid/90743/App-Engagement-

The-Matrix-Reloaded.

12 Walker Daniel M, Terri M, Po-Yin Y, Ann Scheck MA. Optimizing the user experience: identifying opportunities to improve use of an inpatient portal. Appl Clin Inf January 2018;9(1):105-13. https://doi.org/10.1055/s-0037-1621732. Epub 2018 Feb 14.

13 Samantha A. Beyond health care: the role of social determinants in promoting health and health equity [Internet]. Kff.org; 2018 [cited 2021 May 1]. Available from: https://www.kff.org/racial-equity-and-health-policy/issue-brief/beyond-health-care-the-role-of-social-determinantsin- promoting-health-and-health-equity/.

14 COVID-19 DashboarddJohns Hopkins Coronavirus Resource Center [Internet]. Jhu.edu. [cited 2021 May 1]. Available from: https://coronavirus.jhu.edu/map.html.

15 Emma B, Chirag B, Kar P, Weaver A, Bradley D, Hassan I, Peter K, Naomi H, Kamlesh K, Sattar N, Wareham Nicholas J, Young B, Jonathan V. Associations of type 1 and type 2 diabetes with COVID-19-related mortality in England: a whole-population study. Lancet Diabetes Endocrinol 2020;8(10):813-22.

16 Weidberg Efrat. Lessons from designing digital health for patients, with patients [Internet]. UX Collective; 2020 [cited 2021 May 1]. Available from: https://uxdesign.cc/insights-fromdesigning-digital-health-for-patients-with-patients-31d975f4b326.

17 Brewer LaPrincess C, Fortuna Karen L, Jones C, Walker R, Hayes Sharonne N, Patten Christi A, Cooper Lisa A. Back to the future: Achieving health equity through health informatics and digital health. J Med Internet Res MHealth UHealth 2020;8(1):e14512.

18 Ray R, Sewell Abigail A, Gilbert Keon L, Roberts Jennifer D. Missed opportunity? Leveraging mobile technology to reduce racial health disparities. J Health Polit Pol Law 2017;42(5):901-24.

19 Zachary F-W. What is gamification? Education. Business & Marketing; 2021. Examples) [Internet]. Gamify.com. Gamify; [cited 2021 May 1]. Available from: https://www.gamify. com/what-is-gamification.

20 [Internet] Cost-effectiveness of diabetes interventions. Cdc.gov; 2020 [cited 2021 May 1]. Available from: https://www.cdc.gov/chronicdisease/programs-impact/pop/diabetes.htm.

21 Sarasohn-Kahn J. Americans' trust in the healthcare system low compared to rest-of-world's health citizens [Internet]. Healthpopuli.com. HealthPopuli. Com; 2018 [cited 2021 May 1]. Available from: https://www.healthpopuli.com/2018/04/25/trust-in-healthcare-systemamong-americans-falls-below-people-living-in-most-other-countries/.

22 The Wellness Network. The impact of knowledge: patient education improves compliance and outcomesdthe wellness network [Internet]. Thewellnessnetwork.net; 2016 [cited 2021 May 1]. Available from: https://www.thewellnessnetwork.net/health-news-and-insights/blog/the-impact-of-knowledge-patient-education-improves-compliance-and-outcomes/.

23 Jimmy N. Blockchains are the building blocks of better healthcaredMedCity News [Internet]. Medcitynews.com; 2021 [cited 2021 May 1]. Available from: https:// medcitynews.com/2021/03/blockchains-are-the-building-blocks-of-better-healthcare/.

24 Trisha P, Jennifer M, Barnes E, Ashley P, Barr T. Theeke Laura A systematic review of loneliness and common chronic physical conditions in adults. Open Psychol J 2015;8(Suppl. 2):113-32.

3

Chapter

당뇨병 기술 데이터의 EHR 통합

후안 C. 에스피노자(Juan C. Espinoza)

지난 20년간 환자와 의료 전문가가 혈당, 투약, 식사요법, 신체 활동, 체중, 증상, 환자 경험 등 당뇨병의 여러 측면을 측정하고 문서화할 수 있는 다양한 기술이 개발되었다. 이러한 당뇨병 기술은 풍부한 데이터를 생성한다. 최근까지만 해도 이러한 데이터는 제조업체 또는 개발자 데이터 포털을 통해서만 접근할 수 있었기에 의료 환경에서의 사용성과 이동성이 떨어졌다. 전자건강기록(electronic health record, EHR)으로의 데이터 통합은 당뇨병관리를 단일 워크플로(workflow)로 단순화하고 간소화하는 흥미로운 기회를 제공한다. 이러한 추가 데이터 소스를 환자 기록에 통합함으로써 의료진은 환자를 더욱 종합적으로 파악할 수 있으며, 이를 통해 보다 개인 맞춤화된 치료 계획과 포괄적인 문서화가 가능해진다. 그러나 모든 데이터 통합 프로젝트에는 몇 가지 기술적, 운영적, 재정적, 규제적 고려 사항이 있다. 비교적 최근에 개발된 당뇨병 기술 데이터에 대한 표준이 거의 없는 상태이기에 확산과 상호운용성(interoperability)을 저해할 수 있는 다양한 접근 방식이 존재하고 있다. 이 장에서는 (1) 성공적인 당뇨병 기술 데이터 통합에 필요한 구성 요소를 이해하기 위한 프레임워크를 탐색하고, (2) 해당 분야의 발전을 가로막는 중대한 장벽을 파악하며, (3) 디지털 당뇨병관리를 가능케 하는 솔루션을 제시한다.

요약

- 당뇨병은 정량화할 수 있는 질병이며, 포괄적인 환자 데이터를 수집하여 질병 관리를 안내하고 개인 맞춤화할 수 있는 기술이 존재한다.
- 의료 전문가가 방대한 양의 환자 데이터를 활용하려면 간소화되고 통합된 워크플로가 필요하다.
- 이를 확장하려면 수집, 보고, 온톨로지 매핑(ontology mapping), 통합 및 상호운용성을 포함하여 당뇨병 데이터 관리의 모든 측면에서 표준 및 성숙도 모델(maturity model)을 개발하기 위한 추가 작업이 필요하다.

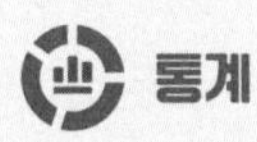

통계

- 1형당뇨병 환자의 30~40%(그리고 점점 더 많은 2형당뇨병 환자)가 일종의 펌프나 센서 기술을 사용한다.[1]
- 미국 내 의사 10명 중 9명꼴로 전자건강기록 시스템을 사용한다.[2]
- 미국 의료 기관의 8.4%만이 첨단 건강 정보 기술을 광범위하게 도입했다고 답했다.[3]

* **키워드**: 연속혈당측정, 데이터 통합, 데이터 표준, 당뇨병, EHR, 건강 정보 기술, 혁신, 상호운용성, 개인 맞춤형 치료, 워크플로.

약어

- **API** 애플리케이션 프로그래밍 인터페이스(application programming interface)
- **BAA** 비즈니스 제휴 계약(business associate agreement)
- **BGM** 혈당측정기(blood glucose monitor)
- **CGM** 연속혈당측정기(continuous glucose monitor)
- **EHR** 전자건강기록(electronic health record)
- **FHIR** 의료 정보 전송 기술 국제 표준(Fast Healthcare Interoperability Resources, 전자 의료 정보를 교환하기 위해 HL7에서 개발한 차세대 의료 정보 시스템 표준 프레임워크 - 역자 주)
- **HIT** 건강 정보 기술(health information technology)
- **HL7** 헬스 레벨 7(Health Level 7, 서로 다른 보건 의료 분야 소프트웨어 간 정보

호환이 가능하도록 표준을 제정하고자 1987년에 조직된 표준화 기구 또는 이 기구에서 제정한 의료 정보의 전자적 교환에 대한 사실 표준을 말한다 - 역자 주)

- **PDF** 휴대용 문서 포맷(portable document format)
- **POC** 현장 진단(point of care)
- **SDoH** 건강의 사회적 결정 요인(social determinants of health)
- **SMART on FHIR** FHIR에 기반한 대체 가능한 의료 애플리케이션 및 재사용 가능 기술(Substitutable Medical Applications and Reusable Technologies on FHIR)

서론

전자건강기록(EHR)으로 성공적으로 전환한 국가에서는 거의 모든 진료 환경에서 EHR 자체가 임상 워크플로(clinician workflow)의 중심이 되었다. 의료 전문가는 매일 EHR 사용에 상당한 시간을 보낸다. 이들을 EHR에서 벗어나게 만드는 워크플로와 프로세스는 비효율적이거나 방해가 되어 불만과 업무 부담 증가로 이어질 수 있다.[4] 따라서 기술적 통합을 통해 많은 워크플로를 EHR로 이전하는 경향이 강해지고 있다.[5] EHR 통합은 효율성을 높이고, 작업 전환(플랫폼 또는 작업 변경)을 줄여 주며, 오류를 최소화하고, 문서의 전반적인 품질과 사용자 경험을 개선할 수 있는 잠재력이 있다.

당뇨병은 정량화할 수 있는 질병으로, 중요한 생체표지자(BGM 및 CGM으로 측정한 혈당), 치료(인슐린펌프를 통한), 환자 보고 결과(모바일 플랫폼을 통한)를 모니터링하기 위한 다양한 기술이 존재한다. 이러한 기술은 임상 기록, 연결성 및 인공지능의 발전과 결합하여 당뇨병관리, 합병증 예방, 환자 삶의 질 개선에 혁명을 일으킬 수 있다.[6] 그러나 수년 전부터 이러한 기술을 사용할 수 있었지만, 생성된 데이터를 임상의 워크플로와 환자 기록에 통합하기가 번거로웠으며, 이는 잠재적 이점을 얻는 데 큰 장애물이 되었다. 데이터 통합은 진정한 디지털 당뇨병관리를 위한 의료 시스템을 준비하는 데 기초가 되므로 이러한 문제를 해결해야만 한다. 이 장에서는 (1) 다양한 접근 방식의 실제 사례를 설명함으로써 당뇨병 기술 데이터를 EHR에 통합하는 과정의 현황을 검토하고, (2) 해당 분야의 발전을 가로막는 중대한 장벽을 파악하며, (3) 디지털 당뇨병관리를 가능케 하는 솔루션을 제시한다.

· 건강 형평성에 관한 참고 사항: 당뇨병은 질병 발병률과 이환율 및 사망률이 더

높은 저소득층과 유색인종 집단에 차별적인 영향을 미친다.[7] 의료 서비스에 대한 접근성, 사회경제적 지위, 인종 차별 등 건강의 사회적 결정 요인(SDoH)은 이러한 불평등의 주요 동인이다. 기술과 인터넷에 대한 접근성은 점점 더 중요한 SDoH로 인식되고 있으며, 전 세계적으로 디지털 격차가 커지고 있다.[8] SDoH가 당뇨병과 기술 접근성 모두에 미치는 영향을 고려할 때, 그 교차점에서 활동하는 모든 이해관계자(제공자, 보험사, 업계, 정부 기관 등)는 특히 취약 계층에 미치는 영향과 이들이 효과적인 치료 방식에 접근하고 치료를 받을 수 있도록 고려해야 한다.

당뇨병 기술 데이터의 EHR 통합 현황은 어떠한가?

주요 용어

· 당뇨병 기술: 당뇨병관리에 사용되는 일련의 디지털 및 기기 기술을 말한다. 이 장에서는 '임상 의사결정 지원 소프트웨어(clinical decision support software)'와 같이 의료 전문가를 위한 기술이 아니라, 당뇨병 환자나 그 보호자가 주로 사용하는 환자 대상 기술에 초점을 맞춘다. 크게 다음과 같은 세 가지 유형의 당뇨병 기술에 대해 논의할 것이다.

- 당뇨병 기기: 당뇨병관리와 치료가 주요 기능인 기기로 BGM, CGM, 인슐린 펌프, 스마트 인슐린펜, 자동 인슐린전달 시스템(automated insulin delivery system) 등이 포함된다. 이러한 기기는 의료 기기로 간주되어 FDA의 규제를 받는다.
- 비당뇨병 기기: 당뇨병 환자의 동반질병이나 생활습관 개선을 위해 사용할 수 있는 기기로 혈압계, 스마트 체중계, 활동추적기 등이 포함된다.[2] 이러한 기기는 의료 기기일 수도 있고 소비자용 기기일 수도 있다.
- 모바일 애플리케이션: 투약 및 예약 알림, 건강 교육, 환자 보고 결과(patient reported outcome, PRO) 수집 등 당뇨병 환자의 치료 또는 자기관리에 있어 다양한 보조 기능을 수행할 수 있는 모바일 기기에 배포되는 소프트웨어이다.[9]

· 당뇨병 기술 데이터: 당뇨병 기술로 생성된 데이터 및 메타데이터로, 환자가 생성한 건강 데이터의 하위 집합을 말한다.[5]

· API: 애플리케이션이 상호작용하고 데이터를 교환하는 방법을 관리하는 공개적으로 문서화된 일련의 규칙이다.

수년간 당뇨병 기술 데이터는 일반적으로 환자 또는 의료 서비스 제공자 포털을 통해 제공되어 왔다. 포털은 일반적으로 사용자가 자신의 데이터를 볼 수 있도록 제품 제조업체 또는 개발자가 호스팅하고 유지 관리하는 웹 기반 플랫폼이다. Clarity(Dexcom, 캘리포니아주 샌디에이고), Carelink(Medtronic Diabetes, 캘리포니아주 노스리지), LibreView(Abbott Laboratories, 일리노이주 시카고) 같은 CGM 포털은 당뇨병 기술 데이터 포털의 예이다. 환자는 이러한 도구를 통해 시간이 지남에 따라 자신의 기기에서 생성된 데이터를 볼 수 있으며, 행동 변화를 포함한 치료 계획을 조정하는 데 활용할 수 있는 분석 및 데이터 통찰력을 제공받을 수 있다. 유사한 데이터 포털 및 대시보드는 여러 웨어러블 기기 및 모바일 앱에서 사용할 수 있으며, 데이터 공유 및 패널 관리(여러 환자의 데이터 보기)와 같은 기타 기능을 포함한다. 이러한 도구는 사용자 인터페이스와 기능이 잘 설계되어 있지만, (1) 데이터가 텍스트 없이 제공된다는 점(즉, 기기 데이터와 함께 제공되는 검사 결과나 경과 기록 같은 다른 임상 데이터가 없음), (2) 데이터를 검토하려면 임상의의 기존 EHR 워크플로와 별개로 별도의 로그인 및 워크플로가 필요하다는 두 가지 주요 단점이 있다. 이러한 단점을 해결하고자 의료 기관들은 여러 가지 해결 방법을 개발했다. 일부 기관에서는 의료 전문가가 두 개의 화면(또는 두 개의 기기)을 사용하는데, 하나는 데이터 포털을 표시하고 다른 하나는 EHR을 표시한다. 또 다른 기관에서는 팀원(주로 간호사나 의료 보조원)이 데이터 포털에 로그인하여 인쇄된 보고서를 생성한 후 검토를 위해 실제 보고서를 임상의에게 전달하도록 지정한다. 임상의는 환자를 진료하는 동안 인쇄된 보고서를 사용하고 관련 정보를 노트에 기록한 다음, 의료 기록 부서로 보고서를 전송하여 환자 기록에 스캔한다.[10] 이러한 방법을 비롯한 기타 해결 방법은 시간과 리소스가 많이 소요되고 여러 가지 잠재적 실패 요인이 있으며 환자 치료 및 문서화에 있어 오류가 발생할 수 있다.

- 당뇨병 기술 데이터 통합을 위한 실용적인 프레임워크

데이터를 EHR로 가져와서 가시적이고 실행할 수 있는 상태로 만드는 데 필요한

데이터 소싱
- 제조업체/개발자
- 데이터 수집기
- 소비자 기술
- 연구 플랫폼
계정 연동
- 환자 식별자
- 계약
- 동의
- 개인 정보 보호
데이터 충실도
- 표기
- 정적 문서
- 가변 문서
- 이산형 데이터
- 연속형 데이터
- 기기 또는
앱 메타데이터
데이터 교환
- 상호운용성 표준
- 공통 데이터 모델
- 푸시(Push) 방식
vs. 풀(Pull) 방식
데이터 저장
- EHR 테이블
- 데이터 웨어하우스
- 클라우드 저장소
데이터 표시
- PDF
- 자체 EHR 도구
- 인구 보건 플랫폼
- 타사(제3자) 앱
- SMART on FHIR 앱
워크플로
- 자동화
- 사용자-태스크 매핑
- 인간 중심의 디자인
거버넌스
- 데이터 거버넌스
- 법률 및 규정 준수
- IT 감독 및 변경 관리
- 임상연구심의위원회
(연구와 관련된 경우)

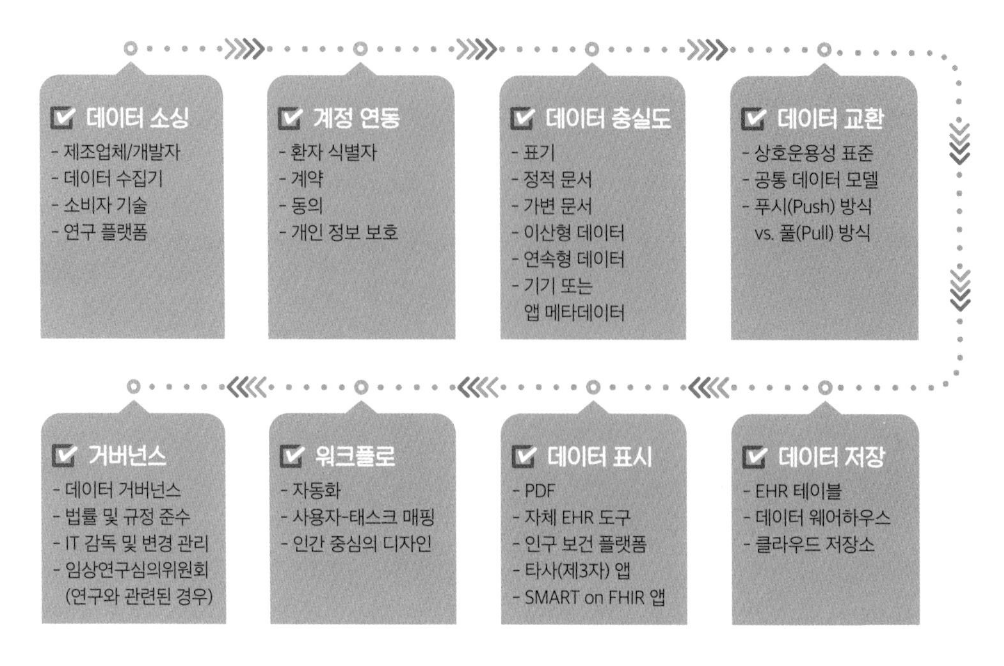

그림 3.1 당뇨병 기술 데이터 통합을 위한 실용적인 프레임워크의 단계별 핵심 개념[11]

기술 및 운영 프로세스인 EHR 통합은 이러한 문제에 대한 해결책을 제공한다. 임상의는 EHR 워크플로를 유지할 수 있고, 데이터는 자동으로 환자 기록의 일부가 되며(의료법상 문서화 요구 사항 해결), 환자의 나머지 의료 기록과 맥락을 같이하여 더 나은 해석과 임상적 의사결정을 내릴 수 있게 된다. 통합에는 여러 가지 접근 방식이 있지만, 모든 방식에 공통으로 적용되는 몇 가지 주요 기능은 다음과 같다.

- 데이터 소스와 EHR 간 연결 설정
- 환자 계정을 데이터 소스와 EHR 모두에 연결
- 데이터 요청 및 수신
- 데이터 저장 및 표시

모든 통합 프로젝트에는 데이터 소싱(data sourcing), 데이터 충실도(data fidelity), 저

장 및 위치 표시, 사용자 워크플로, 거버넌스(governance) 등 주요 기능에 대한 일련의 의사결정이 필요하다. 〈그림 3.1〉은 각 단계의 핵심 개념을 보여 준다.

데이터 소싱

첫 번째 단계는 데이터가 어디에 있는지, 데이터를 어떻게 EHR에 통합할지 파악하는 것이다. 대부분의 당뇨병 기술에는 다음과 같은 세 가지 주요 옵션이 있다.

1. 제조업체 또는 개발자[예: Dexcom(캘리포니아주 샌디에이고), Medtronic(캘리포니아주 노스리지), Abbott(캘리포니아주 앨러미다), Fitbit(캘리포니아주 샌프란시스코) 등]로부터 직접 데이터를 제공받을 수 있다. 에스피노자(Espinoza)가 이끈 연구팀은 임상의가 HL7 표준을 사용하여 제조업체의 클라우드 데이터베이스에서 EHR로 직접 CGM 보고서를 가져올 수 있는 통합을 구축하기 위해 CGM 제조업체(Dexcom)와 직접 파트너 관계를 맺은 사례를 제시한다.[10]

2. 여러 기기 및 플랫폼에서 데이터를 수집하는 타사(제3자) 수집기[예: Tidepool(캘리포니아주 팰로앨토), Glooko(캘리포니아주 팰로앨토), Validic(노스캐롤라이나주 더럼) 등]에서 데이터를 가져올 수 있다. 웡(Wong)이 이끈 연구팀은 Tidepool을 사용한 경험과 단일 플랫폼에서 여러 기기의 데이터를 제공하는 타사 수집기의 장점을 설명한다.[12] Glooko 및 다른 회사들도 최근 EHR 통합 옵션을 제공하기 시작했다.

3. 소비자 및 데이터 캡처 기술[예: Apple Healthkit(Apple Inc., 캘리포니아주 쿠퍼티노), Google Research Stack(Google, 캘리포니아주 마운틴뷰), REDCap 등]과 자체 EHR 기능을 결합하여 데이터를 얻을 수 있다. 쿠마(Kumar)가 이끈 연구팀은 Apple Healthkit를 활용하여 이미 환자의 모바일 기기에 있는 CGM 데이터를 Epic사의 MyChart 환자 포털로 전송하여 EHR에서 사용할 수 있도록 했다.[13]

데이터 통합에 대한 구체적인 기술적 접근 방식은 데이터 소스와 의료 기관의 역량에 따라 다르지만, 일반적으로 데이터 변경은 API를 사용하거나 Redox(Redox Inc., 위스콘신주 매디슨)와 같은 통합 엔진을 통해 이루어진다. 최근에 개발된 EHR 앱은 복잡한 사용자 맞춤형 통합을 대체할 수 있는 잠재력이 있다.

환자 계정 연동

데이터 소스와 EHR 간에 환자 계정을 정확하게 식별하고 연동하는 것이 중요하다. 이는 일반적으로 의료 코드 번호, 생년월일과 같은 민감한 데이터부터 이메일 주소와 같은 덜 민감한 데이터에 이르기까지 다양한 유형의 환자 식별자(patient identifier)를 교환하는 방식으로 수행된다. 교환되는 식별자 유형은 교환에 참여하는 주체의 유형, 이들 간의 관계, 기존 또는 예정된 계약상의 합의사항에 따라 결정된다. 예를 들어, 두 개의 해당 기관은 계약상의 합의 없이 환자 식별자를 교환할 수 있다. 환자 데이터 포털을 생성하고 유지 관리하는 의료 기기 제조업체(예: CGM 제조업체)는 종종 적용 대상 기관으로 간주된다. 반면에 의료 기관은 타사(제3자) 데이터 플랫폼과 데이터를 교환하기 위해서는 비즈니스 제휴 계약(BAA)을 체결해야 한다. BAA는 의료 기관과 서비스를 수행하기 위해 보호 대상의 건강 정보에 접근하는 제3자 간의 계약으로, '건강보험 양도 및 책임에 관한 법률(Health Insurance Portability and Accountability Act, HIPAA)'의 적용을 받는다.[14] 환자 계정 연동 절차는 환자의 프라이버시와 관련된 문제를 일으킬 수 있다. 개인 정보 보호 기록 연동에 관한 최신 접근 방식은 향후 기밀성 문제를 해결하는 데 유용하다.[15] 마지막으로, 환자와 데이터 소스 간의 사용자 계약 조건에 따라, 환자는 데이터 소스가 자신의 데이터를 의료 기관과 공유하는 것에 동의해야 할 수도 있다. 동의 필요 여부와 관계없이 새로운 데이터 연결이 설정되면 항상 환자에게 알려야 한다.

데이터 충실도

미통합(낮은 충실도)부터 완전한 통합(높은 충실도)까지의 스펙트럼상에서 통합 노력을 생각하는 것이 도움이 된다. 통합이 개선될수록 사용자 경험은 더 매끄러워지고 EHR에서 데이터를 더 쉽게 조작하고 그에 따라 조치를 취할 수 있다. 〈표 3.1〉은 데이터 충실도의 각 수준에 대한 설명을 제공한다. 구조적 상호운용성(structural interoperability)이라고 하는 PDF 형식을 사용하는 낮은 수준의 데이터 통합은 현재 상태보다 개선될 수 있지만, 궁극적인 목표는 EHR에서 이해하고 조작할 수 있는 구조화된 데이터 통합[이를 의미적 상호운용성(semantic interoperability)이라고 함]을 이루는 것이다. 구조화된 데이터는 임상의와 연구자가 외래 혈당 프로필(Ambulatory Glucose Profile, AGP)을 넘어 CGM 데이터를 이용하여 혈당 변동성에 관한 새롭고 복합적인 지표를 탐색할 수 있도록 하는 추가적인 이점을 제공한다. 여기에는 혈당조절지수(Index Glucose Control), J-index, 당뇨병기술협회(DTS)에서 주관한 국제 연구 성과인 혈당위험지수(Glycemia Risk Index)가 포함된다.

데이터 교환

데이터 교환을 용이하게 하는 데 도움이 되는 여러 가지 건강 정보 기술(HIT) 상호운용성 표준이 있다.[16] HL7(Health Level 7 Version 2 messaging)은 가장 널리 사용되는 데이터 교환 표준 중 하나이며,[17] 'FHIR'과 'SMART on FHIR'은 EHR 기반 애플리케이션의 표준으로 빠르게 채택되고 있다.[18] 교환 방법과 데이터 소스 및 EHR의 기능에 따라 데이터 교환은 푸시(push) 방식 또는 풀(pull) 방식으로 이루어진다. 푸시 방식에서는 데이터 소스에서 교환이 시작되고, 특정 시간 간격(예: 매주)으로 혹은 특정 이벤트(예: 새로운 데이터 가용성)에 따라 혹은 연속적으로 혹은 이 세 가지 모두의 조합으로

표 3.1 낮은 충실도부터 높은 충실도에 이르기까지 다양한 데이터 통합 수준

레벨 1	표기 (Transcription)	데이터 포털과 EHR 간에 데이터 교환이 없다. 임상의는 데이터를 노트에 기록하거나, 데이터 포털의 스크린샷을 복사하여 노트에 붙여 넣거나, 보고서를 스캔하여 EHR에 전송하는 방식으로 환자 기록에 데이터를 추가한다. 이것이 대다수 의료진의 현재 상태이다.
레벨 2	정적 문서 (Static documents)	외래 혈당 프로필(AGP)과 같이 미리 정해진 데이터가 포함된 PDF와 같은 정적 문서는 두 시스템 간에 비교적 간단하게 교환할 수 있다. 이 수준에서는 사용자 정의(customization)가 없지만, EHR에서 기본적으로 보고서를 검색, 저장 및 표시하여 의료 기록의 일부로 만들 수 있다.
레벨 3	가변 문서 (Variable documents)	이 단계에서 시스템은 여전히 정적 문서를 교환하지만, 사용자가 해당 문서의 내용을 선택할 수 있다. 여기에는 사용자 지정 날짜 범위, 데이터 요소 또는 시각화가 포함될 수 있다.
레벨 4	이산형 구조화 데이터 (Discrete structured data)	이 단계에서는 이산형 수치 데이터를 EHR로 가져와 기존 데이터 테이블에 추가하여 차트를 만들고, 추세를 파악하고, 자동으로 노트에 가져올 수 있다. 일반적으로 이러한 데이터는 CGM의 범위 내 시간 비율과 같은 시간 경과에 따른 요약 통계에 해당한다.
레벨 5	연속형 구조화 데이터 (Continuous structured data)	이 수준의 통합은 당뇨병 기술이 매일 생성하는 수십 또는 수백 개의 데이터 포인트에 접근한다. 이러한 유형의 통합은 데이터 저장에 대한 새로운 문제를 만들어 내지만, 더 세부적인 통찰력를 제공할 뿐만 아니라 새로운 분석 및 시각화를 생성할 수 있는 잠재력이 있다.
레벨 6	기기 또는 앱 메타데이터	당뇨병 기술은 임상 데이터 외에도 기기, 소프트웨어 및 그것을 사용하는 환자의 활용도에 대한 메타데이터를 생성한다. 이러한 유형의 데이터는 기기 일련번호를 추적하고, 환자 참여를 이해하고, 잠재적으로 행동 중재를 만드는 데 유용하다.

EHR에 데이터를 전달한다. 풀 방식에서는 EHR이 예약된 시간 간격으로 또는 필요에 따라 데이터 소스에 요청을 보내 데이터 교환이 시작된다. 두 방식 중 무엇을 선택할지는 기술적 제약과 데이터 정책 및 거버넌스 등에 따라 결정된다.

데이터 저장

〈표 3.1〉에서 설명한 대로 통합 레벨 2~4에서 수집된 모든 데이터에는 기존의 기관 표준 및 거버넌스가 적용되어야 한다. 이산형(불연속형) 구조화 데이터에 대해 고려할 사항은 이러한 값을 EHR의 어느 위치에 저장해야 하는지 결정하는 것이다. EHR의 데이터는 환자 식별자, 진료, 투약, 결과, 관찰 사항 등과 같은 다양한 영역의 테이블에 저장된다.[19] 당뇨병 기술 데이터는 비교적 새로운 기술이기 때문에 이를 기존 테이블에 어떻게 매핑해야 하는지, 그것이 환자 기록의 어디에 속해야 하는지에 대한 질문이 여전히 남아 있다. 예를 들어, 현장 진단(POC) 환자의 BGM 또는 CGM 혈당측정값은 검사실 결과로 보고되는 혈당 수치와 비슷한 개념을 가지고 있지만, 맥박산소측정기(pulse oximeter)와 같이 외부에 부착된 센서처럼 POC 또는 CGM 혈당 측정값을 더 많이 취급해야 한다는 주장이 있다.[20]

연속형 데이터 또한 데이터 저장 문제를 일으킨다. 이 데이터는 결과 또는 관찰값으로 표시되지 않는 EHR 데이터 테이블에 저장될 수 있다(24시간 동안 288개의 혈당값을 표시하려면 EHR의 모든 화면을 압도할 수 있기 때문이다). 특히 이 데이터를 수집하는 목적이 고급 분석 및 시각화를 적용하기 위함이라면 기업 데이터 웨어하우스(enterprise data warehouses) 또는 데이터 레이크(data lakes)가 더 적절한 저장 위치가 된다. Cerner 사의 HealtheIntent와 같은 인구 건강 및 데이터 수집 플랫폼도 방대한 당뇨병 기술 데이터를 저장하기에 이상적인 장소이다.

데이터 표시

많은 데이터 포털에는 매력적인 대화형 데이터 시각화(interactive data visualization) 기능이 있지만, 대부분의 EHR에 있는 자체 시각화 도구로는 이를 구현할 수 없는 경우가 많다. 다행히도 이 문제를 해결하는 여러 가지 전략이 있다. 통합을 통해 정적 문서를 활용하여 관심 있는 특정 시각화 PDF를 가져올 수 있다. 원본 데이터 포털에 대한 링크를 EHR에 포함시키면 의료 전문가가 EHR 워크플로에서 데이터 포털에 더 쉽게 접근할 수 있다. 특히 EHR과 데이터 포털 간에 싱글 사인온(single sign-on, 한 번의 로그인만으로 여러 서비스를 이용할 수 있게 하는 통합 인증 시스템 - 역자 주)을 활성화할 수 있는 경우에는 더욱 쉬워진다. 의료 기관은 EHR의 자체 시각화 도구가 당뇨병 기술 데이터의 복잡성을 표현할 수 없는 경우 외부 데이터 시각화 플랫폼을 활용할 수 있다. 데이터 포털과의 파트너십을 모색하여 EHR 내에서 내장형 웹 서비스로 시각화 기능을 제공할 수도 있다.[21] EHR 앱은 데이터 포털의 원본 시각화를 EHR 내에 표시하는 문제도 해결할 수 있다.

사용자 워크플로

데이터 통합의 채택률을 높이려면 당뇨병 기술 데이터의 요청, 조회 및 사용과 관련된 워크플로를 신중하게 고려해야 한다. 잘못 설계된 워크플로는 EHR에 대한 기존의 불만과 부담을 더 악화할 수 있다.[4] 가능하면 프로세스를 자동화하거나 의료 전문가가 이미 수행 중인 작업을 통해 실행되도록 해야 한다. 또한 의료 환경의 워크플로를 전체적으로 고려하는 것도 중요하다. 때때로 데이터 프로세스를 시작하기에 가장 적합한 사람은 관리자, 치료 코디네이터, 의료 보조원 또는 간호사와 같이 다른 역할을 맡은 팀 구성원일 수 있다.

거버넌스

환자 데이터에 관한 기존의 법률 및 규제 프레임워크는 당뇨병 기술 데이터 통합 프로젝트에 많은 영향을 미친다. 데이터 소스, 소스와 의료 전문가 간의 관계, 교환되는 데이터 유형, 데이터 사용 방식에 따라 데이터 거버넌스, 법률 및 규정 준수, 적절한 건강 정보 기술 감독위원회, EHR 변경 관리 검토, (연구와 관련된 경우라면) 임상연구심의위원회(Institutional Review Board, IRB) 등의 다양한 검토와 승인이 필요하다. 데이터 소유권 또는 관리권 문제도 적절한 정책과 계약 수단을 통해 해결해야 한다. 프로젝트를 시작할 때 적절한 이해관계자를 참여시키면 예기치 않은 지연과 장애물을 피하는 데 도움이 된다.

당뇨병 기술 데이터의 EHR 통합에 장애가 되는 요소는 무엇인가?

여러 가지 장벽이 당뇨병 기술 데이터를 EHR에 통합하기 시작하는 조직의 능력에 영향을 미친다.

1. 혁신의 느린 확산 - 의료 분야는 역사적으로 보수적이고 변화가 느린 분야였다. 건강 정보 기술(HIT)도 마찬가지다. 2017~2018년 '전국 의료 기관 및 시스템에 대한 설문 조사(National Survey of Healthcare Organizations and Systems)'에서 8.4%만이 고급 HIT 기능을 광범위하게 도입했다고 응답했다.[3] 이러한 산업 전반의 수용 패턴은 혁신 확산 이론(diffusion of innovation theory)과 혁신 수용 곡선(innovation adoption curve)으로 모델링할 수 있다.[22] 혁신은 혁신가와 얼리 어답터(early adopter)로부터 시작되어 물결처럼 채택되는 경향이 있으며, 주요 오피니언 리더(opinion leader)가 참여하여 해당 혁신의 이점을 공유하기 시작한 후에야 대다수가 합류한다. 의료 분야에서는 비용, 리소스 할당, 의료법적 책임, 위험을 회피하는 의사결정, 조직이 기술 및 데이터에 대한 새로운 접근 방식을 채택하지 못하게 하는 다양한 규제 장애물 등 여러 가지 요인이 이러한 수용 패턴에 영향을 준다. 이러한 요인들이 종합적으로 작용하면 제도적 접근 방식을 변경하기가 어렵고 느려진다.

2. 기술력 및 HIT 리소스 - 데이터 통합 프로젝트의 기술적 구성 요소는 그 자체로는 복잡하지 않지만, 많은 의료 기관에는 적절한 기술과 지식을 갖춘 팀원이 없을 수도 있다. 따라서 통합을 수행하려는 조직은 새로운 팀원을 고용하거나, 기존 팀원을 교육하거나, 외부 인력 또는 외부 공급업체와 협력해야 할 수 있다. 이러한 옵션들은 리소스 할당 및 일정에 영향을 준다. 리소스가 제한된 환경에서 통합 프로젝트는 기

관 임무 수행에 필수적인 임상 및 운영 우선순위와 경쟁해야 할 수도 있다.

3. 표준 지침 부족 - 당뇨병 기술 데이터의 교환, 분류 및 매핑에 대한 표준 지침이 거의 없다. 2019년에 CGM 데이터 표준화를 위한 국제적 합의가 발표되었지만, 다른 데이터 유형에 대한 표준 지침은 거의 없는 현실이다.[23] 이로 인해 각 데이터 통합 사례는 기관과 제조업체마다 매우 다르다. 그 결과 한 프로젝트에서 다음 프로젝트로의 지식 이동이 제한될 수 있으며, 기관 간 이동성은 더욱 떨어진다.

4. 변화하는 보상 환경 - 원격의료, 원격 환자 모니터링, 만성질환 관리 등 의료진이 환자의 치료를 위해 당뇨병 기술 데이터를 검토하고 해석하는 데 드는 시간과 노력에 대한 비용을 청구할 기회가 생겼다. 이를 통해 당뇨병 기술 채택을 촉진하는 비즈니스 사례가 창출된다. 그러나 지금까지의 보상은 일관성이 없었으며, 보험사 및 보험사 유형(공영 vs. 민영)은 주마다 상당한 편차가 있다. 이러한 불확실성으로 인해 당뇨병 기술 데이터 통합 관련 비즈니스 사례를 만들기가 더 어려워졌다. 위험에 처한 기관 또는 보상 패턴보다 가치에 더 민감한 가치 중심 기관을 위해서는 통합이 운영, 수익, 치료 품질, 제공자 만족도 및 환자 치료 결과에 미치는 영향에 대한 추가 데이터가 필요하다.

당뇨병 기술 데이터의 EHR 통합을 개선하려면 무엇이 필요한가?

모두가 당뇨병 기술 통합에 더 쉽게 접근할 수 있도록 하고자 기술 수용 곡선을 변화시키는 데 도움이 될 만한 몇 가지 중요한 발전이 있다.

1. 당뇨병 기술에 대한 환자의 접근성 개선 - 모든 환자가 디지털 당뇨병관리에 참여하는 데 필요한 기술을 이용할 수 있는 것은 아니며, 미국에서의 디지털 격차는 점점 더 커지고 있다.[8] BGM, CGM, 인슐린펌프와 같은 일부 의료 기기는 일부 보험사에서 보장하지만, 보장 범위는 환자의 나이, 진단 및 보험사에 따라 다르다. 의료 전문가 또는 보험 플랜을 통해 당뇨병 기술을 제공받는 환자의 경우, 데이터 기능을 완전히 활용하려면 인터넷 및 모바일 기기에 일관되게 접근할 수 있어야 한다. 영어 능력과 문해력(일반, 건강 및 기술 문해력)도 일부 환자에게는 장벽이 될 수 있다. 제조업체와 개발자는 제품 인터페이스를 디자인할 때 항상 접근성과 사용성을 고려하고, 여러 언어로 된 강력한 환자 교육 자료를 개발해야 한다. 보험사, 규제 기관, 입법자는 당뇨병 환자가 개인의 사회경제적 지위와 관계없이 질병 관리에 필요한 기술에 접근할 수 있도록 필요한 조치를 해야 한다.

2. 표준 개발 및 채택(수용) - 데이터 표준은 기술 분야에서 혁신 수용을 높이는 데 중요한 도구이다. 데이터 표준은 진입 장벽을 낮추고, 지식의 이동성을 높이며, 데이터 재사용을 가능하게 하고, 상호운용성과 교환성을 높인다.[24] 강력한 표준을 개발하려면 제조업체, 개발자, 학계, 의료 전문가 및 EHR 공급업체의 의견이 필요하다. 이 과정은 복잡하지만 결국 업계 전반에 걸쳐 당뇨병 기술 채택을 촉진하고, 지역 병원과 소규모 그룹이 더 적은 HIT 리소스를 가지고 당뇨병 기술 데이터의 통합을 더 쉽

게 모색할 수 있도록 할 것이다. 가장 중요한 것은 이러한 데이터 표준이 의료 시스템 전반에서 환자 데이터의 이동성을 높여 환자에게 더 나은 치료를 제공하고 안전성을 높이는 데 도움이 된다는 점이다.

3. 구현을 안내하는 데 도움이 되는 성숙도 모델 - 성숙도 모델은 기관이 현재 역량을 평가하고 체계적이고 구조적인 개선을 위해 노력할 수 있도록 개발된 개념적 프레임워크이다.[25] 성숙도 모델은 EHR, 정보학 연구 도구, 원격의료 등의 평가와 개선을 안내하는 데 도움이 되도록 만들어졌다. 현재까지 당뇨병 기술에 특화된 성숙도 모델은 없다. 이러한 도구를 개발하면 현지 구현을 안내하고 현재의 통합 접근 방식에서 개선할 점을 식별하는 데 도움이 된다.

4. 디지털의료에 대한 보다 일관된 보상 - 의료 기관이 HIT 리소스 할당 방법을 결정할 때, 일관된 재정적 보상은 기술 채택을 촉진하는 데 중요한 역할을 한다. 현재의 보상 적용 범위와 보상률의 변동성은 내부 관계자가 지원과 리소스를 통합하기 어렵게 만든다. 현재 의료 시스템의 틀 안에서 당뇨병 기술이 가능하게 하는 보다 포괄적이고 지속적인 치료에 대해 가치를 부여하고 보상할 방법을 다시 생각해 봐야 한다. 새로운 보상 모델을 개발하고 테스트해야 하며, 규제 기관과 입법자는 보험사와 의료 서비스 제공자를 위한 일관된 요건을 마련해야 한다.

EHR 내 당뇨병 기술 데이터의 미래는 어떻게 될 것인가?

건강의 사회적 결정 요인이 미치는 영향에 대한 우리의 집단적 인식이 증가하고, 의료 시스템이 더욱 공평하고 포괄적인 방향으로 발전해 나감에 따라 점점 더 많은 환자가 당뇨병 기술에 접근할 수 있게 되고 엄청난 양의 데이터가 생성될 것이다. 의료 전문가에게는 지능형 임상 의사결정 지원을 제공할 수 있는 통합 데이터 시스템이 필요하다. 데이터의 양이 증가함에 따라 의료 분야에서 인공지능의 역할이 점점 더 커질 것이다. 데이터 및 상호운용성 표준은 당뇨병 기술 통합의 확산 및 채택을 지원하여 환자에게 디지털의료 서비스를 제공할 수 있는 전문가의 수를 늘린다. SMART on FHIR 애플리케이션은 데이터 통합에 대한 현재의 접근 방식을 대체할 수 있는 잠재력이 있으므로 전문가는 기관 IT 부서의 큰 노력 없이도 EHR에서 기본적으로 고급 분석 및 시각화 기능을 활용할 수 있다. 이러한 추세는 가상의 당뇨병관리를 강화하여 환자가 어디에 있든 질 높은 관리를 받을 수 있게 할 것이다.

결론

디지털 당뇨병관리의 잠재력을 실현하기 위한 핵심은 의료 전문가가 환자를 지속적이고 종합적으로 평가하고 관리할 수 있도록 당뇨병 기술 데이터의 잠재력을 활용하는 것이다. 당뇨병 기술 데이터를 EHR에 통합하면 의료 전문가뿐만 아니라 의료 시스템에서도 해당 데이터를 확인하고 실행할 수 있으므로 치료 과정의 조율과 인구 집단의 건강관리가 가능해진다. 이 분야는 비교적 새로운 분야로, 아직은 개발자나 제조업체, EHR 공급업체의 이해관계자 수가 적지만 데이터 통합을 확대하려는 욕구는 일치하고 있다. 지금은 더 많은 의료 기관이 디지털 당뇨병관리에 참여하고, 상호 운용성을 지원하며, 임상, 운영 및 연구 목적으로 데이터의 재사용성을 높이는 데 도움이 되는 데이터 표준 지침 및 성숙도 모델을 개발하기에 이상적인 시기이다. 치료 및 보상 모델이 발전함에 따라 치료 계획을 개인 맞춤화하고, 환자의 건강 상태와 경험을 개선하며, 의료 전문가가 제공하는 치료에 대해 적절한 보상을 제공하려면 데이터 접근성이 매우 중요하다.

참고 문헌

1 Umpierrez GE, Klonoff DC. Diabetes technology update: use of insulin pumps and continuous glucose monitoring in the hospital. Diabetes Care 2018;41(8):1579-89. Available from: http://care.diabetesjournals.org/content/41/8/1579.abstract.

2 Dinh-Le C, Chuang R, Chokshi S, Mann D. Wearable health technology and electronic health record integration: scoping review and future directions. JMIR mHealth uHealth 2019;7(9). e12861-e12861. Available from: https://pubmed.ncbi.nlm.nih.gov/31512582.

3 Norton PT, Rodriguez HP, Shortell SM, Lewis VA. Organizational influences on healthcare system adoption and use of advanced health information technology capabilities. Am J Manag Care 2019;25(1):e21-5.

4 Moy AJ, Schwartz JM, Chen R, Sadri S, Lucas E, Cato KD, et al. Measurement of clinical documentation burden among physicians and nurses using electronic health records: a scoping review. J Am Med Inf Assoc 2021;28(5):998-1008. Available from: https:// pubmed.ncbi.nlm.nih.gov/33434273.

5 Tiase VL, Hull W, McFarland MM, Sward KA, Del Fiol G, Staes C, et al. Patient-generated health data and electronic health record integration: a scoping review. JAMIA Open 2020;3(4):619-27. Available from: https://pubmed.ncbi.nlm.nih.gov/33758798.

6 Fagherazzi G, Ravaud P. Digital diabetes: perspectives for diabetes prevention, management and research. Diabetes Metab 2019;45(4):322-9.

7 Hill-Briggs F, Adler NE, Berkowitz SA, Chin MH, Gary-Webb TL, Navas-Acien A, et al. Social determinants of health and diabetes: a scientific review. Diabetes Care 2020;44:258-79.

8 Ramsetty A, Adams C. Impact of the digital divide in the age of COVID-19. J Am Med Inf Assoc 2020;27(7):1147-8. Available from: https://doi.org/10.1093/jamia/ocaa078.

9 Cahn A, Akirov A, Raz I. Digital health technology and diabetes management. J Diabetes 2018;10(1):10-7.

10 Espinoza J, Shah P, Raymond J. Integrating continuous glucose monitor data

directly into the electronic health record: proof of concept. Diabetes Technol Therapeut 2020. Available from: https://doi.org/10.1089/dia.2019.0377.

11 Espinoza J, Xu NY, Nguyen KT, Klonoff DC. The need for data standards and implementation policies to integrate CGM data into the electronic health record. J Diabetes Sci Technol 2021. https://doi.org/10.1177/19322968211058148. Epub ahead of print. PMID: 34802286.

12 Wong JC, Izadi Z, Schroeder S, Nader M, Min J, Neinstein AB, et al. A pilot study of use of a software platform for the collection, integration, and visualization of diabetes device data by health care providers in a multidisciplinary pediatric setting. Diabetes Technol Therapeut 2018;20(12):806-16.

13 Kumar RB, Goren ND, Stark DE, Wall DP, Longhurst CA. Automated integration of continuous glucose monitor data in the electronic health record using consumer technology. J Am Med Inf Assoc 2016;23(3):532-7.

14 Services Department of Health and Human Services. Business associate contracts. 2013. Available from: https://www.hhs.gov/hipaa/for-professionals/covered-entities/sample-businessassociate- agreement-provisions/index.html.

15 Brown AP, Ferrante AM, Randall SM, Boyd JH, Semmens JB. Ensuring privacy when integrating patient-based datasets: new methods and developments in record linkage. Front Publ Health 2017;5:34.

16 Office of the National Coordinator for Health Information Technology. Health IT standards. HealthIT.gov; 2019 [Cited 2021 May 25]. Available from: https://www.healthit.gov/topic/ standards-technology/health-it-standards.

17 HL7 International. HL7 messaging standard version 2.7. [cited 2021 May 25]. Available from: http://www.hl7.org/implement/standards/product_brief.cfm?product_id=146.

18 Mandel JC, Kreda DA, Mandl KD, Kohane IS, Ramoni RB. SMART on FHIR: a standardsbased, interoperable apps platform for electronic health records. J Am Med Inf Assoc 2016;23(5):899-908.

19 Gliklich RE, Leavy MB, Dreyer NA, editors. Tools and technologies for registry interoperability, registries for evaluating patient outcomes: a user's guide. 3rd

ed. 2019. Rockville (MD).

20 Galindo RJ, Umpierrez GE, Rushakoff RJ, Basu A, Lohnes S, Nichols JH, et al. Continuous glucose monitors and automated insulin dosing systems in the hospital consensus guideline. J Diabetes Sci Technol 2020;14(6):1035-64.

21 Melnick ER, HollandWC,AhmedOM,MaAK, Michael SS, Goldberg HS, et al.Anintegrated web application for decision support and automation of EHRworkflow: a case study of current challenges to standards-based messaging and scalability from the EMBED trial. JAMIAOpen 2019;2(4):434-9. Available from: https://doi.org/10.1093/jamiaopen/ooz053.

22 Dearing JW, Cox JG. Diffusion of innovations theory, principles, and practice. Health Aff 2018;37(2):183-90. Available from: https://doi.org/10.1377/hlthaff.2017.1104.

23 Battelino T, Danne T, Bergenstal RM, Amiel SA, Beck R, Biester T, et al. Clinical targets for continuous glucose monitoring data interpretation: recommendations from the international consensus on time in range. Diabetes Care 2019;42(8):1593-603.

24 Aspden P, Corrigan JM, Wolcott J, Erickson SM, editors. Patient safety: achieving a new standard for care; 2004. Washington (DC).

25 Carvalho JV, Rocha Á, Abreu A. Maturity models of healthcare information systems and technologies: a literature review. J Med Syst 2016;40(6):131.

4

Chapter

상호운용성 위험과 의료정보학

아누라 S. 페르난도(Anura S. Fernando)

데이터 기반 시스템의 상호운용성은 운송, 제조, 에너지, 농업 등 현대 사회의 다양한 분야가 발전하는 데 핵심적 역할을 해 왔다. 의료 서비스 및 의료행위(인터넷 연결이 가능한 당뇨병 기기 사용 포함)는 이러한 사회 기술적 대세에 빠르게 발맞춰 이전에는 필요한 치료를 받을 수 없었던 환자에게 다가가거나, 유비쿼터스 컴퓨팅 기술 및 센서 네트워크가 지원하는 유전체학과 연속측정 같은 데이터 소스를 활용하여 개인의 필요에 따라 치료법을 구동하는 정밀의학의 특징인 개인 맞춤화 수준에 도달하고 있다. 환자의 개인 정보 보호, 보안 및 안전과 관련된 위험을 포함하여 고려해야 할 많은 위험이 있다. 그러나 상호운용성 이니셔티브(initiative)를 회피할 경우 효율성 손실에 따른 비용 증가, 파트너십 결렬, 의료 서비스의 질 저하 등의 위험이 뒤따른다. 마침내 이러한 위험이 적절히 해결된다면 얻을 수 있는 이점은 매우 클 것이다.

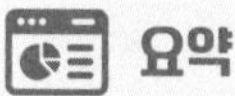

요약

- 상호운용성은 이해할 수 있고 의미 있는 데이터 교환을 전제로 한다.
- 상호운용성은 환자의 개인 정보 보호, 보안 및 안전에 위험을 초래할 수 있지만 일반적으로 위험보다는 이점이 더 크다.
- 메타데이터는 안전한 상호운용성에 필요한 사용 환경을 제공하는 데 도움이 된다.

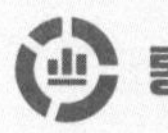

통계

- 2020년 3월 마지막 주에 원격의료 진료는 전년도 같은 기간 대비 154% 증가했다.[1]
- 시장조사기관인 인사이더 인텔리전스(Insider Intelligence)는 2024년까지 미국 인구의 11.2%인 3,000만 명의 환자가 원격 환자 모니터링 도구를 사용하리라고 예측했으며, 이는 2020년 2,340만 명의 환자에서 28.2% 증가한 수치이다.[2]
- 글로벌 연속혈당측정기(CGM) 시장 규모는 2025년까지 17.24%의 연평균 성장률을 기록할 것으로 예상된다.[3]

* **키워드**: 데이터 시스템, 정보 교환, 통합, 상호운용성, 의료 기기, 개인 정보 보호, 신뢰성, 안전, 보안, 원격의료.

약어

- **AI** 인공지능(artificial intelligence)
- **DoS** 서비스 거부(denial-of-service)
- **ML** 머신러닝(machine learning)
- **NIBP** 비침습 혈압 측정(noninvasive blood pressure monitoring)

서론

데이터를 효과적으로 사용하면 의료 행위의 발전을 가속화할 수 있다. 상호운용성은 이해할 수 있고 의미 있는 데이터 교환을 전제로 한다. 메타데이터는 안전한 상호운용성에 필요한 사용 환경(context of use)을 제공하는 데 도움이 된다. 데이터 기반 시스템의 상호운용성은 운송, 제조, 에너지, 농업 등 현대 사회의 다양한 분야가 발전하는 데 핵심적 역할을 해 왔다. 의료 서비스 및 의료 행위는 이러한 사회 기술적 대세에 빠르게 발맞춰 이전에는 필요한 치료를 받을 수 없었던 환자에게 다가가거나, 유비쿼터스 컴퓨팅 기술 및 센서 네트워크가 지원하는 유전체학과 연속측정 같은 데이터 소스를 활용하여 개인의 필요에 따라 치료법을 구동하는 정밀의학의 특징인 개인 맞춤화 수준에 도달하고 있다. 필요한 데이터의 획득 이외에도 임상 시나리오와의 관련성을 반영하도록 데이터를 상호 연관시키는 과정은 상호운용 가능한 시스템을 구현할 때 발생할 수 있는 위험을 줄이는 데 매우 중요하다. 맥락 없이 수집된 세상의 모든 데이터는 무의미하다. 환자의 개인 정보 보호, 보안 및 안전과 관련된 위험을 포함하여 고려해야 할 많은 위험이 있다. 그러나 상호운용성 이니셔티브를 회피할 경우 효율성 손실에 따른 비용 증가, 파트너십 결렬, 의료 서비스의 질 저하 등의 위험이 뒤따른다. 마침내 이러한 위험이 적절히 해결된다면 얻을 수 있는 이점은 매우 클 것이다.

의료 기기 상호운용성의 현황은 어떠한가?

데이터를 정보로, 그다음에 지식으로, 끝으로 지혜로 전환하는 일은 의료 서비스 진화의 다음 단계로 도약하는 데 매우 중요하다. 코로나19 팬데믹 경험을 통해 우리는 모니터링과 조정을 위해 의료 기기 데이터에 원격으로 접근할 수 있게 하면 전염병 확산을 최소화하는 데 도움이 된다는 사실을 확인했다. 이는 감염 노출을 줄임으로써 의료진 보호를 강화하여 의료 제공 인프라를 보호한다는 점에서 특히 중요하다. 일상적으로 원격의료 사용을 늘리면 환자에게도 상당한 이점이 있다 편의성이 높아지고, 의료 시설 방문 시의 감염 노출 가능성을 최소화하며, 중앙 집중식 의료 시설로 오가는 이동을 최소화함으로써 악천후에서의 운전 및 기타 이동시에 발생할 수 있는 위험에 노출되는 경우를 최소화하여 신체적 안전을 도모할 수 있다.

원격의료가 어떤 도움을 줄 수 있는지 이해하려면 원격의료의 기반이 되는 기술을 알아 두는 것이 좋다. 인공지능(AI)과 머신러닝(ML, 기계 학습)은 원격의료 기술 스택(stack)의 기본 요소를 구성하는 경우가 많다. 이러한 기술의 복합적이고 강력한 기능 중에는 일상적 의료 행위에 큰 변화를 가져올 수 있는 단순화 기능이 있다. 예를 들어 웨어러블 센서에서 데이터를 수집하고, 다양한 센서에서 여러 데이터 스트림(data stream)과 데이터 유형을 집계한 다음, 이 데이터로부터 착용자의 생리적 상태, 활동 상태, 감정 상태 또는 기타 상태에 대한 결론을 도출하는 웨어러블 및 "디지털 비서"의 기능을 들 수 있다. 이렇게 도출된 결론은 피트니스 훈련과 같은 개인적인 용도로 사용될 수도 있지만, 의료용으로 사용되거나 임상의와 상담할 필요성을 알리는 용도로 사용될 수도 있다. 이러한 기술이 정교해짐에 따라 AI 가이드 적용을 통해 의료 기기의 유용성이 향상되어 이전에는 임상의가 수년간 훈련과 연습을 거쳐야 했던 시술을 이제는 환자 스스로가 안정적으로 실행할 수 있게 되었다.

편의성, 성능 개선, 안전성 향상, 복잡성 관리라는 개념은 단순히 모호한 마케팅 용어가 아니라, 당뇨병 환자를 위한 연속혈당측정과 같은 애플리케이션에서 볼 수 있듯이 환자 질병 관리의 실제 개선을 가능하게 하는 실질적인 기술 솔루션이 된다. 이러한 개념은 총체적으로 "상호운용성"이라는 용어로 구체화할 수 있다.

상호운용성은 데이터의 성공적인 집계와 해석을 위한 핵심이다. 상호운용성은 역사적으로 "의료 행위"로 간주되었던 시술을 이제 환자나 오토마타(automata, 자동 기계 장치)의 손에 맡기는 데 필수적이며, 널리 보급된 컴퓨팅 기술을 사용하여 의료 인프라에 대한 증가하는 부담을 덜어 주는 데도 중요한 역할을 한다. "상호운용성"이라는 용어는 매우 직관적으로 보이지만, 상호운용성 달성의 "성공"을 정의하려면 먼저 제품이나 시스템의 다양한 측면과 사용 목적을 명확히 이해해야 한다. 이러한 측면은 기술적 조정 요구 사항 외에도 상호운용성에 대한 조직적, 정치적 의제를 고려하는 메타모델로 설명할 수 있다(〈그림 4.1〉 참고).[4, 5]

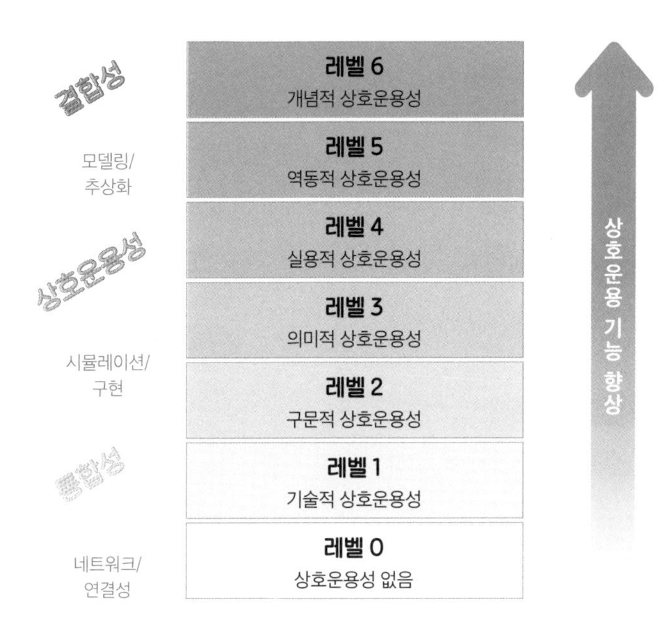

그림 4.1 상호운용성의 기술적 측면[4]

모델링 및 시스템 아키텍처(system architecture) 관점에서 이러한 상호운용성 수준은 자동화를 통해 성능을 개선하고, 강력한 시스템 검증 및 유효성 검사를 통해 안전성을 강화하며, 궁극적으로 더 많은 인구가 의료 서비스에 더 많이 접근할 수 있도록 복잡성을 숨겨 사용자 경험을 단순화하는 "성공적인" 상호운용성을 달성하기 위해 노력할 때 실현해야 할 몇 가지 핵심 이정표를 나타낸다. 이러한 이정표를 정의하는 데 도움이 되도록 이 모델은 상호운용성이 없는 상태에서 시작하여, 기술적(technical) 상호운용성을 실현하기 위해서는 물리적 및 논리적 기반 모두에서 연결성이 확립되어야 함을 보여 준다. 이것이 통신 프로토콜의 기초이다. 이는 구문적(syntactic) 상호운용성과 의미적(semantic) 상호운용성을 각각 실현하려면 공통 참조 모델을 지원하는 공통 데이터 구조를 구축해야 함을 보여 준다. 이를 통해 상호연결성을 실현할 수 있다. 실용적(pragmatic) 상호운용성과 역동적(dynamic) 상호운용성을 실현하려면 공통의 워크플로와 실행 모델을 확립해야 한다. 이를 통해 실제 문제를 해결하는 데 적용할 수 있다. 상호운용성의 궁극적인 실현은 "개념적(conceptual) 상호운용성"으로 알려져 있으며, 여기에는 관련 가정(assumptions), 제약 조건, 정의된 기능, 시스템 표현, 결합성 및 구성 요소 재사용과 함께 구현에 필요한 기타 모든 기술적 도구가 포함된 문서화된 모델링 프레임워크가 존재한다.

의료 기기 상호운용성의 발전을 가로막는 장벽은 무엇인가?

상호운용성을 위한 이러한 모델이 있는데도, 세심하게 관리되는 공급망 없이는 의료 분야의 상호운용성이 성공적으로 실현되는 경우가 왜 그리 드문지 의문이 든다. 플러그 앤드 플레이(plug-and-play, 기기를 연결만 하면 바로 사용할 수 있는 것 - 역자 주) 방식의 의료 기기 상호운용성이 없는 이유는 무엇일까? 그 이유 중 하나는 의료 분야의 상호운용성에 대한 사회적 기대치가 지금까지 적절하게 관리되지 않았기 때문이다. 이상적인 세계에서 의료 데이터 소비자는 모든 데이터 송수신 장치에 대해 멀티벤더(multivendor), 플러그 앤드 플레이 방식 상호운용성을 원한다. 이러한 욕구로 우리는 모든 데이터를 쉽게 사용할 수 있도록 만들고 싶지만 그렇게 할 수 없는 여러 가지 이유가 있으며, 그중에는 개인 정보 보호와 보안 문제가 포함된다.

"안전(safe)"과 "보안(secure)"은 우리가 자주 듣지만 제대로 이해하지 못하는 단어다. 일부 언어에서는 안전과 보안의 개념이 하나의 단어로, 예를 들어 독일어의 경우 "sicherheit"로 표현되기도 한다. 이러한 언어학적 관점은 서로 얽혀 있는 기술적 관계를 밝히는 데 도움이 될 수 있다. 예를 들어, 귀중품을 도난당하지 않으려는 욕구는 "귀중품을 안전하게 보관하고 싶습니다." 같은 문장으로 표현할 수 있다. 이러한 문제를 해결하기 위해 사용하는 기술 솔루션에도 이러한 모호성이 일부 반영되어 있다. 예를 들어, "귀중품을 도난으로부터 보호하기 위해 '보안'이 되도록 보관해 주세요."라고 말하는 대신 "귀중품을 도난으로부터 보호하기 위해 '안전'하게 보관해 주세요."라고 말한다. 그러면 각 단어가 실제로 무엇을 의미하는지에 대한 의문이 생긴다. 일반적으로 보안은 기밀성, 무결성(integrity, 데이터의 정확성과 일관성을 유지하고 데이터에 결손과 부정합이 없음을 보증하는 것 - 역자 주), 가용성의 결합으로 볼 수 있고, 안전은 무결성과 가용성의 결합으로 볼 수 있다. 데이터의 관점에서 '안전'이 의미하는 바는 안전이 중요한 복잡한 시스템 또는 시스템의 시스템(system of system)에서 데이터가 손상되거나 무결성이 손상되면 환자에게 해를 끼칠 수 있다는 것이다. 마찬가지로 중요한 데이터를 필요할 때 사용할 수 없으면 환자에게 해를 끼칠 수 있다. 또한 직관적이지 않을 수도 있지만, 너무 많은 데이터가 시스템을 압도하도록 허용하면 환자가 해를 입을 수 있다. 이것이 바로 서비스 거부(DoS) 공격의 전제이다. 따라서 보안은 제어 구조뿐만 아니라 데이터 수명 주기(data lifecycle)도 고려해야 한다. 물리적 객체를 엔지니어링하는 프로세스는 수천 년에 걸쳐 발전해 왔지만, 데이터와 같은 무형의 객체를 엔지니어링하고, 제품 수명 주기와 관련된 데이터 수명 주기를 고려하는 것은 정보화 시대 이후 등장한 새로운 기능이다. 제품을 안전하게 만드는 것은 해당 제품이 상호작용할 수 있는 다른 상호운용 가능한 제품의 에코시스템 내에서 신뢰할 수 있도록 하기 위한 중요한 전제 조건이다.

개인 정보 보호는 보안의 "기밀성" 측면과 밀접하게 연관된 개념이지만, 관할권에 따라 많은 의미를 내포하고 해석이 다양하므로 순전히 기술적인 관점에서 표준화하거나 정의하기 어려운 주제이다. 사회의 한 부문에서는 데이터를 공개하고 자유롭게 사용할 수 있어야 한다고 생각하는 반면, 다른 부문에서는 규모의 경제와 시장 원리에 의해 품질이 향상되는 이점을 얻기 위해 데이터를 소유하고 라이선스를 취득해야 한다고 생각할 수 있다. 개인 정보 보호, 보안, 안전한 상호운용성이라는 속성은 기밀성과 무결성 및 가용성 개념을 한데 모은다. 그러나 이러한 각 구성 요소에는 고유한 뉘앙스와 해석이 있으므로 이러한 개념을 종합적으로 정의하고 구현하는 것은 개인, 조직, 지정학적 위험 평가 및 위험 허용 범위와 관련된 요소들에 따라 결정된다.

의료 기기 상호운용성을 개선하는 데 필요한 기술, 프로세스, 교육 또는 정책은 무엇인가?

데이터 교환과 관련된 글로벌 역학 관계 때문에 상호운용성이 실패할 수 있는 메커니즘을 이해하는 것이 중요하다. 이를 위해 구체적인 사용 사례와 상호운용성에 의존하는 솔루션을 확인해 보고자 한다. "알람 피로(alarm fatigue)"로 통칭되는 시스템 장애 모드 유형 중에서 매우 구체적인 사례 하나를 살펴보자. 알람 피로는 임상의와 같은 조작자가 더 이상 인식하지 못할 정도로 잘못된 알람이 쇄도할 때 발생한다.

예를 들어 환자, 혈압계(주기적으로 자동 판독), 맥박산소측정기(주기적으로 자동 판독)로 구성된 시스템에서 산소포화도(SpO_2)가 사전 정의된 임곗값 아래로 떨어지면 맥박산소측정기가 알람 소리로 알려 주는 경우를 생각해 보자. 알람 피로와 관련하여 이러한 시스템의 한 가지 문제점은 맥박산소측정기를 손가락 끝에 부착한 팔에서 비침습 혈압 측정(NIBP)을 수행하는 경우, 혈압 측정 커프(cuff)를 통해 해당 팔의 혈관에 특정 임곗값의 외부 압력이 가해질 때마다 혈관이 압박되어 산소포화도 측정에 사용되는 손가락으로의 혈류가 감소한다는 점이다. 감소된 산소포화도가 맥박산소측정기의 경보 임곗값 아래로 떨어지면 주기적(자동 판독 주기에 해당)으로 "성가신 알람" 또는 "오경보(false alarm)"가 작동하며, 이는 궁극적으로 관련 임상의의 알람 피로로 이어진다.[6, 7]

이러한 상황을 더 자세히 분석하기 위해 통신 이론을 살펴볼 수 있다. 이 이론에 따르면 이산화된(discretized) 현상을 효과적으로 표현하기 위해 충분한 범위의 데이터를 캡처하려면, 나이퀴스트 주파수(Nyquist Frequency)[8] 요건을 충족하는 등 특정 방식으로 샘플링해야 한다. 나이퀴스트 주파수는 신호를 완전히 재구성할 수 있도록 주어진 신호의 샘플링 속도로 코딩할 수 있는 가장 높은 주파수이다. 즉, 산소포화도의 샘플링 주파수는 측정 중인 맥동 현상의 주파수보다 최소 2배 이상 빈도가 높아야 한다. 그렇지 않으면 데이터가 손실된다(〈그림 4.2〉 참고).

맥동 요소는 심장 박동 주파수에서 강도 진동의 진폭을 측정한 것이다.[10] 따라서 "스마트" 알람 억제와 같은 솔루션을 구현하려면 충분한 범위의 데이터(즉, 데이터의 양이 아닌)를 캡처할 수 있도록 나이퀴스트 샘플링 속도(즉, 대역 제한 함수인 심박수 대역폭의 최소 2배 이상)를 설정해야 한다. 이를 통해 안정적이고 안전하게 알람을 억제하는 데 필요한 정보를 도출할 수 있다. 하지만 안타깝게도 실제 애플리케이션에서는 이 같은 혁신을 구현하기 어려운 경우가 많다. 압력 상승률, 센서 오차, 알람 임곗값의 안전 계수 등과 같은 시스템 기능에 대한 세부 작동 데이터가 시스템의 긴급한 속성을 지원하는 데 매우 유용할 수 있는 데이터를 독립적으로 생성하는 장치 제조업체로부터 항상 쉽게 또는 공개적으로 공유되지는 않기 때문이다.

상호운용이 가능한 시스템을 구현할 때 필요한 데이터를 수집하는 것 외에도 임상 시나리오와의 관련성을 반영하도록 데이터를 상호 연관시키는 것은 위험을 줄이는 데 매우 중요하다. 맥락 없이 수집된 세상의 모든 데이터는 무의미하다.

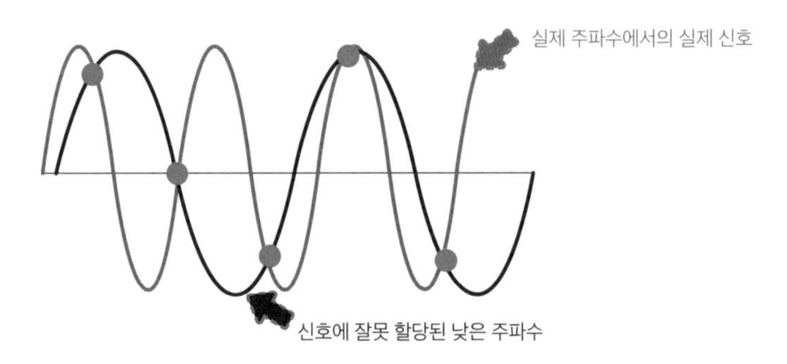

그림 4.2 주기적으로 샘플링하는 현상(T)
범례: 샘플링 주파수(파란색 점)가 현상의 주기적 주파수(이 경우 1.5배 빈도)의 2배 미만의 빈도인 경우 데이터가 손실되고 일반적으로 주파수 추정치가 잘못될 수 있다. 이 경우 실제 주파수는 회색으로 표시되며 샘플링 주파수가 이 주파수의 2배 미만이기 때문에 보고되는 겉보기 주파수(검은색으로 표시됨)가 잘못되어 진동의 실제 주파수를 과소평가하게 된다. 실제 맥박이 회색으로 진동하더라도 맥박이 파란색 점만으로 표시되면 산소포화도 측정이 동기화되지 않고 안정적이더라도 변동이 있는 것처럼 보인다.[9]

의료 기기 상호운용성의 미래는 어떻게 될 것인가?

현재 병원, 가정, 약국은 물론, 글로벌 및 외부 의료 인프라의 모든 요소를 통해 끊임없이 네트워크를 통과하는 풍부한 의료 데이터가 존재한다. 앞서 설명한 데이터와 메타데이터(데이터에 대한 정보를 제공하지만 실제 데이터는 제공하지 않는 데이터) 간의 비교적 단순한 관계는 우리 앞에 놓인 데이터 수집 및 분석 과제의 표면적인 모습일 뿐이다. 그러나 앞서 논의한 조직적, 정치적 조율과 더불어 기술적 문제를 더 쉽게 해결할 수 있는 우수한 엔지니어링 관행을 적용한다면, 방대한 데이터 풀을 더 큰 사회적 지혜로 전환하여 우리의 건강을 보호할 수 있는 가능성이 무한하다.

결론

의료 서비스 및 의료 행위는 데이터 기반 기술의 통합에 적응해 나가고 있다. 이전에는 필요한 치료를 받을 수 없었던 환자에게 다가가거나, 유전체학 및 연속 생리적 측정과 같은 다양한 데이터 소스의 집계 및 분석을 활용하여 개인의 필요에 따라 치료를 주도하는 정밀의학에서 제공할 수 있는 수준의 개인 맞춤화에 도달하기 위함이다. 규제 기관과 공공 안전 기관은 환자 안전 및 보안과 관련된 기술을 비롯하여 환자 치료에 중요한 기술의 신속한 배포와 관련된 위험을 해결하고자 표준과 기타 도구를 개발하기 시작했다. 이러한 위험이 적절히 해결될 때 얻을 수 있는 이점은 매우 크다는 사실이 입증되고 있다.

참고 문헌

1 https://www.cdc.gov/mmwr/volumes/69/wr/mm6943a3.htm.

2 https://www.insiderintelligence.com/insights/remote-patient-monitoring-industry-explained/.

3 https://www.marketstudyreport.com/reports/global-continuous-glucose-monitor-cgm-market-analysis-by-component-by-end-user-by-demographics-by-region-by-country-2020-edition-market-insights-covid-19-implications-competition-and-forecast-2020-2025.

4 Wang W, Tolk A, Wang W. 2009. The Levels of Conceptual Interoperability Model: Applying Systems Engineering Principles to M&S. In: Spring Simulation Multiconference (SpringSim'09). San Diego, CA, USA. (Published by SCS in the SpringSim'09 Proceedings) https://arxiv.org/ftp/arxiv/papers/0908/0908.0191.pdf.

5 System of Systems Interoperability (SOSI), Morris E, Levine L, Meyers C, Place P, Plakosh D. Carnegie Mellon Software Engineering Institute. Technical Report. CMU/SEI-2004-TR-004.ESC-TR-2004-004. https://www.researchgate.net/publication/237132093_System_of_Systems_Interoperability_SOSI_Final_Report.

6 ASTM F2761-09. Medical Devices and Medical SystemsdEssential Safety Requirements for Equipment Comprising the Patient-Centric Integrated Clinical Environment (ICE)dPart 1: General Requirements and Conceptual Model; 2013. https://www.astm.org/Standards/F2761.htm.

7 Hravnak M, Pellathy T, Chen L, Dubrawski A, Wertz A, Clermont G, Pinsky MR. A call to alarms: current state and future directions in the battle against alarm fatigue. J Electrocardiol 2018 ;51(6S):S44-8.

8 Burgess RC. Filtering of neurophysiologic signals. Handbook Clin Neurol 2019;160:51-65. https://doi.org/10.1016/B978-0-444-64032-1.00004-7.

9 Kainerstorfer JM, Sassaroli A, Fantini S. Optical oximetry of volume-oscillating vascular compartments: contributions from oscillatory bloodflow. J Biomed Opt 2016;21(10):101408.

10 Zhao X, Xiao H, Junying C, Meng L. Double standards: why is pulse oximetry

standard care, whereas tissue oximetry is not? Curr Opin Anaesthesiol October 2020;33(5):619-25. https://doi.org/10.1097/ACO.0000000000000091. https://journals.lww.com/co-anesthesiology/Abstract/2020/10000/Double_standards__why_is_pulse_oximetry_standard.2.aspx.

당뇨병관리 에코시스템의 사이버 보안

악셀 워스(Axel Wirth)

우리는 지금 정부, 기업, 학술 기관 및 의료 전문가에게 영향을 미치는 사이버 공격이 갈수록 심각해지는 세상에 살고 있다. 사이버 범죄로 인한 전 세계적 손실은 현재 연간 1조 달러 이상으로 추산되며, 이러한 손실은 당분간 계속해서 증가하리라고 예상된다.

사이버 보안의 관점에서 당뇨병관리는 흥미로운 갈림길에 서 있다. 당뇨병 기기는 병원 기반 의료 장비와 마찬가지로 각국 규제 기관(예: 미국 식품의약청)의 규제를 받는다. 반면에 환자는 일상생활의 일부로 당뇨병 기기를 직접 사용하며, 환자의 기술 환경(예: 스마트 기기 또는 로컬 홈 네트워크)과의 상호작용이 점점 더 증가하고 있다.

당뇨병관리에 사용되는 의료 기기와 같은 생명 유지 의료 기술의 사용자가 자신의 기기와 개인의 안전이 사이버 침해의 위험에 처할 수 있는지 궁금해하는 것은 충분히 납득할 수 있는 일이다. 이 장에서는 당뇨병관리 에코시스템(ecosystem)의 사이버 보안 현황에 대한 이해를 돕고, 독자가 잠재적인 사이버 위험과 기술이 제공하는 의료적 혜택에 관해 현명한 결정을 내릴 수 있도록 이 주제에 대한 균형 잡힌 논의를 제공할 것이다.

요약

- 사이버 범죄로 인한 전 세계적 손실은 현재 연간 1조 달러를 초과하는 것으로 추산되며[1] 이러한 손실은 당분간 계속해서 증가할 것으로 보인다.
- 의료의 디지털화는 의학 분야의 비약적인 발전을 뒷받침하고 환자에게 직접적인 혜택을 제공했으며 전 세계적으로 삶의 질을 개선했지만, 동시에 사이버 공격자들에게는 매력적인 표적이 되기도 했다.
- 오늘날 환자들은 다양한 기기 기반 치료 옵션을 선택할 수 있으며, 의사 결정 과정에서 사이버 보안을 고려해야 하지만, 잠재적인 사이버 공격에 대한 과도한 두려움 때문에 기기 기반 접근 방식을 거부해서는 안 되며 균형 잡힌 결정을 내려야 한다.
- 사이버 보안과 관련하여 진전이 이루어지고 있고 미래의 기기는 더 안전해질 것이라고 당연히 가정할 수 있지만, 사이버 보안 모범 사례 및 사이버 보안 인재의 부족으로 인한 한계를 비롯하여 우리가 얼마나 빨리 발전할 수 있는지를 결정할 경제적, 현실적 한계도 인식해야 한다.

통계

- 미국 보건복지부에 보고된 의료 데이터 유출 건수는 지난 10년간 3배 증가했으며, 2020년에는 총 2,900만 명의 환자에게 영향을 미친 646건의 개별 유출 사건이 보고되었다.[2]
- 2017년에 발생한 낫페트야 멀웨어(NotPetya malware)는 현재까지 가장 큰 재정적 피해를 준 사이버 공격으로 여겨지며 이로 인한 재정적 손실은 100억 달러를 초과하는 것으로 추산된다.[3]
- 전 세계적으로 2020년 현재 약 300만 개의 사이버 보안 일자리가 여전히 비어 있는 상태로 남아 있다.[4]

* **키워드**: 커넥티드 당뇨병 기기, 사이버 위험, 사이버 보안, 사이버 보안 표준, 데이터 프라이버시, 의료 데이터 유출, 의료 기기 규정, 의료 기기 보안, 환자 안전, 보안 연구.

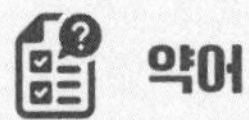

약어

- **AAMI** 의료기기협회(Association for the Advancement of Medical Instrumentation) (산업 단체)
- **CAP** 사이버 보안 보증 프로그램(Cybersecurity Assurance Program) (UL 산하)
- **DTMoSt** 당뇨병관리 맥락에서의 모바일 기기 사용(Use of Mobile Devices in Diabetes Control Contexts)
- **DTS** 당뇨병기술협회(Diabetes Technology Society)
- **DTSec** 무선 당뇨병 기기 보안 표준(Standard for Wireless Diabetes Device Security)
- **FDA** 미국 식품의약청(Food and Drug Administration)
- **HHS** 미국 보건복지부(Health and Human Services)
- **IEEE** 전기전자학회(Institute of Electrical and Electronics Engineers) (전문가 협회)
- **IT** 정보 기술(Information Technology)
- **TIR** 기술정보보고서(Technical Information Report) (AAMI 발행)
- **UL** 미국 보험협회 안전시험소(Underwriters Laboratories) (안전 인증 기관)

서론

우리는 사생활과 직장 생활이 연결된 세상에 살고 있으며, 이에 따라 사이버 침해 위험에 노출될 가능성도 점점 커지고 있다. 디지털 인프라가 성장함에 따라 사이버 공격자들에게 매력적인 표적이 되는 디지털 데이터가 점점 더 많이 생성되고 있으며, 디지털 세계에 대한 의존도가 높아짐에 따라 사이버 사고로 인한 혼란의 위험도 커지고 있다. 한 예로, 랜섬웨어(ransomware) 공격이 증가하고, 범죄자들이 자신들이 야기하고 있는 고통을 인질로 점점 더 큰 몸값을 요구하고 있는 사태를 보면 이러한 사실이 더욱 분명해진다.

따라서 사이버 보안은 우리의 디지털 생활을 보호할 뿐만 아니라 더 근본적으로는 디지털 기술을 통한 발전을 가능하게 하고, 현재와 미래의 소프트웨어 기반 기기의 기능적 신뢰성을 보장함으로써 디지털 생활을 실제로 가능하게 하는 중요한 원동력이 된다. 특히, 당뇨병관리 기기와 당뇨병 기술 에코시스템을 볼 때, 환자의 안전을 보장하고 민감한 환자 데이터의 프라이버시를 보호하기 위해 사이버 보안의 적절한 적용이 세심하게 이뤄져야 한다. 점점 더 연결성이 높아지고 있는 기기 에코시스템과 통합된 데이터 흐름을 통해 환자의 건강과 일상생활에 실질적인 혜택을 제공하려면 잠재적인 사이버 보안 위험을 충분히 인식하고, 침해 또는 피해 위험을 충분히 줄이면서도 기기의 유용성을 손상하지 않는 사이버 보안 접근 방식을 취해야 한다.

사이버 보안의 관점에서 당뇨병관리는 흥미로운 갈림길에 서 있다. 당뇨병 기기는 병원 기반 의료 장비와 마찬가지로 각국 규제 기관(예: 미국 식품의약청)의 규제를 받는다. 반면에 환자는 일상생활의 일부로 당뇨병 기기를 직접 사용하며, 환자의 기술 환경(예: 스마트 기기 또는 로컬 홈 네트워크)과의 상호작용이 점점 더 증가하고 있다.

이는 환자와 간병인이 최대한 편리하고 쉽게 건강 상태를 관리하고 스마트 기기와의 통합을 통해 제공되는 혜택과 그에 따른 의사소통의 용이성을 활용하기를 원한다는 점에서 상충하는 측면이 있다. 그러나 동시에 우리는 사이버 위협이 점점 더 정교해지고 있는 세상에서 안전하고, 엄격하게 관리되며, 기능적 신뢰성과 데이터 프라이버시를 보장하는 잘 정의된 기술 에코시스템을 원한다.

사이버 보안에 관하여 보안 실무자의 관점에서 추상적으로 글을 쓰기는 쉽다. 하지만 이 장을 통해 환자와 그 가족, 의료 서비스 제공자를 포함하여 일반 독자와 당뇨병 기기 사용자들이 오늘날의 사이버 보안 문제에 대해 더 잘 이해할 수 있게 되기를 바란다.

당뇨병관리 에코시스템의 사이버 보안 현황은 어떠한가?

의료 및 당뇨병 기술 분야의 사이버 보안 현황을 구체적으로 파악할 때는 다음의 세 가지 경향을 동시에 고려해야 한다.

1. 세계 각국의 인구 고령화와 풍족한 라이프스타일로 인해 당뇨병을 비롯한 생활습관병(lifestyle disease)이 증가하고 있다. 의료 기술은 늘어나는 의료 수요를 관리하고 그에 따른 비용 부담을 통제할 수 있는 하나의 기회이다. 이와 동시에, 오늘날의 환자들은 질병을 더 쉽게 관리할 수 있고 더 큰 자유를 누릴 수 있게 하는, 즉 삶의 질을 높여 주는 기술을 사용하는 데 더 익숙하다.

2. 의료 서비스가 빠르게 디지털화됨에 따라 점점 더 많은 데이터를 축적하는 고도로 통합된 디지털 인프라가 구축되고 있으며, 의료 서비스 제공이 전통적인 병원 환경에서 벗어나 지역사회와 환자의 가정으로 이동하고 있다.

3. 그와 동시에 사이버 위협이 증가하고 있으며 사이버 공격은 더욱 정교해지고, 표적화되고, 목적이 있으며, 은밀해지고 있다. 이제 전통적인 개인 해커는 자금이 풍부한 사이버 범죄 조직, 사이버 활동가, 사이버 테러리스트는 물론, 정치 집단 및 국가에 추월당하고 있으며, 이들은 모두 불법 상품, 도난당한 정보 등으로 구성된 복잡한 가상의 지하 경제에서 만나고 있다.

이 점을 설명하기 위해 현재 자동화된 도구를 이용해 놀라운 속도로 새로운 변종 멀웨어[malware, 악성 소프트웨어(malicious software)의 줄임말 - 역자 주]를 생성해 내고 있는 사례를 살펴볼 수 있다. 2008년 보안 연구원들은 그해 1년 동안 약 100만 개의 새로운 멀웨어 변종을 발견했다. 이 수치는 2015년에는 하루에 약 100만 개로 증가하였으며[5] 그 이후로도 하루 50만~100만 개 범위를 꾸준히 유지하고 있다.

사이버 보안의 관점에서 보면 〈그림 5.1〉에서 개념화한 것처럼, 공격 표면(attack surface, 해커 공격의 표적이 될 수 있는 컴퓨터 시스템 취약점의 총규모를 말한다 - 역자 주)이 증가하고, 풍부한 데이터가 폭발적으로 증가하여 고도로 숙련된 공격자에게 충분한 기회를 제공하는 퍼펙트 스톰(perfect storm, 두 가지 이상의 악재가 동시에 발생해 그 영향력이 더욱 커지는 현상 - 역자 주)이 발생하고 있다.

특히 웨어러블 인슐린펌프와 같은 당뇨병 기기의 취약성이 널리 알려져 있다. 2011년 초, 당뇨병을 앓고 있던 보안 연구원 제이 래드클리프(Jay Radcliffe)는 적당한 노력과 기술만 있으면 자신이 사용 중인 펌프와 같은 펌프를 (잠재적으로 악의적으로) 재프로그래밍하는 것이 가능하다는 사실을 입증했다.[6] 다른 화이트 해트 해커(white hat hacker)들도 생명과 직결된 기기들에 대해 유사한 실험을 수행했으며, 가장 최근에는 2019년에 제조업체와 FDA가 경고를 발령한 바 있다.[7, 8]

그러나 이와 동시에 환자들은 기술의 더딘 발전과 새로운 첨단 치료 옵션의 승인 지연에 대응하여 질병 관리 및 삶의 질 개선을 위해 인공췌장[9]으로 알려진 자신만의 "폐쇄 루프(closed loop)" 당뇨병관리 시스템을 만들기 위한 공개 지침을 따르고 있

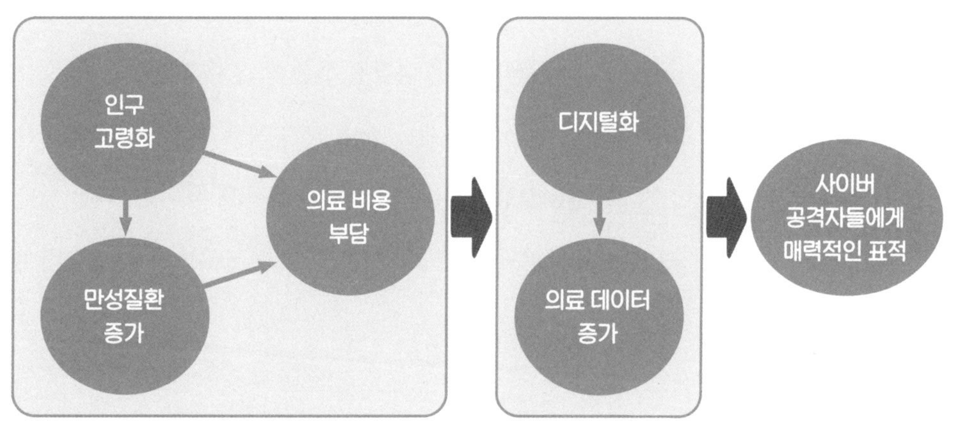

그림 5.1 사이버 위험의 원인과 결과

다.[10] 이를 자가 치료 운동(do-it-yourself movement)이라 일컫는다.

이러한 예는 논의할 가치가 있는 일련의 갈등을 강조한다. 보안 연구자들은 아직은 가능성이 낮은 시나리오이지만, 악의적인 해커가 악용하여 환자에게 해를 끼칠 수 있는 심각한 취약점을 발견했다. 반면에 개방형 통신 프로토콜은 환자들의 삶의 질과 기대여명(life expectancy)을 높이는 첨단 질병 관리 시스템을 만드는 데 사용되고 있다.

규제 당국은 기기와 의약품의 안전성과 유효성을 보장하는 동시에, 생명을 구하는 혁신을 저해하지 않고, 새로운 치료법 출시가 복잡하고 긴 시장 승인 절차로 인해 과도하게 지연되지 않도록 엄격한 규제 통제와 광범위한 테스트 사이에서 균형을 찾아야 하는 난제를 안고 있다. 이는 현재(이 글을 쓰는 시점) 진행 중인 코로나19 백신 개발 경쟁에서 매우 분명하게 드러나고 있다. 생명을 구하고 팬데믹의 경제적 영향을 줄이려면 가능한 한 빨리 백신이 필요하다. 그러나 백신이 너무 빨리 출시되면 효과가 없고 안전하지 않을 수 있으며 궁극적으로 득보다 실이 더 많을 수 있다.

규제와 사이버 보안 사이에도 비슷한 갈등이 존재한다. 올바른 보안 관행을 위해서는 새로 발견된 취약점을 민첩하게 완화하고 새로운 위협에 신속하게 대응해야 한다(우리는 컴퓨터와 스마트 기기에 적용되는 잦은 패치와 업데이트를 통해 이러한 프로세스에 개인적으로 익숙해져 있다). 하지만 의료 기기의 경우 모든 소프트웨어 업데이트나 시스템 변경 사항을 철저하게 테스트하고 환자에게 안전한 시점에 안정적으로 배포될 수 있는지 확인해야 한다. 가정용 컴퓨터에서 업데이트(패치)가 잘못되면 골칫거리에 불과하지만, 의료 기기에서 이런 문제가 발생한다면 심각한 해를 끼칠 수 있다.

마지막으로, 사이버 보안에 대한 관점은 실제 당뇨병 기기 자체에만 국한되어서는 안 되며, 의료 서비스 제공자와의 데이터 통합, 부가 가치 클라우드 서비스, 건강 상태를 추적하거나 관리할 수 있는 환자의 스마트 기기 등 전체 에코시스템을 아울러야 한다.

당뇨병관리 에코시스템의 사이버 보안 발전을 가로막는 장벽은 무엇인가?

앞서 설명한 바와 같이 보안 연구자들은 의료 기기가 해킹되어 잠재적으로 환자에게 해를 끼치도록 악용될 수 있음을 입증했지만, 이 글을 작성하는 시점까지 실제로 환자에게 해를 끼친 악의적인 사건에 대한 증거는 찾지 못했다. 반면에 해커들이 의료 서비스를 쉽고 가치 있는 공격 대상으로 인식하고 있다는 사실은 잘 알려져 있다. 미국 보건복지부(HHS)에서 발표한 데이터 유출 보고에 따르면 환자 기록에 영향을 미치는 유출 건수는 꾸준히 증가하고 있다(〈그림 5.2〉 참고). 여기에는 당뇨병 기기 제조업체 및 서비스 제공업체에서 발생한 한 유출 사건으로 인해 14만 명의 환자에게 그들의 계정 세부 정보(제품 사용 내역, 치료 데이터, 사회보장번호 등)가 유출되었을 수 있

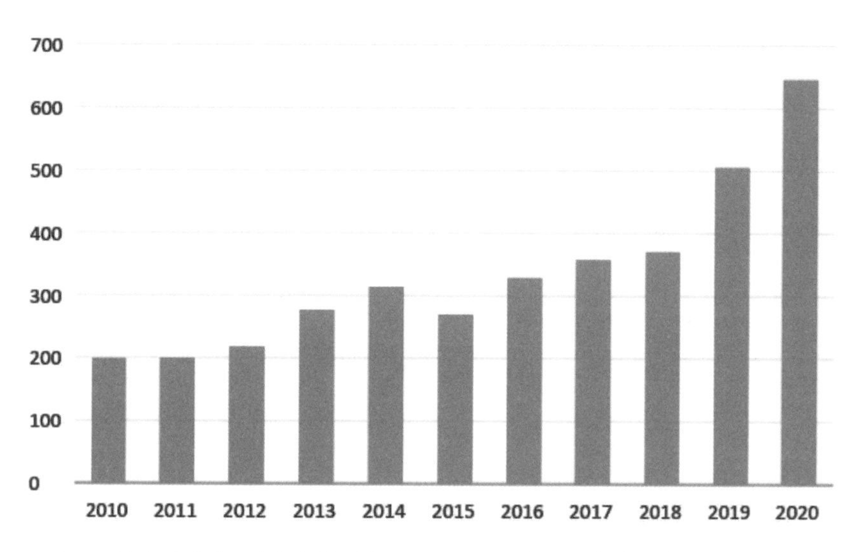

그림 5.2 미국 보건복지부에서 발표한 2010~2020년 500명 이상의 개인에게 영향을 미친 데이터 유출 건수

다는 알림이 전송된 사례가 포함된다.[11]

연구에 따르면 이식형 기기(implantable device)는 조작될 수 있음이 밝혀졌고, 그 결과 환자에게 해를 끼치거나[12] 기기에 연결 요청이 폭주하여 결국 배터리가 빨리 방전되어 버릴 수 있다.[13] 그러나 이러한 공격을 수행하려면 악의적인 해커가 의심을 살 만큼 많은 기술 장비를 갖추고 환자와 아주 가까운 곳에서 오랜 시간을 보내야 한다. 즉, 보안 연구를 통해 해킹 가능성이 입증되기는 했지만, 여전히 발생 가능성은 희박하다고 간주해야 한다.

이보다 규모가 더 크고 구조적으로 컴퓨터와 유사한 병원 기반 장치, 즉 운영 체제 같은 상용 소프트웨어 구성 요소를 실행할 수 있고 (적절한 보안을 갖춘) 병원 네트워크에 연결된 장치의 경우에는 상황이 다소 다르다. 그러나 제조업체가 소프트웨어 업데이트를 테스트하고 공식적으로 승인해야 하므로 패치가 지연되는 경우가 많으며, 네트워크에 연결된 의료 기기는 다른 IT 장비보다 보안이 취약한 경향이 있다.

이러한 특성으로 인해 의료 기기는 다른 네트워크 장치와 동일한 위협에 노출되며, 의료 기기가 표적이 아니라 일반적인 공격의 프로파일에 부합했기에 손상된 사례가 기록되어 있다. 일부 공격자들은 네트워크에 연결된 의료 기기의 고유한 취약성을 파악하고 이를 더 가치 있는 다른 시스템과 데이터를 공격하기 위한 교두보로 삼고 있다는 증거가 있다.[14] 즉, 해당 의료 기기가 주요 공격 대상이 아니라, 쉽게 침입할 수 있는 개방형 백도어(backdoor)였다는 것이다.

그러나 이러한 사례와 고려 사항을 감안하더라도 사이버 침해에 대한 두려움 때문에 입증된 기기 기반 치료 옵션을 거부하는 등의 성급한 결정을 내리지 않도록 냉정함을 유지해야 한다. 의료 기기에 대한 사이버 위험을 심각하게 받아들여야 하지만 그렇다고 하늘이 무너지는 것은 아니다. 대신 문제의 전체 범위와 본질을 이해하고, 광범위하고 전략적인 접근 방식을 적용하며, 집중력과 긴급성을 가지고 진행해야 한다. 우리는 의심할 여지 없이 의료 기기 에코시스템의 보안 태세를 개선해야 한다. 그리고 보안을 유지하면서도 임상적 안전성과 효과를 보장할 수 있는 방식으로 최신 소프트웨어 기반의 긴밀하게 통합된 기기를 효과적으로 규제할 수 있도록 수십 년 된 규제 프레임워크를 조정하여 해당 기기를 사용하는 환자에게 안정적이고 장기적인 혜택을 제공할 수 있어야 한다.

환자가 기기 기반의 첨단 치료 옵션을 평가할 때 요즘에는 사이버 보안을 고려해야 하지만, 신중하게 결정해야 한다. 위험이 제로일 수는 없지만, 이러한 기기가 제공하는 이점은 삶의 질과 기대여명의 측정 가능한 개선으로 이어지며, 대부분 보안 위험보다 이점이 훨씬 크다. 그러나 우리는 진전을 이루어야 하고, 더 안전하고 유지 관리가 가능한 기기가 표준이 되도록 해야 하며, 사이버 사고에 대한 두려움 때문에 환자나 간병인이 완벽하게 합리적인 기기 기반 질병 관리 접근 방식을 거부하지 않도록 해야 한다.

우리는 헤드라인에 현혹되지 말고 상식에 따라 행동해야 하며, 두려움에 이끌려 행동하는 것이 아니라 위험을 인식하고 이해하며 전략적이고 합리적인 경로를 선택하는 접근 방식에 따라 행동해야 한다.

당뇨병관리 에코시스템의 사이버 보안을 개선하는 데 필요한 기술, 프로세스, 교육 또는 정책은 무엇인가?

더 안전한 기기가 될 수 있는 기본적인 세 가지 경로가 있다.

1. 보안 요구 사항 및 허용 기준을 수립하기 위한 법률, 규정 및 표준
2. 의료 기기 활용 사례에 적합한 보안 기술 구현
3. 더욱 안전한 기기의 설계와 기기 수명이 다할 때까지 보안 상태를 유지할 수 있도록 보장하는 보안 프로세스

기존의 컴퓨터 보안뿐만 아니라 안전 과학(safety science) 분야에서도 위험 기반 접근 방식이 확립되어 있다. 그러나 이를 소프트웨어 기반 의료 기기의 보안 문제에 적용하려면 안전을 위한 사이버 보안을 고려한 하이브리드 접근 방식이 필요하다. 이는 쉬운 얘기처럼 들릴 수 있지만, 현실적으로 앞으로 나아가려면 여러 가지 세밀하게 조정된 타협이 필요하기에 실행하기가 쉽지는 않을 것이다. 이 난제를 강조하기 위해 간단하지만 매우 다른 두 가지 예를 살펴보자.

1. 배터리로 작동하는 의료 기기에 보안 기술을 추가하면 계산 주기와 메모리 요구 사항이 추가되므로 배터리 수명이 단축된다. 보안 엔지니어는 보안 요구 사항과 전력 소비, 기기의 물리적 크기 등 다른 설계 요구 사항 간의 균형을 신중하게 조정해야 한다.
2. 규제 당국은 더 안전한 기기를 원할 수 있지만 초기 기준을 너무 높게 설정하면 복잡한 보안 개조가 필요하거나 시장 승인이 지연되므로 유익한 특정 의료 기술

을 사용할 수 없게 되어 환자가 그로부터 얻을 수 있는 의료적 이점이 보류될 수 있다.

2014년 초에 미국 FDA는 기대치를 명확히 하고 의료 기기의 사이버 보안에 대한 지침을 제시했으며, 이후 다른 국제적 규제 기관들도 이를 따랐다.[15] 더불어 병원에서 구매 계약에 특정 사이버 보안 요구 사항을 더 많이 포함하고, 구매하려는 기기의 보안 취약성을 평가하고 테스트하기 시작하는 등 시장의 힘도 강해지고 있다.[16] 제조업체는 우수한 보안이 곧 좋은 비즈니스 관행이라는 인식을 바탕으로 기기의 보안 태세와 보안 관련 프로세스를 개선하고 있다. 이처럼 우리는 올바른 경로로 출발했지만, 아직은 갈 길이 멀다.

당뇨병 기기는 2011년에 보안 전문가들의 주목을 받은 최초의 의료 기기였다. 또한 당뇨병기술협회(DTS)를 통해 보안 관련 표준이 확립된 것도 당뇨병 기기 분야가 처음이었다. 특히, "무선 당뇨병 기기 보안 표준(DTSec)"[17]은 의료 기기에 대한 최초의 사이버 보안 표준이었다.

DTSec은 제조업체가 사이버 보안을 위한 공식적인 프로세스 및 기술 목표를 채택하기 위한 자발적 지침으로 확립되었다. 최초의 인슐린펌프는 FDA의 승인을 받았으며 2018년 DTSec 표준에 따라 인증되었다.[18]

또한 2018년에 DTS는 "당뇨병관리 맥락에서의 모바일 기기 사용(DTMoSt)"에 대한 보완 지침을 발표했다. DTSec과 DTMoSt는 모두 현재 적합성 평가 프로그램의 정의를 포함하여 향후 실험실 테스트를 통해 공식적 보증을 제공할 수 있도록 하는 IEEE 2621 "무선 당뇨병 기기 사이버 보안 표준(Standard for Wireless Diabetes Devices Cybersecurity)" 이니셔티브에 따라 국제 표준으로 채택될 수 있도록 준비 중이다.

이후 당뇨병 기기를 포함한 더 광범위한 의료 기기 보안 분야는 표준 및 보증 기준을 제공하는 더 많은 기관의 주목을 받았다. 여기에는 AAMI TIR57: 2016, "의료 기기 보안을 위한 원칙 - 위험 관리(Principles for medical device security - Risk management)"[19]

및 AAMI TIR97: 2019, "의료 기기 보안을 위한 원칙 - 기기 제조업체를 위한 시판 후 위험 관리(Principles for medical device security - Postmarket risk management for device manufacturers)",[20] "네트워크 연결 가능 제품을 위한 소프트웨어 사이버 보안(Software Cybersecurity for Network-Connectable Products)"에 대한 UL 2900 표준 시리즈 등이 포함되며, 기기 제조업체가 UL의 "IoT 보안 상위 20개 설계 원칙"을 기반으로 기본적 보안 요구 사항을 통합할 수 있도록 지원하고, 기기의 규정 준수 여부를 테스트 및 인증하는 UL의 "사이버 보안 보증 프로그램(CAP)"을 제공한다.

당뇨병관리 에코시스템의 사이버 보안은 앞으로 어떻게 될 것인가?

규정과 표준이 발전하여 기기 보안이 향상되었지만, 우리는 경제적이고 실용적인 측면에서의 한계도 인식해야 한다. 제조업체의 경우 보안 인력을 개발하고 보안 기술을 기기에 통합하려면 비용이 발생한다. 또한 보안이 지원되는 소프트웨어의 수명 주기를 관리하기 위해 기존의 소프트웨어 엔지니어링 프로세스를 변경해야 하며,[21] 이러한 새로운 프로세스를 개발하고 지원 도구를 구현해야 한다.

기기 사용자(의료 전문가 또는 환자 본인) 역시 오래되고 안전하지 않은 기기를 최신 기기로 교체하려면 투자가 필요하며, 새로운 프로세스나 기능을 사용함에 따른 혼란과 변화가 초래될 수 있다. 변화를 구현할 수 있는 능력에 비례하여 증가하는 사이버 위협을 인식해야 하므로 이러한 경제적, 현실적 의존성을 신중하게 고려해야 한다. 따라서 단기적인 대응 방식이 아니라 전략적이고 장기적인 관점에서 이 문제에 접근해야 한다. 우리가 직면한 과제는 복잡하고 체계적이기 때문에 신중하면서도 단호한 대응이 필요하다.

그리고 더 중요한 것은 그 과정이 제조업체 간의 경쟁이나 공급업체와 고객 간의 줄다리기, 제조업체와 규제 당국 간의 갈등이어서는 안 된다는 점이다. 가장 최근에 발생한 솔라윈즈(SolarWinds) 사이버 공격은 전 세계에서 가장 규모가 크고 정교한 공격으로 꼽힌다. 이 공격은 미국 정부 기관과 많은 기업(사이버 보안 회사 포함)에 침투하였다(총 18,000개 조직으로 추정된다). 이는 오랫동안 계획된 잘 짜인 공격이었으며, 보안 연구원들은 1,000명 이상의 엔지니어로 구성된 팀이 이 공격을 준비하고 실행했을 것으로 추정했다.[22] 이는 이 사이버 공격에 고도의 목적과 결단력뿐만 아니라 충분한 재정적 뒷받침과 조직적 역량이 있었음을 의미한다.

어떤 의료 기기 제조업체나 병원, 심지어 가장 큰 규모의 의료 기관도 오늘날의 정교한 공격의 배후에 있는 인력을 따라잡을 수 없다. 따라서 오늘날의 풍부한 자원을 갖춘 공격자들을 상대로 독자적으로 싸워 이길 수 있는 사람은 아무도 없다. 유일한 해결책은 기업, 고객, 정부 간의 건설적인 협력뿐이다.

결론

2011년 최초의 당뇨병 기기 해킹 사건이 발표된 이후 규제 당국, 의료 기기 제조업체, 의료 전문가들은 대규모 의료 기기 에코시스템의 보안 태세를 개선하기 위해 꾸준히 노력해 왔다. 그러나 아직 해야 할 일이 많이 남아 있으며, 의료 기기의 수명과 기술적 종속성, 경제적 현실을 고려할 때 현재의 기기를 보다 안전한 설계로 교체하기까지는 최소 10년은 더 걸릴 것이라는 점을 인식해야 한다. 동시에 사이버 공격자들은 더 대담해지고 있으며 큰돈을 벌 기회에 동기를 부여받고 있다. 의료 업계에 종사하는 우리는 경계를 늦추지 말고 더욱 안전한 미래를 향해 나아가야 한다.

참고 문헌

1 McAfee Corp. New McAfee Report estimates global cybercrime losses to exceed $1 trillion. December 7, 2020. Available from: https://www.mcafee.com/enterprise/en-us/about/news-room/press-releases/press-release.html?news_id=6859bd8c-9304-4147-bdab-32b35457e629.

2 Wirth A. AAMI News. In: Reflecting on recent trends in cybersecurity; April 2021. Available from: https://www.aami.org/news/article/reflecting-on-recent-trends-in-cybersecurity.

3 Greenberg A. Wired Magazine. In: The untold story of NotPetya, the most devastating cyberattack in history; August 22, 2018. Available from: https://www.wired.com/story/ notpetya-cyberattack-ukraine-russia-code-crashed-the-world/.

4 ISC2. Cybersecurity workforce study. November 13, 2020. Available from: https://www.isc2.org/-/media/ISC2/Research/2020/Workforce-Study/ISC2ResearchDrivenWhitepaperFINAL.

5 Harrison V, Pagliery J, CNN Business. Nearly 1 million new malware threats released every day. April 14, 2015. Available from: https://money.cnn.com/2015/04/14/technology/security/cyber-attack-hacks-security/.

6 Radcliffe J, Black Hat. Hacking medical devices for fun and insulin: breaking the human SCADA system. 2011. August. 3-4, 2011, Available from: https://www.blackhat.com/html/ bh-us-11/bh-us-11-archives.html#Radcliffe.

7 Healthcare IT News. FDA issues new alert on Medtronic insulin pump security. July 01, 2019. Available from: https://www.healthcareitnews.com/news/fda-issues-new-alert-medtronic-insul in-pump-security.

8 Wired Magazine. These hackers made an app that kills to prove a point. July 16, 2019. Available from: https://www.wired.com/story/medtronic-insulin-pump-hack-app/.

9 Globalnews.ca. Diabetes DIY: why thousands of people are hacking their insulin pumps. February 6, 2020. Available from: https://globalnews.ca/news/6517053/diabetes-hack- insulin-pumps-health-tech/.

10 Medical Xpress. Hacking diabetes: people break into insulin pumps as an alternative

to delayed innovations. June 5, 2019. Available from: https://medicalxpress.com/news/2019- 06-hacking-diabetes-people-insulin-alternative.html.

11 Davis J, HealthIT Security. 140K patients impacted in tandem diabetes care phishing attack. March 25, 2020. Available from: https://healthitsecurity.com/news/140k-patients-impacted- in-tandem-diabetes-care-phishing-attack.

12 Halperin D, et al. Pacemakers and implantable cardiac defibrillators: software radio attacks and zero-power defenses. In: 2008 symposium on security and privacy (sp 2008); 2008. p. 129-42. https://doi.org/10.1109/SP.2008.31. Oakland, CA,.

13 Threatpost. FDA, recalls 465K pacemakers tied to MedSec research. August 31, 2017. Available from: https://threatpost.com/fda-recalls-465k-pacemakers-tied-to-medsec- research/127750/.

14 Meggitt S, Tufts University. MEDJACK attacks: the scariest part of the hospital. December 12, 2018. Available from: https://www.cs.tufts.edu/comp/116/archive/fall2018/smeggitt.pdf.

15 United States Food and Drug Administration. Content of premarket submissions for man agement of cybersecurity in medical devices-guidance for industry and food and drug administration staf f. October 2, 2014.

16 Wirth A, Falkner C. Cyberinsights: cybersecurity as a team sport. Biomed Instrum Technol 2020;54(1):64-7.

17 DTS Cybersecurity Standard for Connected Diabetes Devices. Available from: https://www. diabetestechnology.org/dtsec.shtml.

18 Diabetes Technology Society. Diabetes technology society announces that insulet corpo ration's Omnipod DASH system is the first insulin pump evaluated under the DTSec cybersecurity standard. October 30, 2018. Available from: https://www.diabetestechnology. org/dtsec/omnipod-dash-announcement.shtml.

19 AAMI TIR57. Principles for medical device security-risk management. Available from: https://webstore.ansi.org/standards/aami/aamitir572016.

20 AAMI TIR97. Principles for medical device security-postmarket risk management

for device manufacturers. 2019. Available from: https://www.techstreet.com/standards/aami- tir97-2019?product_id=2086750.

21 Wirth A, Gates C, Smith J. Medical device cybersecurity for engineers and manufacturers. September, 2020. Available from: https://us.artechhouse.com/Medical-Device- Cybersecurity-for-Engineers-and-Manufacturers-P2128.aspx.

22 ZDNet. Microsoft: SolarWinds attack took more than 1,000 engineers to create. February 15, 2021. Available from: https://www.zdnet.com/article/microsoft-solarwinds-attack-took- more-than-1000-engineers-to-create/.

6 Chapter

개인 정보 보호와 당뇨병 디지털 기술 및 원격의료 서비스

엘리사 R. 와이츠먼(Elissa R. Weitzman), 멜라니 플로이드(Melanie Floyd)

당뇨병 디지털 기술 및 원격의료 서비스의 에코시스템은 개인 정보 보호 정책 및 규제 프레임워크와 더 광범위한 건강 관련 정보가 진화하는 환경 속에서 빠르게 발전하고 있다. 당뇨병 디지털 기술 및 원격의료 서비스 에코시스템을 활용하여 당뇨병 환자의 건강을 개선하려면 웰빙 지원과 환자의 안전 보호라는 두 가지 목표의 균형을 맞추는 동시에 기술 혁신을 촉진해야 한다. 이를 위한 완벽한 시스템은 없지만 소비자/환자, 정부/정책 입안자, 기술자 및 임상의의 요구와 우선순위를 모두 고려해야 한다. 프라이버시 침해 위험으로부터 환자의 안전과 웰빙을 보호하는 동시에 혁신을 지원해야 하므로 개인 정보 보호에 대한 교육 및 홍보, 개인 정보 보호 정책의 표준화 및 조화, 개인 정보 보호 관행 준수 여부를 모니터링하는 메커니즘을 통해 개인 정보 침해와 관련된 피해로부터 당뇨병 환자를 보호하는 데 우선순위를 두어야 한다.

요약

- 건강 관련 개인 정보의 보호를 관리하는 정책과 규정은 현재 국가, 지역, 기술 플랫폼 전반에 걸쳐 고르지 못하게 적용되고 있다.
- 당뇨병 디지털 기술 및 원격의료 서비스를 사용할 때 개인 정보 보호가 제대로 시행되지 않거나 누락되어 당뇨병 환자가 경험한 피해 및 부작용의 정도에 대해서는 알려진 바가 거의 없으므로, 피해를 평가하고 규정 준수를 보장하는 접근 방식이 필요하다.
- 전 세계적으로 개인 건강 및 건강 관련 개인 정보 보호의 필요성을 이해하려는 관심이 늘고 있으며, 이에 대한 지원 및 법제화를 위한 노력도 발전하고 있다.

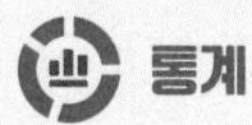

통계

- 전 세계 194개국 중 128개국에서 데이터 및 개인 정보 보호를 위한 법률을 시행하고 있으며, 전 세계 시민 대부분(10명 중 8명)이 온라인 개인 정보 유출에 대해 우려하고 있다.[1,2]
- 미국의 성인 5명 중 1명꼴로 개인 정보 보호 정책에 동의하기 전에 항상 또는 대체로 해당 정책을 읽는다고 답했다. 개인 정보 보호 정책에 동의하기 전에 해당 정책을 읽어 본 적이 있다고 답한 성인(60%) 중 13%는 해당 내용을 끝까지 읽었다고 응답했다.[3]
- 미국인의 3분의 2 미만(63%)이 개인 정보를 보호하는 법률과 규정을 거의 또는 전혀 이해하지 못하고 있다.[3]

*** 키워드**: 책임, 소비자의 태도 및 선호도, 디지털헬스, 교육, 혁신, 법적 원칙, 환자 안전, 개인 정보 보호, 개인 정보 보호 정책, 규제.

약어

- **CMIA** 의료 정보 기밀 유지법(Confidentiality of Medical Information Act)
- **COPPA** 아동 온라인 개인 정보 보호법(Children's Online Privacy Protection Act)
- **EU** 유럽연합(European Union)
- **FDA** 미국 식품의약청(Food and Drug Administration)

- **FTC** 연방거래위원회(Federal Trade Commission)
- **GDPR** 일반 개인 정보 보호 규정(General Data Protection Regulation)
- **HIPAA** 건강 정보 양도 및 책임에 관한 법률(Health Information Portability and Accountability Act)
- **HONcode** HON(Health On the Net) 재단에서 발행한 의료 및 건강 정보 제공 웹 사이트에 대한 행동 강령
- **OECD** 경제협력개발기구(Organization for Economic Cooperation and Development)

서론

당뇨병 디지털 기술 및 원격의료 서비스 에코시스템은 개인 정보 보호 정책 및 규제 프레임워크와 더 광범위한 건강 관련 정보(예: 사회인구학적 정보, 위치, 구매 행동)가 진화하는 환경 속에서 빠르게 발전하고 있다. 개인 정보 보호와 관련된 표준, 규제 및 개념적 토대는 연방, 지역 및 비정부 보호의 집합체이다. 개인 정보 보호는 인터넷에 연결된 의료 기기, 소셜 미디어 플랫폼, 앱, 그리고 여러 서비스와 도구를 묶어서 제공하는 행동 건강 시스템 등 다양한 당뇨병 기술에 불완전하게 적용되고 있다.

개인 식별 정보(personally identifiable information, PII)의 무단 공유뿐만 아니라 허용된 공유 모두 개인 정보 침해로 인한 피해를 유발할 수 있다. 친구, 가족, 고용주 등에게 건강 문제를 부주의하게 공개하면 당뇨병 환자에게 고통을 줄 수 있으며 잠재적으로 차별을 초래할 수 있다. 건강 상태가 좋지 않거나 질병 관리가 제대로 이루어지지 않았다는 정보를 고용주나 보험사와 공유할 경우, 건강보험료 인상, 직장 고용 및 유지에 관한 불이익, 기타 차별적 행위로 이어질 수 있다. 따라서 개인 정보 유출로 인한 피해를 입을 가능성이 있어 환자 안전에 대한 우려를 일으킨다. 피해를 방지하고 환자의 자율성, 주체성 및 존엄성을 지원하기 위해 좁게 정의된(예: 혈당 데이터) 또는 넓게 정의된(예: 위치 데이터) 개인 건강 정보의 보호를 환자 복지의 핵심 동인으로 간주해야 한다.

당뇨병 디지털 기술 및 원격의료 서비스 에코시스템을 활용하여 당뇨병 환자의 건강을 개선하려면 웰빙 지원과 환자의 안전 보호라는 목표의 균형을 맞추는 동시에 기술 혁신을 촉진해야 한다. 이러한 균형을 지원하는 완벽한 시스템은 없지만, 개인 정보 보호에 관한 정책과 기능은 발전하고 있다. 이 장에서는 (1) 건강 데이터의 개인 정보 보호를 위해 마련된 주요 규제 도구 및 프레임워크, (2) 개인 정보 보호에 대한 소비자의 태도 및 선호도, (3) 당뇨병 디지털헬스 및 원격의료의 경우 개인 정보 보호 표준을 실질적으로 준수한다는 근거를 설명한다. 마지막으로 개인 정보 보호를 강화하기 위한 연구 및 개발 영역에 대한 권고를 제시하며 결론을 내린다.

당뇨병 디지털 기술 및 원격의료 서비스의 개인 정보 보호 현황은 어떠한가?

개인 정보 보호에 관한 법률 및 규제 환경

당뇨병 환자와 임상, 규제 및 기술 영역의 당뇨병 이해관계자는 모두 개인 정보 보호 환경을 숙지해야 한다. 건강 관련 개인 정보 보호에 관한 대부분의 규제 통제 및 표준은 전통적인 의료 환경(예: 병원 및 의료 기록 시스템)에서 파생되고 그 안에서 유통되는 정보를 보호하기 위해 개발되었다. 당뇨병 기술은 그 이상으로 발전하여, 건강 관련 정보의 흐름은 더 이상 기업, 의료 기관, 주 및 국가의 지리적 경계에 제한받지 않는다. 이러한 정보의 흐름은 시간, 지리, 공적 및 사적 영역, 기술 플랫폼, 운영 체제에 걸쳐 전례 없는 규모로 개인 식별 정보를 연결한다. 당뇨병관리를 지원하는 유연하고 혁신적인 기술 기반 시스템은 건강 상태를 개선할 수 있지만, 개인 정보 보호와 관련하여 이를 이해하고 규제하기는 어렵다.[4]

개인 정보 보호는 건강 상태를 직간접적으로 설명하는 건강 정보에 적용될 수 있다. 개인 정보 보호를 고려하여 건강 관련 정보를 구분하기 위한 새로운 개념적 프레임워크에는 네 가지 범주의 데이터가 포함된다. 즉, (1) 의료 시스템에서 생성된 데이터, (2) 소비자 건강 및 웰니스 산업에서 생성된 데이터, (3) 소비자의 일상 활동의 부산물로 생성된 데이터, (4) 비건강 인구통계학적, 사회적, 인구통계학적 리소스의 부산물로 생성된 데이터 등이다.[5]

규제 기관과 정부는 정책 및 표준의 개발과 시행을 통해 건강 관련 개인 정보 보호를 촉진하는 역할을 담당한다. 연방 규제 기관은 정부, 기업, 일반 대중(소비자, 시민, 환자)과 의료 기관의 이해관계 사이에서 균형을 유지한다. 국가와 지역마다 접근 방식이

표 6.1 2013년 OECD 국가 적용 기본 원칙[6]

원칙	내용
수집 제한 원칙	개인 정보 수집에는 제한이 있어야 하며, 그러한 정보는 합법적이고 공정한 수단을 통해, 그리고 적절한 경우 정보 주체가 알고 있거나 동의한 상태에서 수집해야 한다.
데이터 품질 원칙	개인 정보는 사용 목적과 관련이 있어야 하고, 해당 목적에 필요한 범위 내에서 사용되어야 하며, 정확하고 완전하며 최신 상태로 유지되어야 한다.
목적 명시 원칙	개인 정보의 수집 목적은 정보 수집 시점까지는 명시되어야 하고, 이후 해당 목적이 아닌 또는 해당 목적과 양립할 수 없는 다른 목적으로 사용되는 것은 제한되며, 목적이 변경될 때마다 명시되어야 한다.
사용 제한 원칙	개인 정보는 (a) 정보 주체의 동의가 있는 경우, (b) 법률의 권한에 의한 경우를 제외하고는 목적 명시 원칙에 따라 명시된 목적 이외의 용도로 공개, 제공 또는 사용되어서는 안 된다.
보안 보호 원칙	개인 정보는 데이터의 분실, 무단 액세스, 파기, 사용, 수정 또는 공개와 같은 위험에 대비하여 합리적인 보안 보호 조치를 통해 보호되어야 한다.
개방성 원칙	개인 정보와 관련된 개발, 관행 및 정책에 대한 일반적인 공개 정책이 있어야 한다. 개인 정보의 존재와 성격, 주요 사용 목적, 정보 관리자의 신원 및 평소 거주지를 쉽게 확인할 수 있는 수단이 제공되어야 한다.
개인 참여 원칙	개인은 다음의 권리를 가져야 한다. (a) 정보 관리자가 자신과 관련된 정보를 보유하고 있는지 확인받을 권리. (b) 자신과 관련된 정보를 합리적인 시간 내에, 과도하지 않은 비용으로, 합리적인 방식을 통해, 그리고 자신이 쉽게 이해할 수 있는 형태로 전달할 권리. (c) (a)항 및 (b)항에 따른 요청이 거부된 경우 그 이유를 알 수 있어야 하고 그러한 거부에 이의를 제기할 수 있는 권리. (d) 자신과 관련된 정보에 이의를 제기하고, 이의를 제기하는 데 성공할 경우 정보를 삭제, 변경, 보완 또는 수정할 권리.
책임 원칙	정보 관리자는 위에 명시된 원칙을 준수하는 조치를 취할 책임이 있다.

다르다. 전 세계적으로 194개 국가 중 128개 국가에서 데이터 및 개인 정보 보호를 위한 법률을 시행하고 있지만, 법률이 통일되어 있지 않고 보호 수준도 매우 다양하다.[1]

개인 정보 보호 지침은 법률 이외의 출처를 가지고 있으며 원칙 기반 프레임워크, 특히 OECD 국가들의 합의로 작성된 8가지 국가 적용 기본 원칙(〈표 6.1〉 참고)에서 파생된다. 개인 정보 보호 정책을 감독하고 표준을 설정하는 규제 기관에는 다양한 정부 기관 또는 단체가 포함된다. 이러한 기관은 직간접적으로 개인 정보 보호 조치를 수행한다. 미국에서는 연방거래위원회(FTC)가 연방 정부 기관으로서 소비자를 보호하고 데이터 보안을 감독하고 있다. FTC는 기업이 개인 정보 보호 정책에서 공언한 약속을 지키도록 하고, 약속을 위반할 경우 법원에 소송을 제기할 수 있다.[7] FTC는 발전하는 디지털 개인 정보 보호 환경에 대한 보고서와 업데이트된 지침을 지속적으로 발행하며, 개인 정보 침해에 대응하여 법적 조치를 취할 수 있는 권한을 부여받는다. 미국 식품의약청(FDA)은 의료 기기를 규제하며, 이러한 의료 기기에는 개인 정보 보호 규정이 포함될 수 있다. 그러나 앱을 포함한 의료 기기의 개인 정보 보호 규정에 대한 명시적인 주의는 FDA에서 검토하는 프로세스에 포함되지 않을 수 있다는 점을 고려해야 한다.[8]

규제 통제는 지리적 적용 범위, 보호 범위, 개인 정보 침해 시 부과하는 결과의 심각성에 따라 차이가 있다(〈표 6.2〉 참고). 가장 엄격한 개인 정보 보호 정책 프레임워크는 유럽연합(EU)의 '일반 개인 정보 보호 규정(GDPR)'과 그 하위 규정인 '아동 중심' 규정(GDPR-K)이다. GDPR 조항은 모든 EU 시민에게 적용되며, 모든 "민감한 개인 정보"를 제3자의 접근으로부터 보호한다. 이 "민감한 개인 정보"에는 기본적인 건강 정보를 넘어 생체 정보, 유전자 정보, 그리고 개인의 온라인 상호작용을 모니터링하고 처리하여 생성된 개인 생성 데이터까지 포함된다. EU 시민은 기본적으로 GDPR의 가장 엄격한 조치 수준으로 보호된다. 이와는 대조적으로, 미국에서는 '건강 정보 양도 및 책임에 관한 법률(HIPAA)'의 개인 정보 보호 규칙에 따라 건강 관련 개인 정보 보호가 이루어진다. HIPAA는 건강 정보를 보호하고 병원, 보험사, 약국 등 "적용 대상 기

표 6.2 건강 정보 보호를 위한 규제 프레임워크 비교[a]

		보호 기능	거버넌스	결과	기본값 및 개인에 대한 책임	
글로벌	유럽연합(EU)의 GDPR (2018년)[c-e]	· 플랫폼, 수집 방법, 수집자(병원, 기업, 전자상거래, 앱)에 관계없이 식별 가능한 모든 데이터 보호 · 데이터가 EU 국가에서 처리되는지에 관계없이 모든 EU 시민 또는 거주자를 보호 · 13세 미만 어린이를 위한 특별 보호	· 영국 개인정보보호위원회(Information Commissioner's office, ICO) · 대부분의 조직은 규정 준수를 감독할 정보 보호 책임자를 지정해야 한다.	· 데이터 보호 위반에 대한 벌금; 2천만 파운드 또는 글로벌 매출의 4%(둘 중 더 높은 금액) · 관리 요구 사항과 같은 기타 조항 위반에 대한 벌금 감면	· 개인은 제3자가 데이터를 수집하고 사용하도록 사전 동의해야 한다. · 개인은 손해 배상을 청구할 수 있다.	
	HIPAA, 개인 정보 보호 규칙 (2003년)[f-i]	· "해당 기관"[b]이 수집한 모든 형태(전자, 종이, 구두)의 개인 식별 가능한 모든 건강 정보 보호 · 미국 내 보험 적용 기관에서 치료를 받는 모든 사람에 대한 보호 · 더 많은 보호법이 법적으로 우선할 수 있도록 허용	· 미국 보건복지부 인권청 · 불만 처리 및 규정 준수 검토를 감독한다.	· 과실(고의, 고의적 방치, 시정 적시성)에 따라 단계별 벌금 부과	· 개인은 기본적으로 HIPAA에 따라 보호된다. · 개인은 의료 정보 공개 동의서에 서명하여 해당 기관 간의 건강 정보 공유를 승인한다.	

계속

		보호 기능	거버넌스	결과	기본값 및 개인에 대한 책임	
로컬	COPPA (2000년)[j, k]	· 13세 미만 아동(어린이)의 개인 정보를 수집, 사용 또는 공개하는 온라인 서비스(웹 사이트, 앱, 소셜 미디어)를 규제한다. 미국 이외의 국가에서 미국 내 아동을 대상으로 하는 온라인 서비스도 포함한다. · 아동의 개인 정보를 수집, 사용 또는 공개하기 전에 부모에게 통지하고 부모의 동의를 얻어야 한다.	· FTC가 규정 이행 및 규정 준수를 감독한다. · 2013년 규정 개정 · 이해관계자의 공개 의견 제안을 고려하고 실행한다. · 주 및 특정 연방 기관에서 규정 준수 시행	· 위반의 심각성, 운영자의 이전 규정 위반 여부, 관련 아동 수 등에 따라 위반 건당 최대 43,792달러의 민사 벌금 부과	· 아동은 COPPA에 따라 보호된다. · 부모는 COPPA 위반이 의심되는 업체를 FTC에 신고할 수 있다.	개인 참여
	CMIA (2017년)[l]	· 의료 서비스 제공자가 취득한 모든 형태의 개인 식별 가능 의료 정보는 사전 승인 없이는 공유할 수 없다. · 캘리포니아 거주자만 보호 · 법적으로 HIPAA를 대체한다.	· 캘리포니아주에서 임명된 공직자는 캘리포니아주 주민을 대신하여 소송을 제기할 수 있다.	· 형사 처벌(경범죄) · 과실 및 행위자에 따라 위반 건당 최대 25만 달러의 벌금 부과 · 징벌적 손해 배상 최대 3천 달러, 변호사 수임료 최대 1천 달러에 개인이 입은 실제 손해액 추가	· 개인 정보 공개를 승인해야 한다. · CMIA를 위반하는 개인 또는 단체에 대해 소송을 제기할 수 있다.	

기타						
로컬	"이용 약관"/"서비스 약관"[m]	· 개인 정보의 수집, 공유, 판매를 승인하는 플랫폼별 권한 · 대부분의 웹 사이트, 앱에서 자발적으로 사용 · 법적 면책 조항(책임 제한) 기능 · 회사의 개인 정보 처리 방침으로 기능하거나 참조할 수 있다.	· 소송이 제기된 경우 법적 절차 · 모든 조항을 강제 집행할 수 있는 것은 아니다.	· 사용자가 게시된 약관에 대해 수동으로 동의('동의함' 클릭)하는 경우 법적 계약으로 간주되지만, 법원은 이를 인정할 수도 있고 인정하지 않을 수도 있다.	· 개인이 개인 정보 보호 정책을 이해하고, 동의를 할지 말지(도구 또는 시스템을 사용하지 않는 것 포함) 선택하고, 개인 정보 보호 정책 및 보호 조치의 실제 공유 및 집행 여부를 조사할 책임이 있다. · 개인은 서비스의 데이터 사용법을 준수해야 한다.	
글로벌	HONcode (1996년)[n]	· 웹 사이트의 개인 정보 보호 등 8가지 원칙을 기반으로 웹 사이트의 의료 및 건강 정보에 대한 신뢰성 표준화 · 검토된 웹 사이트를 이용하는 사람을 보호한다.	· HON 재단에서 생성 및 업데이트한 HONcode; 코드에 반하는 웹 사이트 검토	· 누구나 사용할 수 있는 주요 위반 사항에 대한 경고 시스템; HONcode 인증 마크(seal) 제거 및 관련 텍스트 삭제 요청	· 개인은 책임이 없다. · 조직은 HONcode 검토를 선택할 수 있다. · HONcode 표준을 검토하고 웹 페이지에서 HONcode 인증 마크를 찾는다.	

a. 연도는 법률 또는 규제가 통과된 연도가 아니라 발효된 연도이다.
b. 적용 대상 기관에는 병원, 약국, 보험사, 의료 종사자, 연구원 등이 포함된다.
c. https://gdpr.eu/.
d. https://gdpr.eu/data-protection-officer/.
e. https://ico.org.uk/for-organisations/guide-to-data-protection/guide-to-law-enforcement-processing/penalties/.
f. https://www.cdc.gov/nhsn/hipaa/index.html.
g. https://www.hhs.gov/hipaa/for-professionals/compliance-enforcement/index.html#:~:text=HHS'%20Office%20for%20Civil%20Rights,privacy%20practices%20of%20covered%20entities.
h. 71 FR 8390.
I. HITECH법 13410 (d) 조항.
j. https://www.ftc.gov/enforcement/rules/rulemaking-regulatory-reform-proceedings/childrens-online-privacy-protection-rule.
k. https://www.ftc.gov/tips-advice/business-center/guidance/complying-coppa-frequently-asked-questions-0#A.%20General%20Questions.
l. 캘리포니아 민법 제56조 이하.
m. https://www.americanbar.org/groups/business_law/safeselling/terms/.
n. https://www.hon.ch/HONcode/.

관"에만 적용된다. HIPAA는 환자가 명시적인 "사전 동의(opt-in)" 권한을 사용하여 적용 대상 기관의 건강 정보를 제3자에게 공유하는 것을 승인할 수 있도록 허용한다. 연속혈당측정기 및 가정용 유전자 검사 키트 같은 기술은 HIPAA의 적용을 받지 않으며, HIPAA는 온라인 상호작용 앱 또는 기타 기기에서 수집한 건강 및 민감한 개인 정보의 공유를 일관성 있게 보호하지 않는다.[9, 10] 따라서 미국 시민과 당뇨병 환자의 건강 관련 개인 정보 보호는 EU 국가에서보다 덜 엄격하여, 미국 시민은 개인 정보 보호에 불리하고, 민간 기업은 거의 제약 없이 건강 관련 정보를 활용하는 도구와 시스템을 구축하여 상업적 이익을 얻을 가능성이 창출된다. 미국과 EU 국가 사이에 존재하는 불균등한 개인 정보 보호 표준은 개인 정보 보호 무역 전쟁을 부추기고, 이러한 불균등한 시스템을 연결하는 플랫폼과 도구를 탐색하는 당뇨병 환자를 포함한 소비자에게 문제를 일으킨다.[11] 서로 다른 표준과 규정은 기술자가 도구와 시스템을 설계하고 개발하는 데에도 영향을 미친다. 예를 들어, 미국에서는 연속혈당측정기에서 동반 건강 앱으로의 정보 흐름이 항상 HIPAA의 적용을 받는 것은 아니기 때문에 당뇨병 환자는 민감한 건강 정보에 대한 제3자의 접근에 취약하다.[9, 12] EU 국가에서는 이러한 정보 흐름이 GDPR에 따라 더 엄격하게 보호받는다.

- 소비자 의견, 우려 사항, 선호도

소비자와 당뇨병 환자의 개인 정보 보호에 대한 태도는 복합적이다. 미국의 경우, 개인 정보 보호에 관한 전국적 설문조사에 따르면, 보호 정책에 대한 이해도가 낮고 개인 정보 보호에 대한 참여도가 고르지 않게 나타났다. 2019년 미국 전국 설문조사에 따르면 성인 5명 중 1명꼴로 개인 정보 보호 정책에 동의하기 전에 항상 또는 대체로 해당 내용을 읽는다고 답했으며, 이들 중 소수(13%)만이 해당 정책을 끝까지 읽는다고 응답했다.[3] 또한 미국 성인 3명 중 약 2명은 개인 정보 보호를 위한 법률과 규정을 잘 이해하지 못하고 있다. 개인 정보 보호 기본값 설정에서 더 엄격한 보호 기능을 적용하려면 기술 사용자의 동의를 요구하는 경우가 일반적인 미국에서는 일부 법적 보호를 받으려면 개인의 주의와 조치가 필요하기 때문에 개인 정보 보호 정책에 대한 소비자의 관심도와 이해도가 낮다는 사실은 우려스러운 일이다(〈표 6.2 참고〉).

개인 정보 보호에 대한 이해와 신뢰도는 환자와 기술 사용자의 사회인구학적 특성에 따라 다르다. 개인 정보 보호에 대한 개인의 관심 정도는 정당, 인종/민족, 나이에 따라 차이가 있다.[3, 13] 학력이 높을수록, 나이가 많을수록, 사회경제적 지위가 높을수록 자신의 건강 및 관련 정보의 수집과 사용에 대해 더 회의적인 견해를 가지고 있다. 진보주의자는 보수주의자보다 더 엄격한 규제를 요구할 가능성이 크다.[13] 이러한 관심은 개발도상국에서 가장 높다.[2] 미국인의 거의 절반(48%)이 개인 정보 보호를 보장하기 위해 정부가 주요 기술 회사에 더 많은 규제를 적용해야 한다고 답했다.[14]

소비자의 디지털헬스 도구 사용률은 개인 정보 침해 위험에 대한 이해도에 따라 달라진다. 다운로드된 안드로이드(Android) 및 애플(Apple)의 당뇨병 앱 143개 중 개인 정보 보호 및 기밀 유지 조항이 있는 앱이 없는 앱보다 더 많았다.[15] 또한 웨어러블 건강 기기 사용자 333명을 대상으로 한 설문조사에 따르면, 개인이 어떤 기기를 채택할지 결정하는 것은 기기의 개인 정보 침해 위험성 및 건강상의 이점을 제공할 가능성에 대한 사용자의 인식에 영향을 받는 것으로 나타났다.[16] 미국인의 절반가량이 개인 정보 침해에 대한 우려 때문에 제품이나 서비스를 이용하지 않는다고 응답했다.[17] 전 세계 시민들은 사용하는 앱의 수를 제한하고 인터넷 활동 빈도를 제한하는 것 등을 통해 개인 정보 침해에 대한 예방 조치를 하고 있다.[2] 불신은 사이버 해킹이나 정부 침입 등 여러 가지 우려 사항을 반영하는 것일 수 있다.[2]

개인 정보 보호를 대하는 태도는 상황에 따라 달라진다. 개인 정보를 공유 및 양도할 의향은 국가적 또는 세계적 공중 보건 비상사태, 자국 또는 외국 정부의 감시, 정치적 지지/권력의 변화, 개인 또는 대규모 데이터 유출 사건 발생에 따라 달라질 수 있다.[17~19] 전반적으로 개인 정보 침해에 대한 우려는 시간이 지날수록 증가하고 있다. 전 세계 성인들은 온라인 개인 정보 유출에 대해 1년 전과 비교하여 얼마나 우려하는지 묻는 질문에 '훨씬 더 우려된다'(22%) 또는 '다소 더 우려된다'(31%)라고 응답했다.[2]

당뇨병, 질병 관리 및 건강 상태에 대한 개인 정보의 침해 가능성을 포함하여 건강 정보 보호에 대한 개념에서 당뇨병 환자가 일반 소비자 또는 다른 질환자와 어떻게 비교되는지 더 잘 이해하기 위한 연구가 필요하다. 이는 차별 경험으로 이어질 수 있다. 예를 들어, 기존 병력이 표시되어 소비자가 공정 가격(fair price)의 건강보험 또는 생명보험에 가입하는 데 지장이 생기거나, 보장 자격이 박탈되거나, 고용 또는 기타 기회에서 불이익을 당할 수 있다. 차별을 경험할 가능성은 개인 정보 보호 규정의 필요성과 민간 부문 데이터 관행의 무결성 및 소비자 권한 부여를 보장하는 메커니즘의 필요성을 강조한다.

개인 정보 보호 규정 준수

기기와 플랫폼이 명시된 개인 정보 보호 규정을 구현하고 준수하는 정도에는 뚜렷한 차이가 있는 것으로 보고되었다. 당뇨병 앱, 온라인 커뮤니티, 디지털헬스 도구에서 개인 건강 정보의 무단 공유 사례가 발견되었다. 구글 플레이(Google Play)에 있는 안드로이드 당뇨병 앱(211개)의 개인 정보 보호 정책과 사용 권한을 분석한 결과, 대부분의 앱(81%)에 개인 정보 보호 정책이 없는 것으로 나타났다. 개인 정보 보호 정책이 있는 앱(19%)의 경우, 민감한 건강 정보(예: 인슐린 투여량 및 혈당 수치)가 일상적으로 수집되어 제3자와 공유되는 등 해당 조항이 항상 보호되는 것은 아니었다. 또한, 개인 정보 침해 위험 관리와 개인 정보 보호 정책의 견고성이 항상 당뇨병 기술의 품질 지표로 간주되는 것은 아니다. 당뇨병 앱과 디지털 자기관리 도구에 대한 평가가 포함된 것으로 확인된 동료 평가 논문 중 보안 및 개인 정보 보호는 평가 기준이 아니었다.[20] 또한 디지털 도구는 8가지 HONcode 원칙(〈표 6.2〉 참고)과 같이 법으로 강제할 수 없는 규칙을 준수하지 않는다. HONcode 원칙에 따라 평가된 143개 앱 중 51%가 HONcode 기준의 절반 이상을 충족했다. 연구에서 주목된 약점에는 적절한 표본 크기 부족, 개인 정보 보호와 관련된 문제에만 초점을 맞춘 점 등이 포함되었다.[15] 개인 정보 보호를 지원하기 위한 모범 사례 표준을 채택하도록 설득하려면 질 높은 근거가 필수적이다. 이러한 모델은 기술 산업 주체들이 개인 정보 보호에 대한 강력한 의지를 구축하고 동기를 부여하는 데 달려 있다. 견고한 개인 정보 보호 표준은 개인 정보 보호 관행과 업계의 개인 정보 보호 표준 준수에 대한 소비자 요구를 정기적으로 평가하기 위한 외부 정책 조항 및 메커니즘을 지원함으로써 달성할 수 있다. 연구 결과를 종합해 보면, 개인 정보 보호 원칙과 표준이 개발 중임에도 불구하고 규정 준수율이 낮고, 규정 준수를 지원하는 메커니즘이 불충분한 것으로 나타났다.

개인 정보 보호의 발전을 가로막는 장벽은 무엇인가?

당뇨병 디지털 기술 및 원격의료 시스템의 개인 정보 보호를 가로막는 장벽에는 개인 정보 보호의 중요성에 대한 다양한 가치와 우선순위, 개인 정보 침해 위험에 대한 인식의 차이 등이 있다. 생물의학적 혁신과 상품화된 정보에 대한 높은 평가는 개인 정보 침해에 대한 우려를 상쇄할 수 있다. 개인 정보 보호의 본질과 중요성에 대한 명확한 합의가 이루어지지 않으면 개인 정보 보호를 위한 조화로운 정책과 기술적 솔루션이 실현되기 어렵다. GDPR과 HIPAA 보호 간의 불일치가 그 예이다. 정책 개발 속도와 기술 개발 속도의 불일치도 개인 정보 보호를 저해하는 요인이다. 기술 개발은 빠르게 진행되는 반면 정책 개발은 더디게 진행된다. 이는 정책 보호가 항상 기술보다 "한 발 뒤처져" 있을 수 있음을 시사한다.

개인 정보 보호의 발전을 가로막는 또 다른 장애물은 어떤 규칙이 적용되고 어떤 그룹이나 에이전트가 규정 준수를 시행할 책임이 있는지에 대한 명확성이 부족한 기술 및 의료 시스템이다. 어떤 정보가 누구와 공유되는지 명확하게 파악할 수 없으므로 책임 소재의 불명확성이 더욱 증폭된다. 개인 정보 보호 정책 자체는 대부분의 당뇨병 환자가 이해하기 어려운 언어와 조항으로 되어 있어 복잡하다.[21, 22] 소비자는 개인 정보 침해 위험과 관행에 대한 명확한 이해가 부족할 뿐만 아니라 우려를 표명할 수 있는 집단적 기관의 수준도 낮다. 미국의 일부 정부 지도자들과 옹호 단체들은 소비자 행동주의와 발언권을 높이기 위해 노력하고 있다.

개인 정보 보호를 강화하려면 무엇이 필요한가?

당뇨병 디지털헬스 및 원격의료 서비스의 개인 정보 보호를 개선하려면 개인 정보 보호 정책과 관행이 지속적으로 발전해야 한다. 사용자 친화적인 개인 정보 보호 정책에 대한 표준 및 모범 사례가 필요하며 정책에 면밀하게 반영되어야 한다. 건강보다는 웰빙을 목적으로 하는 기기에 대한 미국의 드 노보(De Novo) 분류에 따르면, 이 분류에 해당하는 기기는 FDA의 중요한 보호 조치를 피해 간다.[23] 보안 보호 원칙(〈표 6.1〉 참고)에 따라 FDA는 기기의 목적과 관계없이 민감한 개인 정보를 수집하는 모든 기기에 대해 동일한 정밀 조사를 시행해야 한다. 특정 범주의 정보 및 상황(예: 전염병 보고 및 공중 보건 비상사태)과 관련된 예외가 있을 수 있는 정보의 공유를 승인하기 위한 보편적인 "사전 동의(opt-in)" 기본값을 구현해야 한다. 인터넷 검색 활동 및 브라우저 기록을 보호하는 도구를 포함하여 더 광범위한 기본적 기술 보호 기능(예: 소비자가 적극적으로 공유를 "거부"하도록 요구하는 개인 정보 보호 설정)을 도입하면 개인 정보 보호에 도움이 된다. 메커니즘과 상관없이 보호되지 않는 개인 기기에 통합되는 건강 정보는 여러 계층의 보호가 필요하다. 예를 들어, Apple Health Records 앱은 검사 결과와 의료 기록을 iPhone의 앱에 통합하지만, 유일한 보호 수단은 앱의 개인 정보 보호 정책이다. 개인 차원에서 개인 정보 보호 정책 옹호 및 개발 노력에 더 많이 참여함으로써 개인 정보 보호에 있어 소비자의 참여도를 높일 수 있는 이니셔티브가 필요하다. 개인 정보 보호 관행, 위반 및 규정 준수에 대한 보편적인 모니터링은 모든 이해관계자에게 스며드는 책임감 있는 문화를 지원할 수 있다. 또한 개인 정보 보호가 엄격하게 시행되어도 의료 서비스 혜택이 손상되지 않는다는 것을 입증하려면 추가 연구가 필요하다.

결론 및 권고

당뇨병 디지털헬스 및 원격의료 시스템을 둘러싼 개인 정보 보호 환경은 복잡하고 변화무쌍하며 치료 환경과 장소, 지리적 위치, 기술 플랫폼 및 시스템에 따라 세분되어 있다. 소비자/환자, 정부/정책 입안자, 기술자, 임상의의 요구 사항과 우선순위를 모두 고려한 개인 정보 보호를 발전시키려면 4자 간 균형이 필요하다. 이러한 균형을 추구할 때는 당뇨병 환자를 위험으로부터 보호하고 그들의 웰빙을 도모하는 데 우선순위를 두어야 한다. 지속적인 조치와 관심을 위한 권고 사항은 다음과 같다.

1. 이해관계자 그룹(당뇨병 환자, 임상의, 기술자/업계, 정부/규제 기관)에 맞춘 개인 정보 보호 관행 및 위험에 대한 교육과 홍보에 전 세계의 관심을 집중시킨다.
2. 모든 이해관계자가 접근할 수 있는 당뇨병 디지털의료 기술 및 원격의료 시스템에 적용되는 개인 정보 보호 정책, 규정 및 표준의 최신 라이브러리(중앙 집중식, 접근성과 가독성이 있고, 사용자 친화적이며, 업데이트가 가능한)를 개발한다.
3. 개인 정보 보호를 강화하는 표준 및 시스템의 우선권을 목표로 지역 및 국가 간 경계를 넘어서 개인 정보 보호 정책을 조화시키려는 노력을 지속한다.
4. 기술 플랫폼 전반에 걸쳐서 개인 정보 보호 정책 및 표준의 준수 여부와 개인 정보 침해로 인한 소비자 피해를 평가하기 위한 모니터링 시스템을 개발한다.

참고 문헌

1 United Nations Conference on Trade and Development. Data Protection and Privacy Legislation Worldwide; 2020. Retrieved June 11, 2021, from https://unctad.org/page/dataprotection-and-privacy-legislation-worldwide.

2 CIGI-Ipsos Global Survey on Internet Security and Trust. Centre for international governance innovation. 2019. https://www.cigionline.org/cigi-ipsos-global-survey-internet-security-andtrust/.

3 Pew Research Center. Americans and privacy: concerned, confused and feeling lack of control over their personal information. Pew Research Center; 2019. https://www.pewresearch.org/internet/2019/11/15/americans-and-privacy-concerned-confused-and-feeling-lack-of-controlover-their-personal-information/.

4 Kompala T, Neinstein AB. Telehealth in type 1 diabetes. Curr Opin Endocrinol Diabetes Obes 2021;28(1):21-9. https://doi.org/10.1097/MED.0000000000000600.

5 McGraw D, Mandl KD. Privacy protections to encourage use of health-relevant digital data in a learning health system. Npj Digital Med 2021;4(1):1-11. https://doi.org/10.1038/s41746-020-00362-8.

6 https://www.oecd.org/sti/ieconomy/oecd_privacy_framework.pdf.

7 Federal Trade Commission. What we do. Federal Trade Commission; June 7, 2013. https://www.ftc.gov/about-ftc/what-we-do.

8 Fair L. Health app broke its privacy promises by disclosing intimate details about users. Federal Trade Commission; January 13, 2021. https://www.ftc.gov/news-events/blogs/business-blog/2021/01/health-app-broke-its-privacy-promises-disclosing-intimate.

9 US Department of Health and Human Services. HIPAA and health apps. HHS.Gov; November 23, 2015. https://www.hhs.gov/hipaa/for-professionals/special-topics/healthapps/index.html.

10 Theodos K, Sittig S. Health information privacy laws in the digital age: HIPAA doesn't apply. Perspect Health Inf Manag 2020;18:1l. Winter.

11 Infosecurity Group. Privacy: the new global trade war. Infosecurity Magazine; 2019.

Retrieved June 12, 2021, from https://www.infosecurity-magazine.com:443/infosec/privacythe-new-global-trade-war/.

12 Britton KE, Britton-Colonnese JD. Privacy and security issues surrounding the protection of data generated by continuous glucose monitors. J Diabetes Sci Technol 2017;11(2):216-9. https://doi.org/10.1177/1932296816681585.

13 Gallup. Views of big tech worsen; public wants more regulation. February 18, 2021. https://news.gallup.com/poll/329666/views-big-tech-worsen-public-wants-regulation.aspx.

14 Auxier, B. How Americans see US tech companies as government scrutiny increases; 2020. Pew Research Center. Retrieved May 28, 2021, from https://www.pewresearch.org/fact-tank/2020/10/27/how-americans-see-u-s-tech-companies-as-government-scrutiny-increases/.

15 Huang Z, Lum E, Car J. Medication management apps for diabetes: systematic assessment of the transparency and reliability of health information dissemination. JMIR MHealth UHealth 2020;8(2):e15364. https://doi.org/10.2196/15364.

16 Li H, Wu J, Gao Y, Shi Y. Examining individuals' adoption of healthcare wearable devices: an empirical study from privacy calculus perspective. Int J Med Inf 2016;88:8-17. https://doi.org/10.1016/j.ijmedinf.2015.12.010.

17 Pew Research Center. Half of Americans have decided not to use a product or service because of privacy concerns. Pew Research Center; 2020, April 14. https://www.pewresearch.org/fact-tank/2020/04/14/half-of-americans-have-decided-not-to-use-aproduct-or-service-because-of-privacy-concerns/.

18 Pew Research Center. How Americans see US tech companies as government scrutiny increases. 2020, October 27. https://www.pewresearch.org/fact-tank/2020/10/27/howamericans-see-u-s-tech-companies-as-government-scrutiny-increases/.

19 Weitzman ER, Kelemen S, Kaci L, Mandl KD. Willingness to share personal health record data for care improvement and public health: a survey of experienced personal health record users. BMC Med Inf Decis Making 2012;12(1):39. https://doi.org/10.1186/1472-6947-12-39.

20 Blenner SR, Ko¨llmer M, Rouse AJ, Daneshvar N, Williams C, Andrews LB. Privacy policies of android diabetes apps and sharing of health information. JAMA 2016;315(10):1051-2. https://doi.org/10.1001/jama.2015.19426.

21 Weitzman ER, Cole E, Kaci L, Mandl KD. Social but safe? Quality and safety of diabetesrelated online social networks. J Am Med Inf Assoc JAMIA 2011;18(3):292-7. https://doi.org/10.1136/jamia.2010.009712.

22 Zhang M, Chow A, Smith H. COVID-19 contact-tracing apps: analysis of the readability of privacy policies. J Med Internet Res 2020;22(12):e21572. https://doi.org/10.2196/21572.

23 US Food and Drug Administration. Evaluation of Automatic Class III Designation (De Novo) Summaries; 2019. FDA. Retrieved June 19, 2021, from https://www.fda.gov/aboutfda/cdrh-transparency/evaluation-automatic-class-iii-designation-de-novo-summaries.

Chapter

원격의료 및 디지털헬스의 개인 정보 보호 규정

랜디 세이겔(Randi Seigel), **스콧 T. 래쉬웨이**(Scott T. Lashway),
매슈 M.K. 스타인(Matthew M.K. Stein), **C.J. 런델**(C.J. Rundell)

일반적으로 당뇨병 디지털헬스 및 원격의료는 1996년에 제정된 '건강보험 양도 및 책임에 관한 법률(Health Insurance Portability and Accountability Act, HIPAA)'과 각 주(state)의 개인 정보 보호 및 보안법, 그리고 해당 시행 규정(있는 경우)의 규제를 받는다. HIPAA는 2013년 이후 거의 바뀌지 않았기 때문에 새로운 디지털헬스 및 원격의료 플랫폼과 기술, 프로그램의 규제에 있어 이러한 신기술의 도입을 고려하지 못해 다소 구시대적인 측면이 있다. 일부 주에서는 소비자를 보호하고 개인에게 데이터에 대한 주권을 부여하기 위해 보다 제한적인 개인 정보 보호 및 보안법으로 HIPAA의 공백을 메우려 하고 있다. 이러한 법률은 디지털헬스 및 원격의료에 상당한 영향을 미치며, 주마다 차이가 있고 새로운 법률이 계속 제정되고 있어 규정 준수에 상당한 위험을 초래하므로 세심한 추적이 필요하다. 그러나 HIPAA로 보호되지 않는 건강 관련 데이터를 생성, 기록, 전송하는 새로운 기술이 빠르게 채택되고, 이러한 데이터를 수집하고 사용하는 기업이 증가하고 있으므로 개혁이 절실히 필요하다. 개인 정보 보호법 개혁에는 다양한 장벽이 존재하며, 기술 발전의 속도는 현재와 가까운 미래의 기술을 다루는 데이터 개인 정보 보호법 개혁의 필요성을 증폭시키고 있다. 이해관계자 간의 정치적 마찰과 상충하는 이해관계가 가장 큰 장벽으로 작용한다.

요약

- 디지털헬스 및 원격의료의 개인 정보 보호 및 보안을 규율하는 주요 연방법은 1996년에 제정된 '건강보험 양도 및 책임에 관한 법률'이지만, 연방거래위원회법(Federal Trade Commission Act) 등 일부 다른 연방법에도 데이터 개인 정보 보호 및 보안과 관련된 조항이 포함되어 있다.
- 각 주에는 디지털헬스 및 원격의료에 적용되는 다양한 개인 정보 보호 및 보안법이 있으며, '캘리포니아 소비자 개인 정보 보호법(California Consumer Privacy Act)' 등 소비자와 데이터 주권을 보호하기 위해 더욱 제한적인 개인 정보 보호법을 제정하고 있다.
- 의료 업계의 기술 발전과 채택 속도가 빠르고, 현행 연방법과 대부분의 주법은 이를 고려하지 않고 있기에 개인 정보 보호 및 보안법 개혁이 필요하다. 하지만 특히 연방 차원에서 개혁을 더디게 하는 많은 장벽이 존재한다. 따라서 개인 정보 보호 및 보안법 개혁은 단기적으로는 대부분 주 차원에서 이루어질 가능성이 높으며, 연방 차원의 개혁이 이루어지지 않을 경우 이해관계자들이 민간 인증 기관을 구성하여 디지털헬스 분야를 자체적으로 규제할 수 있다.

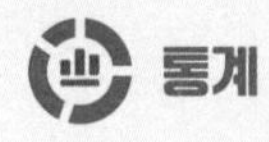

통계

- 2025년까지 건강 정보 산업의 성장률은 36%로 예상되며, 다른 어떤 산업보다 빠른 성장세를 보이고 있다.[1]
- 2형당뇨병 환자의 원격의료 사용은 2019년 대비 2020년에 거의 100배 증가했다.[2]
- 2017년에는 전 세계적으로 610만 명이 당뇨병 애플리케이션을 사용했으며, 2022년까지 그 사용자 수가 2,350만 명으로 늘어나리라고 예상된다.[3]

* **키워드**: 생체측정, 캘리포니아 소비자 개인 정보 보호법, 적용 대상 기관, 전자 보호 대상 건강 정보, 연방거래위원회법, 건강보험 양도 및 책임에 관한 법률, 개인 정보 보호, 보호 대상 건강 정보, 원격 환자 모니터링, 보안.

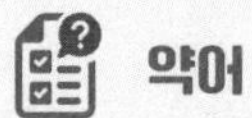

- **BA** 비즈니스 파트너(business associate)
- **CCPA** 캘리포니아 소비자 개인 정보 보호법(California Consumer Privacy Act)
- **CE** 적용 대상 기관(covered entity)
- **ePHI** 전자 보호 대상 건강 정보(electronic Protected Health Information)
- **FTC** 연방거래위원회(Federal Trade Commission)
- **HIPAA** 건강보험 양도 및 책임에 관한 법률(Health Insurance Portability and Accountability Act)
- **PHI** 보호 대상 건강 정보(Protected Health Information)

서론

일반적으로 당뇨병 디지털헬스 및 원격의료는 다른 디지털헬스 및 원격의료 기술과 동일한 개인 정보 보호 및 보안법을 적용받는다. 개인 정보 보호 및 보안을 규제하는 주요 법률은 1996년에 제정된 '건강보험 양도 및 책임에 관한 법률(HIPAA)'[4] 및 그 시행 규정과 연방거래위원회법 같은 기타 연방법(federal law), 그리고 각 주(state)의 관련 규정이다.

디지털헬스 및 원격의료의 발전 속도는 개인 정보 보호법의 발전 속도를 앞질렀다. HIPAA는 2013년 이후 거의 바뀌지 않았기 때문에 신기술의 도입을 고려하지 못하고 있어, 의료 서비스 제공자와 기업이 이 법규에 맞춰 디지털헬스 플랫폼과 프로그램을 적용하기가 어려웠다. 그러나 최근 몇 년간 일부 주에서는 정부 차원에서 포괄적인 개인 정보 보호 및 보안법을 제정했다.

개인 정보 보호법 개혁에는 다양한 장벽이 존재하며, 기술 발전의 속도는 현재와 가까운 미래의 기술을 다루는 데이터 개인 정보 보호법 개혁의 필요성을 증폭시키고 있다. 이해관계자 간의 정치적 마찰과 상충하는 이해관계가 가장 큰 장벽으로 작용한다. 그러나 HIPAA로 보호되지 않는 건강 관련 데이터를 생성, 기록, 전송하는 새로운 기술이 빠르게 채택되고, 이러한 데이터를 수집하고 사용하는 기업이 증가하고 있으므로 개혁이 절실히 필요하다. 단기간 내에 연방 차원의 전면적인 개인 정보 보호법 개혁이 이뤄지리라 기대하지는 않지만, 각 주에서는 계속해서 더욱 제한적인 개인 정보 보호법을 채택하리라고 예상된다.

연방 및 주 차원의 개인 정보 보호법 현황은 어떠한가?

연방 차원의 개인 정보 보호법

HIPAA는 환자의 의료 데이터와 기록을 보호하는 주요 연방법이다. HIPAA는 'HIPAA 개인 정보 보호 규칙(HIPAA Privacy Rule)'과 'HIPAA 보안 규칙(HIPAA Security Rule)'으로 구성된다. HIPAA는 적용 대상 기관(CE)과 비즈니스 파트너(BA)에 적용된다. CE에는 의료 서비스 제공자, 건강보험사 및 의료 정보 센터가 포함되며, BA는 CE를 대신하여 '보호 대상 건강 정보(PHI)'를 수신, 유지 또는 공개하는 CE의 계약업체이다.

HIPAA는 PHI에만 적용된다.[5] HIPAA에 따라 PHI는 (1) 개인의 건강 상태, 의료 서비스 제공 또는 보험금 지급과 관련하여 의료 서비스 제공자, 건강보험사 또는 의료 정보 센터에서 생성하거나 수신한 정보, (2) 신원 정보나 개인을 식별하는 데 사용될 수 있는 정보를 의미한다.[6] 예를 들어 PHI에는 환자 이름, 주소, 전화번호, 개인과 관련된 날짜(예: 생년월일, 치료 날짜 등), IP 주소, 당뇨병 진단 및 건강보험 수혜자 번호 등이 포함된다.

소비자가 CE가 아닌 의료 기기 또는 기타 업체에 제공한 정보는 PHI에 포함되지 않는다. 특히 대다수의 소비자용 디지털헬스 애플리케이션에는 HIPAA가 직접적으로 적용되지 않는다. 또한 PHI에는 HIPAA에 의해 보호되지 않는 비식별 데이터도 포함되지 않는다.[7] 제한된 데이터 세트(limited dataset)는 비식별 데이터와 유사하며 특정 직접 식별자(specific direct identifiers)를 제거하여 생성되지만, 그럼에도 PHI로 간주된다. 경우에 따라 의사는 혈당측정기로 수집된 정보로부터 생성된 데이터와 같은 비

의료 서비스 및 혜택에 관한
환자 수준 정보
(예: 진단, 의료 절차, 보험금 청구)

앱 및 웹 사이트에서 수집된
개인 건강 관련 정보

HIPPA로 보호됨

HIPPA로 보호되지 않음

의료 시스템 및 비즈니스 파트너가
보유하고 관리하는 데이터

의료비 청구 및
보험금 청구 데이터

전자건강기록

· HIPPA는 "적용 대상 기관"을 의료 시스템(의료 서비스 제공자, 건강보험사, 의료 정보 센터) 그리고 공식적으로 지정 및 계약된 그들의 비즈니스 파트너로 제한한다.

· HIPPA에 의해 정의된 PHI는 일반적으로 치료, 보험금 지급 및 의료 서비스 운영 또는 기타 공익 목적을 위해 승인 없이 사용될 수 있다.

· 환자의 승인을 받아야 하는 기타 사용 및 공개 정보.

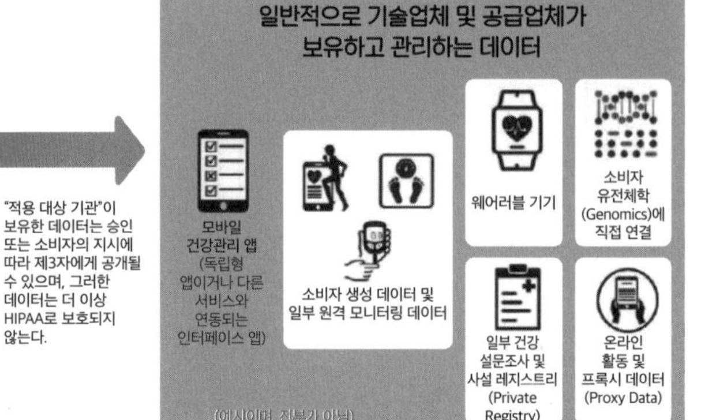

· 데이터 개인 정보 보호는 일반적으로 기술업체의 이용 약관에 따른다.

· "상거래에서 행해지거나 상거래에 영향을 미치는 불공정하고 기만적인 행위 또는 관행을 금지"하는 연방거래위원회법 제5조가 적용되는 대상.

그림 7.1 식별 가능하고 개별적으로 귀속 가능한 건강 데이터의 유형

이 그림은 성인 소비자/환자의 데이터를 대상으로 한다. 위의 설명에는 일부 고용 기록에 포함된 식별 가능한 건강 정보, 건강 정보가 포함된 교육 기록('가족 교육권 및 개인 정보 보호법' 적용 대상), 다른 사람이 이용할 수 없는 환자의 개인 건강 기록은 제외되었다. 이 예시에서는 비식별 데이터의 2차 사용은 고려하지 않았다. 일부 애플리케이션 및 기술(예: 원격 모니터링 기술 등) 공급업체는 서비스 및 주요 고객에 따라 HIPAA 적용 대상 기관의 비즈니스 파트너가 되고자 할 수 있다.[8]

식별 환자 데이터 및 제한된 데이터 세트를 사용할 수 있다. <그림 7.1>은 HIPAA로 보호되는 소비자 건강 관련 데이터와 보호되지 않는 데이터를 비교한 것이다.

'HIPAA 개인 정보 보호 규칙'에 따라 일반적으로 CE는 환자의 서면 승인에 따라 사용 또는 공개가 허용되거나[9] 치료, 결제 또는 의료 서비스 운영 등의 목적을 포함하는 일반적인 예외 사항 중 하나에 해당하는 경우를 제외하고는 PHI를 사용하거나 공개할 수 없다. CE는 이러한 목적을 위해 BA와 PHI를 공유할 수 있다. BA는 해당 비즈니스 제휴 계약에서 허용하는 경우와 'HIPAA 개인 정보 보호 규칙'에 따라서만 PHI를 사용하고 공개할 수 있다.[10] 일반적으로 사용 및 공개 규칙은 기관 제공자 또는 기타 제공자 단체에서 근무하는 의사가 가장 잘 알고 있어야 하는 요건이다.

'HIPAA 보안 규칙'에는 기관 제공자 또는 제공자 단체에서 근무하는 의사가 교육을 받아야 하지만 대부분의 경우 기술적인 세부 사항까지 배울 필요는 없는 기술 및 관리 표준이 포함되어 있다. 'HIPAA 보안 규칙'은 의사가 숙지해야 할 원격의료에 관한 다음과 같은 구체적인 지침을 제공한다.

- 승인된 사용자만 전자 PHI(ePHI)에 접근할 수 있어야 한다.
- ePHI의 무결성을 보호하려면 보안 통신 시스템을 구현해야 한다.
- 우발적이거나 악의적인 위반을 방지하려면 ePHI가 포함된 통신을 모니터링하는 시스템을 구현해야 한다.

'HIPAA 개인 정보 보호 규칙' 또한 HIPAA 위반 사항을 PHI의 대상인 개인과 보건복지부 장관에게 공개하도록 규정하고 있다. HIPAA 위반 행위는 일부 선의의 예외를 제외하고 'HIPAA 개인 정보 보호 규칙'에서 허용되지 않는 방식으로 PHI를 획득, 접근, 사용 또는 공개하여 PHI의 보안 또는 개인 정보를 손상하는 행위이다. HIPAA 위반은 다양한 방식으로 발생할 수 있지만, 몇 가지 일반적인 위반 유형으로는 피싱 공격, 암호화되지 않은 PHI가 포함된 휴대용 전자 기기의 분실 또는 도난, 의료 기록을 해당 환자가 아닌 다른 엉뚱한 환자에게 제공하는 일 등이 있다. HIPAA를 위반한 CE와 BA는 민사 및 형사 처벌을 받을 수 있다.[11]

HIPAA가 적용되지 않는 데이터에는 "상거래에서 행해지거나 상거래에 영향을 미치는 불공정하고 기만적인 행위 또는 관행을 금지"하는 연방거래위원회법 제5조가 적용될 수 있다.[12] 환자에게 진료 후기를 요청하고 그 후기를 환자에게 알리지 않고 온라인에 공개적으로 게시한 기술 회사에 대한 소송을 포함하여, 최근 몇 년간 연방거래위원회법에 근거한 몇 가지 소송은 의료 데이터에 초점을 맞춘 소송이었다.[13] 연방거래위원회법은 개인 정보가 공개될 수 있는 상황을 명시하고 있지 않으며, 소비자에게 자신의 데이터에 대한 광범위한 권리를 부여하지도 않는다.

주 차원의 개인 정보 보호법

디지털헬스 및 원격의료에 영향을 미치는 주 차원의 개인 정보 보호법은 지난 십수 년 동안 주 의회와 규제 당국에서 디지털 기업이 보호 대상 데이터를 수집하는 방법, 해당 데이터로 수행하는 작업, 데이터를 보호할 수 있는지를 재검토하면서 크게 발전했다. 일리노이주와 텍사스주는 10여 년 전에 기업이 생체측정 식별자를 수집 및 사용하는 방법과 필요한 공개 및 동의 유형을 규정하는 개인 정보 보호법을 제정했다.[14] 일리노이주의 법에 따라 주민들은 동의 없이 자신의 생체측정 데이터(얼굴 스캔, 지문 등)를 수집하는 기업을 고소할 수 있으며, 텍사스주의 법 집행권은 법무부 장관에게 위임되어 있다.

일리노이주 및 텍사스주의 법률 모두 개인의 생체측정 식별자를 수집하기 전에 해당 개인의 동의를 확보하고 식별자 보유에 대한 만료 기간을 설정할 의무를 부과한다. 두 법률 모두 HIPAA 또는 기타 연방법이 적용되는 PHI를 명시적으로 면제하지 않는다(단, 일리노이주의 법에서는 "의료 환경에서 환자로부터 수집한 정보" 또는 "HIPAA에 따라 의료 치료, 보험금 지급 또는 의료 서비스 운영을 위해 수집, 사용 또는 저장된 정보"는 제외됨).

2016년 유럽연합이 '일반 개인 정보 보호 규정(GDPR)'을 제정하고, 사람들이 자신과 관련하여 수집된 모든 데이터를 확인하고 기록을 삭제할 수 있는 권한을 갖도록 유럽연합 개인 정보 보호법을 개정한 이후, 미국 내 여러 주에서는 이를 포괄적인 개인 정보 보호법의 모범 사례로 삼고 자체적인 버전의 초안을 작성하기 시작했다.

2018년 캘리포니아주는 '캘리포니아 소비자 개인 정보 보호법(CCPA)'을 제정하여 미국 최초로 포괄적인 개인 정보 보호법을 제정한 주가 되었다.[15] 2020년에 발효된 CCPA와 관련 규정에 따라 이 법의 적용을 받는 업체는 개인의 정보를 수집하기 전에 수집하는 정보의 범주와 정보의 사용 및 공개 방법을 개인에게 알려야 한다. 또한 개인이 수집된 자신의 정보를 확인하고, 업체에 자신의 정보 삭제를 요구하고, 자신의 정보 판매를 거부할 수 있는 권리를 제공해야 한다. 이 맥락에서 "판매"는 금전이나 기타 가치를 얻는 대가로 개인 정보를 제공하거나 이용할 수 있게 하는 것을 포함한다. 이 법은 매출이 2,500만 달러 미만인 업체나 비영리 단체 및 주 정부 운영 기관에는 적용되지 않는다.

의료 업계는 일리노이주 및 텍사스주의 생체측정법(biometric laws)과 달리 최종적으로 발효된 법에 따라 HIPAA나 캘리포니아주 법률과 유사한 법[의료 정보 기밀 유지법(Confidentiality of Medical Information Act)]이 적용되는 PHI 또는 해당 적용 대상 기관(CE)에서 특정 공개가 요구되기는 하지만 PHI의 유지와 동일한 방식으로 환자 정보를 유지하는 범위 내에서 HIPAA가 적용되는 CE를 제외한다. 'HIPAA 개인 정보 보호 규칙'의 비식별 면책 조항(safe harbor)을 사용하여 비식별 처리된 PHI에도 캘리포니아주 법이 적용되지 않는다.

캘리포니아주 법은 2020년 1월부터 발효되었지만, 2020년 캘리포니아 유권자들은 '캘리포니아 개인 정보 보호 권리법(California Privacy Rights Act, CPRA)'을 제정했다. 이 법은 2023년부터 캘리포니아주의 개인 정보 보호법 운영 방식을 크게 변화시킬 것이다. 예를 들어, 이 법을 통해 건강 정보 및 생체측정 식별자를 포함하는 민감한 정보의 특별 범주가 생성되고, 캘리포니아 주민들은 이에 대해 추가적인 권리를 갖게 된다. 개정된 법률에는 HIPAA에 따라 비식별된 PHI에 대한 예외 조항이 포함되어 있지 않으며, 이는 캘리포니아에서 운영 중인 의료 서비스 제공자에게 추가적인 준수 의무를 부과할 수 있다.

현재까지 포괄적인 개인 정보 보호법을 제정한 또 다른 주는 콜로라도와 버지니아뿐이다. 콜로라도주는 2021년 7월에 콜로라도 개인 정보 보호법(Colorado Privacy Act)을 제정하여 2023년 7월에 발효하였고,[16] 버지니아주는 2021년 3월에 소비자 데이터 보호법(Consumer Data Protection Act)을 제정하여 2023년 1월에 발효하였다.[17] 캘리포니아주 법과 마찬가지로 콜로라도주 법과 버지니아주 법도 공개 및 동의 요건을 부과하고, 특정 방식으로 정보를 사용하기 전에 평가를 요구한다. 또한 버지니아주 법은 HIPAA가 적용되는 PHI, 버지니아주 법이 적용되는 건강 정보 및 환자 식별 정보와 함께 CE 및 BA를 해당 범위에서 면제한다. 콜로라도주 법은 HIPAA 등이 적용되는 PHI에 대해 유사한 면제를 규정하고 있지만, 버지니아주 법과 동일한 HIPAA 규제 대상 기관에 대한 법인 수준의 면제는 없는 것으로 보인다.

건강 정보 취급 기준이 강화된 이러한 포괄적인 개인 정보 보호법은 HIPAA가 적용되지 않는 디지털헬스 서비스에도 분명 영향을 미칠 것이다. 의료 서비스 제공자와 디지털헬스 기업은 해당 법률에서 요구하는 규정 준수, 동의 및 공개 의무에 투자해야 한다.

연방 및 주 차원의 개인 정보 보호법 발전을 가로막는 장벽은 무엇인가?

연방 차원의 개인 정보 보호법

모바일 앱, 소셜 미디어 플랫폼, 건강 관련 웹 사이트 등 HIPAA 또는 기타 건강 개인 정보 보호법으로 규제되지 않는 민감한 건강 정보를 수집하는 기업이 많으며, 이러한 기업 중 상당수는 병원에서 보유하고 있는 환자의 건강 정보보다 더 많은 사용자에 대한 건강 정보를 보유하고 있다. 이러한 정보의 사용과 공개를 규제하는 프레임워크가 없다면 이러한 데이터는 데이터를 사용하는 기업과 데이터를 소유한 소비자에게 잠재적인 위험을 초래한다. 더 많은 건강 데이터는 공중 보건의 혁신과 개선을 촉진할 수 있지만, 이러한 데이터는 민감하며 잠재적으로 수치심을 유발하거나 차별의 근거가 될 수 있으므로 데이터 악용에 따른 피해가 생길 가능성도 매우 높다. 전 세계 의료 관련 사물 인터넷(IoT) 시장은 2025년까지 5,340억 달러 규모에 달할 것으로 보이고 연평균 약 20%의 성장률이 전망되기에[1] 이 문제는 점점 더 중요해지고 있다. 또한 2025년까지 건강 정보 산업의 성장률은 36%로 예상되며, 다른 어떤 산업보다 빠른 성장세를 보이고 있다.

새로운 연방 상호운용성 규칙이 시행되고 요구 사항이 발효되면 HIPAA 규제 환경 외부로의 PHI 이송이 가속화되리라 예상된다.[1] 이러한 규칙에 따라 앱은 보험 가입자의 기록 액세스 요청에 따라 PHI를 수신하게 되므로 해당 앱은 건강보험사의 BA가 아니게 되며, 앱에서 데이터를 수신한 후에는 더 이상 HIPAA의 적용을 받지 않게 된다.

연방 개인 정보 보호법의 발전을 가로막는 장벽에는 (1) 정치적 마찰, (2) 이해관계자 간의 이해 충돌, (3) 기술 발전 및 채택 속도 등이 있다. 의회 내 정당 간의 마찰은 새로운 또는 개정된 연방 개인 정보 보호법을 제정하는 데 지속적인 방해 요인으로 작용한다. 각 정당은 해당 법률의 적용 범위, 주법(state law)에 우선할지 여부, 사적 소송권의 부여 여부 등에 대해 의견을 달리한다.

또한 개인 정보 보호법의 영향을 받는 이해관계자들은 서로 이해관계가 상충한다. 소비자는 자신의 데이터에 편리하고 즉각적으로 접근하기를 원하지만, 이러한 접근성은 데이터 보호에 필요한 개인 정보 보호 관행을 복잡하게 만들고, 데이터가 노출될 수 있는 여러 취약점을 발생시킬 가능성을 고려하지 않는 경우가 많다. 데이터를 수집하는 기업은 데이터 사용에 대한 제한이 적기를 원한다. 이처럼 상충하는 이해관계로 인해 이해관계자 대부분을 만족시키는 법률 초안을 작성하기가 어려워진다.

또한 기술 발전과 채택 속도에 따라 입법자들은 현재와 미래의 기술, 데이터 사용 및 공유를 설명하고 적용하는 방식으로 새로운 연방 개인 정보 보호법 초안을 작성하는 방법을 고민해야 한다. 예를 들어, 의료진과 환자의 원격의료 사용은 기하급수적으로 늘고 있으며, 코로나19 팬데믹으로 인해 더욱 가속화되고 있다. 2020년 2형 당뇨병 환자의 원격의료 사용은 2019년 대비 거의 100배 증가했다.[18] 마찬가지로 모바일 애플리케이션이나 생체측정 기록 장치와 같은 디지털 솔루션의 사용도 기하급수적으로 늘고 있다. 2017년에는 전 세계적으로 610만 명이 당뇨병 애플리케이션을 사용했으며, 2022년까지 그 사용자 수가 2,350만 명으로 늘어나리라고 예상된다.[3] 따라서 소비자와 의료 서비스 제공자가 디지털헬스의 편리함을 선호한다는 것은 분명하며, 그러므로 연방 개인 정보 보호법이 당사자에게 불필요한 부담스러운 제약을 가함으로써 이러한 채택을 방해해서는 안 된다.

주 차원의 개인 정보 보호법

현재까지 포괄적인 주 차원의 개인 정보 보호법 통과에 있어 가장 큰 걸림돌은 개인이 법 위반에 대해 소송을 제기할 수 있도록 허용하느냐의 여부로 보인다. 이 문제는 2020년 1월 CCPA 발효일을 앞두고 캘리포니아주 의회에서 논쟁의 대상이 되었으며, 워싱턴주 의회에서는 최근 몇 년간 이 문제로 인해 워싱턴 개인 정보 보호법(Washington Privacy Act) 제정이 지연되었다. 요약하자면, 사적 소송권을 허용하는 개인 정보 보호법(예: 일리노이주 생체측정법)을 제정한 일부 주에서 볼 수 있듯이, (어떤 이유로든) 개인 정보 보호법을 제정하려는 주에서는 소비자/환자의 권리와 민사 소송의 문호 개방 사이에서 균형을 맞추는 데 어려움을 겪고 있다.

그러나 현시점에서 제정된 포괄적인 개인 정보 보호법에는 일반적인 과정 위반(course violation)에 대한 조항이 포함되어 있지 않다. (그러나 캘리포니아주 법은 데이터 침해에 대한 사적 소송을 허용하고 있다.) 각 주의 입법자들은 해당 주에 사적 소송권이 없음을 이 문제의 해결책으로 간주하고 포괄적인 주 차원의 개인 정보 보호법 통과를 허용할 수 있다.

한편 주 의회는 이제 네 가지 주 차원의 개인 정보 보호법 모델 중에서 선택할 수 있게 되었다. (1) 캘리포니아주 모델, (2) 유럽연합 모델, (3) 콜로라도주와 버지니아주에서 채택한 두 가지 모델의 혼합 모델, (4) 2021년 7월 통일법위원회(Uniform Law Commission)에서 채택한 유럽연합 모델과 유사한 모델 등이다. 이러한 다양한 모델 중 하나를 선택하거나 완전히 다른 접근 방식을 선택하려면 현지 이해관계자 간의 협상과 합의가 필요하다.

마지막으로, 또 다른 잠재적 장벽은 연방 정부가 궁극적으로 포괄적인 연방 차원의 개인 정보 보호법을 제정할 것이냐 하는 문제와 주 차원의 개인 정보 보호법을 어느 정도 우선할 것이냐 하는 문제이다. 연방법은 모든 주법을 우선할 수 있고, 주법은 연방법과 상충하는 범위 내에서만 우선할 수 있으며, 주법은 연방법보다 덜 제한적인 범위에서만 우선시할 수 있다.[19] 어떤 연방법이 등장할 수 있는지, 그 우선권의 범위는 어느 정도인지에 대한 이해는 각 주에서 자체적으로 포괄적인 개인 정보 보호법을 채택하는 데 영향을 미친다.

연방 및 주 차원의 개인 정보 보호법이 발전하는 데 필요한 기술, 프로세스, 교육 또는 정책은 무엇인가?

소비자들이 자신의 정보를 더 잘 보호할 수 있도록 HIPAA 또는 주법에 따라 보호되는 건강 정보와 보호되지 않는 데이터에 대해 더 잘 교육해야 한다. 데이터의 수집, 사용, 공유 방식이 웹 사이트 이용 약관에 묻혀서 소비자가 법률 문구를 읽어야 하는 상황이 생겨서는 안 된다. 대다수의 소비자는 자신의 개인 정보 보호가 대부분 자신이 거주하는 지역에 따라 결정된다는 사실을 알지 못한다.

개인 정보 보호 및 보안 프레임워크의 허점을 드러내지 않고, 다양한 관행과 관련된 이점과 위험에 대해 소비자를 포함한 대화를 나누지 않고서는 연방 또는 주 정부가 이러한 우려를 해결하면서도 데이터 공유 방법을 지나치게 제한하거나 경솔한 소송을 증가시켜 디지털헬스의 혁신을 저해하지 않는 개인 정보 보호 및 보안법을 개발하기가 어렵다.

연방 및 주 차원의 개인 정보 보호법의 미래는 어떻게 될 것인가?

이러한 법률의 적용 범위에 관한 이해관계자 간의 논쟁을 고려할 때, 단기간 내에 새로운 연방 개인 정보 보호 및 보안법이 채택되리라고 기대하지 않는다. 따라서 주 정부가 계속해서 개인 정보 보호법 채택에 앞장서고 더 많은 주에서 CCPA와 유사한 법률을 채택하리라 예상된다. 〈그림 7.2〉는 미국 각 주의 개인 정보 보호법 제정 현황을 보여 준다.

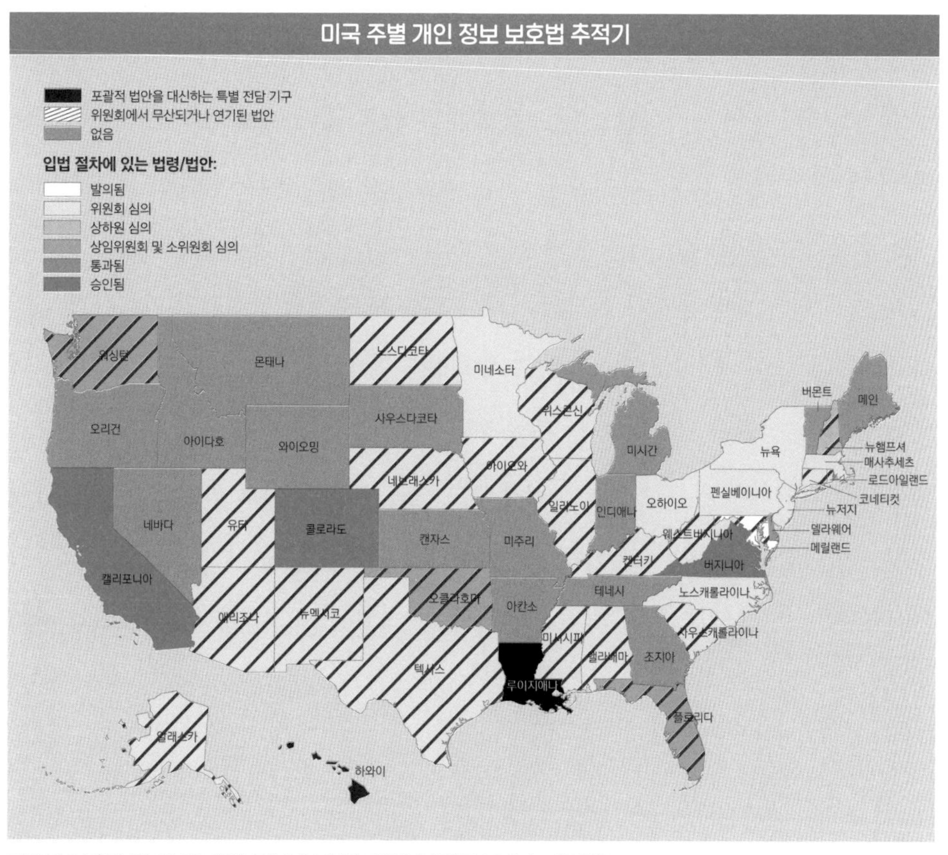

그림 7.2 미국 각 주의 개인 정보 보호법 제정 현황(2021년 기준)[20]

한편, 디지털헬스 기술업체가 스스로를 차별화하고 시장 점유율을 높이는 방법을 모색함에 따라 디지털헬스 업계에서 자율적으로 규제하는 움직임을 볼 수도 있다. 예를 들어, 제3자의 인가 및 인증(accreditation and certification)이 등장할 수 있으며, 여기에는 애플리케이션 또는 테스트 비용과 지속적인 규정 준수에 대한 증명 및 모니터링이 포함될 수 있다. 인가 및 인증 방식은 특정 기업이나 공급업체가 관련 업계에서 승인하고 업계에서 설정한 최소 기준 또는 기대치를 충족한다고 간주되는 방법론을 사용하여 심사 또는 테스트를 받았음을 소비자에게 알릴 수 있으며, 이를 통해 "승인 마크(seal of approval)"를 표시하고 홍보할 수 있다.

결론적으로, 디지털헬스의 발전 속도에 맞춰 현행 연방 및 주 차원 개인 정보 보호법의 대대적인 개혁이 필요하다. HIPAA는 대다수의 디지털헬스 기술을 규제하지 않으며, 많은 주에는 포괄적인 개인 정보 보호법이 없다. 현존하는 주 차원의 개인 정보 보호법은 다양하여 여러 주의 의료 서비스 제공자가 탐색하기 어렵다. 그러나 개인 정보 보호법의 개혁을 가로막는 많은 장벽이 있다. 그 결과, 새로운 기술을 채택할 때 데이터를 비공개로 유지하고 보호해야 할 책임이 의료 서비스 제공자, 기술 서비스 제공자, 환자에게 있다.

환자, 특히 당뇨병 환자의 신기술 채택 속도는 빠른 기술 발전뿐만 아니라 당뇨병 환자 자체가 늘어나리라고 예상되므로 계속해서 증가할 것이다. 2019년 기준 약 4억 6,300만 명의 성인이 당뇨병을 앓고 있으며, 2045년에는 7억 명으로 증가할 것으로 예측된다.[21] 따라서 의사가 진료에 사용하는 기술, 환자가 의료 서비스를 받는 과정에서 사용하는 기술, 그러한 기술의 데이터 보안 취약성을 더 잘 이해하려는 노력이 필요하다. 또한 의사는 향후 몇 년 동안 중요한 개인 정보 보호법 발전에 대한 최신 정보를 필수적으로 파악하고 있어야 한다.

참고 문헌

1 Manatt Health. A shared responsibility: protecting consumer health data privacy in an increasingly connected world. June 2020. Available at: http://www.manatt.com/Manatt/Media/Media/PDF/White%20Papers/Healthcare-Whitepaper-RWJF-Protecting-ConsumerHealth-Data-Privacy-in-an-Increasingly-Connected-World_e.pdf.

2MedScape. Pandemic upped telemedicine use 100-fold in type 2 diabetes. July 7, 2021. Available at: https://www.medscape.com/viewarticle/954324#:~:text~Pandemic%20Upped%20Telemedicine%20Use%20100%2DFold%20in%20Type%202%20Diabetes,-Mitchel%20L.&text=The%20COVID%2D19%20pandemic%20jump,adults%20during%202019%20and%202020.

3 Med-Tech News. Diabetes and the role of digital health. June 3, 2020. Available at: https://www.med-technews.com/medtech-insights/diabetes-and-the-role-of-digital-health/.

4 For purposes of this chapter, "HIPAA" includes its implementing regulations and the Health Information Technology for Economic and Clinical Health ("HITECH") Act and its implementing regulations.

5 45 C.F.R. § 164.500(a).

6 45 C.F.R. § 160.103. There are 18 identifiers.

7 De-identified data requires the application of an expert-validated methodology or the removal of at least the 18 unique identifiers. 45 C.F.R. § 164.502(d)(2). De-identified data can be at an individual level or an aggregate level. There are two ways to show that data is deidentified. First, under the "safe harbor" method, if an entity strips the 18 unique identifiers from a data set, the data is considered deidentified. 45 C.F.R. § 164.514(b)(2)(i). Alternatively, under the "expert identification" method, a "person with appropriate knowledge of and experience with generally accepted statistical and scientific principles and methods for rendering information not individually identifiable" must "determine that the risk is very small that the information could be used, alone or in combination with other reasonably available information, by an anticipated recipient to identify an individual who is a subject of the

information" and document such analysis. 45 C.F.R. § 164.514(b)(1).

8 Bernstein W, Belfort R, Dworkowitz A, Pfister H. Sharing behavioral health information amid the opioid crisis. Manatt Health and the eHealth Initiative and Foundation; June 2018.

9 A CE or BA generally can disclose PHI to anyone, regardless of whether the recipient is a HIPAA CE or BA, as long as the patient signs an authorization that meets particular requirements. In order to comply with HIPAA, an authorization must include, among other things, a description of the PHI that may be disclosed, the source(s) of the PHI, the recipient(s) of the PHI, and an expiration date or event. HIPAA rules are fairly flexible in terms of how these requirements must be implemented. For example, the specific name of the source(s) and recipient(s) of the PHI need not be included in the form; instead, a "class of persons" can be listed on the form. Similarly, while a form must include an expiration date or event, that date or event can occur well into the future. HIPAA also prohibits the use of "compound authorizations," that is, combining into one document an authorization form with another form that a patient is asked to sign, such as a consent to treatment.

10 Psychotherapy notes are treated differently than PHI under HIPAA and may not be used or disclosed without a patient's authorization. 45 C.F.R. § 164.508(2)(a)(2). "Psychotherapy notes" means notes recorded (in any medium) by a health care provider who is a mental health professional documenting or analyzing the contents of conversation during a private counseling session or a group, joint, or family counseling session and that are separated from the rest of the individual's medical record. Excluded from the definition of "psychotherapy notes" are medication prescription and monitoring, counseling session start and stop times, the modalities and frequencies of treatment furnished, results of clinical tests, and any summary of the following items: diagnosis, functional status, the treatment plan, symptoms, prognosis, and progress to date. 45 C.F.R. § 164.501. Notes that are entered into and kept in an electronic record system are not considered psychotherapy notes for HIPAA purposes.

11 HITECH § 13410(d); 45 C.F.R. 160.404, 401; 45 CFR Part 102, 85 Fed. Reg. 2869. January 17, 2020.

12 15 U.S.C. § 45(a).

13 Federal Trade Commission. FTC approves final order in practice fusion privacy case. August 16, 2016. Available at: https://www.ftc.gov/news-events/press-releases/2016/08/ftc-approves-final-order-practice-fusion-privacy-case.

14 740 Ill. Comp. Stat. 14/1 et seq.; Tex. Bus. & Com. Code § 503.001.

15 Cal. Civ. Code § 1798.100 et seq.

16 2021 Colo. Acts ch. 483 (inserting Colo. Rev. Stat. §§ 6-1-1301 through 6-1-1313).

17 2021 Va. Acts ch. 36 (inserting Va. Code §§ 59.1-571 through 581).

18 MedScape. Pandemic upped telemedicine use 100-fold in type 2 diabetes. July 7, 2021. Available at: https://www.medscape.com/viewarticle/954324#:~:text=Pandemic%20Upped%20Telemedicine%20Use%20100%2DFold%20in%20Type%202%20Diabetes,-Mitchel%20L.&text=The%20COVID%2D19%20pandemic%20jump,adults%20during%202019%20and%202020 ("During 2019, 0.3% of 1,357,029 adults with type 2 diabetes in a US claims database, OptumLabs Data Warehouse, had one or more telemedicine visits. During 2020, this jumped to 29% of a similar group of US adults once the pandemic kicked in, a nearly 100-fold increase, Sadiq Y. Patel, PhD, and coauthors write in a research letter published online July 6 in JAMA Internal Medicine.").

19 15 U.S.C. § 6807.

20 International Association of Privacy Professionals. US state privacy legislation tracker. September 16, 2021. Available at: https://iapp.org/resources/article/us-state-privacy-legislation-tracker/.

21 International Diabetes Federation. Diabetes facts and figures. Dec. 2, 2020. Available at: https://www.idf.org/aboutdiabetes/what-is-diabetes/facts-figures.html.

당뇨병 디지털헬스 스타트업을 시작할 때 고려해야 할 비즈니스 사항

데이비드 J. 킴(David J. Kim)

창업자들은 종종 개인적인 경험으로부터 스타트업 아이디어를 떠올린다. 디지털헬스 스타트업의 경우, 창업자는 스스로 의료적 필요성을 절감했거나 치료 또는 치료에 대한 접근성 부족을 느꼈을지 모른다. 젊은 창업자들은 연로한 가족을 돌보면서 종종 이러한 문제를 경험한다. 또 다른 영감의 원천은 업무 환경으로, 창업자는 자신의 혁신을 통해 업무를 더 잘 수행할 수 있다고 믿는다. 어떤 계기로든 창업자는 궁극적으로 자기 아이디어를 성공적인 사업으로 발전시켜야 한다. 창업자의 배경과 적절한 리소스에 대한 접근성에 따라 이 과정은 "공원 산책처럼" 쉬울 수도 있고, 창업자가 직면한 가장 어려운 문제가 될 수도 있다. 스타트업의 창업자와 초창기 직원은 이전에 수행해 본 적 없는 여러 역할을 맡아야 할 수도 있다. 기업은 거의 매일 인력 관리부터 제품 개발까지 관련된 비즈니스 문제를 해결해야 한다. 기업의 기반에는 훌륭한 아이디어가 필요하다. 궁극적으로 기업은 이 아이디어가 빛을 발할 수 있도록 실행해야 한다.

이 장에서는 당뇨병 분야에서 제품과 서비스를 제공하는 기업에 초점을 맞춰 기업 설립의 "기본 단계"라고 할 수 있는 내용을 공유하고자 한다. 당뇨병 관련 시장이 더욱 성숙한 시장으로 성장해 감에 따라 해결해야 할 문제, 솔루션의 참신성, 지적 재산의 강점(필요한 경우)을 더 엄격하게 평가해야 할 필요성이 커지고 있다.

요약

- 좋은 아이디어만으로 사업을 시작하기에는 충분하지 않다. 창업자나 창업팀은 상호 보완적인 기술과 도메인 전문 지식을 갖춘 팀을 보유해야 한다.
- 스타트업이 제공하는 기술이나 서비스는 "있으면 좋은 것"이 아니라 "꼭 필요한 것"이어야 한다. 고객이 기업의 제품에 대한 비용을 지불할 필요성은 전체 시장 규모에 직접적인 영향을 미치며, 무엇보다 수익의 지속 가능성과 성장 가능성에도 영향을 미친다.
- 창업자는 기업을 설립하고 성장시키려면 자본이 있어야 한다. 성공적인 결과를 얻기 위해서는 적절한 유형의 자본과 적절한 금액의 자본 조달이 필수적이다.

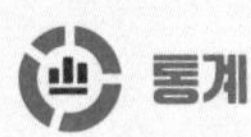

- 전 세계 2형당뇨병 시장은 2012년에 281억 달러 규모로 보고되었으며 2022년에는 677억 달러 규모로 성장하리라고 예상된다.
- 투자자들은 2011년부터 2020년까지 민간 당뇨병 기업에 25억 5천만 달러를 투자했다.
- 2020년 Teladoc은 당뇨병관리 사업으로 시작한 디지털헬스 만성질환 관리 기업인 Livongo를 185억 달러에 인수했다.

* **키워드**: 상업화, 디지털헬스, 초기 단계, 창업자, 시장 진출, 투자, 제품의 시장 적합성, 스타트업, 기술, 벤처 캐피털.

약어

- **CDC** 미국 질병통제예방센터(Centers for Disease Control and Prevention)
- **FDA** 미국 식품의약청(Food and Drug Administration)
- **TAM** 전체 시장 규모(total addressable market)

서론

창업자들은 종종 개인적인 경험으로부터 스타트업 아이디어를 떠올린다. 디지털 헬스 스타트업의 경우, 창업자는 스스로 의료적 필요성을 절감했거나 치료 또는 치료에 대한 접근성 부족을 느꼈을 수도 있다. 젊은 창업자들은 연로한 가족을 돌보면서 종종 이러한 문제를 경험한다. 또 다른 영감의 원천은 업무 환경으로, 창업자는 자신의 혁신을 통해 업무를 더 잘 수행할 수 있다고 믿는다. 어떤 계기로든 창업자는 궁극적으로 자기 아이디어를 성공적인 사업으로 발전시켜야 한다. 창업자의 배경과 적절한 리소스에 대한 접근성에 따라 이 과정은 "공원 산책처럼" 쉬울 수도 있고, 창업자가 직면한 가장 어려운 문제가 될 수도 있다. 스타트업의 창업자와 초창기 직원은 이전에 수행해 본 적 없는 여러 역할을 맡아야 할 수도 있다. 기업은 거의 매일 인력관리부터 제품 개발까지 관련된 비즈니스 문제를 해결해야 한다. 기업의 기반에는 훌륭한 아이디어가 필요하다. 궁극적으로 기업은 이 아이디어가 빛을 발할 수 있도록 실행해야 한다.

이 장에서는 신생 기업 개발과 관련된 "비즈니스" 문제를 살펴볼 것이다. 많은 책에서 이에 관한 일반적인 영역을 다루고 있으며, 필자는 신생 기업을 지원해 온 여러 투자자나 운영자의 의견을 반영하고자 한다. 그리고 당뇨병 분야에서 제품과 서비스를 제공하는 기업에 초점을 맞춰 기업 설립의 "기본 단계"라고 할 수 있는 내용을 공유하고자 한다. 당뇨병 관련 시장이 더욱 성숙한 시장으로 성장해 감에 따라 해결해야 할 문제, 솔루션의 참신성, 지적 재산의 강점(필요한 경우)을 더 엄격하게 평가해야 할 필요성이 커지고 있다. 이 글이 포괄적인 논의가 될 수는 없겠지만, 창업자의 시간과 비용을 절약할 수 있는 몇 가지 유용한 제안을 소개하고자 한다.

당뇨병 디지털헬스 기업의 현황은 어떠한가?

다른 임상 분야와 비교하여 특히 당뇨병 분야에는 창업자들의 관심이 집중되어 있으며 투자자들로부터 엄청난 자본을 유치하고 있다. Rock Health(디지털헬스 분야 스타트업을 지원하는 벤처 펀드 - 역자 주)에 따르면 2011년부터 2021년 3분기까지 투자자들은 당뇨병 관련 기업에 40억 달러 이상을 투자했다(〈그림 8.1〉 참고). 2019년의 약간의 정체기를 제외하고 이 분야에 대한 투자는 지난 10년간 해마다 꾸준히 증가했다.

디지털헬스 산업 내에서 당뇨병 분야는 가장 탄탄하고 성공적인 기업들을 보유하고 있다. 예를 들어, 2005년에 설립된 Welldoc은 10여 년 전에 최초로 미국 FDA의 승인을 받은 당뇨병관리용 디지털 애플리케이션을 출시한 기업이다.[2] 또 다른 견실한

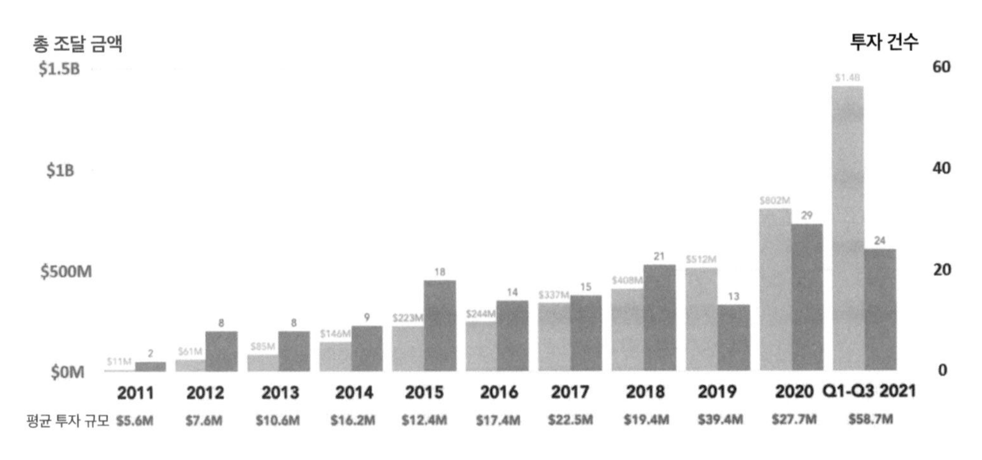

그림 8.1 **미국 당뇨병 디지털헬스 벤처 기업 자금 조달(2011년~2021년 3분기)**
이 그래프의 데이터는 당뇨병 관련 디지털헬스 제품 또는 솔루션을 제공하는 기업의 자금 조달을 나타낸다. 이들 기업은 다른 임상적 징후에 대한 추가 제품이나 솔루션을 제공할 수도 있다. 참고로, 200만 달러 이상의 미국 거래만 포함되며, 2021년 9월 30일까지의 데이터이다.[1]

기업인 Livongo는 당뇨병 분야에서 가장 성공한 디지털헬스 기업 중 하나일 뿐만 아니라 재정적 수익 측면에서도 가장 성공한 헬스케어 기술 기업으로 꼽힌다. Livongo는 2019년 기업 공개를 통해 35억 달러의 기업 가치를 인정받으며 상장되었다.[3] 이듬해 Teladoc은 Livongo를 185억 달러에 인수했다. 이러한 폭발적인 가치 평가 상승은 회원 수와 매출의 증가에 힘입은 바가 크다. 이러한 가치 상승이 새로운 기술을 탐구해야 할 필요성을 없애지는 않지만, 투자자들은 분명 이러한 기술과 솔루션 제공에 더 큰 비중을 두고 있다. 가치 창출의 관점에서 볼 때, 이러한 투자를 받는 기업들은 기술 및 솔루션의 채택률을 높여 강력한 매출 성장으로 이어지게 할 방법을 찾아낸 기업들이다.

성공적인 기업 개발과 성장을 가로막는 장벽은 무엇인가?

창업자는 매일 끝없는 문제에 직면하게 된다. 하지만 스타트업 기업은 설립 초기 단계에 시장 규모, 제품의 시장 적합성, 경쟁 환경, 팀 구성 등의 문제를 해결해야만 의미 있는 진전을 이룰 수 있다.

시장 규모

'시장 규모는 어느 정도인가' 하는 것은 필자가 투자자로서 투자 제안 프레젠테이션을 듣고 난 후 스스로에게 던지는 질문 중 하나이다. 종종 조부모님이 당뇨병으로 고생했던 경험 이야기로 프레젠테이션을 시작하는 창업자가 있다. 이 창업자는 그러한 경험을 바탕으로 조부모님을 돕기 위한 완벽한 솔루션을 개발하기까지의 여정을 이야기한다. 이 창업자가 세운 가정(assumption)에는 오류가 있을 수 있는데, 그의 조부모님이 겪은 문제를 모든 당뇨병 환자가 경험하게 될 문제라고 여긴 것이다. 궁극적으로 이 문제의 발생률을 어떻게 정의하느냐에 따라 해당 솔루션이 시장에 얼마나 매력적으로 다가갈 수 있을지에 큰 영향을 미칠 것이다. 다른 모든 조건이 같다고 가정할 때, 소수의 개인이 겪는 문제는 대다수의 환자를 괴롭히는 일반적인 문제보다 덜 매력적이다. 기업이 정의하고 잠재적 투자자와 자신 있게 공유해야 하는 필수 정보는 '전체 시장 규모(TAM)'이다.[4] TAM을 계산하는 방법에는 여러 가지가 있다. 창업자가 전달하고자 하는 중요한 메시지는 그가 추구하는 시장의 매력이다. 흔히 말하기를 TAM이 수십억 달러 규모가 아니라면 벤처 캐피털의 관심을 끌 수 없다고 한다.

다행히도 당뇨병 시장을 겨냥한 기술이나 서비스를 추구하는 사람들에게는 TAM이 큰 문제가 되지 않는다. 어떤 식으로든 당뇨병 시장은 규모가 큰 시장이다. 첫째, 미국에는 당뇨병 환자가 많다. 미국 질병통제예방센터(CDC)에 따르면 2018년 기준 미국 인구의 10.5%인 약 3,420만 명이 당뇨병을 앓고 있다.[5] 이 수치에 더해 그 해에 약 150만 명의 새로운 성인 당뇨병 환자가 발생했다. 미국당뇨병학회(American Diabetes Association, ADA)에서 발표한 연구에 따르면 미국인들은 2017년에 총 3,270억 달러의 의료 비용을 지출했으며, 이 중 2,370억 달러가 직접 의료비와 관련이 있다.[6] 창업자와 투자자 모두 당뇨병 시장을 매력적인 시장으로 인식한다.

엄청난 규모 외에도 여러 가지 긍정적 추세가 이 시장의 매력을 더한다. 당뇨병유병률(diabetes prevalence)은 계속해서 증가하고 있다. CDC에 따르면 미국 인구의 당뇨병유병률 추정치는 1999~2002년 9.5%에서 2013~2016년 12%로 증가했으며, 이는 당뇨병 시장이 향후 계속해서 성장할 것임을 시사한다(〈그림 8.2〉 참고).[7]

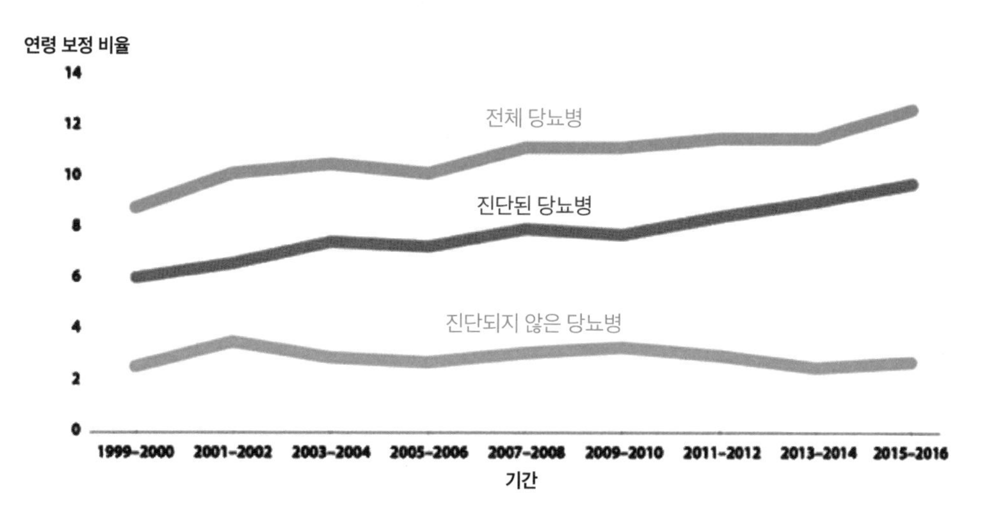

그림 8.2 2020년 <전국 당뇨병 통계 보고서(National Diabetes Statistics Report)>에 따른 1999~2016년 미국 인구의 당뇨병유병률[7]

1999년부터 2016년까지 미국의 18세 이상 성인 중 진단된 당뇨병, 진단되지 않은 당뇨병 및 전체 당뇨병의 연령 보정(age-adjusted) 유병률 추세를 보여 준다. 진단된 당뇨병은 자기 보고를 기준으로, 진단되지 않은 당뇨병은 당뇨병이 없다고 자기 보고한 사람들의 공복혈당 및 당화혈색소 수치를 기준으로 했다.

또한 당뇨병은 미국만의 문제가 아니라 전 세계적인 문제이기에 국제적으로 확대될 여지가 있다. 고일(Gohil)과 엔호퍼(Enhoffer)는 전 세계 2형당뇨병 치료제 시장이 2012년 281억 달러 규모에서 2022년 677억 달러 규모로 성장하리라 예측했다. 같은 기간 미국에서는 10년 전의 164억 달러에 비해 크게 증가한 388억 달러가 지출될 것으로 보인다.[8] 중국(2019년 기준 1억 1,600만 명)과 인도(7,700만 명)에는 당뇨병 환자가 미국보다 훨씬 더 많다.[9] 투자자의 관점에서 볼 때 당뇨병 시장은 확장 가능성이 매우 크기에 제품을 개발하기에 좋은 시장이다.

제품의 시장 적합성

TAM 크기가 매력적이라고 해도 다음 단계의 분석에서는 해당 제품 또는 서비스가 "있으면 좋은지 아니면 꼭 필요한지?"라는 질문을 고려해야 한다. 1형당뇨병 환자의 경우 인슐린이 없으면 생존 가능성이 적기에 인슐린은 "꼭 필요한 것"이다. 경증 및 중등도의 2형당뇨병 환자 대부분은 폐쇄 루프 인슐린펌프를 "있으면 좋은 것"으로 간주할 수 있다. 창업자가 대상층을 위해 기술이나 서비스를 개발할 때는 이 질문을 먼저 던져야 한다. 이에 대한 답은 TAM의 하위 집합인 목표 시장(target market)에 영향을 미친다. 투자자들은 처음에는 TAM에 관심을 두고 그다음에는 목표 시장에 집중하게 된다. 일반적으로 창업자는 자신이 세운 가정과 목표 시장을 설명하면서 해당 제품이나 서비스의 진정한 필요성을 강조한다.

경쟁 환경

창업자들은 투자자와 만나는 자리에서 경쟁 환경에 관한 토론을 의무적으로 해야 하는 부분으로 여기는 경우가 많다. 필자는 이 대화가 창업자들이 투자자에게 깊은 인상을 심어 주고 정보를 전할 기회라고 생각한다. 경쟁 환경을 명확하게 파악하고 있다는 사실은 창업자가 고객의 요구와 제품의 시장 적합성을 제대로 이해하고 있음을 나타낸다. 경쟁 환경에 대한 얕은 이해는 일반적으로 사업 계획이 취약하다는 신호이다. (다행히 몇 번에 불과하지만) 나는 창업자가 출시하려는 제품이나 서비스를 이미 확고하게 자리 잡은 대형 경쟁업체에서 판매하고 있다는 대화를 나눈 적이 있다. 창업자에게 이상적인 상황은 투자자와의 토론을 통해 목표 시장과 그 시장의 경쟁 환경에 대해 교육받는 게 아니라 정보를 교환하는 것이다. 가장 중요한 사실은 대화가 "이 혼잡한 시장에 또 다른 제품이 필요할까?"라는 방향으로 흘러감을 원치 않는다는 것이다.

일반적으로 의료 기기나 생명공학 분야에 비해 디지털헬스 분야 기업의 경우 강력한 특허 포트폴리오의 필요성이 덜하다. 그러나 디지털헬스 기업이 웨어러블이나 기타 하드웨어와 같은 일부 기술을 통합하는 경우, 이 분야의 경쟁 특허를 이해하면 창업자가 제품 개발 위험을 정의하는 데 도움이 될 수 있다. 늘 그렇듯 "차선책"이 있지만, 이 경우 더 뛰어난 기술을 가진 기업이 목표 시장에 추가로 진입할 수 있다는 우려가 제기된다.

팀과 고문

창업자 또는 창업팀은 스타트업의 아이디어를 싹트게 한다. 그러나 이 기반을 넘어서는 능력이 스타트업의 성공 또는 실패에 큰 영향을 미친다. 성공적인 창업자 또는 창업팀은 각 구성원이 무엇을 가져다줄 수 있는지 평가해야 한다. 창업자가 기업에 훌륭한 아이디어와 에너지를 제공하지만, 다른 뚜렷한 기여도가 없을 수도 있다. 창업 팀원이 프로젝트를 시작하는 데 필요한 상호 보완적인 기술과 도메인 지식을 보유할 수도 있다. 한 개인이 스타트업, 특히 성장 단계에서 요구되는 모든 활동을 수행할 수는 없다. 창업자나 팀은 다음 단계로 나아가기 위해 기업의 미래 요구 사항을 신속하게 파악해야 한다. 핵심 직원을 채용하고 유지하는 능력은 종종 최고 경영자(CEO)인 창업자에게 가장 중요한 능력이다. 스티브 잡스(Steve Jobs)와 같은 선구자이자 마케팅 천재에게는 Apple Ⅱ 컴퓨터를 만든 스티브 워즈니악(Steve Wozniak) 같은 사람이 필요하다. 중요하고 필요한 임상적 영역을 파악한 임상의에게는 솔루션을 개발할 수 있는 기술자가 필요하다. 창업팀에는 상호 보완적인 기술을 가진 개별 기여자가 있어야 한다.

창업자나 창업팀이 고문(조언자)의 도움 없이 성공적으로 기업을 세우는 경우는 드물다. 임상, 과학, 비즈니스 고문은 스타트업에 전문 지식과 귀중한 경험을 제공한다. 특히 이상적인 비즈니스 고문은 스타트업이 개발하려는 시장이나 제품을 개발하며 시행착오를 경험한 사람이다. 같은 분야에서 일한 경험이 있고 성공적인 결과를 얻은 운영자로부터 귀중한 통찰력을 얻는 게 가장 이상적이다. 창업팀이 스타트업 시작 과정에서 뒤따르는 어려운 고비를 헤쳐 나갈 수 있도록 좌절을 경험한 사람에게 자문하는 것도 도움이 된다. 초기 투자자나 이사회 멤버가 이러한 역할을 할 수도 있다. 그러나 이들에게는 다른 우선순위가 있을 수 있으며 기업의 요구에 전념할 수 있는 시간이 없을 수도 있다. 전문 고문의 도움을 받으면 규제 당국의 승인을 얻거나 목표 시장에서 첫 판매를 하는 데 필요한 시간을 단축할 수 있다. 이러한 이정표에 도달하는 시간이 짧아질수록 기업이 조달해야 하는 자본도 줄어든다.

당뇨병 디지털헬스 스타트업이 발전하는 데 필요한 기술, 프로세스, 교육 또는 정책은 무엇인가?

시장 진출 전략

기술 및 소비자 중심 기업에 익숙한 창업자는 시장 진출 전략을 정의해야 한다는 개념과 필요성을 너무나 잘 이해하고 있으므로 거의 당연하게 받아들인다. 의료 및 생명과학 분야 출신 창업자에게는 이러한 상업화 계획의 필요성이 생소한 개념으로 다가올 수 있다. 그러나 명확하고 실행할 수 있는 시장 진출 전략의 수립은 디지털헬스 기업의 궁극적인 성공 또는 실패에 영향을 미친다. 시장 진출 계획을 세우려면 창업자가 내부적으로 기술, 제품, 서비스를 면밀하게 검토해야 한다. 이 전략은 고객이 누구인지, 사용자가 누구인지, 기업이 당뇨병 시장에 제공하는 제품에 대한 비용을 어떻게 지불할지 등등 몇 가지 질문에 대한 답을 제시한다. 디지털헬스 분야에서 창업자는 단순히 전통적인 상업화 경로에만 의존할 수 없다. 과거 Johnson and Johnson에 속했던 LifeScan은 한때 성장세가 두드러지고 수익성이 매우 높은 사업부였다. LifeScan은 스트립과 측정기를 판매하는 방법을 잘 알고 있었기에 혈당측정기(BGM) 시장을 장악했다. LifeScan은 유통 채널에 접근할 수 있었고 공급업체와의 폭넓은 관계, 사용자의 브랜드 인지도, 대규모 고객에 대한 접근성을 갖추고 있었다. 하지만 2018년 10월 Johnson and Johnson은 이 사업부가 흔들리자 이를 사모펀드에 매각했다.[10] 2018년 초, Livongo라는 신생 디지털헬스 기업은 당뇨병 분야의 상용화를 지원하기 위해 1억 500만 달러의 자금 조달을 완료했다.[11] Livongo는 당뇨병관리를 개선하고자 디지털 앱과 라이브 코칭에 BGM을 패키지로 묶은 종합적인 당뇨병 솔루션을 제공했다. Livongo는 의료 서비스 제공자를 대상으로 서비스를 판매하는 데 집중하는 대신, 자체 보험에 가입한 대규모 고용주 및 보험사를 대상으로 삼았다. 이러한 기업 영업을 통해 Livongo는 빠른 속도로 매출을 올릴 수 있었고, 훗날 거액의 금액을 받고 다른 기업에 인수되었다.

시장 진출 전략을 실행할 때 대부분의 기업은 체험단과 함께 파일럿(pilot) 테스트를 시작할 가능성이 높다. 파일럿 테스트는 참고할 만한 고객을 확보하거나 아니면 시간 낭비로 이어질 수 있는 필요악이다. 파일럿 테스트를 시행한 후, 그러한 노력에 비해 수익이 거의 발생하지 않을 수도 있다. 그러나 고객이 파일럿 테스트 없이도 기꺼이 거래할 만큼 부러워할 만한 위치에 있는 기업이 아니라면, 기업가는 파일럿 테스트를 기술이나 서비스의 가치를 입증할 기회로 삼아야 한다. 이는 다음 파일럿 테스트(희망적으로는 유료 체험단), 첫 번째 유료 고객 또는 기관 투자자를 확보할 가능성을 높여 줄 수 있는 체험 고객을 확보할 기회이다. 또한 파일럿 테스트는 베타 제품을 통해 "문제점을 보완"할 수 있는 기회이기도 하다.

유통 채널, 가격 책정, 고객 확보 등 시장 진출 전략에서 다루어야 할 여러 가지 주제가 있다. 다행히도 교과서부터 컨설턴트까지 창업자가 참고할 수 있는 다양한 리소스가 있다. 디지털헬스 기업이 시장 진출 전략을 정의하고 실행하는 것은 향후 성공을 위한 핵심 요소이다. 상품화 프로세스와 유통 채널이 잘 정의되어 있는 생명공학 및 의료 기기 분야와 달리 디지털헬스 분야에서는 성공을 위한 정해진 각본이 없다. 어떤 전략이 대사질환 관리 앱에는 효과가 있지만 산모 관리 앱에는 완전히 부적절할 수 있으므로 우리는 여전히 배워 나가고 있다. 시장 진출 전략은 확고히 정해져 있지 않다. 창업자는 시장에서 초기 신호를 받기 때문에 시장 진출 전략은 역동적이어야 한다. 누군가는 이 전략을 "중심축(pivot)"으로 정의할 수도 있지만, 창업자는 시장 진출 전략을 조기에 실행하면서 발생하는 상황에 유연하게 반응하고 대응할 수 있어야 한다.

자금 조달 전략

자신의 꿈을 이루기 위한 창업자의 불같은 추진력도 중요하지만, 모든 스타트업의 생명줄은 기업 운영을 유지하기 위한 자본이다. 자금 확보는 기업 설립 초기에 창업자인 최고 경영자가 수행해야 하는 가장 중요한 업무이다. 많은 창업자가 기업을 설립하고 확장하는 과정에서 이 부분을 두려워한다. 하지만 자본이 없으면 아무것도 이룰 수 없다. 창업자는 최종 목표를 달성하는 데 필요한 자금의 규모와 유형을 파악해야 한다. 기업에서는 다양한 옵션을 사용할 수 있으며, 각 옵션에는 장단점이 있다. 우리가 흔히 말하는 것처럼 "공짜 점심은 없다." 그러나 창업자는 기업 설립과 성장에 있어 최적의 시기에 특정 유형의 자본을 조달함으로써 분명 이익을 얻을 수 있다.

기업을 설립하고 성장시키는 가장 쉬운 방법이지만 결국 가장 어려운 방법은 부트스트래핑(bootstrapping)이다. 《메리엄 웹스터(Merriam-Webster)》 사전에 따르면 '부트스트랩(bootstrap)'은 "거의 또는 전혀 도움을 받지 않고 주도적으로 노력하여 추진하거나 발전시키는 것"이라고 정의되어 있다. 투자 및 기업가의 세계에서 부트스트랩은 자기의 아이디어를 압도적으로 믿는다는 의미이다. 이는 창업자가 자신의 개인 저축을 쏟아부음으로써 벤처 사업에 온전히 시간을 투자하기보다 훨씬 더 많은 재정적 위험을 감수함을 의미한다. 안타깝게도 많은 창업자에게는 이것이 프로젝트를 시작하기 위한 최선이자 유일한 방법일 수 있다. 창업자는 외부 자금 조달을 유치하기 전에 회의적인 사람들에게 아이디어의 실행 가능성과 성공 가능성을 보여 줘야 한다. 어쩌면 창업자는 투자자를 찾기 전에 실행 가능한 회사를 만든 Microsoft의 빌 게이츠(Bill Gates)나 Dell 컴퓨터의 마이클 델(Michael Dell)과 같은 창업자 대열에 합류할 수도 있다.

초기 단계의 기업도 비희석화(non-dilutive) 자금을 활용할 수 있고 또 활용해야 한다. 분명한 이점은 창업자가 이 자금에 접근하기 위해 주식을 포기하거나 팔지 않아도 된다는 것이다. "부자 삼촌"에게 돈을 빌리거나 정부 보조금에 이르기까지 비희석화 자금의 목록은 매우 다양하다. 중소기업 혁신 연구 및 중소기업 기술 이전 프로그램은 헬스케어 분야의 기업들이 성장 초기에 자금을 확보하는 데 중요한 역할을 해왔다.[12] 비영리 단체나 기관에서도 업무용 연구를 지원하는 프로그램과 자금을 제공하여 제품 및 서비스의 검증을 지원한다. 이러한 비희석화 자금 출처는 초기 단계의 기업에 귀중한 자금을 제공할 뿐만 아니라 기업이 이러한 자금을 신청하고 받았다는 사실 자체가 기업과 해당 기술에 대한 신뢰를 구축하는 데 도움이 된다.

창업자가 자금 조달을 고려할 때 기업 개발 초기에는 일반적으로 엔젤 투자자(Angel investor)를 찾는다. 엔젤 투자자는 새로운 벤처 기업의 가능성을 본 성공한 기업가이거나 스타트업팀과 인맥이 있는 고액 자산가일 수도 있다. 이러한 투자자는 대개 창업자에게 더 우호적이고, 스타트업이 직면한 위험을 충분히 인식하지 못하는 경우가 많으며, 위험에 상응하는 경제적 조건을 요구하지 않아 기업에 분명한 이점이 된다. 이와 대조적으로, 기관 투자자는 그들의 투자자들에게 최적화된 금융 조건을 찾는다. 기관 투자자는 다른 개인이나 조직으로부터 조달한 자금을 투자하는 투자 전문가이다. 예를 들어, 전통적인 벤처 캐피털 회사는 기금, 대학, 기업 등의 유한 책임 파트너(limited partner)로부터 자금을 조달한다. 벤처 캐피털리스트는 서비스에 대한 대가로 관리 수수료를 받고 유한 책임 파트너에게 자본을 반환할 때 발생하는 이자를 받는다. 따라서 벤처 캐피털은 협상할 수 있는 최고의 금융 조건으로 (그들의 견해에서) 성공할 가능성이 가장 높은 기업에 투자한다. 또 다른 유형의 기관 투자자로는 전략적 벤처 캐피털리스트가 있으며, 이러한 개인은 일반적으로 Merck나 Abbott와 같은 회사의 직원이다. 전략적 벤처 캐피털리스트 또한 매력적인 금융 조건을 추구한다. 그러나 모회사에 부여되는 특정 권리와 같은 전략적 고려 사항에 대한 대가로 벤처팀이 더 매력적인 금융 조건을 제시하도록 유도할 수 있다.

당뇨병 디지털헬스 스타트업 창업의 미래는 어떻게 될 것인가?

자본에 대한 접근성은 창업의 핵심 요소 중 하나이다. 앞서 언급했듯이, 우호적인 투자 추세는 디지털헬스 분야의 새로운 창업을 계속해서 지원하고 있다. Rock Health에 따르면, 당뇨병 디지털헬스 기업은 2021년 첫 6개월 동안 9억 5,700만 달러를 투자받았다.[13] 또한, 신규 벤처 펀드의 마감(즉, 결성 완료)을 발표하는 투자 회사가 늘어남에 따라 많은 투자자가 새로운 기회에 투자할 수 있는 대량의 "드라이 파우더(dry powder, 투자 목적으로 모은 투자금 중 아직 투자를 집행하지 않은 자금 - 역자 주)"를 보유하고 있다. 투자 자금이 증가함에 따라 투자자들의 기업에 대한 실사도 더욱 강화되고 있다. 기업이 좋은 아이디어만으로 투자받는 경우는 드물다. 창업자는 투자자의 관심을 끌기 위해 적어도 성공적인 상업 기업처럼 보이는 기반을 구축해야 한다. 스타트업이 상업적인 견인력을 보여 줄 수 있다면 자본에 대한 접근성이 궁극적인 성공을 제한하는 요인이 되지는 않을 것이다.

결론

이 장은 창업자가 엄청난 성공을 거두기 위해 따라야 할 각본이 아니다. 다만 창업자가 될 만큼 용감하고 자신감 있는 이들에게 몇 가지 주요 고려 사항을 제시할 수 있기를 바랐다. 창업은 힘든 일이다. 끝없는 소모전이 될 수도 있다. 하지만 매우 만족스러운 일이기도 하다.

참고 문헌

1 https://rockhealth.com/advisory/membership/.

2 https://www.mobihealthnews.com/8539/fda-clears-welldoc-for-diabetes-management.

3 Livongo Health, Inc. Form S-1. https://www.sec.gov/Archives/edgar/data/1639225/000119312519185159/d731249ds1.htm.

4 Sleeper J, How to calculate your total addressable market and make a great TAM slide for investors. https://www.forentrepreneurs.com/calculating-tam/.

5 National Diabetes Statistics Report. Estimates of Diabetes and Its Burden in the United States, 2020. https://www.cdc.gov/diabetes/pdfs/data/statistics/national-diabetes-statisticsreport. pdf.

6 American Diabetes Association. Economic Costs of Diabetes in the U.S. in 2017. Diabetes Care 2018;41(5):917-28. https://doi.org/10.2337/dci18-0007.

7 https://www.cdc.gov/diabetes/pdfs/data/statistics/national-diabetes-statistics-report.pdf.

8 https://www.ncbi.nlm.nih.gov/pmc/articles/PMC4264675/#b2-ptj3912877.

9 Idf diabetes atlas. 9th ed. 2019. https://www.diabetesatlas.org/en/sections/demographic-andgeographic-outline.html.

10 Platinum equity completes $2.1 billion acquisition of LifeScan from Johnson & Johnson. Press Release; October 01, 2018. https://www.platinumequity.com/news/news-articles/ 2018/platinum-equity-completes-2-1-billion-acquisition.

11 Dietsche E, Livongo rakes in $105M, introduces partnership with Cambia Health Solutions. https://medcitynews.com/2018/04/livongo-105m-cambia/.

12 The SBIR and STTR Programs. https://www.sbir.gov/about.

13 https://www.fiercehealthcare.com/digital-health/digital-health-funding-rockets-up-to-14-7bspeeding-past-2020-s-investment.

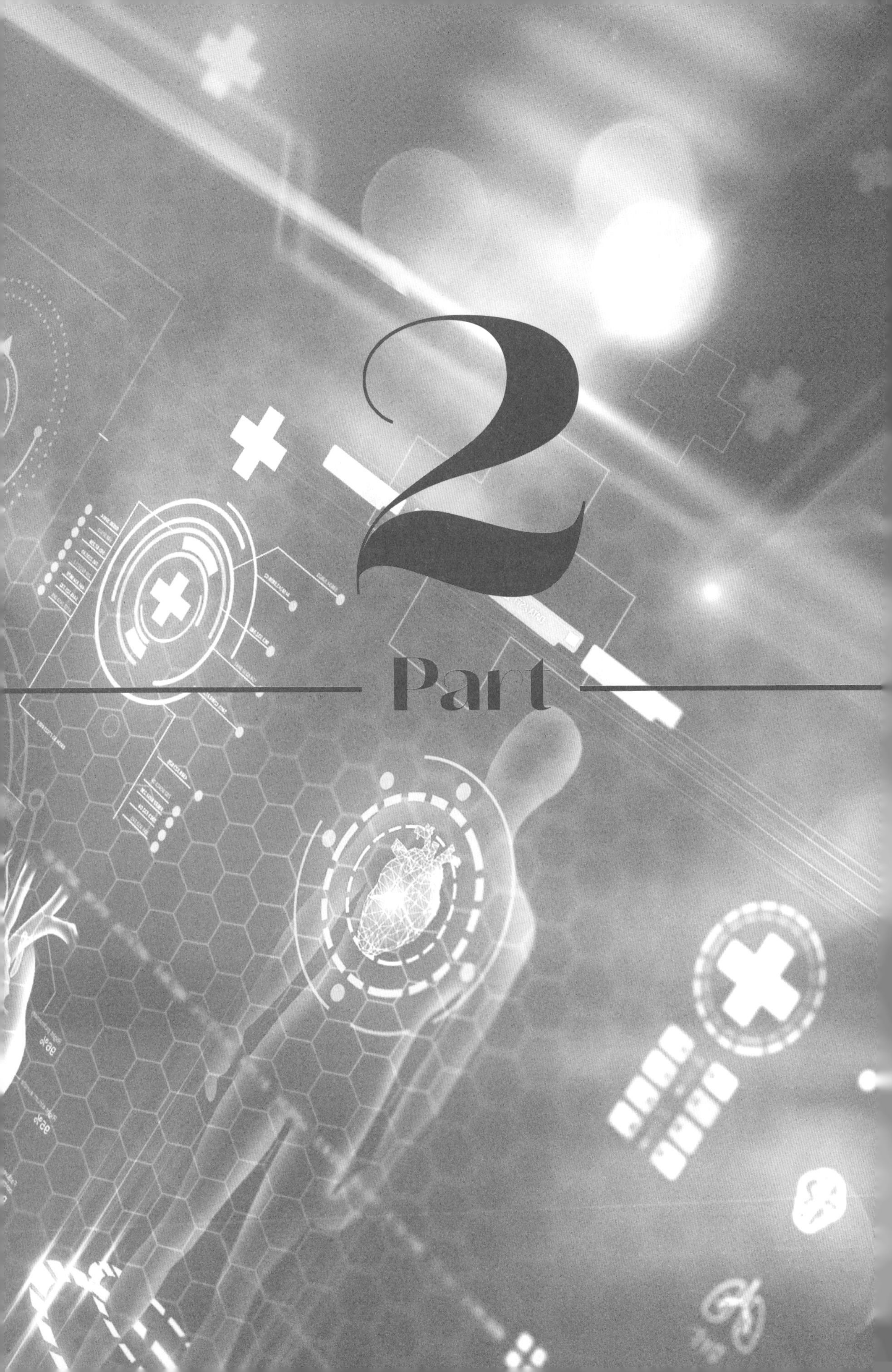
2
Part

개인을 위한 당뇨병 디지털헬스 및 원격의료

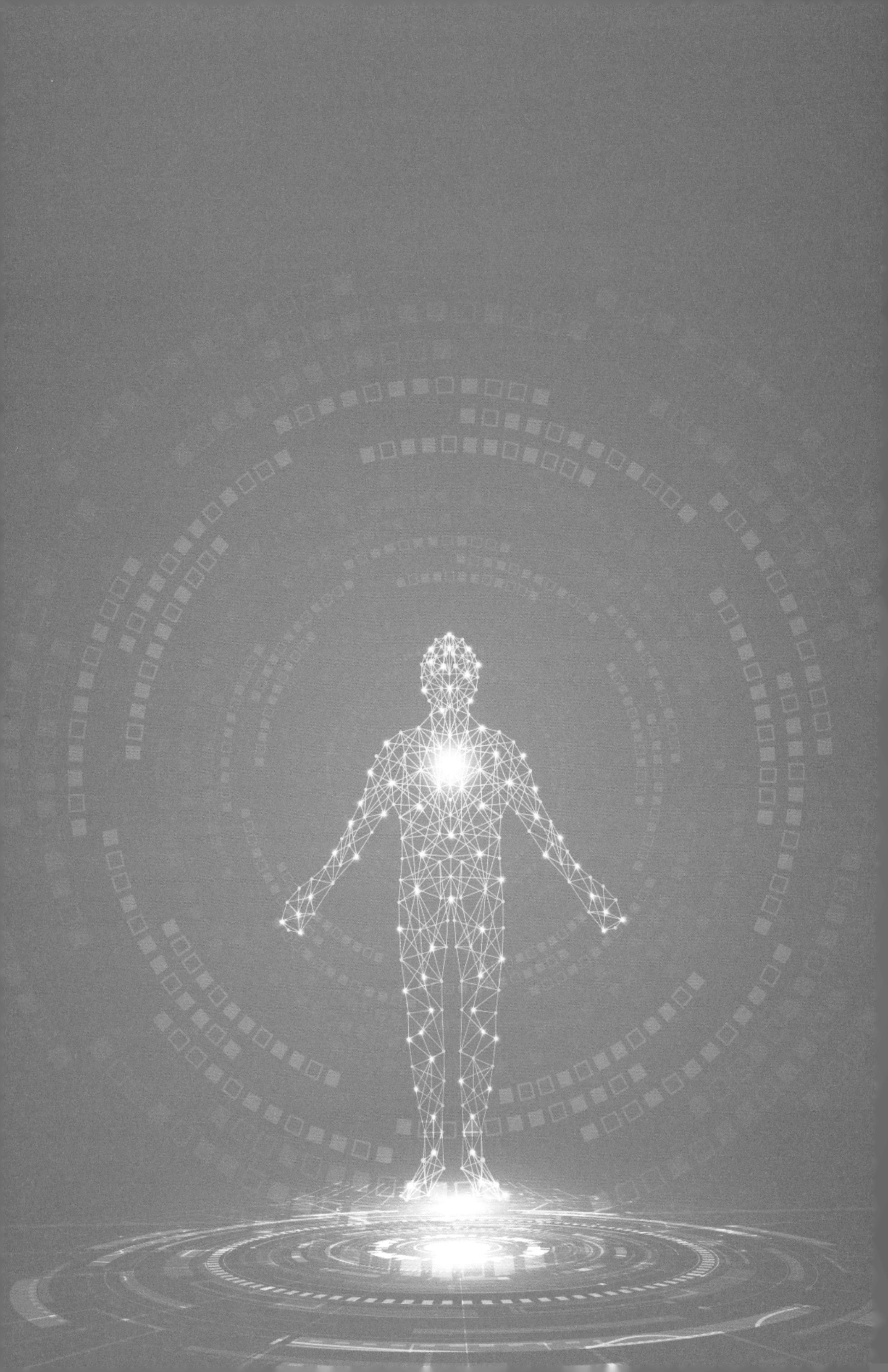

9
Chapter

당뇨병 환자를 위한 디지털헬스 앱

조이 헤스터(Joi Hester), 조히라 자발라(Zohyra Zabala),
케이트 윈스켈(Kate Winskell), 프란시스코 J. 파스켈(Francisco J. Pasquel)

지난 20년 동안 당뇨병 약물요법과 웨어러블 기술이 크게 발전하여 당뇨병 환자에 대한 개인 맞춤형 치료가 가능해졌다. 또한 디지털 혁명으로 알려진 모바일 개인 컴퓨팅 및 통신 장치, 클라우드 컴퓨팅, 인공지능, 네트워킹, 생체측정(연속혈당측정 포함), 인슐린전달 시스템 등이 빠르게 도입되면서 이러한 기술을 당뇨병관리를 위한 디지털헬스 앱에 통합하는 방법론에 큰 관심이 집중되었다. 전 세계적으로 휴대폰은 인터넷에 접속하는 주요 수단이 되었다. 2021년 추정에 따르면 휴대폰 산업은 46억 명이 넘는 사람들을 인터넷에 연결하고 있으며, 따라서 앱을 통한 모바일헬스(mobile health) 서비스는 더 큰 사용자 기반을 확보할 수 있는 매력적인 전략이다.

디지털헬스 앱을 사용하면 인슐린펜, 활동추적기, 혈당측정기 및 의료 시스템에서 수집한 정보를 통합할 수 있다. 환자가 다운로드할 수 있는 건강증진 모바일 앱은 약 50만 개에 달하며, 전 세계적으로 17억 명 이상이 사용하고 있다고 추산된다. 특히 스마트폰으로 수집할 수 있는 데이터의 가용성이 증가하고 웨어러블 기기 활용이 증가함에 따라 모바일 앱이 다각적인 의료 중재의 일부가 될 가능성이 높다.

요약

- 당뇨병관리와 관련된 다양한 모바일 앱을 다운로드할 수 있지만, 그 효과에 대한 데이터는 부족하다.
- 일부 앱은 혈당 조절에 도움을 줄 수 있지만, 이러한 앱의 복잡성, 낮은 참여도, 이론에 기반한 행동 변화 전략의 부족 등 일반적인 한계가 있다.
- 실제 환경에서 얻은 유효성 자료(effectiveness data)를 기반으로 환자에게 추천할 수 있는 당뇨병관리 앱을 판단할 수 있도록 모바일헬스 앱을 쉽게 분류하고 평가할 수 있는 시스템이 시급히 필요하다.

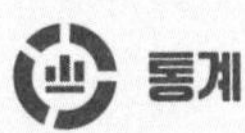

통계

- 환자가 다운로드할 수 있는 건강 증진 모바일 앱은 약 50만 개에 달하며, 전 세계적으로 17억 명 이상이 이러한 앱을 사용하고 있다고 추산된다.
- 2021년 추정에 따르면 모바일 산업은 46억 명이 넘는 사람들을 인터넷에 연결하고 있으며, 앱을 통한 모바일헬스 서비스는 더 큰 사용자 기반을 확보할 수 있는 매력적인 전략이다.
- 당뇨병관리용 모바일 앱에 대한 메타분석 결과 모바일 앱을 사용하는 참가자의 당화혈색소가 대조군에 비해 통계적으로 유의미하게 감소(-0.44%)했다.

* **키워드**: 커넥티드 헬스, 당뇨병, 효능, 평가, 통합된 건강 도구, 모바일헬스, 관리, 품질, 웨어러블 기술

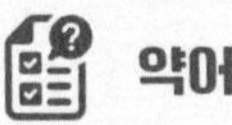

약어

- **A1C** 당화혈색소(hemoglobin A1c)
- **ADCES** 당뇨병관리 및 교육 전문가 협회(Association of Diabetes Care and Education Specialists)
- **AI** 인공지능(artificial intelligence)
- **AID** 자동 인슐린전달(automated insulin delivery)
- **BGM** 혈당측정기(blood glucose monitor)
- **CGM** 연속혈당측정기(continuous glucose monitor)
- **FDA** 미국 식품의약청(Food and Drug Administration)
- **FTC** 연방거래위원회(Federal Trade Commission)

서론

지난 20년 동안 당뇨병 약물요법과 웨어러블 기술이 크게 발전하여 당뇨병 환자에 대한 개인 맞춤형 치료가 가능해졌다. 또한 디지털 혁명으로 알려진 모바일 개인 컴퓨팅 및 통신 장치, 클라우드 컴퓨팅, 인공지능(AI), 네트워킹, 생체측정(연속혈당측정 포함), 인슐린전달 시스템 등이 빠르게 도입되면서 이러한 기술을 당뇨병관리를 위한 디지털헬스 앱에 통합하는 방법론에 큰 관심이 집중되었다. 전 세계적으로 휴대폰은 인터넷에 접속하는 주요 수단으로 자리 잡았다. 2021년 추정에 따르면 모바일 산업은 46억 명 이상의 사람들을 인터넷에 연결하고 있으며,[1] 따라서 앱을 통한 모바일헬스 서비스는 더 큰 사용자 기반을 확보할 수 있는 매력적인 전략이다. 환자가 다운로드할 수 있는 건강 증진 모바일 앱은 약 50만 개에 달하며, 전 세계적으로 17억 명 이상이 이를 사용하고 있다고 추산된다.[2]

당뇨병 환자를 돕기 위한 다양한 기능과 맞춤형 소프트웨어 인터페이스를 갖춘 다양한 앱이 있다. 당뇨병관리를 위한 앱의 광범위한 카테고리에는 혈당 추적, CGM 시각화 및 데이터 공유, 생활습관 지원(식단 구성 및 칼로리 조절 포함), 약물 관리, 처방 비용 절감 등이 포함된다. 또한 많은 앱에는 의료 전문가와 상호작용하거나 피드백을 받을 수 있는 플랫폼이 포함되어 있다.[3] 최근에는 CGM 사용이 증가함에 따라 스타트업에서도 CGM 데이터와 AI를 결합하여 사용자 반응 예측을 통한 개별화된 추천 제공을 목표로 하고 있다.[4]

실제적인 모바일헬스 앱의 효능은 적절하게 파악되지 않았다. 최근 도일 델가도(Doyle-Delgado)와 체임벌린(Chamberlain)은 당뇨병 환자들을 위한 당뇨병 관련 앱과 디지털 도구를 검토했지만,[3] 대부분의 앱의 효능에 관한 데이터는 여전히 부족하다.

당뇨병관리를 위한 디지털헬스 앱의 현황과 그 근거는 무엇인가?

여러 체계적문헌고찰(systematic review)과 메타분석에 따르면 디지털헬스 앱이 당뇨병관리 개선에 도움이 될 수 있다고 한다. 그러나 잘 설계된 대규모의 무작위대조시험(randomized controlled trial, RCT)은 부족한 현실이다.[2] 〈표 9.1〉은 2016년부터 2020년까지 당뇨병관리를 위한 모바일 앱의 효능을 평가한 임상시험의 요약된 데이터를 제공한다. 이러한 임상시험에는 1형당뇨병 또는 2형당뇨병을 앓고 있는 모든 연령대의 환자가 포함되었으며, 혈당 조절이 1차 평가 변수였다. 최근 임상시험에 포함된 앱은 주로 제공하는 기능에 따라 (1) 인슐린 투여량 조절, (2) 혈당 모니터링, 생활습관 수정 및 의료 제공자와의 커뮤니케이션, (3) 행동 기반 문자 메시지, (4) 활동 추적 등으로 분류되었다.

인슐린 투여량 조절 기능이 포함된 앱

최근의 무작위대조시험 중에서 프랭크(Franc) 팀의 연구(Voluntis의 Diabeo 앱, 프랑스 파리),[5] 차차키스(Chatzakis) 팀의 연구(Euglyca 앱, 그리스 테살로니키),[6] 클레(Klee) 팀의 연구(JS Foundation의 Webdia 앱, 캘리포니아주 샌프란시스코)[7] 등 세 연구에서는 인슐린 투여량 또는 볼러스인슐린(bolus insulin) 투여량 계산 기능이 포함된 모바일 앱을 활용하였다. Diabeo 앱은 기저-볼러스인슐린요법(basal-bolus insulin therapy)을 실시간으로 모니터링하고 탄수화물 섭취량, 혈당 수치, 신체 활동 등 사용자가 입력한 매개변수를 기반으로 인슐린 투여량 계산을 지원한다. Euglyca 앱을 사용하면 탄수화물, 지

표 9.1 당뇨병관리를 위한 모바일 앱의 효능을 조사한 무작위임상시험

작성자	연도	애플리케이션 이름	중재/통제 횟수	대상 인구	앱 기능	추적 연구 개월 수	1차 평가 변수	비고
슈(Hsu) 외	2016	Cloud-based diabetes management program	20/20	2형당뇨병이 있는 성인(평균 연령 53세)	투약 자체 추적, 순응도, 혈당 판독, 의료진과의 실시간 커뮤니케이션	3	3개월 동안의 A1C 수치 변화	중재를 통한 유의미한 A1C 감소(3.2±1.5% 감소 vs. 대조군 2.0%±2.0% 감소; P=.048)
배런(Baron) 외	2016	Mobile telehealth (MTH)	45/36	1형 및 2형당뇨병이 있는 성인(18세 이상) MTH 실험군(평균 연령 58.2세), 대조군(평균 연령 55.8세)	혈당 및 혈압 측정, 마지막 식사 후 시간, 신체 활동 수준, 인슐린용량, 체중	9	A1C 수치 변화	MTH 사용자는 임상적으로 유의미한 A1C 수치 변화를 보이지 않음(MTH 사용자 평균 A1C 8.56% vs. 대조군 평균 A1C 8.93%)
가르그(Garg) 외	2017	iBGStar vs. Accu-Chek nano	100/100	1형당뇨병이 있는 성인(18세 이상)	당뇨병관리자가 있는 iPhone에 연결된 혈당측정기	6	환자 보고 결과(PRO)의 변화: 저혈당 공포 점수, 행동 및 걱정의 낮은 점수	두 그룹 모두 저혈당 공포 척도(PRO)가 개선됨(-1.4±10.0 vs. -3.9±12.5, P=.32) A1C 감소는 대조군보다 iBGStar 그룹에서 유의하게 더 컸음(-0.16 vs. -0.51, P=.04)

계속

작성자	연도	애플리케이션 이름	중재/통제 횟수	대상 인구	앱 기능	추적 연구 개월 수	1차 평가 변수	비고
클레(Klee) 외	2018	Webdia	28/27	1형당뇨병이 있는 아동(10~18세)	볼러스인슐린 투여량 계산기(Bolus calculator), 혈당 판독, 환자와 의료진 간의 커뮤니케이션	3	3개월 동안의 A1C 수치 변화	초기 A1C가 8.0%를 초과하는 환자에서 저혈당 발생을 증가시키지 않으면서 A1C를 유의미하게 감소시킴(0.33% vs. 0.21%)
차차키스(Chatzakis) 외	2018	Euglyca	40/40	1형당뇨병이 있는 어린이와 청소년(7~17세)	볼러스인슐린 투여량 계산기, 혈당 판독, 탄수화물 및 활동추적기	12	혈당 조절 효능	1. A1C Euglyca 7.2±0.9 vs. 대조군 7.8±0.7 2. 정상혈당 Euglyca 62.12%±12.2 vs. 대조군 48.32%±8.9 3. 저혈당 Euglyca 9.47%±5.54 vs. 대조군 11.45%±7.84
보엘스(Boels) 외	2019	The trigger	115/115	2형당뇨병이 있는 성인(연령대 40~70세)	식습관과 신체 활동, 저혈당 및 혈당 조절에 관한 메시지 전달, 의료진과의 커뮤니케이션	9	저혈당 발생 없이 A1C 7% 미만 달성	A1C 7% 미만에 도달하지 못했으며, 두 그룹 간에 차이가 없었음(The trigger 그룹 평균 A1C 8.0% vs. 대조군 평균 A1C 8.2%)
아가르왈(Agarwal) 외	2019	BlueStar mobile app	110/113	2형당뇨병이 있는 성인(18세 이상)	기저 건강 상태, 일일 혈당 수치, 신체 활동, 음식 섭취량	6	3개월 동안의 A1C 수치 변화	BlueStar 사용자는 임상적으로 유의미한 A1C 수치 변화를 달성하지 못함(Bluestar 평균 A1C 8.22% vs. 대조군 평균 A1C 8.41%)

유(Yu) 외	2019	DiabetesCarer	A그룹: 대조군 47 B그룹: 자기 혈당측정(SMBG) 45 C그룹: 모바일 앱만 사용 48 D그룹: SMBG 및 모바일 앱 사용 45	1형 및 2형당뇨병이 있는 성인(35~65세)	당뇨병 교육, 자기관리, 환자 커뮤니티, 환자와 의료진 간의 실시간 커뮤니케이션, 혈당 판독	6	1. A1C의 수치 변화 2. A1C 7.0% 미만에 도달한 환자의 비율	모든 그룹에서 A1C 수치 변화에는 차이가 없었음. 그러나 C와 D그룹에서 A1C 7% 미만에 도달한 환자의 비율이 더 높았음
장(Zhang) 외	2019	Welltang	A그룹: 대조군 78 B그룹: 스마트폰 앱 자기관리 78 C그룹: 스마트폰 앱 대화형(interactive) 관리 78	1형 및 2형당뇨병이 있는 성인 (A그룹 평균 연령 55세, B그룹 평균 연령 52세, C그룹 평균 연령 52세)	교육, 자기혈당측정(SMBG) 기록, 식사, 운동, 약물, 체중 및 기타 당뇨병 데이터, 환자 커뮤니티, 환자와 임상의 간의 커뮤니케이션	6	3개월 및 6개월 동안의 A1C 수치 변화	영양사 1명과 건강 관리자 1명으로 구성된 당뇨병 전문 헬스케어 팀과의 대화형 관리가 가능한 스마트폰 앱을 사용한 C그룹에서만 효과가 관찰됨
선(Sun) 외	2019	mHealth management app	41/47	고령자	업로드(혈당측정기에서 스마트폰으로 블루투스 연결)한 혈당 수치를 기반으로 영양사가 월 1회 식단 추천	6	A1C 수치 변화	실험군의 A1C가 기준치 대비 1.1% 감소한 반면 대조군은 0.6% 감소

계속

작성자	연도	애플리케이션 이름	중재/통제 횟수	대상 인구	앱 기능	추적 연구 개월 수	1차 평가 변수	비고
프랭크 (Franc) 외	2020	Diabeo	1군: 일반 추적 관찰 221 2군: Diabeo만 사용 231 3군: Diabeo + 원격 모니터링 213	1형 및 2형당뇨병이 있는 성인(평균 연령 38.5세)	인슐린 투여량 계산, 혈당 수치, 신체 활동, 섭취한 탄수화물 기록	12	12개월 동안의 A1C 수치 변화	일반 관리 대비 2군 및 3군에서 유의미한 A1C 감소(1군 대비 2군 평균 차 -0.41%(P=.001), 1군 대비 3군 평균 차 -0.51%)
이(Lee) 외	2020	Healthynote	41/31	1형 및 2형당뇨병이 있는 성인(19세 이상)	혈당 판독, 식사 기록, 운동, 혈압, 투약 기록 및 체중, 환자와 임상의 간의 커뮤니케이션	6	실험군과 대조군의 6개월 동안의 A1C 수치 변화	6개월 동안 두 그룹 간에 차이가 없었음(Healthynote 사용 그룹 평균 A1C 7.1% vs. 대조군 평균 A1C 7.6%)
양(Yang) 외	2020	mHealth	150/97	2형당뇨병이 있는 성인(18~75세)	혈당 판독, 환자와 임상의 간의 커뮤니케이션	3	A1C 평균 변화율 차이	mHealth 사용자 -0.63(-0.77~-0.50) vs. 대조군 -0.28(-0.42~-0.13)로 A1C 평균 변화율이 유의미하게 개선됨
오스본 (Osborn) 외	2020	One drop	49/50	1형당뇨병이 있는 성인(18~75세)	혈당 판독, 공인된 당뇨병교육자(CDE) 코칭, +/- 활동추적기	3	One drop과 활동추적기를 함께 사용한 경우와 One drop만 사용한 경우의 3개월 동안의 A1C 수치 변화	One drop과 활동추적기를 함께 사용한 경우의 3개월간 A1C 수치는 7.9%로, One drop만 사용한 경우의 8.4%에 비해 유의미하게 낮았음

질, 혈당값 및 개인화된 매개변수를 사용하여 볼러스인슐린 투여량을 계산할 수 있다. Webdia 앱에는 영양소 및 탄수화물 함량의 전체 목록이 포함된 볼러스인슐린 계산기가 포함되어 있다. Diabeo 및 Webdia 앱 모두 의료 전문가와 소통할 수 있는 기능을 갖추고 있다. 이 세 가지 앱을 연구한 임상시험에서는 각 연구 기간 이후 표준치료를 받은 대조군에 비해 앱을 사용한 실험군의 당화혈색소(A1C) 수치가 유의미하게 감소한 것으로 나타났다(〈표 9.1〉 참고). 그러나 현재까지 시행된 가장 큰 규모의 연구(참가자 수=665명)에 따르면 참가자 중 약 25%만이 매일 앱을 사용하는 등 실제 환경에서 Diabeo 앱의 사용률은 전반적으로 낮게 나타났다. 이 앱에 대한 추가 조사에 따르면, 원격 모니터링 및 지침을 제공해 주는 간호사와 함께 앱을 사용할 경우 일일 사용량이 개선되기는 하였으나, 전반적인 일일 사용량은 여전히 낮았다(참가자의 40% 미만). 이 데이터의 사후 분석 결과, 매일 1회 이상 앱을 사용한 환자에게서 혈당 조절 효과가 관찰되었다.[5]

버겐스탈(Bergenstal) 팀이 수행한 연구에서는 의료 전문가의 지원만 받은 그룹(대조군)과 의료 전문가의 지원에 더해 혈당측정기(BGM)와 인슐린 적정(insulin titration) 소프트웨어 플랫폼이 결합된 기기인 d-NAV를 사용한 그룹(실험군)을 비교하는 실험을 진행하였다. 기기 기반 중재를 통해 실험군은 6개월 후 A1C 수치가 1% 감소한 데 비하여 대조군은 0.3% 감소에 그쳤다.[8] 이 시스템은 디지털 앱으로 개발되었고, 이 앱은 환자에게 직접 권장 사항을 제공하는 인슐린 관리 휴대폰 앱으로서 최초로 FDA의 승인을 받았다.

혈당 모니터링, 생활습관 권장 및 의료 제공자와의 커뮤니케이션 기능이 포함된 앱

최근 무작위대조시험에서 조사된 7개의 모바일 앱은 혈당 모니터링, 생활습관 수정 권장 사항 제공, 의료 전문가와의 커뮤니케이션 기능이 통합되어 있다. 장(Zhang) 팀이 연구한 Welltang(Shanghai Geping Information and Technology Company Ltd., 중국 상하이),[9] 이(Lee) 팀이 연구한 Healthynote(CVnet, 대한민국 수원),[10] 아가르왈(Agarwal) 팀이 연구한 BlueStar(Welldoc Communications Inc., 메릴랜드주 볼티모어),[11] 유(Yu) 팀이 연구한 DiabetesCarer(Hangzhou Kang Sheng Health Management Co., Ltd., 중국 항저우),[12] 배런(Baron) 팀이 연구한 Mobile telehealth app(영국 옥스퍼드),[13] 선(Sun) 팀이 연구한 mHealth management app(중국 창춘),[14] 슈(Hsu) 팀이 연구한 Cloud-based diabetes management program(MIT Media Lab, 매사추세츠주 케임브리지)[15] 등이다. 이 7가지 앱 중 BlueStar와 Mobile telehealth app을 연구한 임상시험에서는 각 연구 기간 이후 A1C 수치가 유의미하게 감소하지 않았다. 추가 평가 결과, 이 두 앱은 의료 전문가에게 데이터를 전송할 수 있었지만 다른 앱에 포함된 기능인 약물 또는 인슐린 투여량 변경을 권고하기 위한 실시간 커뮤니케이션 기능은 없었다.

이와 유사한 앱들에도 혈당 모니터링과 전문가와의 커뮤니케이션 기능이 포함되었지만, 가르그(Garg) 팀이 연구한 iBGStar(Sanofi, 프랑스 파리) 같은 앱에는 생활습관 모니터링 기능은 없었다.[16] 양(Yang) 팀이 연구한 Hicare smart K app(대한민국 서울)[17]의 경우 앱 사용자의 A1C 수치가 유의미하게 감소한 것으로 나타났다. 이러한 최근의 무작위대조시험으로 얻은 데이터를 통해 혈당 조절 데이터 공유 기능과 의료 전문가와의 실시간 커뮤니케이션 기능은 모바일 앱을 사용하여 당뇨병관리를 개선하는 데 필수적인 앱 기반 기능임을 알 수 있다.

행동 기반 문자 메시지 기능이 포함된 앱

보엘스(Boels) 팀이 진행한 임상시험에서는 스마트폰 앱을 활용하여 사용자에게 행동 "촉발 요인(trigger)"에 기반한 식단 및 신체 활동과 저혈당증 및 혈당 변동성에 대한 교육에 관하여 단방향(unidirectional) 무료 문자 메시지를 제공했다.[18] 연구 결과 6개월 후 실험군의 A1C 수치는 대조군에 비해 유의미하게 감소하지 않았으며, 이는 다른 대화형(interactive) 기능을 포함하도록 기술이 발전함에 따라 단방향 문자 메시지는 그다지 효과가 없는 도구가 되고 있음을 시사한다.

웨어러블 기기와 연결된 앱

One Drop(Informed Data Systems Inc., 뉴욕주 뉴욕)은 시장에서 가장 인기 있는 당뇨병 앱 중 하나로, 의료 기기 및 기타 웨어러블 기기를 다른 건강 데이터 추적 앱과 통합하여 AI를 활용해 개인 맞춤형 치료 권장 사항과 코칭을 제시하는 플랫폼을 제공한다. 관찰 데이터에 따르면 One Drop을 사용하면 A1C 수치를 낮출 수 있는 것으로 나타났다.[19] 오스본(Osborn) 팀은 One Drop을 단독으로 사용하는 그룹과 One Drop을 손목에 착용하여 활동(예: 수영), 활동 통계(예: 속도 및 거리), 심박수를 추적하는 활동추적기와 결합하여 사용하는 그룹을 비교하는 무작위임상시험을 진행했다. 운동할 때마다 소프트웨어는 활동추적기 데이터를 사용하여 사용자의 체력 수준을 파악하고, 개인 맞춤형 권장 사항을 제시하며, 동적 피드백을 제공한다. 기기와 연결된 One Drop 앱은 마지막으로 섭취한 탄수화물 그램 수, 마지막 혈당 수치, 마지막으로 복용한 약물과 더불어 마지막 몇 분간의 활동을 한눈에 보여 준다. One Drop과 활동추적기를 함께 사용한 그룹과 One Drop만 사용한 그룹을 비교한 이 임상시험에서는 활동추적기 기능을 함께 사용한 그룹의 3개월 후 A1C 수치가 유의미하게 낮은 것으로 나타났다(7.9% vs. 8.4%). 이는 실시간 활동 데이터 및 피드백이 혈당 조절 결과를 개선하는 데 필요한 모바일 앱 데이터 통합의 중요한 측면임을 시사한다.[19]

- FDA 승인을 받은 당뇨병관리 기기와 연결된 앱

연속혈당측정기(CGM)와 인슐린펌프의 진화 및 통합은 지난 10년간 놀라운 궤적을 그리며 발전해 왔다. CGM 및 인슐린펌프 제조업체는 환자, 간병인 및 의료 전문가에게 요약된 혈당 조절 및 인슐린전달 지표와 보고서를 제공할 뿐만 아니라 실시간으로 데이터(또는 가장 최신 데이터)를 볼 수 있게 하는 에코시스템을 구축했다. 〈표 9.2〉에는 임상에서 널리 사용되는 이러한 기기에 연결된 앱이 나와 있다. Abbott Diabetes Care(캘리포니아주 앨러미다), Dexcom(캘리포니아주 샌디에이고), Senseonics(메릴랜드주 저먼타운), Insulet(매사추세츠주 액턴), Medtronic(캘리포니아주 노스리지), Tandem(캘리포니아주 샌디에이고) 등의 제조업체는 자사 기술(CGM 및 인슐린펌프)의 사용을 용이하게 하는 자체 앱을 보유하고 있어 환자는 그 앱을 통해 자신의 데이터를 가족, 간병인 및 의료 전문가와 공유할 수 있다. 이처럼 데이터 공유의 발전으로 요약된 데이터를 간헐적으로 시각화할 수 있을 뿐만 아니라 실시간으로 저혈당 또는 고혈당 수치를 감지하는 기능도 가능해졌다. 여러 추가 앱이 플랫폼의 일부로 통합 CGM 데이터를 수신할 수 있다.

2017년 Dexcom은 그들의 애플리케이션 프로그래밍 인터페이스(API)에 대한 오픈 액세스(https://developer.dexcom.com)를 제공하여 후향적(retrospective) 사용자 데이터(3시간 지연)에 대한 프로그래밍 방식의 환자 승인 액세스를 제공했다. 그 이후로 디지털헬스 플랫폼의 CGM 데이터를 다양한 서비스와 통합하기 위해 이 플랫폼에서 여러 앱이 개발되었다. 이러한 앱 대부분의 안전성과 효능은 아직 알려지지 않았다.

생리적 인슐린 분비를 재현하는 가장 새로운 기술은 CGM과 인슐린펌프를 통합하는 것이다. 이는 흔히 인공췌장(artificial pancreas) 시스템이라고도 하지만 폐쇄 루프(closed-loop) 또는 자동 인슐린전달(AID) 시스템이라고도 한다. 이러한 기술은 통합 앱을 적용하여 기술 사용을 촉진하고 요약 데이터를 제공하며, 간병인 및 의료 전문가와 쉽게 데이터를 공유할 수 있게 한다(〈표 9.2〉 참고). AID 시스템의 공식 승인을 둘러싼 기존의 제약으로 인해 당뇨병 커뮤니티 내에서 FDA 규정을 벗어나 운영되는

표 9.2 FDA 승인을 받은 CGM 및/또는 인슐린전달 데이터를 보여 주는 웨어러블 기기 제조업체의 앱 및 소프트웨어 에코시스템

	Abbott (CGM 데이터만)	Dexcom (CGM 데이터만)	Eversense (CGM 데이터만)	Insulet (CGM 및 인슐린펌프 데이터)	Medtronic (CGM 및 인슐린펌프 데이터)	Tandam (CGM 및 인슐린펌프 데이터)
환자의 기기에 연결된 앱	LibreLink Freestyle Libre 2	G6	Eversense	Omnipod DISPLAY	MiniMed guardian connect	t:Connect
팔로워(가족, 간병인 또는 의료 전문가)를 위한 앱	LibreLinkUp (최대 20명까지 사용)	Follow (최대 10명까지 사용)	Eversense now (최대 10명까지 사용)	Omnipod VIEW (최대 12명까지 사용)	CareLink connect (최대 사용자 1명)	Via dexcom Follow App
환자 및 의료 제공자를 위한 웹 시각화(요약 데이터)	Libreview	Clarity(모바일 앱으로도 사용 가능)	Eversense data management system	Insulet provided glooko	Carelink	t:Connect

자체 제작 오픈 소스 폐쇄 루프 시스템을 개발하는 움직임이 일어났다.[20] 이러한 시스템에서는 자체 모바일 앱을 사용하여 Loop and Nightscout 오픈 소스 시스템 같은 AID 시스템의 사용을 용이하게 한다.

매일 여러 번 인슐린주사를 맞아야 하는 당뇨병 환자들은 이제 메모리 기능을 갖춘 디지털 인슐린펜을 사용할 수 있다. 모바일 앱을 사용하면 인슐린 및 CGM 데이터를 표시할 수 있지만 보고 시스템은 아직 표준화되지 않았다.

- 코로나19 기간의 디지털 앱을 통한 원격 당뇨병관리

코로나19 팬데믹 동안 디지털헬스 앱은 당뇨병 환자를 원격으로 관리하는 데 중요한 역할을 했다. 병원에서는 CGM과 연결된 디지털 앱을 사용하여 혈당 수치를 원격으로 모니터링할 수 있도록 구현했다. 원격 모니터링을 위해서는 센서를 기기별 앱[예: Dexcom G6(Dexcom, 캘리포니아주 샌디에이고) 또는 Freestyle Librelink(Abbott Diabetes Care, 캘리포니아주 앨러미다). 두 앱 모두 Android 또는 iOS에서 이용 가능]과 연동시킨 다음 [팔로워 앱(Dexcom Follow 또는 LibreLinkUp)을 통해] 팔로워를 초대할 수 있다. 또한 여러 환자를 모니터링하기 위해 데이터를 사용할 수 있는 대시보드[예: LibreView(Abbott Diabetes Care사), CLARITY(Dexcom사)]를 통해 포괄적인 보고서에 접근할 수 있다. 우리는 최근 중환자실 환경에서 실시간 CGM과 함께 Dexcom Follow 앱을 사용하여 지속적인 인슐린치료를 받는 환자의 혈당 수치를 원격으로 모니터링할 수 있는지 보고한 바 있다. Dexcom Follow 앱을 사용하면 간호사, 약사, 의사 등 의료 서비스 제공자와 혈당 원격 측정 시스템을 갖춘 간호 스테이션에서, 그리고 원거리의 의료진(예: 내분비내과 전문의)이 동시에 환자 병실 밖에서 실시간으로 환자의 혈당 수치를 모니터링할 수 있다.[21]

- 기타 인기 앱과 잠재적 제약

소비자들로부터 높은 평점을 받으며 꾸준히 인기를 끌고 있는 앱으로는 Glucose

Buddy(Azumio, 캘리포니아주 레드우드 시티), OneTouch Reveal(LifeScan, 캘리포니아주 밀피타스), mySugr(mySugr 오스트리아 빈) 등이 있다. Dario Glucose Monitoring System(Dario Health, 미국 뉴욕)은 스마트폰을 BGM으로 전환하여 혈당 수치, 식단 및 활동을 추적하는 데 도움을 주며 Apple Health 앱과도 통합할 수 있다. 환자는 테스트 기간 구독 요금제를 통해 코치를 이용해 볼 수 있으며, 이 시스템은 FDA의 승인을 받았다. 당뇨병관리 관련 신규 앱은 계속해서 늘고 있다. 볼러스인슐린 투여량 계산 기능이 있는 또 다른 앱으로는 Diabetes interactive diary(이탈리아 산 베네데토 델 트론토), Accu-Chek Connect(Roche Diabetes Care, 인디애나주 인디애나폴리스) 등이 있다. (〈표 9.2〉에 나열된 앱 외에) 데이터 공유 기능이 있는 앱은 BlueStar, Diabetes Pal(Telcare, 메릴랜드주 베세즈다), Gmate(Philosys, 대한민국 군산시 옥구읍), Livongo(Teladoc, 뉴욕주 해리슨), Dario, Diabeo 등이 있다.

최근 가장 널리 사용되는 두 가지 앱(mySugr와 Glucose Buddy)을 비교한 타당성 연구에서는 사용자 참여의 문제점을 조사했다. 두 앱 모두 사용자 참여도가 낮았으며, 두 그룹 모두 자기관리 또는 질병 신념(illness belief)의 변화가 관찰되지 않았다. 자기관리 행동 중 혈당 검사만이 앱 사용 시간과 유의미한 연관성을 보였다. 참가자들은 두 앱 모두 사용할 만한 앱이라고 여겼지만, 일반적으로 시간이 많이 들고 사용하기에 너무 복잡하다고 했다.[22] 숨겨진 비용, 데이터 입력 부담, 보안 위험, 개인 정보 보호 문제와 같은 요인들도 디지털 앱 참여도를 감소시킬 수 있는 항목들이다.

모바일헬스 앱 개발의 발전을 가로막는 장벽은 무엇인가?

당뇨병관리 앱에는 매력적인 기능이 많지만, 잠재적인 결함도 있을 수 있으므로 기존 치료 전략과 함께 사용해야 한다. 대부분의 앱에 대하여 참여도, 사용 지속 가능성 및 장기적 이점이 확인되지 않았다. 효과가 입증되지 않은 앱에 의존하면 아직 드러나지 않은 해로운 결과를 초래할 수 있다. 참여도는 참여자의 관심 수준뿐만 아니라 특정 의료 환경에서 팀 진료 지원과 관련된 상황적 요인에 따라서도 달라질 수 있다.[11]

디지털헬스의 효능을 뒷받침하는 고품질 데이터 개발을 가로막는 주요 제약 중 하나는 프로그램 개발자가 지속적으로 앱을 업데이트하기 때문에 이러한 앱은 의약품처럼 시간이 지나도 "고정"되지 않는다는 것이다. 단기 임상시험이라도 구상부터 발표까지 최소 2년의 기간이 필요할 수 있으며, 이는 빠르게 발전하는 해당 분야에서는 오랜 기간으로 간주된다.[2] 또한 많은 앱의 짧은 수명 주기(종종 모바일 운영 체제의 잦은 업데이트 주기 및 관련 API 변경과 관련됨)로 인해 임상시험 수행에 필요한 비용과 시간이 지원되지 않아 결과적으로 모바일 건강관리 앱 개발자에게 매력적인 비즈니스 모델이 되지 못한다.[2]

최근 미국당뇨병학회와 유럽당뇨병학회(European Association for the Study of Diabetes), 당뇨병기술위원회(Diabetes Technology Committee) 회원들은 당뇨병 디지털 앱 기술과 관련된 이점, 과제 및 권장 사항에 대한 합의문을 발표했다. 이들은 규제 기관, 제조업체, 국제 및 국내 전문 학회, 자금 지원 기관, 연구자, 의료 전문가 및 당뇨병 환자를 위한 권장 사항 목록을 개괄적으로 설명했다.[2] 주요 주제는 다음과 같다.

· 디지털헬스 앱 개발 및 평가를 위한 보다 체계적이고 구조화된 지침

· 안전성 보고서의 일관성 및 접근성 개선

· 디지털헬스 중재에 대한 근거를 제공하기 위해 임상 데이터 수집에 대한 투자 확대

· 모든 소비자가 당뇨병관리 모바일 앱을 비밀스럽고 안전하게 사용할 수 있도록 접근성 향상

· 이해관계자 그룹 간의 소통과 협력 강화

모바일헬스 앱 개발을 장려하려면 어떤 프로세스와 정책이 필요한가?

모바일헬스 앱이 소비자 정보를 수집, 생성 또는 공유하거나, 질병이나 건강 상태를 진단 또는 치료하기 위해 개발된 경우, 연방거래위원회(FTC)의 Mobile Health App Interactive Tool(https://www.ftc.gov/tips-advice/business-center/guidance/mobile-health-apps-interactive-tool)은 연방 기관의 중요한 법률 및 규정에 관한 간략한 정보를 제공한다. FTC는 상거래에 있어서 또는 상업에 영향을 미치는 기만적이거나 불공정한 행위와 관행을 금지하는 FTC법을 집행한다. 미국 보건복지부 산하 민권국(Office for Civil Rights)은 특정 건강 관련 개인 정보를 보호하는 '건강보험 양도 및 책임에 관한 법률(HIPAA)' 규정을 시행하며, FDA는 의료 기기의 안전성과 유효성을 규제한다.

FDA는 현재 디지털 소프트웨어의 평가 및 모니터링을 재구상하고 있다. 2017년 9월, FDA는 '디지털헬스 소프트웨어 사전 승인(Pre-Cert) 프로그램' 개발에 참여할 100개 이상의 신청 기업 중 9개 기업을 선정했다. 이들은 (1) Apple(캘리포니아주 쿠퍼티노), (2) Fitbit(캘리포니아주 샌프란시스코), (3) Johnson & Johnson(뉴저지주 뉴브런즈윅), (4) Pear Therapeutics(매사추세츠주 보스턴), (5) Phosphorus(뉴욕주 뉴욕), (6) Roche(스위스 바젤), (7) 삼성(대한민국 서울), (8) Tidepool(캘리포니아주 팰로앨토), (9) Verily(캘리포니아주 사우스샌프란시스코) 등이다. FDA는 연방자금지원연구개발센터(Federally Funded Research and Development Center, FFRDC)와 협력하여 소프트웨어 사전 승인 파일럿 프로그램의 시나리오를 시뮬레이션하기 위한 전문 엔지니어링 및 기술 지원을 제공한다. 시뮬레이션된 시나리오를 통해 사전 승인 파일럿 프로그램의 네 가지 구성 요소(우수성 평가, 검토 경로 결정, 간소화된 시판 전 검토 프로세스, 실제 성능)의 상호의존성을 테스트할 수 있다. FDA는 프로그램 개발에 관한 공개 업데이트를 지속적으로 제공할 것이다.

모바일헬스 앱의 미래는 어떻게 될 것인가?

당뇨병 디지털 에코시스템은 데이터 공유 기능을 갖춘 연결된 의료 기기, 소셜 네트워킹, 의사결정 지원 소프트웨어, 원격 코칭 프로그램, 빠르게 발전하는 데이터 분석 등 다양한 도구와 기능으로 채워져 있다.[23] 웨어러블 기기의 활용이 증가(특히 당뇨병이 없는 사람들도 CGM을 활용)하는 등 스마트폰이 수집할 수 있는 데이터의 가용성이 증가함에 따라 모바일헬스 앱은 다각적인 의료 중재의 일부가 될 수 있다. 컴퓨팅 기술을 사용하면 실시간 생체측정, 활동 데이터, 환경 변수 및 행동 패턴을 통합하여 더욱 개인 맞춤화된 질병 관리가 가능하다. 이러한 앱이 성공하려면 당뇨병관리 전략의 조정을 위한 지원과 적절한 피드백을 제공하는 의료 시스템과 연결되어야 한다.

전 세계적인 코로나19 팬데믹 동안 원격의료와 디지털 당뇨병 기술의 관련성이 분명해졌다.[23] 모바일헬스 앱은 당뇨병관리와 관련된 여러 가지 어려움(예: 자기관리, 잦은 혈당측정, 탄수화물 계산 또는 신체 활동 추적)을 해결할 수 있으므로 당뇨병관리에 이상적이다. 또한 환자와 가족, 간병인, 담당 의료진 간의 의사소통을 촉진할 수 있다.

디지털/가상 당뇨병 클리닉은 코로나19 동안 새롭게 구현된 모델로, 임상 진료에서 점점 더 많이 채택될 가능성이 높다.[23] 이 모델에서는 다음과 같은 작업을 수행할 수 있다.

- 기기의 데이터가 스마트폰 앱으로 자동 전송되어 사용자에게 즉각적인 피드백을 제공할 수 있다.
- 앱은 클라우드 기반의 기기별 소프트웨어 및 미들웨어를 통해 데이터를 '전자건강기록(EHR)'으로 전송한다.

· 의료 전문가는 EHR을 통해 표준화된 형식으로 제공되는 데이터에 접근한다. 의료 전문가는 모든 치료 변경 사항을 EHR에 입력할 수 있다.
· 의료진은 환자에게 연락하여 진료실 방문을 예약하거나 원격의료 도구를 통해 원격 상담을 예약할 수 있다.

또한 디지털헬스는 수천 명의 환자에게 도달하여 의료 서비스를 제공할 수 있는 잠재력을 가진 건강 교육을 신속하게 확장하고 전달할 수 있도록 한다. 2017년 총 1,263명의 환자를 대상으로 한 13건의 당뇨병관리 모바일 앱 관련 연구를 메타분석한 결과, 대조군에 비해 실험군의 당화혈색소가 평균 -0.44%(95% CI -0.59%-0.29%)로 통계적으로 유의미하게 감소한 것으로 나타났다.[24] 수백 개의 앱이 있지만 FDA 승인을 받은 앱은 거의 없으며, 동료 평가 저널에 발표된 결과 연구가 부족하다.

전 세계적으로 CGM 사용이 폭발적으로 증가함에 따라 당뇨병이 있는 사람과 없는 사람 모두에게 실시간 생체측정 데이터에 접근하는 일이 큰 관심을 끌고 있다. 최근 January AI, Levels, NutriSense, Signos 등의 스타트업 기업에서는 CGM 데이터(모두 Freestyle Libre 센서로 수집한 것)를 통합하여 당뇨병이 없는 사람들을 위한 웰니스 도구(체중 감량, 운동 최적화, 더 건강한 생활습관 채택을 위한 개인 맞춤형 전략 포함)로 활용하는 앱을 개발해 왔다. 이러한 프로그램은 고가이며 보험사에서 보장해 주지 않는다.[4] Apple과 삼성은 새로운 혈당 센서를 자사 기기에 통합할 수 있는지 연구하고 있다.

결론

당뇨병은 관리하기가 어려울 수 있으며 건강 문해력, 수리력, 자기 모니터링 기술을 습득하려면 엄청난 노력과 끈기가 필요하다. 또한 이 질환은 담당 의료진과 빈번하게 협력해야 한다. 당뇨병 자기관리는 정보, 교육 또는 전문 의료 서비스에 대한 접근성이 부족한 당뇨병 환자에게는 매우 어려운 과제이다. 컴퓨터 과학과 정보 기술(IT)의 혁신 덕분에 우리는 질병 예방 및 치료와 관련된 방대한 양의 정보를 더 잘 이해하고 처리할 수 있게 되었다. 디지털헬스 앱은 인슐린펜, 활동추적기, 혈당측정기, 의료 시스템 등의 정보를 통합할 수 있게 해 준다. 당뇨병 환자 또는 당뇨병이 발생할 위험이 있는 사람들을 위한 수천 개의 모바일헬스 앱이 있지만, 시간이 지남에 따른 효과와 지속 가능성에 대한 데이터는 부족하다.

디지털헬스 앱과 관련된 문헌에 발표된 논문 대부분은 단기간의 파일럿 연구에서 나온 것이다. 일부 앱은 혈당 조절에 도움이 될 수 있지만, 이러한 앱의 다양한 복잡성, 낮은 참여도, 이론에 기반한 행동 변화 전략의 부재 등이 일반적인 한계로 지적되고 있다. 가장 효과적인 앱도 의료팀의 약물 조절 지원과 통합되어야 최고의 효과를 얻을 수 있다는 일관된 결과가 있다. 그러나 대부분의 의료 전문가는 환자에게 추천할 고품질 앱을 식별하는 방법을 모르고 있으며, 전문 협회에서 승인한 모바일 건강관리 앱도 없다.

당뇨병관리 및 교육 전문가 협회(ADCES)는 당뇨병 고급 네트워크 액세스(Diabetes Advanced Network Access) 온라인 기술 이니셔티브인 Danatech를 통해 ADCES 회원을 위한 앱 리뷰 라이브러리(danaapps.org)를 제공한다. 독립적인 검토 기관에서 다양한 분야의 전문가로 구성된 팀의 의견을 바탕으로 다양한 기준(예: 개인 정보 보호, 보안, 성능, 데이터 관리, 기능, 유용성, 행동과학 및 운영성)에 따라 앱을 평가하고, 위험을 정량적으로 비교할 수 있는 지표인 "신뢰 점수"를 부여한다. Danatech 라이브러리는 ACDES 회원만 이용할 수 있으므로 그 범위가 제한적이다. 매일 200개 이상의 앱이 추가되고 있고[25] 운영 체제가 발전함에 따라 안정성을 유지하기 위해 앱을 자주 업데이트해야 하는 상황에서 모바일헬스 앱의 품질과 근거를 평가하는 작업은 더욱 부담스러워지고 있다.

현재 앱 스토어를 찾을 수 있는 플랫폼은 탐색하기 어렵고, 앱의 등급은 과학적 도구에 기반하여 평가되지 않는다. 사용자, 환자, 의료 전문가가 디지털헬스 앱의 품질에 기반하여 정보에 입각한 결정을 내릴 수 있도록 당뇨병 관련 모바일헬스 앱[25]의 품질 등급을 확인할 수 있는 정보 저장소를 시급히 개발할 필요가 있다.

끝으로 유용한 조언을 제공해 준 에모리대학교의 조지아 M. 데이비스(Georgia M. Davis) 박사에게 감사드린다.

참고 문헌

1 Johnson J. Global digital population as of January 2021. Statistica; 2021. Available at: https://www.statista.com/statistics/617136/digital-population-worldwide/. [Accessed 2 September 2021].

2 Fleming GA, Petrie JR, Bergenstal RM, Holl RW, Peters AL, Heinemann L. Diabetes digital app technology: benefits, challenges, and recommendations. A consensus report by the European Association for the Study of Diabetes (EASD) and the American Diabetes Association (ADA) Diabetes Technology Working Group. Diabetes Care 2020;43(1):250-60.

3 Doyle-Delgado K, Chamberlain JJ. Use of diabetes-related applications and digital health tools by people with diabetes and their health care providers. Clin Diabetes 2020;38(5):449-61.

4 Jaklevic MC. Start-ups tout continuous glucose monitoring for people without diabetes. JAMA 2021;325(21):2140.

5 Franc S, Hanaire H, Benhamou P-Y, et al. DIABEO system combining a mobile app software with and without telemonitoring versus standard care: a randomized controlled trial in diabetes patients poorly controlled with a basal-bolus insulin regimen. Diabetes Technol Therapeut 2020;22(12):904-11.

6 Chatzakis C, Floros D, Papagianni M, et al. The beneficial effect of the mobile application euglyca in children and adolescents with type 1 diabetes mellitus: a randomized controlled trial. Diabetes Technol Therapeut 2019;21(11):627-34.

7 Klee P, Bussien C, Castellsague M, et al. An intervention by a patient-designed do-ityourself mobile device app reduces HbA1c in children and adolescents with type 1 diabetes: a randomized double-crossover study. Diabetes Technol Therapeut 2018;20(12):797-805.

8 Bergenstal RM, Johnson M, Passi R, et al. Automated insulin dosing guidance to optimize insulin management in patients with type 2 diabetes: a multicentre, randomised controlled trial. Lancet 2019;393(10176):1138-48.

9 Zhang L, He X, Shen Y, et al. Effectiveness of smartphone appebased interactive management on glycemic control in Chinese patients with poorly controlled diabetes: randomized controlled trial. J Med Internet Res 2019;21(12):e15401.

10 Lee DY, Yoo SH, Min KP, Park CY. Effect of voluntary participation on mobile health care in diabetes management: randomized controlled open-label trial. JMIR Mhealth Uhealth 2020;8(9):e19153.

11 Agarwal P, Mukerji G, Desveaux L, et al. Mobile app for improved self-management of type 2 diabetes: multicenter pragmatic randomized controlled trial. JMIR Mhealth Uhealth 2019;7(1):e10321.

12 Yu Y, Yan Q, Li H, et al. Effects of mobile phone application combined with or without selfmonitoring of blood glucose on glycemic control in patients with diabetes: a randomized controlled trial. J Diabetes Investig 2019;10(5):1365-71.

13 Baron JS, Hirani S, Newman SP. A randomised, controlled trial of the effects of a mobile telehealth intervention on clinical and patient-reported outcomes in people with poorly controlled diabetes. J Telemed Telecare 2017;23(2):207-16.

14 Sun C, Sun L, Xi S, Zhang H, Wang H, Feng Y, Deng Y, Wang H, Xiao X, Wang G, Gao Y, Wang G. Mobile phone-based telemedicine practice in older Chinese patients with type 2 diabetes mellitus: randomized controlled trial. JMIR Mhealth and Uhealth 2019;7:e10664. https://doi.org/10.2196/10664.

15 Hsu WC, Lau KH, Huang R, et al. Utilization of a cloud-based diabetes management program for insulin initiation and titration enables collaborative decision making between healthcare providers and patients. Diabetes Technol Therapeut 2016;18(2):59-67.

16 Garg SK, Shah VN, Akturk HK, Beatson C, Snell-Bergeon JK. Role of mobile technology to improve diabetes care in adults with type 1 diabetes: the remote-T1D study iBGStar((R)) in type 1 diabetes management. Diabetes Ther 2017;8(4):811-9.

17 Yang Y, Lee EY, Kim HS, Lee SH, Yoon KH, Cho JH. Effect of a mobile phone-based glucose-monitoring and feedback system for type 2 diabetes management in multiple primary care clinic settings: cluster randomized controlled trial. JMIR Mhealth Uhealth 2020;8(2):e16266.

18 Boels AM, Rutten G, Zuithoff N, de Wit A, Vos R. Effectiveness of diabetes selfmanagement education via a smartphone application in insulin treated type 2 diabetes patients - design of a randomised controlled trial ('TRIGGER

study'). BMC Endocr Disord 2018;18(1):74.

19 Osborn CY, Hirsch A, Sears LE, et al. One drop app with an activity tracker for adults with type 1 diabetes: randomized controlled trial. JMIR Mhealth Uhealth 2020;8(9):e16745.

20 Kesavadev J, Srinivasan S, Saboo B, Krishna BM, Krishnan G. The do-it-yourself artificial pancreas: a comprehensive review. Diabetes Ther 2020;11(6):1217-35.

21 Davis GM, Faulds E, Walker T, et al. Remote continuous glucose monitoring with a computerized insulin infusion protocol for critically ill patients in a COVID-19 medical ICU: proof of concept. Diabetes Care 2021;44(4):1055-8.

22 Maharaj A, Lim D, Murphy R, Serlachius A. Comparing two commercially available diabetes apps to explore challenges in user engagement: randomized controlled feasibility study. JMIR Form Res 2021;5(6):e25151.

23 Phillip M, Bergenstal RM, Close KL, et al. The digital/virtual diabetes clinic: the future is nowdrecommendations from an international panel on diabetes digital technologies introduction. Diabetes Technol Therapeut 2021;23(2):146-54.

24 Bonoto BC, De Arau´jo VE, Godo´i IP, et al. Efficacy of mobile apps to support the care of patients with diabetes mellitus: a systematic review and meta-analysis of randomized controlled trials. JMIR mHealth and uHealth 2017;5(3):e4.

25 Stach M, Kraft R, Probst T, et al. Mobile health app database-a repository for quality ratings of mHealth apps. In: Paper presented at: 2020 IEEE 33rd international symposium on computer-based medical systems (CBMS); 2020.

10
Chapter

당뇨병관리를 위한 원격의료: 지속적이고 진화하는 솔루션

미셸 L. 그리피스(Michelle L. Griffith), 레슬리 A. 에일랜드(Leslie A. Eiland)

원격의료를 통한 당뇨병관리의 단기적인 임상 효과는 잘 입증되어 있으나, 장기적인 결과에 대해서는 알려진 바가 적다. 최근 의사와 환자가 직접 연결되는 원격의료가 증가함에 따라, 당뇨병관리를 위한 원격의료 중재를 다룬 문헌도 늘고 있다. 원격의료 지지자들은 미래를 위해 원격의료를 보호할 수 있는 정책 변화를 계속해서 모색하고 있다.

요약

- 원격의료를 통한 당뇨병관리의 효과에 대한 근거는 강력하다.
- 장벽이 충분히 해결된다면, 원격의료는 점점 늘어나는 당뇨병 환자의 진료에 대한 접근성과 처방 순응도(adherence)를 개선할 수 있는 잠재력이 있다.
- 디지털 격차의 악화를 방지하려면 원격의료에 대한 접근성뿐만 아니라 당뇨병 기술에 대한 공평한 접근에 초점을 맞추는 것이 중요하다.

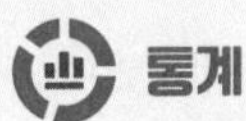

통계

- 2020년 4월 코로나19 팬데믹이 정점에 달했을 때, 원격의료 서비스는 전체 민영보험 의료비 청구의 13%, 공영보험인 메디케어 일차 진료비 청구의 43.5%를 차지했다. 2020년 12월, 민영보험 청구의 6.51%가 원격의료 서비스에 대한 청구였으며, 이는 2019년 12월 대비 2,800% 이상 증가한 수치이다.[1]
- 약 2,100만 명의 미국인이 광대역 통신망에 액세스하지 못하는 것으로 추산된다.[2]
- 당뇨병의 인구 유병률은 10.5%로, 약 3,420만 명의 미국인에게 영향을 미친다.[3]

* **키워드**: 접근성, 클리닉 운영, 당뇨병, 당뇨병 기술, 디지털 격차, 건강 격차, 정책, 원격의료, 원격진료, 영상 진료.

약어

- **A1C** 당화혈색소(hemoglobin A1c)
- **CGM** 연속혈당측정기(continuous glucose monitor)
- **EHR** 전자건강기록(electronic health record)
- **VA** 재향군인관리국(Veterans Administration)

서론

발표된 문헌들에서는 일반적으로 영상 진료(video visit)가 당뇨병 환자를 치료하는 데 효과적인 방법이라고 말한다. 원격의료는 특히 당뇨병관리에 있어서 의료 서비스를 재설계하는 핵심 부분이 될 수 있다. 원격의료를 통한 당뇨병관리의 단기적인 임상 효과는 문헌에서 잘 입증되어 있으나, 장기적인 결과에 대해서는 알려진 바가 적다. 최근 의사와 환자가 직접 연결되는 원격의료가 증가함에 따라 당뇨병관리를 위한 원격의료 중재를 다룬 문헌도 늘고 있다. 원격의료 지지자들은 미래를 위해 원격의료를 보호할 수 있는 정책 변화를 계속해서 모색하고 있다.

원격의료의 지속적인 활용을 가로막는 현재의 장벽으로는 정책과 환급에 대한 불확실성, 보편적인 인터넷 접근성 부족, 상호운용성 제한, 당뇨병 기술 사용의 불균형 등이 있다. 이러한 불균등에 주의를 기울이면 원격의료가 의료적 및 사회적 이점을 최대한 발휘할 수 있을 것이다.

당뇨병관리를 위한 원격의료의 현황은 어떠한가?

당뇨병관리는 오늘날 원격의료 시대 전반에 걸쳐 중요한 관심 대상이 되어 왔다. 원격 통신 기술의 임상적 사용은 1950년대 초부터 모색되었지만, 현재의 원격의료 시대는 1990년대 초반 월드 와이드 웹(World Wide Web)이 등장하고 인터넷 서비스가 널리 확산되면서 가능해졌다. 재향군인관리국(VA)과 메디케어 수혜자 집단을 대상으로 한 초기 조사에서는 당뇨병관리를 위한 원격의료 방식의 중재가 성공적인 결과를 가져왔음이 입증되었다.[4, 5] 지난 20년 동안 당뇨병관리는 원격의료 활용과 관련하여 가장 많이 연구된 분야의 하나였다. 당뇨병은 유병률, 이환율 및 사망률이 높고 비용이 많이 소모되기에 일반의와 전문의의 치료 범위를 넓힐 수 있는 원격의료의 필요성이 증가하고 있다. 이와 동시에, 실행 가능한 데이터를 원격으로 수집할 수 있는 기술은 당뇨병관리를 원격의료에 매우 적합하게 만든다. 기술 비용 감소와 모바일 기기의 높은 시장 보급률 덕분에 당뇨병관리를 위한 원격의료 채택이 가속화되었다.

원격의료 분야에서 사용되는 용어는 대부분 보편적으로 정의되지 않아 광범위하고 중복되는 용어가 많다.[6] 원격의료 중재에는 실시간 시청각(음성 및 영상) 진료와 같은 동기식 원격의료와 "축적 전송(store-and-forward)" 방식, 즉 비동기식 원격의료가 모두 포함된다. 이 장에서는 영상 진료에 대해 "원격의료"라는 용어를 사용할 것이다. 원격의료 영상 진료 서비스는 클리닉 간 원격의료(시설 기반 원격의료) 또는 재택 원격의료(의료진-환자 간 또는 의료진-소비자 간 원격의료)로 구성된다. 클리닉 간 원격의료 서비스에서는 환자가 클리닉이나 병원 또는 요양 시설에 있고, 다른 장소에 있는 임상의와 연결된다. 의료진-환자 간 원격의료에서는 환자가 집에 있고 카메라가 장착된 컴퓨터, 태블릿, 스마트폰 등 자신의 기기를 사용하여 의사와 연결된다. 의료진-환자 간 원격의료 모델은 보험이 적용되지 않아 환자 본인 부담금으로 이용해야 하거나 의료 기관 또는 보험사가 환자에게 혜택으로 제공할 수 있다. 코로나19 팬데믹 이전에는 주로 환자의 기존 담당 의료팀 외의 의사가 있는 의료 기관에서 의료진-환자 간 원격의료 모델을 사용했지만, 팬데믹으로 변화가 일어나 이제는 환자들이 가정에서 재택 진료를 통해 자신의 주치의와 연결되고 있다.

코로나19 팬데믹 동안 원격의료의 기하급수적인 성장은 대부분 의료진-환자 간 직접 진료에서 이루어졌다. 미국에서 팬데믹이 시작되기 전인 2020년 1월, 원격의료는 민영보험 청구의 0.24%를 차지했는데, 이는 이미 2019년 1월 대비 42% 증가한 수치였다. 팬데믹으로 인해 원격의료 사용이 절정에 달했던 2020년 4월에는 보험 청구의 13%가 원격의료 서비스였다. 이 비율은 연중 점차 감소했지만, 2020년 9월에도 원격의료는 민영보험 청구의 5%를 차지했다.[1]

발표된 문헌들에서는 일반적으로 영상 진료(상담)가 당뇨병 환자를 치료하는 데 효과적인 방법이라고 말한다. 원격의료 중재의 목표는 대부분 서비스에 대한 접근성을 높이는 것이므로, 우월성(superiority)보다는 비열등성(non-inferiority)이 더 중요한 기준이 될 수 있다. 예를 들어, 내분비내과 전문의가 제공한 의료 서비스를 연구한 결과, 상담이 원격의료를 통해 이루어졌는지, 진료실에서 이루어졌는지와 상관없이 당화혈색소(A1C) 수치 결과는 동일했다.[7] 원격의료는 대개 기존 치료에 비해 우수하거나 열등하지 않은 것으로 나타났다.[8] 지금까지는 2형당뇨병 환자들을 대상으로 한 원격의료가 주로 연구되었으나, 1형당뇨병 환자의 원격의료 성과도 유망하다.[8, 9] 원격진료를 통한 내분비학적 상담은 조절되지 않는 당뇨병이 있는 환자의 기존 일차진료(primary care)와 비교하여 A1C를 개선한다.[10] 많은 연구가 클리닉 간 원격의료에 초점을 맞춰 왔지만, 팬데믹 이전에도 의료진-환자 간 원격의료 중재의 성공 사례가 존재한다.[4, 5, 9]

원격의료 상담 시에는 현재 식단, 활동 요법, 일상 루틴을 포함한 환자 기록을 통해 정보를 수집한다. 환자가 직접 측정한 혈당을 검토하는 방법은 여러 가지가 있다.

환자는 구두로 혈당 수치를 보고하거나 혈당 기록을 전자적으로 전송할 수 있다. 인슐린펌프, 스마트 인슐린펜 또는 연속혈당측정기(CGM)를 사용하는 환자의 경우, 이러한 기기와 관련 애플리케이션 내에 유용한 정보가 있다. 현재 여러 클라우드 기반 서비스를 통해 이러한 기기의 데이터를 환자와 의료진 간에 쉽게 교환할 수 있다. 이러한 서비스 중 다수는 기기에 따라 다르지만, 기기 브랜드와 관계없이 데이터를 쉽게 공유하고 정보를 일관된 방식으로 표시하는 멀티 디바이스 플랫폼도 사용할 수 있다. 원격의료를 통한 진료에서는 신체검사를 시행하기 어려운 경우가 더 많으나, 당뇨병 원격진료의 경우에는 이것이 가능한 경우가 많다. 클리닉 간 원격의료에서는 원격 청진기와 같은 도구를 사용할 수 있지만, 환자가 집에서 진료받는 경우, 신체검사는 대부분 육안 검사로 제한된다. 환자는 의사의 설명에 따라 부종을 보여 주는 등 일부 신체검사를 스스로 보조할 수 있다.

원격의료는 주로 시골 지역에 의료 서비스를 제공하는 데 응용되었으나, 도시 인구도 원격의료의 혜택을 받을 수 있다.[5] 사람들은 교통수단이 부족하거나 이동에 어려움이 있는 등 다양한 이유로 당뇨병관리에 대한 접근성이 부족할 수 있다. 사회경제적 장벽도 접근을 방해한다. 수감자, 최근 퇴원한 환자, 재택 의료 서비스 수혜자 등 기타 취약 계층도 원격의료를 통해 지원받을 수 있다. 분기별로 또는 그보다 더 자주 진료를 받아야 하는 환자의 경우 병원에 오가는 이동 시간이 상당히 많이 소요될 수 있다. 원격의료는 의료 서비스 이용을 더욱 편리하게 만들고, 직장과 학교를 빠져야 하는 시간과 간병에 드는 시간을 줄여 준다. 원격의료를 통해 특히 진료 순응도가 낮은 청년층(소아과에서 성인 진료로 전환하는 젊은 성인들)의 순응도가 향상되었다.[9]

당뇨병을 앓고 있는 많은 사람이 원격의료의 혜택을 누릴 수 있지만, 지금까지 원격의료에 대한 접근은 제한적이었다. 팬데믹 이전에는 원격의료에 대한 보험 보장 범위가 넓지 않았다. 미국의 경우 메디케어는 클리닉 간 원격의료를 보장하지만, 특정한 시골 또는 의료 전문가가 부족한 지역에 있는 환자에게만 혜택을 제공하였다.[11] 행위별 수가제(fee-for-service)가 시행되는 의료 분야에서, 원격의료의 성장은 다양한 지불 환경으로 인해 제한되었다. 팬데믹으로 인해 원격의료가 확장되면서 일부 보험사와 주(state)에서는 정책 변경이 이루어졌고, 여전히 변화하고 있다. 팬데믹 동안 일어난 또 다른 변화로는 원격의료에 더 많은 기술 플랫폼을 사용할 수 있도록 HIPAA 시행이 일시적으로 면제된 것을 들 수 있다. 메디케어와 일부 주에서는 주 경계를 넘나드는 진료를 촉진하기 위해 정책을 변경했다. 이러한 정책 변화는 모두 팬데믹 기간 원격의료의 성장에 이바지했지만, 상당 부분이 원래대로 되돌아갈 수 있다.

원격의료의 발전을 가로막는 장벽은 무엇인가?

팬데믹과 관련된 정책 변경에도 불구하고, 원격의료가 환자와 의료진에게 장기적인 옵션이 되지 못하도록 가로막는 장벽이 여전히 존재한다(〈그림 10.1〉 참고).

정책

원격의료 정책에 대한 불확실성은 의료 기관들이 장기 계획을 세우는 데 큰 지장을 주는 장애 요인이다. 이러한 불확실성은 원격의료 워크플로 및 시스템 개선에 투자할 자원의 범위를 결정할 때 의료 시스템이 직면하는 과제이다. 원격의료에 대한

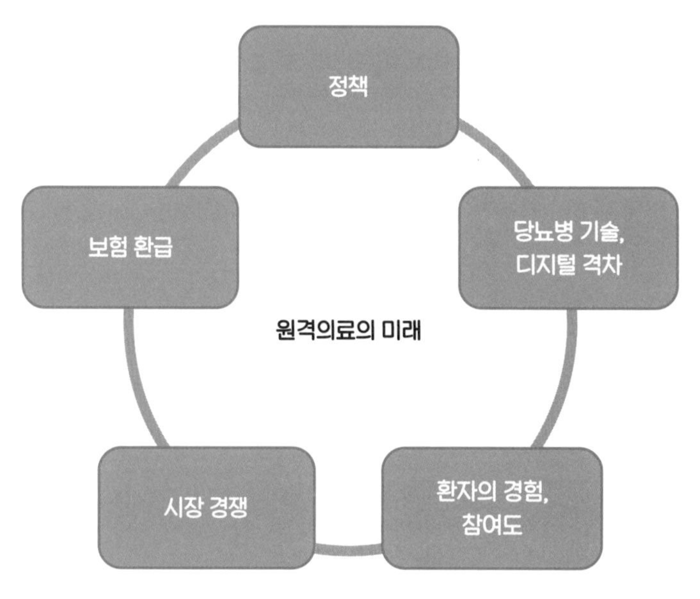

그림 10.1 원격의료의 미래에 영향을 미치는 요인

지불 동등성(payment parity), 원격 당뇨병 자기관리 교육 및 의학영양요법 상담 진료에 대한 청구 및 환급과 관련하여 여전히 많은 질문이 남아 있다.

환자의 경험

가상 진료를 시작하는 환자에게는 배워야 할 것들이 생길 수 있으며, 특히 의료진이나 클리닉마다 서로 다른 플랫폼을 사용하는 경우 더욱 그러하다. 환자는 환자 포털에 가입하고 앱을 다운로드하는 등 여러 단계를 거쳐야 한다. 당뇨병 환자는 혈당 데이터를 원격으로 공유하는 도구 자체를 처음 접할 수도 있다.

클리닉 운영

재택 원격의료를 통한 진료가 급증하면서 클리닉 직원들의 워크플로에 많은 변화가 생겼다. 이전에는 클리닉을 방문한 외래 환자들을 직접 대면하여 도움을 주었던 의료 접수원과 의료 보조원은 이제 매우 다른 워크플로를 수행해야 하며, 종종 미리 환자에게 연락하여 진료 예약 시간에 임상의와 연결될 준비가 다 되었는지 확인해야 하는 등 기존 업무와 다른 업무를 수행해야 한다.

많은 외래 클리닉에서 공간은 중요한 문제이다. 팬데믹 이후 선택권이 주어졌을 때 몇 퍼센트의 사람들이 직접 방문 진료 대신 재택 진료를 선택할지는 불분명하며, 이로 인해 임상의 템플릿(template) 및 클리닉 공간 확보에 관한 문제를 결정하는 어려움이 더욱 커지고 있다. 원격의료와 관련된 공간 필요성이 줄어들면 간접비가 절감될 수 있다.

당뇨병 기술 격차

최근 여러 연구에서는 1형당뇨병 환자의 당뇨병 기술 사용에 격차가 있음을 강조하였다. 소수 인종 또는 소수 민족, 영어 이외의 언어를 주요 언어로 사용하는 사람, 정부가 운영하는 보험에 가입되어 있거나 보험이 없는 사람의 경우 인슐린펌프 및 CGM 사용률이 더 낮은 것으로 확인되었다.[12~14] 2010년부터 2018년까지 펌프 및 CGM 사용률이 전반적으로 증가했음에도 불구하고 T1D Exchange(미국의 대규모 1형 당뇨병 코호트 연구 - 역자 주) 데이터에서도 모든 연령대에 걸쳐 펌프 및 CGM 사용 빈도에서 인종적 격차가 나타났다.[15]

소수 민족의 낮은 기술 사용률은 다양한 요인에서 기인하지만, 구조적 인종 차별, 의료 시스템에 대한 환자의 불신, 환자 및 가족의 역량에 대한 인식에 영향을 미치는 암묵적 편견과 같은 임상의학적 요인, 집중 치료와 관련된 비용에 대한 간병인 또는 환자의 인식이 모두 중요한 역할을 한다.[12, 13, 16] 사회경제적 지위는 이러한 격차의 주요 원인으로 밝혀지지 않았다.[13, 14]

이러한 격차는 원격의료에 대한 불평등한 접근을 조장할 수 있다. 집중인슐린요법(intensive insulin therapy)을 받는 당뇨병 환자를 위한 원격의료는 환자가 혈당 데이터를 쉽게 업로드하고 임상의와 공유할 수 있는 기술을 사용할 때 효과적이다. 환자가 자신의 데이터를 원격으로 전송할 수 없는 경우 원격의료의 효과가 떨어지므로 이러한 기술을 사용하지 않는 환자는 불이익을 받을 수 있다.

언어 장벽

비영어권 사용자도 성공적인 재택 원격진료를 받을 수 있다. 통역 지원 서비스를 이용하려면 사전 계획이 필요할 수 있다.

인터넷 접근성

연결된 기기와 안정적인 인터넷에 대한 접근성은 재택 원격의료에 필수적인 요소이다. 그러나 약 2,100만 명의 미국인이 광대역 통신망에 액세스하지 못하는 것으로 추산된다.[17] 디지털헬스 제공 및 중재에 더 많은 리소스가 집중됨에 따라 인터넷 접근성은 건강의 사회적 결정 요인이 될 수 있으며 이미 존재하는 격차를 확대할 가능성이 있다.[2]

디지털 격차

낮은 기술 문해력(technical literacy, 기술을 사용, 관리, 이해 및 평가하는 능력 - 역자 주)은 도시와 농촌의 다양한 인구에 원격의료 중재를 제공할 때 또 다른 잠재적 장벽이 된다.[18, 19]

건강 문해력이 낮거나 기술 문해력이 낮은 환자는 재택 원격의료를 이용하기에 불리하다. 이들에게는 환자 포털, 당뇨병 기술 플랫폼에 로그인하고 앱을 다운로드하기가 어려울 수 있다. 낮은 건강 문해력과 낮은 디지털 문해력이 결합되면 더 큰 장벽이 된다.

결과 분석

많은 기관에서 원격의료를 통해 제공되는 당뇨병관리를 위한 지표를 살펴보는 데 관심을 가질 것이며, 이 또한 당면 과제가 될 수 있다. 단기적으로, 팬데믹 동안 수집된 데이터 세트에는 팬데믹 이전에 수집된 데이터보다 공백이 더 많을 수 있다. 예를 들어, 팬데믹 동안 당뇨병 환자의 재택 진료를 수행한 많은 임상의는 당화혈색소(A1C) 수치 확인을 위한 채혈을 요구하지 않았다. 대부분의 전자건강기록(EHR)에는 CGM 데이터를 저장하는 별도의 데이터 필드가 없으며, 임상의가 전자의무기록(electronic medical record, EMR)에서 CGM 데이터를 수집하고 보고하는 방식이 일관되지 않았다. 혈당 조절은 당뇨병관리의 중요한 요소 중 하나이지만, 포괄적인 당뇨병관리에는 혈압 및 지질 관리와 정기적인 합병증 검진도 포함된다. 당뇨병 원격의료 연구에서는 종종 혈압을 다루지만, 원격의료를 통한 포괄적인 당뇨병관리, 특히 재택 원격의료 모델에 대해서는 알려진 바가 적다.

당뇨병관리를 위한 원격의료가 발전하려면 무엇이 필요한가?

정책

지불 동등성은 기관이 장기적인 원격의료 솔루션에 투자하는 데 영향을 미친다. 외래 환자 진료가 대면 진료로 이루어지든 원격의료를 통해서 이루어지든 동일한 수익을 창출한다면, 의료 시스템이 새로운 플랫폼에 투자하도록 동기를 부여하여 환자에게 기존의 대면 진료와 원격진료 중에서 선택할 기회를 제공하도록 할 수 있다. 또한 지불 동등성은 비용 절감에 초점을 맞춘 새로운 지불 모델을 연구하고 기존의 행위별 수가제 모델과 비교할 수 있는 길을 열어 줄 것이다.

성공적인 당뇨병관리를 위해서는 포괄적인 팀 기반 접근 방식이 필요하므로 의사 및 전문 간호 인력의 원격의료 서비스에 대한 보상 정책과 함께 당뇨병 자기관리 교육 및 의학영양요법에 대한 원격 교육 비용 청구에도 주의를 기울여야 한다. 면허 상호 인정(license reciprocity) 또는 다주 면허(multistate licensure)를 위한 중앙 집중식 프로세스 등 주 경계를 넘나드는 진료에 대한 보다 허용적인 정책도 원격의료의 발전을 지원할 수 있다.

환자의 경험

의료 기관은 재택 원격의료에서 사용하는 메시지의 일관성을 유지하기 위해 노력하고, 환자가 원격의료에 연결하기 위해 거쳐야 하는 단계를 최소화하는 프로세스를 개발해야 한다. 오디오 및 비디오 장비를 테스트하기 위한 명확한 지침이 있어야 하며, 기술 지원을 요청할 수 있는 전화번호가 있어야 한다. 의료 기관은 환자가 얼마나 자주 직접 신체검사를 받아야 하는지에 대한 지침을 수립할 수 있다. 이러한 필요성은 다른 의료진과의 협진을 통해서 충족될 수도 있다.

클리닉 운영

클리닉 직원은 진료 예약 시간 전에 환자에게 미리 연락하여 재택 원격진료를 완료하는 데 필요한 단계를 조정해야 한다. 이는 임상의가 다가올 진료에 필요한 모든 데이터에 접근할 수 있도록 하고, 환자에게 미결된 작업(예: 진료 전 클라우드 기반 시스템을 통한 혈당 데이터 업로드 및 공유)을 상기시키는 시간이 될 수 있다. 환자들은 자신의 데이터를 공유하거나 진료를 위한 기술적 연결을 관리하는 데 도움이 필요할 수 있다. 진료 후의 워크플로와 기대치도 설정해야 한다. 클리닉 공간을 재정비하고, 임상의가 원격진료를 수행할 수 있는 개인 공간을 마련해야 할 수도 있다. 교육 현장에서는 교육 프로그램 책임자가 학생과 인턴들이 원격진료에 효과적으로 참여할 수 있도록 지도해야 한다.

당뇨병 기술 격차

기존 격차에 대한 더 큰 관심과 해소 노력 없이 재택 원격의료를 계속 사용하면 이러한 격차가 더욱 확대될 우려가 있다. 이러한 격차를 완전히 해소하려면 현재의 치료 시스템을 대대적으로 바꿔야 한다. 처방 시 무의식적 편견을 줄이기 위한 표준화된 치료 프로토콜 및 경로, 모든 클리닉 환자에게 표준화된 방식으로 당뇨병 기술을 소개, 임상 직원의 다양화 또는 진료팀에 지역사회 보건 인력 추가, 임상의와 환자 간 공유된 의사결정(shared decision making) 촉진 등이 솔루션으로 제안되었다.[13, 14] 이러한 문제를 해결하면 원격의료의 잠재력을 최대한 활용하는 동시에 원격의료 사용을 촉진할 수 있다.

언어 장벽

비영어권 사용자의 재택 원격진료가 원활하게 이루어질 수 있도록 통역 서비스 조율을 개선해야 한다. 한 가지 제안은 의료 접수 담당자가 진료 접수 시 환자와 임상의 및 통역사를 동시에 예약하여 통역 서비스 이용을 보장하는 것이다. 영상 통역은 전화보다 더 효과적인 것으로 나타났으며 선호되는 방법이어야 한다.[20]

디지털 격차

디지털 격차를 해소하려면 연결된 기기와 인터넷에 대한 접근성을 개선하고 환자의 기술 사용을 지원해야 한다.[2] 병원과 클리닉은 문진 시에 환자의 기술 접근성에 대해 질문해야 한다.[2] 기술 문해력이 낮은 사람들에게 성공적인 재택 원격진료를 위한 단계를 알려 주려고 노력해야 한다. 기술 지원을 중심으로 새로운 시스템 워크플로를 설계하고 원격의료 이용의 형평성을 개선하기 위해 환자 지원을 제공하도록 보험사에 인센티브를 제공하는 조치 등이 제안되었다.

환자 포털 사용과 적절한 영상 통신을 가능하게 하는 저렴한 인터넷 옵션에 대한 접근성도 필요하다.[18] 광대역 통신망 액세스를 측정하고 늘리기 위한 프로그램을 확대해야 한다.[2] 인구의 상당수가 안정적으로 인터넷에 접속하지 못하는 지역에서는 도서관이나 커뮤니티 센터 같은 공공시설에 개인실이나 키오스크를 설치하여 원격 진료를 지원할 수 있다.

결과 분석

A1C 수치가 일관되지 않게 수집된다는 것은 혈당 조절을 평가하려면 다른 대체 지표에 의존해야 한다는 것을 의미한다. A1C에만 의존할 때의 단점이 알려져 있고, 당뇨병 환자의 CGM 사용 증가를 고려하면 이는 시의적절한 조치이다.[15] EHR을 활용하고 검증된 CGM 지표에 대한 데이터 입력 옵션을 생성하면 당뇨병 전문 임상의가 시간에 따른 CGM 데이터를 추적하여 혈당 추세를 파악하고 결과 분석을 지원할 수 있다. 또한 EHR 시스템의 상호운용성을 개선하면 의료 현장 전반에 걸쳐 임상 치료 및 분석을 위한 정보를 공유하기가 수월해진다.

당뇨병관리를 위한 원격의료의 미래는 어떻게 될 것인가?

원격의료는 당뇨병관리를 위한 매우 중요하고 계속해서 발전하는 수단으로 자리매김할 것이다. 원격의료는 개인 맞춤형 치료를 제공할 뿐만 아니라 의료 서비스를 대대적으로 재설계할 기회를 제공한다. 인공지능이 지원하는 코칭 앱과 도구를 비롯하여 당뇨병관리를 위한 혁신적인 도구가 대거 등장하고 있다. 영상 진료는 원격 환자 모니터링이나 온라인 상담과 같은 다른 형태의 원격의료와 함께 일차 진료 임상의와 전문의 간의 협업을 지원할 수 있다. 다양한 방식의 원격의료를 활용하면 간편한 기술 기반 도구를 이용해 진료 사이사이에 환자의 자기관리가 강화되는 "디지털 당뇨병 클리닉"을 만들 수 있다.[21] 원격의료는 협력적 치료 모델을 지원하여 전문의가 당뇨병관리에 있어서 일차 진료 임상의를 지원할 수 있도록 하고, 치료에 대한 인구 집단 건강(population health) 접근 방식을 촉진한다. 그러나 이러한 모델을 지속 가능하게 만들려면 보상 정책에 변화가 필요하다. 특히 도시 외곽 지역에서는 내분비내과 전문의가 여전히 부족하고(〈그림 10.2〉 참고),[22] 가치에 기반한 치료 모델로 이동

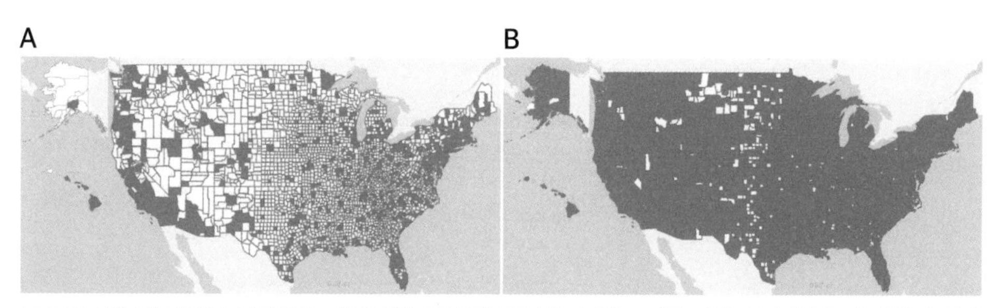

그림 10.2 한 명 이상의 성인 또는 소아 내분비내과 전문의가 있는 미국 카운티(A)와 한 명 이상의 일차 진료 담당의가 있는 미국 카운티(B)[22]

함에 따라 원격의료는 외래 및 입원 환자 환경에서 중요한 치료 모델이 될 것이다. 원격의료에 대한 접근의 형평성과 지속적인 사이버 보안을 보장하는 것이 중대한 목표가 된다.

치료 방식이 재구상되면서 포괄적인 당뇨병관리 요소를 유지하는 일이 중요해졌다. 이는 체중계나 혈압계 커프(blood pressure cuff) 같은 다른 원격 모니터링 도구를 치료에 통합하거나, 연간 신체검사는 병원에서 실시하되 대부분의 치료는 원격의료를 통해 제공하는 치료 계획을 설계하는 형태로 이루어질 수 있다.

소비자에게 직접 서비스를 제공하는 기업들에 의해 만성질환 관리 분야가 더 혼란스러워질 가능성이 높다. 과거 소비자에게 직접 제공되는 원격의료 산업은 급성질환 치료에 중점을 두었지만, 이제 기업들은 만성질환 치료 분야에 뛰어들고 있다. 이러한 치료 패러다임은 편리하지만, 특히 다른 의료진이 제공된 치료에 대해 통보받지 못한 경우 관리 감독이 파편화될 수 있다.

결론

원격의료는 치료 결과를 개선하고 치료에 대한 접근성을 높일 수 있다. 하지만 기존의 격차가 지속된다면 치료 결과와 접근성이 전반적으로 향상되지 않을 것이다. 다양한 인구가 원격의료 혁신의 혜택을 누릴 수 있도록 하려면 새로운 원격의료 중재의 설계 및 구현 전략에 노인과 젊은이, 도시와 농촌 인구, 다양한 수준의 기술 문해력을 가진 다양한 집단의 요구가 포함되도록 해야 한다. 이를 통해 원격의료는 의료적 및 사회적 혜택을 가져올 잠재력을 최대한으로 발휘할 수 있다.

참고 문헌

1 Fairhealth Inc. Monthly telehealth regional tracker. 2021. Available from: https://www.fairhealth.org/states-by-the-numbers/telehealth. [Accessed 7 January 2021].

2 Rodriguez JA, Clark CR, Bates DW. Digital health equity as a necessity in the 21st century cures act era. JAMA 2020;323(23):2381-2.

3 American Diabetes Association. Statistics about diabetes. American Diabetes Association; 2020. Available from: https://www.diabetes.org/resources/statistics/statistics-about-dia-betes. [Accessed 15 March 2021].

4 Stone RA, Rao RH, Sevick MA, Cheng C, Hough LJ, Macpherson DS, et al. Active care management supported by home telemonitoring in veterans with type 2 diabetes: the DiaTel randomized controlled trial. Diabetes Care 2010;33(3):478-84.

5 Shea S, Weinstock RS, Starren J, Teresi J, Palmas W, Field L, et al. A randomized trial comparing telemedicine case management with usual care in older, ethnically diverse, medically underserved patients with diabetes mellitus. J Am Med Inf Assoc 2006;13(1):40-51.

6 van Dyk L. A review of telehealth service implementation frameworks. Int J Environ Res Publ Health 2014;11(2):1279-98.

7 Liu W, Saxon DR, McNair B, Sanagorski R, Rasouli N. Endocrinology telehealth consultation improved glycemic control similar to face-to-face visits in veterans. J Diabetes Sci Technol 2016;10(5):1079-86.

8 Tchero H, Kangambega P, Briatte C, Brunet-Houdard S, Retali GR, Rusch E. Clinical effectiveness of telemedicine in diabetes mellitus: a meta-analysis of 42 randomized controlled trials. Telemed J e-Health 2019;25(7):569-83.

9 Reid MW, Krishnan S, Berget C, Cain C, Thomas JF, Klingensmith GJ, et al. CoYoT1 clinic: home telemedicine increases young adult engagement in diabetes care. Diabetes Technol Therapeut 2018;20(5):370-9.

10 Toledo FG, Ruppert K, Huber KA, Siminerio LM. Efficacy of the telemedicine for reach, education, access, and treatment (TREAT) model for diabetes care. Diabetes Care 2014;37(8):e179-80.

11 Centers for Medicare and Medicaid Services. Medicare telemedicine health care provider fact sheet. Centers for Medicare and Medicaid Services; 2020.

12 Valenzuela JM, La Greca AM, Hsin O, Taylor C, Delamater AM. Prescribed regimen intensity in diverse youth with type 1 diabetes: role of family and provider perceptions. Pediatr Diabetes 2011;12(8):696-703.

13 Agarwal S, Griffith ML, Murphy EJ, Greenlee C, Boord J, Gabbay RA. Innovations in diabetes care for a better "new normal" beyond COVID-19. J Clin Endocrinol Metab 2021;106(1):e377-81.

14 Lipman TH, Willi SM, Lai CW, Smith JA, Patil O, Hawkes CP. Insulin pump use in children with type 1 diabetes: over a decade of disparities. J Pediatr Nurs 2020;55:110-5.

15 Foster NC, Beck RW, Miller KM, Clements MA, Rickels MR, DiMeglio LA, et al. State of type 1 diabetes management and outcomes from the T1D exchange in 2016e2018. Diabetes Technol Therapeut 2019;21(2):66-72.

16 Eiland L, Thangavelu T, Drincic A. Has technology improved diabetes management in relation to age, gender, and ethnicity? Curr Diabetes Rep 2019;19(11):111.

17 Anderson M. Mobile Technology and Home Broadband 2019. Available from: https://www.pewresearch.org/internet/2019/06/13/mobile-technology-and-home-broadband-2019/. [Accessed 17 January 2021].

18 Khoong EC, Butler BA, Mesina O, Su G, DeFries TB, Nijagal M, et al. Patient interest in and barriers to telemedicine video visits in a multilingual urban safety-net system. J Am Med Inf Assoc 2021;28(2):349-53.

19 Lam K, Lu AD, Shi Y, Covinsky KE. Assessing telemedicine unreadiness among older adults in the United States during the COVID-19 pandemic. JAMA Intern Med 2020;180(10):1389-91.

20 Lion KC, Brown JC, Ebel BE, Klein EJ, Strelitz B, Gutman CK, et al. Effect of telephone vs video interpretation on parent comprehension, communication, and utilization in the pediatric emergency department: a randomized clinical trial. JAMA Pediatr 2015;169(12):1117-25.

21 Phillip M, Bergenstal RM, Close KL, Danne T, Garg SK, Heinemann L, et al.

The digital/virtual diabetes clinic: the future is now-recommendations from an international panel on diabetes digital technologies introduction. Diabetes Technol Therapeut 2021;23(2):146-54.

22 Oser SM, Oser TK. Diabetes technologies: we are all in this together. Clin Diabetes 2020;38(2):188-9.

11

Chapter

당뇨병 환자의 행동 변화를 위한 디지털헬스 및 원격의료

미셸 L. 리치먼(Michelle L. Litchman), **줄리아 E. 블란쳇**(Julia E. Blanchette), **체리스 쇼클리**(Cherise Shockley), **타마라 K. 오서**(Tamara K. Oser)

성공적인 당뇨병 자기관리의 기초에는 매일 몇 가지의 건강 행동을 결정하는 일이 포함된다. 당뇨병관리 및 교육 전문가 협회 7(ADCES7)의 '자기관리 행동(Self-Care Behaviors)'은 건강한 대처, 건강한 식습관, 활동적인 생활, 모니터링, 약물 복용, 문제 해결, 위험 감소를 강조한다. '자기관리 행동' 외에도 ADCES7 프레임워크는 의료 기기, 웨어러블 기술, 디지털헬스, 원격의료 등의 기술을 당뇨병관리 및 교육에 통합하는 데 초점을 맞추고 있다. 당뇨병 의료 전문가는 당뇨병 환자가 이러한 기술 도구를 사용하여 행동을 변화시킬 수 있도록 지원한다. 디지털헬스 및 원격의료 중재는 당뇨병 자기관리를 지원하는 행동을 강화할 수 있다. 이러한 도구의 가용성은 코로나19 팬데믹이 시작된 이후 급격히 증가했다. 이 장에서는 행동 변화의 맥락에서 디지털헬스 및 원격의료 중재에 대한 현재의 근거, 장벽 및 향후 방향을 검토할 것이다.

요약

- 디지털헬스 및 원격의료 중재는 당뇨병 자기관리를 지원하는 행동을 강화할 수 있다.
- 피드백 및 코칭과 결합된 기술은 건강한 행동 변화를 가장 잘 지원한다.
- 건강한 행동 변화를 위한 기술 활용도를 높이기 위해서는 의료 서비스 에코시스템의 변화가 필요하다.

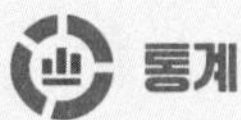

통계

- 1형당뇨병 환자의 절반 이상과 2형당뇨병 환자의 3분의 1이 디지털헬스 자기관리 도구를 사용하고 있다고 답했다.[1]
- 1형당뇨병 환자의 연속혈당측정기 사용률은 2012년 이전 3~7% 수준에서 2016~2018년 30~38%로 증가했다.[2, 3]
- 원격의료는 성인 당뇨병 환자의 당화혈색소 수치를 0.49~0.64%까지 감소시킬 수 있으며, 당뇨병관리 및 교육 전문가가 참여할 때 더욱 두드러지게 감소한다.[4, 5]

* **키워드**: 인공지능, 행동 변화, 연속혈당측정, 디지털헬스, 온라인 동료 지원 커뮤니티, 환자 포털, 원격 모니터링, 맞춤형 피드백, 원격의료, 문자 메시지.

약어

- **A1C** 당화혈색소(hemoglobin A1c)
- **ADCES7** 당뇨병관리 및 교육 전문가 협회 7(Association of Diabetes Care and Education Specialists 7)
- **AID** 자동 인슐린전달(automated insulin delivery)
- **CGM** 연속혈당측정기(continuous glucose monitor)
- **DCES** 당뇨병관리 및 교육 전문가(diabetes care and education specialists)
- **OPSC** 온라인 동료 지원 커뮤니티(online peer support communities)

서론

성공적인 당뇨병 자기관리의 기초에는 매일 몇 가지의 건강 행동을 결정하는 일이 포함된다. 당뇨병관리 및 교육 전문가 협회 7(ADCES7)의 '자기관리 행동(Self-Care Behaviors)'[6]은 건강한 대처(healthy coping), 건강한 식습관(healthy eating), 활동적인 생활(being active), 모니터링(monitoring), 약물 복용(taking medication), 문제 해결(problem solving), 위험 감소(reducing risks)를 강조한다. '자기관리 행동' 외에도 ADCES7 프레임워크는 의료 기기, 웨어러블 기술, 디지털헬스, 원격의료 등의 기술을 당뇨병관리 및 교육에 통합하는 데 초점을 맞추고 있다. 당뇨병 의료 전문가는 당뇨병 환자가 이러한 기술 도구를 사용하여 행동을 변화시킬 수 있도록 지원한다. 디지털헬스 및 원격의료 중재는 당뇨병 자기관리를 지원하는 행동을 강화할 수 있다. 의료 서비스 에코시스템 내에서 디지털헬스 및 원격의료 도구와 관련된 건강한 행동 변화를 아우르기 위해 필요한 네 가지 요구 사항이 있다. 첫째, 당뇨병 환자는 도구에 접근할 수 있어야 하고 도구에 대한 적절한 교육을 받을 수 있어야 한다. 둘째, 당뇨병 환자는 도구 사용 및 도구에서 생성된 데이터에 대한 피드백을 받을 수 있어야 한다. 셋째, 당뇨병 환자는 행동 변화에 대한 코칭을 받을 수 있어야 한다. 넷째, 당뇨병 환자는 도구를 지속적으로 사용할 수 있도록 지원을 받아야 한다. 코로나19 팬데믹이 시작된 이후 이러한 도구의 가용성이 급격히 증가했다. 이 장에서는 행동 변화의 맥락에서 디지털헬스 및 원격의료 중재에 대한 현재의 근거, 장벽 및 향후 방향을 검토할 것이다.

당뇨병 환자의 행동 변화를 위한 디지털헬스 및 원격의료의 현황은 어떠한가?

디지털헬스

디지털헬스 및 원격의료 도구는 당뇨병관리 결과를 개선할 큰 잠재력이 있다. 그러나 개인화된 데이터를 제공하는 디지털 도구는 행동 변화 이론에 뿌리를 두지 않으면 행동 변화를 유지하게 만들 수 없다.[7] 행동 변화 이론은 무수히 많지만, 행동 변화를 유지하려면 (1) 동기 부여(당뇨병 환자는 행동 결과에 만족하고 자신의 정체성, 신념, 가치에 부합하는 즐거운 행동에 참여함), (2) 자기조절(self-regulation, 당뇨병 환자는 건강 행동의 모니터링 및 조절과 관련된 장벽을 극복하는 효과적인 전략이 있음), (3) 심리적 및 신체적 자원에의 접근성(예: 정신건강 서비스 및 DCES에 대한 접근), (4) 자동화된 피드백을 통해 지원되는 건강 행동 습관 형성, (5) 지지적인 환경 및 사회적 영향(예: 친구 및 가족) 등이 필요하다.[8] 포괄적인 문헌고찰에 따르면, 디지털헬스 및 원격의료 중재가 당뇨병 환자와 의료 전문가가 데이터에 관해 서로 소통하는 양방향 피드백 모델(〈그림 11.1〉 참고)을 포함하는 경우 A1C 수치를 낮추는 데 특히 유익한 것으로 나타났다.[9] 데이터에 관한 의사소통은 어떤 행동을 바꿀 수 있는지 검토할 기회를 제공하고, 행동 변화를 위한 격려와 유용한 팁을 제공하며, 디지털 도구의 지속적인 사용을 장려한다.

중요한 것은 디지털헬스 및 원격의료가 당뇨병 환자에게 적합해야 하며 당뇨병을 부담스럽지 않게, 더 쉽게 관리할 수 있도록 도와야 한다는 것이다. 특히 피드백이 없는 상태에서, 사용자가 평생 많은 양의 데이터를 입력해야 하는 도구(예: 전자 태깅, 일지 작성)는 부담스러울 수 있다. 게다가 당뇨병 환자가 이미 피로감이나 스트레스를 느끼고 있다면 추가적인 데이터 입력은 도움이 되지 않는다.

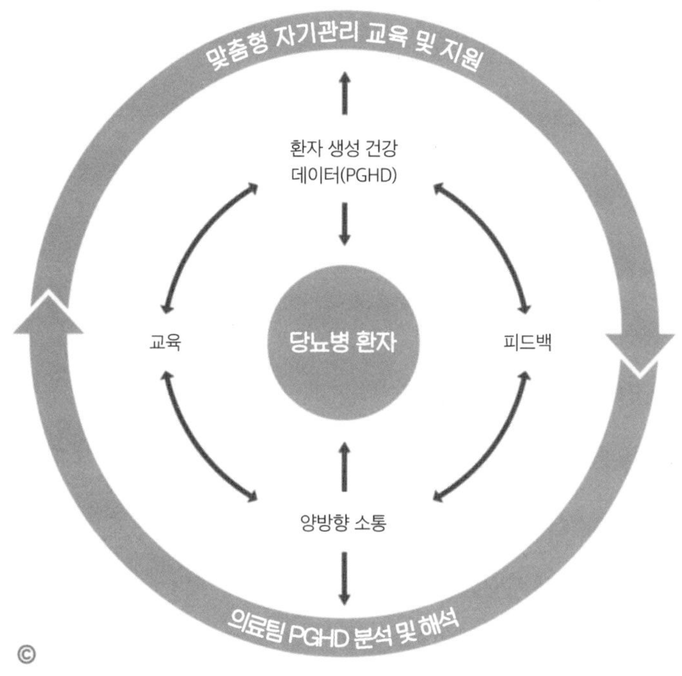

그림 11.1 **기술 기반 자기관리 피드백 루프**[9]

당뇨병 데이터만으로는 일부 집단, 특히 역사적으로 양질의 의료 서비스를 이용하는 데 어려움을 겪어 온 인구 집단의 행동 변화를 뒷받침할 수 없다. 기본적인 건강 문해력 및 수리력과 당뇨병 지식은 데이터를 해석하고 사용하여 건강 행동에 영향을 미치는 방식에 영향을 준다. 하지만 기술이 피드백과 결합되면 행동 변화를 끌어낼 수 있다. 예를 들어, 1형당뇨병 또는 2형당뇨병을 앓고 있는 환자가 1주일 동안 연속혈당측정기(CGM)를 착용하고 혈당 패턴을 관리하는 그룹 공동 진료 예약에 참석하자 자기관리 행동이 증가했다.[10] 또한 일차 진료 또는 내분비내과 진료에서 원격의료를 통해 연속혈당측정을 시작하면 당뇨병 기술에 대한 접근성을 확대하는 동시에 의료 전문가 지원을 제공하여 행동 변화를 개선할 수 있다.[11]

원격의료

원격의료에는 당뇨병 환자와 의료 전문가 간, 당뇨병 환자와 자동 응답 시스템 간, 또는 당뇨병 환자 간의 건강 향상을 목적으로 하는 무선 통신이 포함된다. 당뇨병 환자와 의료 전문가 간의 소통에는 전화 상담, 문자 메시지, 영상 진료, 환자 포털 내에서 발생하는 전자 비동기식 통신 등이 포함된다. 당뇨병 환자와 자동 응답 시스템 간의 소통은 인공지능(예: 채팅 봇)을 통해 맞춤화되거나 맞춤화되지 않고 가능한 옵션의 데이터 뱅크에 기반한 메시징 시스템을 통해 전달될 수 있다. 당뇨병 환자 간의 소통은 다양한 플랫폼의 온라인 동료 지원 커뮤니티(OPSC) 내에서 이루어지고 있다.

- 당뇨병 환자와 의료 전문가 간의 소통

코로나19 팬데믹의 출현으로 원격의료 문화가 바뀌었다. 당뇨병 등 만성질환을 앓고 있는 사람들이 사회적 거리 두기를 실천하고자 하면서 원격의료 서비스에 대한 관심이 높아졌다. 이에 따라 당뇨병 환자의 치료에 있어 새로운 도전과 기회가 생겼고 몇 주 만에 원격의료가 급격히 성장했다. 내분비내과는 원격의료가 가장 많이 활용되는 전문 분야 중 하나로 부상했다.[12] 그러나 성인 당뇨병 치료는 대부분 일차 진료 환경에서 제공되며, 성인 1형당뇨병 환자의 50%와 성인 2형당뇨병 환자의 90%가 일차 진료 환경에서 당뇨병 치료를 받고 있다.[13] 일차 진료 환경은 대부분 내분비내과 진료와는 매우 다른 워크플로와 의료 서비스 제공 모델을 가지고 있으며, 당뇨병관리 및 교육 전문가(DCES)를 대면할 수 없는 경우가 많다.

원격의료를 통한 당뇨병 자기관리 교육 및 지원 제공은 DCES를 직접 대면할 수 없는 진료 환경에서 중요한 대안이 될 수 있다. 휴대전화 또는 자동 응답 전화 기반의 중재와 달리 인터넷 기반 중재의 첫 6개월 동안 A1C 수치가 임상적으로 유의미하게 개선된 것이 확인되었다.[14] 아마도 이는 원격의료가 가상의 가정 방문 진료 역할을 할 수 있고, 건강의 사회적 결정 요인과 당뇨병 환자의 건강 행동 변화에 대한 장벽을 더 잘 이해할 기회를 제공하기 때문일 것이다. 예를 들어, 가상의 가정 방문 진료를 통해 의료 전문가는 당뇨병 환자의 생활 환경을 엿볼 수 있고, 그들의 식료품 저장실이나 냉장고에 있는 식품의 종류나 그 안전성에 관해 대화를 나눌 수 있다.

- 당뇨병 환자와 자동 응답 시스템 간의 소통

사회인구학적 요인에 따라 모바일 기기를 사용하는 당뇨병 환자가 증가하면서 디지털 커뮤니케이션이 더욱 널리 보급되었다. 문자 메시지는 당뇨병 환자에게 당뇨병 정보, 알림, 피드백 등 다양한 지원을 제공한다. 참가자의 절반이 인종/민족적으로 다양하고, 절반이 보험에 가입되지 않은 참가자들을 대상으로 연구한 결과, 양방향(대화형)의 맞춤형 문자 메시지를 받은 참가자들은 12개월 동안 식습관과 약물 복용이 개선된 것으로 나타났다.[15] 체계적문헌고찰에 따르면 정보를 수집하고 피드백을 제공하기 위해 문자 메시지를 사용하는 것은 행동 변화를 유도하는 데 최적일 수 있다.[16]

원격 건강 코칭은 동기 부여 및 행동 이론 프레임워크와 함께 인간 코치 또는 인공지능을 사용하여 자기관리 목표 개발 및 지원을 돕는다. 체계적문헌고찰에 따르면 디지털 건강 코칭은 성인 2형당뇨병 환자의 신체 활동, 균형 잡힌 식습관, 자기 모니터링 행동을 증가시키는 데 성공했다.[17] 중요한 점은 가속도계(accelerometer)나 CGM 같은 센서로 당뇨병 환자를 모니터링하는 경우, 원격 행동 중재의 효과를 최적화하려면 디지털헬스 및 원격의료를 결합해야 한다는 것이다.

- 당뇨병 환자 간의 소통

당뇨병 온라인 커뮤니티라고도 하는 당뇨병 OPSC는 지난 10년 동안 모든 형태의 소셜 미디어 플랫폼에 걸쳐 점점 더 큰 인기를 얻었다. 대면 동료 지원 그룹(in-person peer support group)과 유사한 OPSC는 일반적으로 당뇨병 환자의 자기관리를 지원하고, 정보 및 정서적 지원을 제공하며, 의료 서비스와의 연결고리 역할을 하고, 지속적인 지지를 제공한다.[18] 일부의 경우, OPSC는 다른 곳에서는 얻을 수 없는 의료 정보를 주 사용 언어로 제공한다. 예를 들어, 청각 장애인은 의료 교육을 받은 수화 통역사를 찾는 데 어려움을 겪는 경우가 많다. 영상을 이용하여 수화로 건강 정보를 주고받는 OPSC가 존재하며, 당뇨병 지식을 높여 주는 동시에 지원 커뮤니티를 제공해 준다.

OPSC에 대한 근거는 대부분 서술적이며 개인 정보 보호 문제로 인해 공개 커뮤니티에 초점을 맞추고 있다. 유기적으로 진행된 당뇨병 OPSC에 관한 47건의 연구를 검토한 결과, 사회적 학습이 건강 행동을 장려하고 당뇨병에 대한 경험을 정상화할 수 있는 것으로 나타났다.[18] 당뇨병 OPSC의 한 유형인 환자 블로그를 읽는 것은 낮은 A1C 수치와 관련이 있었다.[19] 대부분 백인, 1형당뇨병 환자, 미국 기반 인구에서 OPSC 사용은 높은 자기관리 점수와 관련이 있었다.[18] 반대로, 스페인의 2형당뇨병 환자 집단에서는 OPSC 사용이 낮은 자기관리 점수와 관련이 있었다.[20] 두 연구 모두에서 인과관계를 확인할 수는 없지만, 당뇨병 유형과 문화적 배경이 다른 사람들이 OPSC를 찾고 경험하는 방식이 다를 수 있다.

새로운 근거에 따르면, OPSC는 당뇨병 기술 사용을 촉진한다. 예를 들어, OPSC는 개인이 직접 자동 인슐린전달 시스템(AIDs) 또는 DIY 인공췌장 시스템(Do-It-Yourself Artificial Pancreas Systems)을 구축하도록 도움을 주었다.[21] 스페인어를 사용하는 2형당뇨병 성인 환자를 대상으로 한 연구에서, OPSC와 CGM을 결합한 중재는 건강한 행동 변화를 만들기 위한 팁과 요령 및 정서적 지원을 구체적으로 제공하는 OPSC를 통해 자기효능감을 증가시켰다.[22] OPSC는 'ADCES7 자기관리 행동'의 핵심이자 다른 모든 자기관리 행동을 지원하는 데 필요한 '건강한 대처'를 도울 수 있다.

당뇨병 환자의 행동 변화를 위한 디지털헬스 및 원격의료의 발전을 가로막는 장벽은 무엇인가?

디지털헬스 및 원격의료 도구를 다룬 연구는 대부분 당뇨병을 앓고 있는 비히스패닉계 백인 인구를 주 대상으로 하는 통제된 환경에서 수행되었다. 제한된 표본을 대상으로 한 연구와 개발은 광범위한 사용과 영향력을 감소시킨다. 예를 들어, 사회경제적 수준이 높은 그룹의 사람들은 디지털헬스 및 원격의료 도구를 사용할 가능성이 더 높다. 다양한 개인(즉, 나이, 인종, 민족, 언어의 다양성에 따라 선정된)을 대상으로 한 실용적인 연구 결과에는 차이가 있다.

디지털헬스

비용, 보험 적용 범위, 의료 전문가의 처방 의지 등 다양한 제약 때문에 디지털 도구에 대한 접근성이 주요 장벽으로 작용하고 있다. 여러 가지 첨단 당뇨병 기술이 존재하지만, 여전히 혈당측정기 같은 간단한 기술도 보편적으로 접근하기 어렵다. 미국에서는 CGM 데이터 판독 및 원격 모니터링에 대한 비용 청구가 당뇨병 환자에게 큰 본인 부담금을 초래하는 경우 또 다른 장벽이 될 수 있다.

당뇨병 환자와 의료 전문가 수준의 교육은 또 다른 장벽이다. CGM 기업들은 당뇨병 환자가 스스로 CGM을 시작할 수 있다고 말한다. 그러나 이러한 기술이 당뇨병의 지속적인 관리와 통합되지 않으면 기기 사용이 중단될 수 있다. 또한 일부 당뇨병 환자에게는 임상 교육과 지속적인 지원이 필요하나, 이를 제공받지 못할 수도 있다. 특히 추가 교육은 당뇨병 환자가 혈당과 건강 행동 사이의 연관성을 더 잘 이해하는 데 도움이 된다. 예를 들어, 혈당 패턴 관리 및 데이터 해석에 대한 교육을 받으면 약물 복용이나 활동을 조정하여 저혈당 및 고혈당 경향을 피할 수 있다. 당뇨병이 사회적 맥락에서 관리된다는 점을 고려할 때, 간병인과 간병 파트너는 일반적인 당뇨병관리, 자기관리 행동에 있어 당뇨병 환자를 지원하는 방법, 특히 디지털헬스 도구에 대한 대처 및 기술 지원에 대해 더 잘 교육받아야 한다. 특히 일차 진료 수준에서의 CGM 교육은 제한되어 있어 강력한 확장이 필요하다. 의료 전문가는 인슐린펌프로 인한 지방비대(lipohypertrophy) 등 당뇨병 기기 사용에 따른 피부 반응과 지속적인 사용에 따른 물류적 문제(예: 공급업체, 사전 승인, 보험 적용, 배송 지연 등)를 겪을 수 있는 당뇨병 환자를 지원하기 위한 교육을 받아야 한다.

예를 들어, AID 시스템 사용을 고려하는 경우, DCES가 당뇨병 환자와 함께 최신 당뇨병 기술 전문가가 되기 위해서는 더 많은 교육이 필요하다. 대부분의 대형 의료 센터에는 이러한 교육을 받은 DCES가 있지만, 대다수의 소규모 병원이나 클리닉에는 당뇨병 환자에게 필요한 첨단 기술 제품의 사용법을 교육할 수 있는 DCES가 부족하다. 그 이유는 병원 또는 의료 시스템 수준에서 이러한 서비스에 대한 비용을 청구하는 방법이 모호하기 때문일 수 있다.

원격의료

- 당뇨병 환자와 의료 전문가 간의 소통

환자 포털과 원격의료 플랫폼은 영어 능력 및 기술 문해력에 따라 제한된다. 당뇨병 환자와 의료 전문가 간의 소통이 다른 언어로 이루어지더라도 포털이나 플랫폼 탐색은 영어로 이루어질 가능성이 높다. 따라서 주요 언어가 영어가 아닌 사람은 디지털 방식으로 의료 전문가와 당뇨병 정보를 소통하는 데 제한이 있을 수 있다. 디지털 건강 데이터의 복잡성을 고려할 때, (1) 당뇨병 환자와 의료 전문가 모두 안정적인 인터넷에 접속했고, (2) 당뇨병 환자가 자신의 데이터를 클라우드에 적절하게 동기화했거나 데이터를 다운로드하여 환자 포털, 이메일 또는 팩스로 의료 전문가에게 전송했고, (3) 당뇨병 환자와 의료 전문가가 클라우드 기반 소프트웨어의 비밀번호를 업데이트한 경우에만 데이터에 대한 소통이 가능하다.

- 당뇨병 환자 간의 소통

당뇨병 OPSC 연구와 관련하여 진전을 가로막는 몇 가지 장벽이 있다. 첫째, OPSC 사용으로 혜택을 받는 대상과 적절한 사용량을 파악하려면 추가적인 연구가 필요하지만, 연구비가 지원되는 당뇨병 OPSC 연구는 거의 없다. 둘째, 다양한 소셜 미디어 플랫폼(공개 및 비공개 커뮤니티 모두)에서 OPSC가 확장되고 있는데, 각 OPSC에는 고유한 그룹 역학 및 구조가 있고 한 개인이 다양한 플랫폼에서 여러 OPSC에 참여할 수 있으므로 OPSC를 연구하기가 매우 복잡하다. 셋째, 당뇨병 OPSC의 맥락에서 잘못된 정보를 단속하고 있지만,[18] 온라인에는 당뇨병에 관한 잘못된 정보가 존재한다. 중재를 통해 온라인상의 잘못된 건강 정보를 제대로 다루어야 한다. 마지막으로, 가장 중요한 것은 인종적, 민족적, 언어적으로 다양한(스페인어, 수화 등) 커뮤니티를 대상으로 한 당뇨병 환자의 OPSC 사용에 대한 근거 연구가 크게 부족하다는 점이다. 그러나 우리는 다양한 커뮤니티에서의 대면 동료 지원이 최적의 건강 결과를 가져올 수 있다는 사실을 잘 알고 있다.[23] 연중무휴 24시간 이용할 수 있고 지리적 거리나 교통수단의 필요성을 초월하는 OPSC는 다양한 당뇨병 환자에게 필요한 지속적인 지원을 제공할 수 있다.

당뇨병 환자의 행동 변화를 위한 디지털헬스 및 원격의료가 발전하는 데 필요한 기술, 프로세스, 교육 또는 정책은 무엇인가?

의료 서비스 에코시스템 내에서 디지털헬스 및 원격의료 도구와 관련된 건강한 행동 변화를 아우르기 위해 필요한 네 가지 요건이 있다(〈표 11.1〉 참고). 첫째, 당뇨병 환자는 도구에 접근할 수 있어야 하고 도구에 대한 적절한 교육을 받을 수 있어야 한다. 둘째, 당뇨병 환자는 도구 사용 및 도구에서 생성된 데이터에 대한 피드백을 받을 수 있어야 한다. 셋째, 당뇨병 환자는 행동 변화에 대한 코칭을 받을 수 있어야 한다. 넷째, 당뇨병 환자는 도구를 지속적으로 사용할 수 있도록 지원받아야 한다.

모든 디지털 및 원격의료 플랫폼에서 당뇨병 환자는 스마트 기기와 안정적인 인터넷에 접근할 수 있어야 하며, 이에 따라 관련 정책을 개발해야 한다. 실제 기기와 서비스의 이용 비용은 저렴해야 한다. 당뇨병 환자, 클리닉, 약국, 내구성 의료 장비(durable medical equipment) 업체, 보험사 등 다양한 주체 간의 의사소통 및 서류 작업 프로세스를 간소화하고, 적절한 보험 보장(또는 보험이 부족하거나 보험이 없는 사람들에게는 저렴한 비용 보장)을 제공하면 당뇨병 환자가 건강 개선에 필요한 디지털헬스 및 원격의료 도구에 접근할 수 있다. 또한 적절한 교육도 매우 중요하다. 일부 디지털헬스 및 원격의료 도구는 "기성품(off the shelf)"으로 사용할 수 있도록 설계되었지만, 일부 인구 집단에는 사용을 최적화하기 위한 몇 가지 교육이 필요할 수 있다. 또한 당뇨병 환자는 언어적, 문화적으로 적합한 도구에 접근할 수 있어야 한다. 따라서 기업은 전체 인구를 염두에 두고 기술을 개발해야 한다. 특히 OPSC와 관련하여 당뇨병 환자는 다음과 같은 개인 정보 보호 및 법적 보호를 이해해야 한다. 대화 데이터의 소유자는 누구인가? 누가 이익을 얻는가? 어떻게 연구를 발전시키는가? 개인 정보 보호는 어떻게 이루어지는가?

표 11.1 건강한 행동 변화를 위한 에코시스템의 활용도 개선

	환자	의료 전문가	클리닉 시스템	기술 기업	보험
문자 메시지	<u>접근</u> · 스마트 기기 · SMS 앱 · 기술 문해력 <u>교육</u> · 문자 메시지 수신 및 해석 방법	<u>환자 지원</u> · 데이터에 기반한 피드백 제공	<u>통합</u> · 문자 메시지를 EHR에 통합하는 기능	<u>개인화</u> · 목표 및 필요에 따라 메시지를 개인화하는 기능 · 가장 큰 혜택을 얻을 수 있는 시점을 기준으로 적시에 맞춤화된 문자 메시지 제공 <u>통합</u> · 문자 메시지를 EHR에 통합하는 기능 <u>지원</u> · 의료 서비스 제공자 또는 파트너에게 문자 메시지를 보내 지원을 독려하는 기능 · 다양한 언어로 제공	<u>보장 범위</u> · 환급
모바일헬스	<u>접근</u> · 스마트 기기 · 인터넷 · 기술 문해력 <u>교육</u> · 앱 탐색	<u>교육</u> · 앱에 대한 인식과 이해, 앱이 당뇨병 환자에게 주는 혜택 파악 · 당뇨병 환자에게 앱과 앱의 이점에 대해 교육 <u>환자 지원</u> · 데이터에 기반한 피드백 제공	<u>통합</u> · 앱 사용 또는 앱에서 데이터를 다운로드할 수 있는 IT 권한 <u>워크플로 지원</u> · 데이터 액세스	<u>교육 지원</u> · 의료 전문가에게 앱 사용법 교육 <u>지원</u> · HIPAA 준수 · 환자의 앱 사용에 도움을 주는 고객 지원 및 서비스 · 다양한 언어로 제공	<u>보장 범위</u> · 서비스 관련 수수료

계속

	환자	의료 전문가	클리닉 시스템	기술 기업	보험
CGM	**접근** · 합리적인 가격, 보험 적용 · 호환되는 스마트 기기(해당하는 경우) **교육** · CGM 사용 · 원격 모니터링을 위한 환자 포털 · 기기 데이터 업로드(모바일 앱 또는 기기 하드웨어를 통해) · 문제 해결(예: 접착제 또는 센서 문제, 하드웨어 문제) **지원** · 의료 전문가의 피드백	**교육** · 검사 결과 처방 및 해석 · 원격 모니터링을 위한 환자 포털 접속 및 사용 · 진료실에서 CGM 데이터 다운로드 · CGM 패턴 관리에 대한 전문 지식을 갖춘 DCES에게 전송 · 비용 청구 **환자 지원** · 데이터에 기반한 맞춤형 피드백 제공	**교육 지원** · 비용 청구 **통합** · 포털에 접속할 수 있는 IT 권한 · EHR에 데이터 통합 **워크플로 지원** · 디지털 보고서 또는 출력된 보고서에 접근(물리적 다운로드 스테이션이 필요할 수 있음)	**통합** · 강력한 사이버 보안 **교육 지원** · 의료 전문가와 보조 인력 교육 강화 · 환자 교육 전문가 인증 **지원** · HIPAA 준수 · 클라우드 기반 서버와 플랫폼 관리 및 서비스 · 간병인 및 간병 파트너와의 데이터 공유 기능 · 다양한 언어로 제공 · 다양한 알림 옵션(오디오, 진동, 점멸등)	**보장 범위** · 최신 치료 표준에 근거 · 적시 치료를 위해 장벽 완화
환자와 의료 전문가 간 디지털 소통	**접근** · 스마트 기기 · 인터넷 · 기술 문해력 **교육** · 포털 탐색	**교육** · 포털 탐색 **환자 지원** · 데이터에 기반한 맞춤형 피드백 제공	**워크플로 지원** · 당뇨병 환자가 DCES에게 쉽게 메시지를 보낼 수 있도록 액세스 권한 향상 · 메시지 분류	**통합 지원** · 문서와 이미지(예: 데이터 보고서)를 쉽게 업로드하고 해당 문서와 이미지를 EHR에 통합 · 다양한 언어로 제공되는 플랫폼	**보장 범위** · 환자와 소통하는 데 소요된 시간에 대한 보상

영상 원격의료	**접근** · 카메라와 마이크가 있는 스마트 기기 · 인터넷 · 기술 문해력 **교육** · 플랫폼 탐색	**교육** · 플랫폼 탐색 · 시간 관리 · 문서 요구 사항 · 비용 청구 · 공동 의료 상담 **환자 지원** · 데이터에 기반한 맞춤형 피드백 제공	**통합** · 영상/원격의료 앱 사용에 대한 IT 권한 **워크플로 지원** · 의료 전문가는 카메라와 마이크가 장착된 적절한 장치를 보유 · 환자의 원격진료를 위한 준비 및 설정 · 원격진료와 대면 진료 일정 예약	**교육 지원** · 의료 전문가에게 플랫폼 사용법 교육 **지원** · HIPAA 준수 · 환자들이 의료 전문가의 도움을 받을 수 있도록 고객 지원 및 서비스 · 다양한 언어로 제공되는 플랫폼 · 통역사(수화 포함) 및 다른 가족 구성원을 통합할 수 있는 기능 · 시각 장애인을 위한 접근성/편의성 제공	**보장 범위** · 최신 치료 표준에 근거 · 서비스 비용 환급 · 필요에 따라 보장 범위 개선(예: 주요 언어로 제공되는 치료 서비스가 다른 주에서 제공될 수 있음)
당뇨병 OPSC	**접근** · 스마트 기기 · 기술 문해력 · 인터넷 **교육** · 소셜 미디어 플랫폼 기능 이해(일부 OPSC의 경우) · 개인 정보 보호 표준에 대한 인식	**교육** · OPSC 옵션에 대한 인식 · OPSC 내에서 의학적 조언을 제공하지 않겠다는 인식 제고 · OPSC의 문서 사용 **환자 지원** · 데이터에 기반한 피드백 제공	**통합** · 지역 환자 커뮤니티의 요구에 맞는 OPSC 개발 · 조정될 수 있음	**지원** · HIPAA 준수 · 잘못된 정보 관리	**보장 범위** · OPSC에 참여하면 건강보험료 할인

약어: CGM(연속혈당측정기), DCES(당뇨병관리 및 교육 전문가), EHR(전자건강기록), HIPAA(건강 보험 양도 및 책임에 관한 법률), IT(정보 기술), OPSC(온라인 동료 지원 커뮤니티)

의료 전문가는 양방향 피드백 모델을 보장하기 위해 기술을 처방 및 제공하고(사전 승인이 포함될 수 있음), 기술 기능을 사용하고, 보고서를 해석하고, 데이터에 대한 피드백을 당뇨병 환자에게 제공할 수 있도록 적절한 교육을 받아야 한다. 중요한 것은 피드백이 행동과학 이론에 뿌리를 두어야 한다는 점이다. 의료 전문가가 당뇨병 환자의 행동 변화를 권고하려면 그들의 건강 데이터 수치를 넘어 건강의 사회적 결정 요인과 자기관리를 가로막는 장벽을 이해해야 한다. 더 많은 당뇨병 기술이 일차 진료에 통합됨에 따라 디지털헬스 및 원격의료 도구(예: CGM 패턴 관리)와 건강 코칭에 대한 전문 교육을 받은 DCES를 이용하는 것이 유리하다. 당뇨병관리 및 교육 전문가 협회를 통해 Danatech, 전문가용 CGM 및 인슐린펌프 자격증과 같은 교육이 제공되고 있지만, 당뇨병 기술 및 관리 분야의 빠른 변화에 대응하기 위해서는 더 많은 교육을 받는 것이 중요하다. 또한 당뇨병 기술에 대한 전문 지식이 직무 기대치에 반영되어야 한다. 대부분의 일차 진료 환경에서 DCES에 대한 접근성이 부족하다는 점을 고려할 때, 케어 매니저와 약사 등 당뇨병 기술 챔피언(technology champion)을 위한 추가적인 대안이 장려되어야 한다.

의료 전문가는 당뇨병 환자가 디지털헬스 및 원격의료 도구에 접근할 수 있도록 워크플로를 지원해야 한다(예: 데이터 액세스, 데이터 보고서를 전자건강기록에 통합, 서비스 비용 청구). 코로나19는 주 경계를 넘어선 서비스에 대한 원격의료 관련 청구 정책을 완화하는 것이 가능할 뿐만 아니라 유익하다는 것을 보여 주었다. 주 경계를 넘어선 원격의료에 대한 접근성을 개선하면 소외되고 자원이 부족한 환경에도 당뇨병 전문 치료를 제공할 수 있다. 당뇨병 환자의 행동 변화를 지원하려면 추가적인 원격의료 상담이 필요할 수 있으므로 환급을 개선하기 위한 정책은 치료 관성(therapeutic inertia)을 해결하는 데 도움이 될 것이다.

앞으로 기술 기업, 의료 시스템, 의료 전문가는 행동 변화에 초점을 맞춘 중재를 지속적으로 개발하여 당뇨병 환자와 협력해야만 한다. 데이터에 대한 의료 전문가의 피드백과 일상적인 장벽을 극복하는 방법에 대한 지원은 매우 중요하다. 공동 의료 상담이나 OPSC와 같이 소셜 네트워크의 힘을 활용하는 디지털 및 원격의료 중재는 놀라운 가능성을 보여 주고 있다.

가족이나 친구를 포함시키거나 당뇨병 환자의 환경을 고려한 디지털헬스 및 원격의료 중재는 너무 적다. 가족 또는 친구와 환자의 환경이 환자의 행동에 부정적이거나 긍정적인 방식으로 큰 영향을 미칠 수 있다는 사실은 잘 알려져 있다. 향후의 중재는 당뇨병 환자의 긴밀한 지원 네트워크를 대상으로 하여 건강 개선을 향한 전파 가능한 행동 변화를 시작해야 한다. 디지털 중재는 모든 사람에게 일률적으로 적용되지 않으며 당뇨병 환자의 환경에 맞게 조정되어야 한다. 예를 들어, 안전하지 않은 동네에 사는 당뇨병 환자에게는 만보계보다 모바일헬스 가상 운동이 더 적합할 수 있다. 이러한 맥락에서 디지털 피트니스 도구는 혈당 데이터 관리를 위한 디지털 애플리케이션과 제휴하여 당뇨병 환자의 생활 방식과 환경에 맞는 맞춤형 운동과 균형 잡힌 식습관 아이디어를 제공할 수 있다.

원격의료는 접근성을 높이고 웨어러블 기술과 같은 디지털헬스를 통합할 수 있는 잠재력이 있지만, 중재가 격차와 불평등을 확대하지 않도록 신중하게 고려해야 한다. 약 3천만 명의 미국인이 디지털 시대가 제공하는 혜택을 누리지 못하고 있는 일부 지역에서는 광대역 액세스가 여전히 장벽으로 남아 있다.[24] 가정에서 영어가 아닌 언어를 사용하는 사람들의 수는 계속해서 빠르게 증가하고 있다. 모든 사회경제적 지위에 있는 당뇨병 환자가 검증된 혜택을 제공하는 디지털헬스 및 원격의료 기술을 자신의 건강관리에 통합할 수 있도록 세심한 고려가 필요하다.

당뇨병 환자의 행동 변화를 위한 디지털헬스 및 원격의료의 미래는 어떻게 될 것인가?

앞으로는 디지털 네이티브(digital native) 사용자가 표준이 될 것이며, 이는 디지털 헬스 및 원격의료 도구의 사용률에 영향을 미칠 것이다. 이러한 기술이 메디케이드(Medicaid)와 메디케어(Medicare)를 비롯한 적절한 보험의 보장을 받아 모든 당뇨병 환자가 이러한 기술에 더 쉽게 접근할 수 있도록 정책이 변경될 것이다. 따라서 당뇨병 기술 숙련도는 전문의 면허를 유지하기 위한 자격 요건이 될 것이기에 의료 전문가는 당뇨병 기술에 능숙해질 것이며, 당뇨병 환자를 돌보는 사람에게는 자격증과 더 많은 보상이 주어질 것이다. 인공지능은 행동을 예측하고 디지털헬스 및 원격의료 도구를 조합해 행동을 개선하기 위한 맞춤형 적시 접근 방식을 사용하여 환자의 개인적 선호에 부합하는 건강한 행동 변화를 장려할 수 있다. 원격의료를 통한 DCES 및 정신 건강 전문가에 대한 접근은 모든 주에서 보장될 것이다. OPSC는 의료 전문가의 판단과 당뇨병 환자의 필요성 및 관심에 따라 리소스로 이용될 것이다.

결론

디지털헬스 및 원격의료 도구를 사용하여 건강한 행동 변화를 지원하려면 전체 의료 서비스 에코시스템에 걸친 변화가 필요하다. 디지털 데이터만으로는 행동이 바뀌지 않는다. 당뇨병 환자는 행동 변화를 실현할 방법을 배우기 위해 자신의 개인적 데이터를 이해해야 한다. 디지털헬스 및 원격의료 도구는 당뇨병 환자가 이러한 도구에 접근할 수 있고, 당뇨병 환자와 의료 전문가 모두 도구에 대한 적절한 교육을 받고, 당뇨병 환자와 의료 전문가가 데이터에 관한 양방향 피드백 시스템에 참여하고, 의료 전문가가 이러한 기술을 자신의 진료에 통합할 수 있는 시스템을 갖춘 경우에만 유용하다. 디지털헬스와 원격의료 도구의 결합으로 최적의 행동 변화를 끌어낼 수 있다.

참고 문헌

1 Kebede MM, Pischke CR. Popular diabetes apps and the impact of diabetes app use on self-care behavior: a survey among the digital community of persons with diabetes on social media. Front Endocrinol 2019;10:135.

2 van den Boom L, Karges B, Auzanneau M, Rami-Merhar B, Lilienthal E, von Sengbusch S, et al. Temporal trends and contemporary use of insulin pump therapy and glucose monitoring among children, adolescents, and adults with type 1 diabetes between 1995 and 2017. Diabetes Care 2019;42(11):2050-6.

3 Foster NC, Beck RW, Miller KM, Clements MA, Rickels MR, DiMeglio LA, et al. State of type 1 diabetes management and outcomes from the T1D exchange in 2016-2018. Diabetes Technol Therap 2019;21(2):66-72.

4 De Groot J, Wu D, Flynn D, Robertson D, Grant G, Sun J. Efficacy of telemedicine on glycemic control in patients with type 2 diabetes: a meta-analysis. World J Diabetes 2021;12(2):170-97.

5 Eberle C, Stichling S. Clinical improvements by telemedicine interventions managing type 1 and type 2 diabetes: systematic meta-review. J Med Internet Res 2021;23(2):e23244-e.

6 Association of Diabetes Care and Education Specialists. An effective model of diabetes care and education: the ADCES7 self-care Behaviors. Sci Diabetes Self Manag Care 2021;47(1):30-53.

7 Klonoff DC. Behavioral theory: the missing ingredient for digital health tools to change behavior and increase adherence. J Diabetes Sci Technol 2019;13(2):276-81.

8 Kwasnicka D, Dombrowski SU, White M, Sniehotta F. Theoretical explanations for maintenance of behaviour change: a systematic review of behaviour theories. Health Psychol Rev 2016;10(3):277-96.

9 Greenwood DA, Gee PM, Fatkin KJ, Peeples M. A systematic review of reviews evaluating technology-enabled diabetes self-management education and support. J Diabetes Sci Technol 2017;11(5):1015-27.

10 Simonyan AR, Isaacs D, Lekic S, Blanchette JE, Noe D, Galloway NR. Continuous glucose monitoring shared medical appointments improve diabetes self-

efficacy and hemoglobin A1C. J Am Coll Clin Pharm 2021;4(4):465-72.

11 Bergenstal RM, Layne JE, Zisser H, et al. Remote application and use of real-time continuous glucose monitoring by adults with type 2 diabetes in a virtual diabetes clinic. Diabetes Technol Therap 2020;23(2):128-32.

12 Patel SY, Mehrotra A, Huskamp HA, Uscher-Pines L, Ganguli I, Barnett ML. Variation in telemedicine use and outpatient care during the COVID-19 pandemic in the United States. Health Aff 2021;40(2):349-58.

13 Oser SM, Oser TK. Diabetes technologies: we are all in this together. Clin Diabetes 2020;38(2):188-9.

14 Heitkemper EM, Mamykina L, Travers J, Smaldone A. Do health information technology self-management interventions improve glycemic control in medically underserved adults with diabetes? A systematic review and meta-analysis. J Am Med Inf Assoc 2017;24(5):1024-35.

15 Nelson LA, Greevy RA, Spieker A, Wallston KA, Elasy TA, Kripalani S, et al. Effects of a tailored text messaging intervention among diverse adults with type 2 diabetes: evidence from the 15-month REACH randomized controlled trial. Diabetes Care 2021;44(1):26-34.

16 Dobson R, Whittaker R, Pfaeffli Dale L, Maddison R. The effectiveness of text message-based self-management interventions for poorly-controlled diabetes: a systematic review. Digital Health 2017;3. 2055207617740315.

17 Gershkowitz BD, Hillert CJ, Crotty BH. Digital coaching strategies to facilitate behavioral change in type 2 diabetes: a systematic review. J Clin Endocrinol Metab 2021;106(4):e1513-20.

18 Litchman ML, Walker HR, Ng AH, Wawrzynski SE, Oser SM, Greenwood DA, et al. State of the science: a scoping review and gap analysis of diabetes online communities. J Diabetes Sci Technol 2019;13(3):466-92.

19 Oser SM, Stuckey HL, Parascando JA, McGinley EL, Berg A, Oser TK. Glycated hemoglobin differences among blog-reading adults with type 1 diabetes compared with those who do not read blogs: cross-sectional study. JMIR Diabetes 2019;4(2):e13634.

20 Herrero N, Guerrero-Solé F, Mas-Manchón L. Participation of patients with type 2 diabetes in online support groups is correlated to lower levels of diabetes self-management. J Diabetes Sci Technol 2021;15(1):121-6.

21 White K, Gebremariam A, Lewis D, Nordgren W, Wedding J, Pasek J, et al. Motivations for participation in an online social media community for diabetes. J Diabetes Sci Technol 2018;12(3):712-8.

22 Litchman ML, Ng A, Sanchez-Birkhead A, Allen NA, Rodriguez-Gonzales B, Iacob E, et al. Combining CGM and an online peer support community for Hispanic adults with T2D: a feasibility study. J Diabetes Sci Technol 2021. 19322968211032278.

23 Litchman ML, Oser TK, Hodgson L, Heyman M, Walker HR, Deroze P, et al. In-person and technology-mediated peer support in diabetes care: a systematic review of reviews and gap analysis. Diabetes Educat 2020;46(3):230-41. 145721720913275.

24 Federal Communications Commission. Bridging the Digital Divide for All Americans n.d. Available from: https://www.fcc.gov/about-fcc/fcc-initiatives/bridging-digital-divide-all-americans.

12
Chapter

신체 활동을 위한 디지털 지원

셰리 R. 콜버그(Sheri R. Colberg), 게리 샤이너(Gary Scheiner)

신체 활동은 모든 당뇨병 환자의 혈당 및 건강을 개선하기 위한 핵심 관리 요소이다. 신체 활동 참여를 정확하게 추적하고 측정하는 행위는 규칙적인 신체 활동을 독려하고 유지하는 행위와 마찬가지로 여전히 어려운 과제로 남아 있다. 모든 신체 활동(계획된 운동 및 기타 일상적인 움직임 포함)에 대한 디지털 지원은 초창기에 제공되었던 만보계를 훨씬 뛰어넘는 수준으로 발전했다. 현재 개인은 가속도계가 포함된 기술을 선택하여 모든 움직임의 빈도와 강도를 추적하고 GPS 기능을 활용하여 이동 거리를 모니터링할 수 있다. 사용자가 신체 활동 수준을 객관적으로 모니터링할 수 있는 소비자 기반 웨어러블 활동추적기는 개인이 신체 활동을 지속할 수 있도록 돕는 대안적 방법을 제공한다. 당뇨병 환자는 전자 및 모바일 애플리케이션을 사용하여 신체적으로 활동적인 라이프스타일로 개선하고 혈당 수치와 건강을 더 잘 관리할 수 있다. 또한 최근에는 인슐린을 사용하는 개인의 혈당 수치를 더 잘 관리하기 위해 폐쇄 루프 인슐린전달 시스템과 같은 보다 복잡한 당뇨병관리 시스템에 신체 활동 및 생리학적 모니터링 장치를 통합하는 데 중점을 두고 있다. 앞으로도 디지털 기술은 모든 유형의 당뇨병 환자에게 계속 권장될 가능성이 매우 높으며, 신체 활동을 위한 디지털 지원은 당뇨병 및 전반적인 건강관리에 필수적인 부분이 될 것이다.

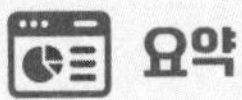

- 코로나19 팬데믹 이후로 개인의 가정 및 근린 시설 기반 운동이 대면 그룹 및 시설 기반 운동을 대체하여 가장 선호되고 주된 형태의 신체 활동으로 자리 잡았다.
- 모바일 및 웹 기반 앱을 통해 사용자는 신체 활동, 영양 및 기타 건강 변수를 추적하면서 다양한 형태의 운동을 수행할 수 있다.
- 센서와 웨어러블 활동추적기를 사용하면 신체 활동을 쉽게 모니터링할 수 있다. 이를 의사결정 지원 소프트웨어에 통합하면 혈당 관리 전략을 세우는 데 도움이 된다.

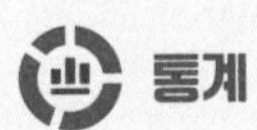

- 현재 미국 성인과 청소년의 약 80%가 신체 활동량이 부족하다.
- 규칙적으로 운동하는 1,000명을 대상으로 한 최근 온라인 설문조사에서 이미 헬스클럽에 복귀했거나 복귀할 의향이 있다고 답한 응답자의 87%는 팬데믹 이후에도 홈 트레이닝을 피트니스 루틴의 일부로 계속할 계획이라고 답했으며, 그 이유로 편의성(44%), 프라이버시(41%), 비용(40%)을 꼽았다.
- 대규모 영양 데이터베이스를 통해 칼로리 섭취량을 추적하는 데 자주 사용되는 MyFitnessPal은 가장 널리 알려진 온라인 및 모바일 앱 중 하나로, 50가지 이상의 앱 및 기기와 통합되어 운동을 동기화하고 350가지 이상의 유산소 및 근력 운동 세션에 접근할 수 있게 한다.

* **키워드**: 활동추적기, 의사결정 지원 소프트웨어, 디지털 도구, e-헬스, 운동, m-헬스, 모바일 앱, 신체 활동, 센서, 웨어러블.

 약어

- **CGM** 연속혈당측정기(continuous glucose monitor)
- **e-헬스** 전자헬스(electronic health)
- **EHR** 전자건강기록(electronic health record)
- **GPS** 위성 위치 확인 시스템(global positioning system)
- **HAPA** 건강 행동 과정 접근법(Health Action Process Approach)
- **m-헬스** 모바일헬스(mobile health)

서론

2018년 미국인을 위한 신체 활동 지침(Physical Activity Guidelines for Americans)[1]에 따르면, 신체 활동은 수많은 급성 및 만성질환의 발병 위험을 줄이고, 수면과 삶의 질을 개선하며, 우울 증상과 불안을 줄이고, 전반적인 신체 및 운동 기능을 높여 주는 것으로 잘 알려져 있음에도 미국 성인과 청소년의 약 80%가 신체 활동량이 부족한 것으로 나타났다. 따라서 신체 활동량 증진은 공중 보건의 최우선 과제이다. 그러나 기존 의료 평가에서는 신체 활동 참여를 효과적으로 장려하고 신체 활동을 정확하게 추적하고 측정하기가 어렵다는 점이 가장 큰 과제였다.

팬데믹은 정기적인 신체 활동에 참여하는 데 추가적인 장벽이 되었다. 단체 활동 제한과 사회적 거리 두기로 인해 기존의 피트니스 수업과 팀 스포츠에 대한 접근이 제한되었다. 헬스클럽과 커뮤니티 센터의 폐쇄 및 이용 제한으로 인해 운동 장비와 코칭 서비스를 이용하려는 사람들이 경제적 제약과 더불어 추가적인 어려움을 겪고 있다. 규칙적으로 운동하는 미국 성인 1,000명을 대상으로 한 온라인 설문조사에서 이미 헬스클럽에 복귀했거나 복귀할 의향이 있다고 답한 응답자의 87%가 팬데믹 이후에도 홈 트레이닝을 피트니스 루틴의 일부로 계속할 계획이라고 답했으며, 그 이유로 편의성(44%), 프라이버시(41%), 비용(40%)을 꼽았다.[2]

모든 신체 활동(계획된 운동 및 기타 일상적인 움직임 포함)에 대한 디지털 지원은 초창기에 제공되었던 만보계를 훨씬 뛰어넘는 수준으로 발전했다. 현재 개인은 가속도계가 포함된 기술을 선택하여 모든 움직임의 빈도와 강도를 추적하고 GPS 기능을 활용하여 이동 거리를 모니터링할 수 있다. 또한 최근에는 하이브리드 폐쇄 루프 인슐린 전달 시스템과 같은 보다 복잡한 당뇨병관리 시스템에 신체 활동 및 생리학적 모니터링 장치를 통합하는 데 관심이 집중되고 있다. 다양한 형태의 신체 활동을 사용자에게 안내하고 동기를 부여하도록 설계된 디지털헬스 애플리케이션의 확산은 비교적 최근의 발전이다. 현재까지 디지털헬스 도구는 신체 활동을 어느 정도 개선하는 것으로 밝혀졌지만,[3] 그 구현 및 지속적인 사용에 대한 많은 장벽과 질문이 남아 있다.

신체 활동을 위한 디지털 지원 현황은 어떠한가?

지금까지 스마트폰, 스마트워치, 개인용 컴퓨터와 같은 기기와 웹 포털, 짧은 디지털 메시지(예: 문자), 소프트웨어 애플리케이션, 모바일 센서와 같은 기술을 결합한 디지털헬스 중재(신체 활동 증가를 위한 중재 포함)가 제공되었다.[4] 좌식 행동(sedentary behavior)을 줄이고 운동량을 늘리기 위해 다양한 모바일헬스(m-헬스) 및 전자헬스(e-헬스) 디지털 도구가 개발되었다. m-헬스는 휴대폰이나 태블릿 같은 모바일 기기 사용에만 국한된 데 비해, e-헬스는 모든 전자(디지털) 프로세스에서 지원되며, m-헬스에 비해 의료 행위를 지원하는 범위가 훨씬 더 넓다. 당뇨병 환자는 이러한 디지털헬스 도구를 사용하여 혈당 수치, 신체 활동량, 탄수화물/음식 섭취량, 복용한 약물 등 기타 주요 데이터를 더 쉽게 추적할 수 있다.

모바일 및 웹 기반 앱

모바일 앱과 웹 사이트는 가상 유산소 운동 수업, 근력 및 균형 훈련, 특수 그룹(예: 고령자)을 위한 낙상 위험을 줄이는 훈련 등 신체 활동에 참여할 수 있는 편리하고 비용 효율적이며(무료 또는 저렴한 비용) 접근하기 쉬운(스마트폰, 태블릿, 개인용 컴퓨터를 통해) 디지털헬스 도구로 사용될 수 있다.[5] MyFitnessPal(Under Armour Inc., 메릴랜드주 볼티모어)은 가장 널리 알려진 모바일 및 온라인 앱 중 하나로, 대규모 영양 데이터베이스를 통해 칼로리 섭취량을 추적하고, 신체 활동 및 기타 라이프스타일 매개변수를 추적하는 데 오랫동안 사용되어 왔다. MyFitnessPal은 현재 50가지 이상의 앱 및 기기와 통합되어 운동을 동기화하고 350가지 이상의 유산소 및 근력 운동 세션에 접근할 수 있도록 한다. 이 외에도 개인이 정보에 기반한 선택을 하고, 동기 부여 도구를 사용하며, 소셜 미디어 및 게임 기술로부터 얻는 보상을 통합하는 데 도움을 주는 수많은 디지털 도구와 앱이 존재한다.[6] 또 다른 예로 Peloton(뉴욕주 뉴욕)은 가정용 운동 장비의 판매 외에도 그들의 장비를 활용한 정기적인 그룹 수업과 트레이닝 세션을 제공한다.

사용자에게 즉각적인 운동 지도, 개인 트레이너, 신체 활동 코칭, 활동적인 사람들로 구성된 대규모 커뮤니티를 제공하는 많은 앱이 있다. 예를 들어, GlucoseZone.com(Fitscript LLC, 코네티컷주 뉴헤이븐)은 체중 감량, 근력 강화, 혈당 관리 개선을 원하는 당뇨병 환자를 위한 맞춤형 온라인 운동을 제공한다(〈그림 12.1〉 참고). 이와 같은 당뇨병 전용 피트니스 앱은 개인이 적절한 운동을 찾아서 수행하고 진행 상황을 추적하는 데 편리한 방법이 된다. 활동량을 추적하면 동기를 부여하고 개인의 피트니스 및 건강 목표를 향해 계속 노력하도록 장려할 수 있다. 또한 이러한 앱은 개인이 언제 어디서나, 집 밖으로 나가지 않고도 운동을 보면서 따라 할 수 있는 기능을 제공한다. 피트니스 앱은 편리함과 동기 부여의 이점 외에도 일반적으로 헬스클럽에 등록하거나 개인 트레이너를 고용하는 비용보다 더 저렴하다.

문자 메시지가 성인의 좌식 행동을 줄이도록 유도하는 데 성공한 사례도 있다. 최근의 체계적문헌고찰 및 메타분석에서는 다양한 인구 집단을 대상으로 문자 메시지 중재가 신체 활동에 미치는 영향을 조사한 결과, 문자가 객관적으로 측정된 활동량을 증가시킬 수 있다는 사실을 발견했다.[7] 체중 감량 또는 기타 건강 목표를 위한 일대일 기반 건강 코칭은 앱 기반 영상 채팅을 통해 전달될 때 더 효과적일 수 있으며,[8] m-헬스 앱은 당뇨병전단계인 성인의 체중 감량과 건강한 신체 활동 참여를 촉진하는 데 사용되었다.[9]

혈당 관리 외에도 체중 감량 및 유지는 당뇨병 환자의 일반적인 목표이다. 과체중 및 비만 성인을 대상으로 한 디지털헬스 중재에는 개인 맞춤형 건강관리 프로그램을 사용하여 신체 활동 증가와 같은 라이프스타일 변화를 통한 체중 감량 유도가 포함된

그림 12.1 당뇨병 환자의 요구를 충족하도록 맞춤화된 신체 활동 앱 GlucoseZone

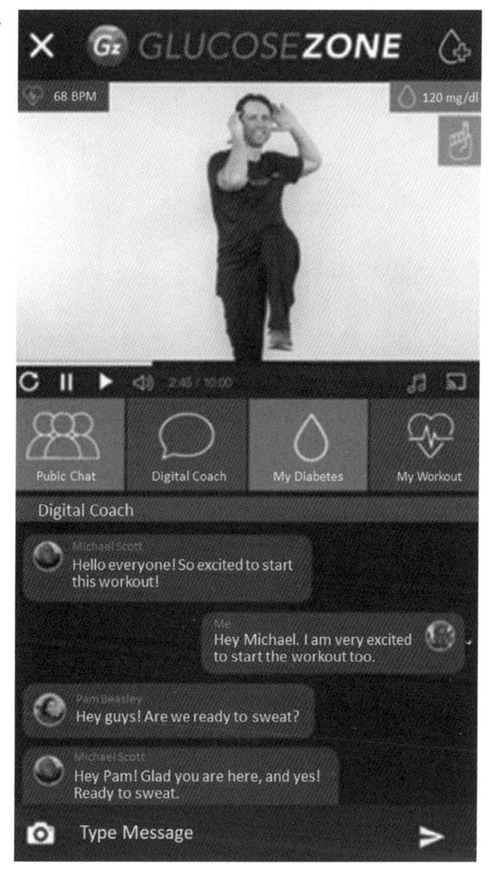

다.[10] 이 프로그램을 통해 의료 전문가는 앱 및 웹 기반 커뮤니케이션을 활용하여 환자에게 피드백을 제공할 수 있다. 이처럼 상호작용을 강화하는 접근 방식은 확실히 성공적이었으며, 디지털헬스 접근 방식을 통해 라이프스타일을 변화시키려는 동기를 강화하여 비만과 같은 질환을 치료하는 데 도움을 줄 잠재력이 있다.

센서와 웨어러블 또는 휴대형 활동추적기

Polar Electro(핀란드 켐펠레)는 오랫동안 심박수 및 기타 측정값을 지정된 시계와 같은 웨어러블 기기 또는 휴대폰 앱으로 전송하는 센서를 만들어 온 기업이다. 피트니스 및 건강 추적 웨어러블 스마트워치는 건강 매개변수 추적에 관심이 있는 활동적인 개인에게 가장 인기 있는 기기로 자리매김하고 있다. 사용자가 신체 활동 수준을 객관적으로 모니터링할 수 있는 소비자용 웨어러블 활동추적기는 개인이 신체 활동을 유지하도록 돕는 대안적 방법을 제공한다. 웨어러블 또는 휴대형 활동추적기를 중재의 주요 구성 요소로 활용하거나 더 광범위한 신체 활동 중재의 일부로 활용하면 신체 활동 참여를 늘리고 체중 감량을 촉진할 수 있다.[11] 신체 활동 중재의 효과는 단기간에 그치는 경우가 많으므로 활동추적기는 의료 전문가가 지속적인 모니터링과 지원을 제공하도록 돕는 효과적인 도구가 된다.[12]

현재 가장 인기 있는 웨어러블 기기는 아마도 Apple Smartwatch(Apple Inc., 캘리포니아주 쿠퍼티노)일 것이다. 현재 이 시계의 일부 최신 모델은 GPS와 셀룰러 기능을 결합하여 휴대폰 없이도 전화, 문자, 길 찾기 기능을 사용할 수 있다. 모든 Apple Smartwatch 모델은 활동 시간과 이동 거리를 추적하고 칼로리 소모량, 심박수, 혈중 산소 농도, 심장 리듬을 추정한다. 또한 매시간 움직이라는 알림을 제공하여 사용자가 장시간 활동하지 않을 때 신체 활동을 유도한다. 또한 Apple은 연속혈당측정기(CGM) 제조업체와 협력하여 스마트워치에서 해당 기기와 페어링하면 혈당 수치를 표시하므로 별도의 CGM 수신기나 CGM 앱이 설치된 휴대폰을 휴대하지 않고도 운동할 수 있도록 지원한다.

Garmin(캔자스주 올레이스)에서 제조한 스마트워치는 심박수, 호흡수, 칼로리 소모량, 혈중 산소 농도 등의 건강 매개변수를 실시간으로 모니터링한다. 이러한 웨어러블 기기에는 사용자가 다양한 스포츠 앱에 연결할 수 있는 운동 프로그램이 미리 설치되어 있다. 생리 주기와 수면 패턴을 추적하는 데 사용할 수도 있다. Polar Electro의 다른 제품으로는 고도계와 나침반도 있다. 또한 많은 스마트폰에 탑재된 통합 건강 앱을 사용하면 별도의 휴대 기기 없이도 걸음 수를 추적할 수 있다.

의사결정 지원 소프트웨어

당뇨병과 같은 만성질환을 앓고 있는 사람들의 신체 활동 관리와 관련된 잠재적인 복잡성과 어려움을 고려할 때 의사결정 지원 도구가 필요하다(〈표 12.1〉 참고). 재택 심장 재활 훈련을 받는 성인 등 특정 집단을 위해 이미 개발된 소프트웨어도 있다. 전산화된 의사결정 지원 시스템은 신체 활동 프로그램을 안내하는 데 효과적이다.[13] 심혈관질환 고위험군에 최적화된 운동 처방을 위한 디지털 트레이닝 및 의사결정 지원 시스템 같이 특정 집단에 운동을 처방하기 위한 도구를 개발한 업체도 있다.[14] 1형당뇨병 환자의 치료 및 모니터링에 사용되는 기술도 스마트폰 및 앱과 통신하여 칼로리 섭취량, 신체 활동량, 혈당 수치와 같은 정보를 제공하는 방향으로 빠르게 발전하고 있다.[15]

인슐린펌프, CGM, 현재의 혈당 수치 및 추세에 따라 기저인슐린 전달을 자동으로 조정하는 관련 알고리즘을 갖춘 최신 하이브리드 폐쇄 루프 시스템은 신체 활동에 참

표 12.1 **당뇨병 환자의 신체 활동 관련 과제와 최신 디지털 솔루션**

과제	최신 디지털 솔루션
동기 부여	• 스마트폰 알림 • 소셜 미디어 챌린지 • 게임화 • 개인 트레이너 앱 • 디지털 코칭 • 페이스북 그룹
모니터링	• 만보계 • 가속도계 • 기록/추적 앱
혈당 관리	• 연속혈당측정기 • 간헐적 스캔 혈당측정기 • 하이브리드 폐쇄 루프 시스템

여하는 1형당뇨병 환자에게 또 다른 수준의 지원을 제공한다. 현재의 모든 시스템은 저혈당과 고혈당을 모두 예방하기 위한 인슐린전달의 자동 조정 외에도, 사용자가 신체 활동을 하는 동안 알고리즘에 의해 설정된 공격적인 혈당 목표치를 높여 인슐린전달을 일시적으로 감소시킬 수 있다. 인슐린전달 감소는 인슐린전달에 대한 혈당 반응의 지연된 특성으로 인해 사용자가 신체 활동 60분 전에 설정했을 때 특히 효과적일 수 있지만, 예고되지 않은 신체 활동 동안 거의 정상 또는 정상혈당 수준을 유지하는데 자동화된 알고리즘 조정은 대체로 효과가 없다고 확인되었다.[16, 17] 이러한 시스템 사용자는 사용 시기와 상황에 중점을 두고 임시 설정 변경을 가장 잘 활용하는 방법을 교육받아야 한다.

신체 활동을 위한 디지털 지원의 발전을 가로막는 장벽은 무엇인가?

앞서 언급했듯이, 현재 타깃 집단을 대상으로 전반적인 신체 활동을 늘리거나 특정 중재(예: 코칭)를 제공하기 위한 앱, 웹 사이트, 소셜 미디어 플랫폼이 다수 존재하지만, 이들 대부분은 아직 무작위대조시험을 통한 효과 검증이 이루어지지 않았다.[5] 또한, 최근 팬데믹으로 인해 사용률이 급증하긴 했으나 e-헬스(의료 전문가와의 가상 진료 포함) 및 기타 디지털 지원의 채택은 여전히 범위가 다소 제한되어 있다.

효과 및 실현 가능성

디지털 중재는 신체 활동 참여를 포함한 건강한 행동을 늘릴 수 있지만, 반드시 건강에 해로운 행동(예: 흡연, 과도한 음주, 잘못된 식습관)을 줄이거나 임상 결과(체질량지수, 중성지방, 이완기 및 수축기 혈압, 혈당 수치 또는 당화혈색소)를 개선하지는 못한다.[18] 실시간 일대일 지도가 없는 프로그램은 잘못된 자세로 운동할 경우 부상 위험을 증가시킬 수도 있다.

2형당뇨병이 있는 성인을 대상으로 연구된 기술에는 스마트폰 또는 태블릿 앱, 스마트워치, 당뇨병 개인 디지털 비서, CGM, 가속도계, 만보계, 스마트폰으로 제공되는 웹 사이트 등이 있다.[19] 그러나 이러한 모바일 기반 기술이 당뇨병 환자의 건강 행동과 행동 변화를 모니터링하는 데 얼마나 효과적인지 조사한 연구는 거의 없다. 이 체계적문헌고찰에 포함된 일부 연구에서는 모바일 기반 기술이 행동 변화, 특히 시각적 강화에 동기를 부여하고 지원하는 것으로 나타났지만,[19] 디지털 기술 사용의 복잡성으로 인해 많은 사람이 이를 활용하지 못할 수 있다. 라이프스타일 변화를 지속하기 위해 이러한 디지털 기술을 사용하는 것의 실제 타당성과 수용 가능성에 대한 더 철저한 조사가 필요하다.

당뇨병관리의 모든 미묘한 차이를 포괄하는 완전 자동화된 설계 지원 소프트웨어의 개발은 특히 인슐린을 사용하는 개인에게 다소 어려운 과제로 남아 있다. 혈당 관리는 다양한 요인에 영향을 받으며, 대부분의 소프트웨어와 기기는 아직 이 모든 요인을 동시에 완벽하게 고려하지 못한다. 현재로서는 1형당뇨병 환자의 혈당 예측(개인화된 혈당 프로필 모델링)과 관련하여 모델링 옵션과 전략이 부족한 상황이다.

수용성

웹 기반 중재는 건강 행동을 변화시킬 수 있으며 행동 변화 이론에 기반할 때 더 강력한 효과를 발휘한다. 성인 2형당뇨병 환자를 대상으로 한 한 임상시험에서는 벨기에 겐트대학교에서 개발한 완전 자동화된 디지털헬스 중재인 MyPlan 2.0을 사용했을 때 신체 활동 및 좌식 행동에 미치는 영향을 '건강 행동 과정 접근법(HAPA)'에 기반하여 평가했다.[20] 이러한 HAPA 기반 e-헬스 및 m-헬스 중재는 모든 참가자의 좌식 행동, 중·고강도 신체 활동 참여와 같은 일부 변수를 개선하였다.

e-헬스 측면에서 전자건강기록(EHR)이 보편적으로 사용되고 있음에도, 의료 전문가가 신체 활동을 활력징후(vital signs)로 채택하고 일반 환자 검진 시 이를 사용하는 일은 매우 더디게 구현되고 있다. 마찬가지로 중요한 것은 환자가 수집한 다른 데이터, 특히 신체 활동 및 기타 라이프스타일 수정과 관련된 데이터를 외부 기기에서 EHR로 쉽게 가져올 수 있어야 한다는 점이다.

신체 활동을 위한 디지털 지원이 발전하는 데 필요한 기술, 프로세스, 교육 또는 정책은 무엇인가?

개인 맞춤화 및 사용자 선호도에 대한 관심의 영역에서 신체 활동을 위한 디지털 지원의 발전이 필요하다. 또한 사용 편의성과 의료적 의사결정 프로세스로의 통합도 중요하다.

개인 맞춤화

오늘날 기술의 발전으로 여러 차원의 신체 활동에 걸쳐 개인 맞춤화된 피드백을 제공할 수 있게 되었다. 한 예로, 심혈관질환 혹은 2형당뇨병 위험이 있는 성인을 대상으로 3개월 동안 맞춤형 디지털 시스템, 웹 기반 앱, 트레이너가 진행하는 5번의 세션을 통해 개인별 다차원적 신체 활동 피드백을 제공한 연구 결과가 있다.[21] 그러나 참가자 대부분은 이미 활동적인 상태였으며, 중재 결과 전반적인 평균 활동 수준은 동일하게 유지되었다. 따라서 의료 전문가는 이러한 중재로 혜택을 얻을 수 있는 사람을 결정할 때 나이를 기준으로 한 질병 위험 알고리즘에만 의존하기보다는 신체 활동 수준이 낮은 사람을 선별하여 이들에게 적절한 권장 사항을 제시해야 한다.

사용자 선호도

앞으로는 신체 활동의 모니터링 및 피드백과 관련한 사용자의 선호도 평가가 필요하며, 특히 기술에 능숙하지 못하거나 디지털헬스 도구에 대한 접근성이 부족한 노년층을 대상으로 작업할 경우 더욱 그러하다. 한 연구에서는 신체 활동, 좌식 행동, 수면을 측정하는 모바일 앱에서 성인 사용자의 기능 선호도를 조사했다.[22] 그 결과 일반적으로 자기 모니터링 활동의 건강 결과에 대한 정보, 행동 피드백, 건강한 라이프스타일에 대한 이해, 팁과 지침에 대한 참가자들의 선호도가 가장 높았다. 앱을 통해 좌식 행동을 줄이려면 행동에 대한 더 많은 자기 모니터링(신체 활동과 앉아 있는 시간을 추적하는 웨어러블 및 휴대형 추적기 사용 포함)과 목표 설정 기술을 포함해야 한다. 일반적으로 참가자들은 앱에 사회적 지원 기능이 포함되어야 하며, 가상 코치 및 동영상 모델링은 활동량이 적은 사람들이 신체 활동을 시작하는 데 도움이 될 수 있다고 생각했다. 신체 활동 수준을 변경할 의향이 있는 개인에게는 자기 모니터링이 더 흥미를 끌었다.

통합의 용이성 및 정확성

외부의 건강 관련 데이터를 EHR에 쉽게 통합하는 일은 의료 전문가가 EHR을 사용하여 환자와 상호작용하는 데 매우 중요하다. 이러한 원활한 통합이 이루어지려면 소프트웨어 설계 시 임상 워크플로 측면에서 의료 전문가의 요구 사항을 파악해야 한다. 웹 기반 및 디지털헬스 중재는 개인의 건강 문해력에 영향을 받기 때문에 데이터 수집 또한 사용자 스스로가 쉽게 수행할 수 있어야 한다.[23] 건강 문해력 수준이 낮은 사용자가 많다는 점을 고려할 때, 가능한 한 많은 사용자가 이러한 도구에 접근할 수 있도록 하려면 정교한 시청각 자료보다 수동적인 데이터 전송과 간단하고 명확한 사용자 인터페이스가 더 중요할 수 있다.[23]

웨어러블 기기 및 기타 생리학적 측정 기기의 경우, 그 인기가 높아짐에 따라 신체 활동 강도를 구분하고, 에너지 소비를 측정하며, 특히 당뇨병관리에 영향을 미칠 수 있는 기타 요인을 분석하기 위해 정확도를 평가해야 한다.[24] 예를 들어, 만보계는 신체의 다른 부위에 비해 허리에 착용했을 때 가장 정확도가 높은 것으로 나타났다. 활동추적기의 정확성을 보장하기 위해서는 더 많은 연구가 필요하며, 특히 이러한 측정값을 보다 복잡한 당뇨병관리 알고리즘에 사용하려는 경우에는 더욱 그렇다.

정교한 피드백

신체 활동 중의 혈당 관리와 관련된 부담을 줄이기 위한 운동 어드바이저 앱이 개발되고 있다. 이 앱은 사용자에게 운동 전, 운동 중, 운동 후의 탄수화물 공급 전략과 인슐린 관리 전략을 안내하고 인슐린요법의 유형, 활동 시간, 이전 인슐린 투여량, 현재 혈당 수치 등 의사결정 나무(decision tree)를 기반으로 한 개인 맞춤형 권장 사항을 제공한다.[25] 이러한 도구의 개발은 저혈당에 대한 두려움이 큰 장애물로 남아 있는 당뇨병 환자의 운동 참여를 촉진하는 데 매우 중요하다. 방향성 정보를 제공하고 예상되는 저혈당 및 고혈당을 사용자에게 알려 주는 실시간 CGM 측정뿐만 아니라 운동 전, 운동 중, 운동 후에 즉각적인 혈당 수치를 제공하는 간헐적 스캔 CGM 측정을 함께 사용한 신체 활동을 통한 혈당 관리는 의심할 여지 없이 개선되었다. 1형당뇨병 환자와 의료진이 신체 활동과 더불어 CGM 데이터를 해석하여 효과적으로 사용할 수 있는 기술적 잠재력을 극대화할 수 있도록 지원하려면 더 많은 연구가 필요하다.

신체 활동을 위한 디지털 지원의 미래는 어떻게 될 것인가?

신체 활동은 모든 당뇨병 환자뿐만 아니라 자신의 건강 상태를 더 잘 관리하거나 2형당뇨병 발병을 예방하고자 하는 당뇨병전단계 또는 임신당뇨병이 있는 많은 사람의 건강관리에 있어서 그 자체로 중요한 도구가 된다. 디지털 기술은 행동 변화를 촉진하거나 신체 활동을 다른 디지털헬스 기능에 통합하는 등 모든 유형의 당뇨병을 앓고 있는 모든 연령대의 개인에게 계속해서 사용하도록 권장될 것이다.

예를 들어, 향후 1형당뇨병을 관리하기 위한 폐쇄 루프 인슐린전달 시스템의 주요 목표는 사용자의 입력 없이 신체 활동을 감지하여 사용자가 지금처럼 활동 전에 미리 조정할 필요가 없도록 하는 것이다.[17] 아직까지는 신체 활동 및 기타 요인(예: 정신적 스트레스 또는 이전에 섭취한 음식)이 혈당에 미치는 정확한 영향을 효과적으로 추정하고 정량화할 수 있는 보편적인 방법이 없으며, 특히 개인 간 및 개인 내 변동성이 있을 수 있다. 현재 인슐린전달 시스템의 사용은 펌핑 또는 주입된 인슐린 흡수의 불일치, CGM 혈당 판독값과 실제 혈당 사이에 존재하는 지연 시간 등 사용 가능한 기술 자체의 한계로 인해 계속해서 어려움을 겪고 있다.[4] 이러한 전달 시스템이 완전히 자동화(즉, 진정한 폐쇄 루프 시스템)되려면 현재 사용 가능한 기술과 차세대 혈당 예측 알고리즘 모두에서 더 많은 발전이 필요하다.

그러나 신체 활동을 평가, 모니터링 및 추적하는 디지털 도구가 당뇨병 및 전반적인 건강관리의 중요한 부분으로 남을 것이라는 데는 의심의 여지가 없다. 또한 향후 이 분야의 많은 발전으로 이러한 도구와 기타 도구가 사용자의 일상생활에 더욱 정교하게 통합될 것이다.

결론

모든 당뇨병 환자의 건강 유지에 있어 신체 활동의 중요성과 신체 활동을 통한 혈당 관리의 복잡성을 고려할 때, 디지털 기술은 신체 활동 프로그램의 채택과 안전한 실행, 그리고 일상적인 움직임 증가를 촉진하는 데 점점 더 중요한 역할을 하고 있다. 이러한 디지털 도구와 당뇨병관리 도구의 통합은 의심할 여지 없이 신체 활동에의 참여를 촉진할 것이다.

참고 문헌

1 Piercy KL, Troiano RP, Ballard RM, Carlson SA, Fulton JE, Galuska DA, et al. The physical activity Guidelines for Americans. JAMA 2018;320(19):2020-8.

2 Beachbody. The future of fitness: home workouts. August 17, 2020.

3 Direito A, Carra⊠a E, Rawstorn J, Whittaker R, Maddison R. mHealth technologies to influence physical activity and sedentary behaviors: behavior change techniques, systematic review and meta-analysis of randomized controlled trials. Ann Behav Med 2017;51(2):226-39.

4 Li A, Riddell MC, Potashner D, Brown RE, Aronson R. Time lag and accuracy of continuous glucose monitoring during high intensity interval training in adults with type 1 diabetes. Diabetes Technol Therapeut 2019;21(5):286-94. https://doi.org/10.1089/ dia.2018.0387. Epub 2019 Apr 24.

5 McGarrigle L, Boulton E, Todd C. Map the apps: a rapid review of digital approaches to support the engagement of older adults in strength and balance exercises. BMC Geriatr 2020;20(1):483.

6 Cahn A, Akirov A, Raz I. Digital health technology and diabetes management. J Diabetes 2018;10(1):10-7. 1111/753-0407.12606. Epub 2017 Nov 6.

7 Smith DM, Duque L, Huffman JC, Healy BC, Celano CM. Text message interventions for physical activity: a systematic review and meta-analysis. Am J Prev Med 2020;58(1):142-51.

8 Silberman JM, Kaur M, Sletteland J, Venkatesan A. Outcomes in a digital weight management intervention with one-on-one health coaching. PLoS One 2020;15(4):e0232221.

9 Everett E, Kane B, Yoo A, Dobs A, Mathioudakis N. A novel approach for fully automated, personalized health coaching for adults with prediabetes: pilot clinical trial. J Med Internet Res 2018;20(2):e72.

10 Arens JH, Hauth W, Weissmann J. Novel app- and web-supported diabetes prevention program to promote weight reduction, physical activity, and a healthier lifestyle: observation of the clinical application. J Diabetes Sci Technol 2018;12(4):831-8. https://doi.org/ 10.1177/1932296818768621. Epub 2018 Mar 27.

11 McDonough DJ, Su X, Gao Z. Health wearable devices for weight and BMI reduction in individuals with overweight/obesity and chronic comorbidities: systematic review and network meta-analysis. Br J Sports Med 2021;55(16):917-25.

12 Brickwood KJ, Watson G, O'Brien J, Williams AD. Consumer-based wearable activity trackers increase physical activity participation: systematic review and meta-analysis. JMIR Mhealth Uhealth 2019;7(4):e11819.

13 Triantafyllidis A, Filos D, Buys R, Claes J, Cornelissen V, Kouidi E, et al. Computerized decision support for beneficial home-based exercise rehabilitation in patients with cardiovascular disease. Comput Methods Progr Biomed 2018;162:1-10.

14 Hansen D, Dendale P, Coninx K, Vanhees L, Piepoli MF, Niebauer J, et al. The european association of preventive cardiology exercise prescription in everyday practice and rehabilitative training (EXPERT) tool: a digital training and decision support system for optimized exercise prescription in cardiovascular disease. Concept, definitions and construction methodology. Eur J Prev Cardiol 2017;24(10):1017-31.

15 Kordonouri O, Riddell MC. Use of apps for physical activity in type 1 diabetes: current status and requirements for future development. Ther Adv Endocrinol Metab 2019;10. 2042018819839298.

16 Viñals C, Beneyto A, Martín-SanJosé JF, Furió-Novejarque C, Bertachi A, Bondia J, et al. Artificial pancreas with carbohydrate suggestion performance for unannounced and announced exercise in type 1 diabetes. J Clin Endocrinol Metab 2021;106(1):55-63.

17 Zaharieva DP, Messer LH, Paldus B, O'Neal DN, Maahs DM, Riddell MC. Glucose control during physical activity and exercise using closed loop technology in adults and adolescents with type 1 diabetes. Can J Diabetes 2020;44(8):740-9.

18 Akinosun AS, Polson R, Diaz-Skeete Y, De Kock JH, Carragher L, Leslie S, et al. Digital technology interventions for risk factor modification in patients with cardiovascular disease: systematic review and meta-analysis. JMIR Mhealth

Uhealth 2021;9(3):e21061.

19 McMillan KA, Kirk A, Hewitt A, MacRury S. A systematic and integrated review of mobile-based technology to promote active lifestyles in people with type 2 diabetes. J Diabetes Sci Technol 2017;11(2):299-307.

20 Poppe L, De Bourdeaudhuij I, Verloigne M, Shadid S, Van Cauwenberg J, Compernolle S, et al. Efficacy of a self-regulation-based electronic and mobile health intervention targeting an active lifestyle in adults having type 2 diabetes and in adults aged 50 Years or older: two randomized controlled trials. J Med Internet Res 2019;21(8):e13363.

21 Peacock OJ, Western MJ, Batterham AM, Chowdhury EA, Stathi A, Standage M, et al. Effect of novel technology-enabled multidimensional physical activity feedback in primary care patients at risk of chronic disease - the MIPACT study: a randomised controlled trial. Int J Behav Nutr Phys Activ 2020;17(1):99.

22 DeSmet A, De Bourdeaudhuij I, Chastin S, Crombez G, Maddison R, Cardon G. Adults' preferences for behavior change techniques and engagement features in a mobile app to promote 24-hour movement behaviors: cross-sectional survey study. JMIR Mhealth Uhealth 2019;7(12):e15707.

23 Muller I, Rowsell A, Stuart B, Hayter V, Little P, Ganahl K, et al. Effects on engagement and health literacy outcomes of web-based materials promoting physical activity in people with diabetes: an international randomized trial. J Med Internet Res 2017;19(1):e21.

24 Yavelberg L, Zaharieva D, Cinar A, Riddell MC, Jamnik V. A pilot study validating select research-grade and consumer-based wearables throughout a range of dynamic exercise intensities in persons with and without type 1 diabetes: a novel approach. J Diabetes Sci Technol 2018;12(3):569-76.

25 McGaugh SM, Edwards S, Wolpert H, Zaharieva DP, Gulati N, Riddell MC. The development of an exercise advisor app for type 1 diabetes: digitization facilitates more individualized guidance. J Diabetes Sci Technol 2020. https://doi.org/10.1177/ 1932296820979811. 1932296820979811.

13
Chapter

당뇨병관리를 위한 원격의료에 대한 심리사회적 반응

시데 마지디(Shideh Majidi), 제니퍼 K. 레이먼드(Jennifer K. Raymond)

행동 동반 질환을 파악하고 해결하는 일부터 모든 당뇨병 환자에게 공평한 치료를 제공하기 위해 장벽을 허무는 일까지, 치료의 심리사회적(psychosocial) 측면은 완전한 당뇨병관리를 제공하는 데 중요한 부분이다. 심리사회적 요인은 심리적 및 정서적 요인과 주변 사회 환경이 복합적으로 개인에게 미치는 영향으로 정의된다. 원격의료는 심리사회적 치료의 다양한 측면을 개선하는 데 사용할 수 있지만, 성공하려면 원격의료의 장벽을 파악하고 극복해야 한다. 또한 성공적인 원격의료 서비스를 보장하려면 환자의 기대치를 충족하고 환자 중심 치료를 보장하는 등 심리사회적 측면에 대한 이해가 필요하다. 코로나19는 당뇨병관리 방식에 중대한 변화를 가져왔고, 원격의료 사용이 크게 증가했으며, 이는 코로나 이후로도 계속되리라 예상된다. 당뇨병관리를 위한 원격의료가 출현하고 급속히 확대된 만큼 가상 당뇨병관리 내에서 심리사회적 치료가 지속되고 확장되어야 한다. 이 장에서는 당뇨병 원격의료의 심리사회적 측면과 장애물, 미래를 검토할 것이다.

요약

- 당뇨병 원격의료는 치료에 접근하기 어려운 지역에서 높은 효과와 만족도로 치료에의 접근성을 높일 수 있다.
- 많은 연구에서 원격의료가 행동 동반 질환을 치료하고 행동 결과를 개선하는 데 효과적으로 사용될 수 있음을 보여 주었지만, 일상적인 임상 치료에 원격의료 모델을 적용하는 방법을 결정하려면 더 많은 임상 연구와 품질 개선 작업이 필요하다.
- 당뇨병관리에는 건강 격차가 존재하며, 원격의료는 잠재적으로 그 격차를 줄일 수 있지만, 원격의료의 장벽을 해결하지 않으면 오히려 이러한 격차가 더욱 확대될 위험이 있다.

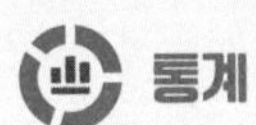

통계

- 무작위대조시험인 IDEATel 연구에서는 메디케어 환자를 대상으로 원격의료 기반 간호 사례 관리와 일반적인 관리를 비교한 결과, 건강 격차가 있는 환자의 당화혈색소(A1C) 개선을 발견했으며 이는 원격의료가 의료 취약 계층에 특히 유용할 수 있음을 시사한다. 그러나 다양한 인종/민족 그룹 간의 당뇨병관리 격차를 줄일 방법을 더 잘 파악하려면 더 많은 연구가 필요하다.
- 원격의료 기반 공유진찰제(Shared Medical Appointments) 모델인 CoYoT1 연구 결과, 스트레스는 감소하고(P=.03) 자기효능감은 증가했다(P=.04). 이는 원격의료가 당뇨병의 심리사회적 결과를 개선하는 데 사용될 수 있음을 시사한다.
- A1C 수치가 9%를 초과하는 사람들은 A1C 수치가 9% 미만인 사람들에 비해 코로나19 동안 원격의료가 유용하다고 생각하는 비율이 더 낮았다. 이는 A1C 수치가 높은 1형당뇨병 환자의 원격의료 참여를 높이려면 원격의료에 대한 장벽을 파악하는 데 더 집중할 필요가 있음을 시사한다.

* **키워드**: 치료 접근성, 불안, 치료 장벽, 행동 건강, 코로나19, 당뇨병 스트레스, 혈당 조절, 건강 격차, 자기효능감, 공유진찰제.

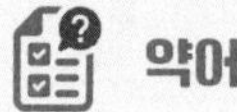

약어

- **A1C** 당화혈색소(hemoglobin A1c)
- **CDCES** 공인 당뇨병관리 및 교육 전문가(certified diabetes care and education specialist)
- **CES-D** 역학연구센터 우울증 척도(Center for Epidemiologic Studies Depression Scale)
- **CoYoT1** 1형당뇨병이 있는 콜로라도 청년(Colorado young adults with T1D)
- **DDS** 당뇨병 스트레스 척도(Diabetes Distress Scale)
- **SED** 당뇨병 자기효능감 척도(Self-efficacy for Diabetes Scale)
- **SMOD-A** 청소년의 1형당뇨병 자기관리 척도(Self-management of Type 1 Diabetes in Adolescents Scale)

서론

당뇨병 원격의료는 치료에 접근하기 어려운 지역에서 높은 효과와 만족도로 치료에의 접근성을 높일 수 있다. 많은 연구에서 원격의료가 행동 동반 질환을 치료하고 행동 결과를 개선하는 데 효과적으로 사용될 수 있음을 보여 주었지만, 일상적인 임상 치료에 원격의료 모델을 적용하는 방법을 결정하려면 더 많은 임상 연구와 품질 개선 작업이 필요하다. 당뇨병관리에는 건강 격차가 존재하며, 원격의료는 잠재적으로 그 격차를 줄일 수 있다. 그러나 원격의료의 장벽을 해결하지 않으면 오히려 이러한 격차가 더욱 확대될 위험이 있다. 행동 동반 질환을 파악하고 해결하는 일부터 모든 당뇨병 환자에게 공평한 치료를 제공하기 위해 장벽을 허무는 일까지, 치료의 심리사회적 측면은 완전한 당뇨병관리를 제공하는 데 중요한 부분이다. 심리사회적 요인은 심리적 및 정서적 요인과 주변 사회 환경이 복합적으로 개인에게 미치는 영향으로 정의된다.[1] 원격의료는 심리사회적 치료의 다양한 측면을 개선하는 데 사용할 수 있지만, 성공하려면 원격의료의 장벽을 파악하고 극복해야 한다. 또한 성공적인 원격의료 서비스를 보장하려면 환자의 기대치를 충족하고 환자 중심 치료를 보장하는 등 심리사회적 측면에 대한 이해가 필요하다(〈표 13.1〉 참고).[2] 코로나19는 당뇨병관리 방식에 중대한 변화를 가져왔고, 원격의료 사용이 크게 증가했으며, 이는 코로나 이후로도 계속되리라 예상된다. 당뇨병관리를 위한 원격의료가 출현하고 급속히 확대된 만큼 가상 당뇨병관리 내에서 심리사회적 치료가 지속되고 확장되어야 한다. 이 장에서는 당뇨병 원격의료의 심리사회적 측면과 장애물, 미래를 검토할 것이다.

표 13.1 **당뇨병 원격의료를 위한 상위 10가지 팁 요약**[2]

카테고리	팁	요약
기술적 요구 사항	1. 하드웨어	와이드스크린 모니터와 고품질 헤드폰/마이크에 투자한다. 최적의 조명과 공간을 세팅한다.
	2. 비디오 소프트웨어	HIPAA 규정을 준수하는 비디오 소프트웨어에는 다양한 옵션이 있다. 일부는 EHR과 통합될 수 있다.
	3. 당뇨병 소프트웨어	당뇨병 기기 데이터 검토를 위해 선호하는 소프트웨어 애플리케이션을 선택한다. 의료진과 환자의 관점에서 주요 기능을 고려한다. IT 직원과 개인 정보 보호 및 보안에 대해 논의한다.
임상 운영	4. 원격의료 진료 예약하기	일정을 템플릿화하여 영상 진료 시간대를 별도로 지정하거나 대면 진료가 지연될 경우 직원 중재를 논의한다.
	5. 원격의료 진료 프로세스 표준화	원격의료 환자의 진료 전 및 진료 후의 작업(예: 데이터 업로드, 검사실 검사, 후속 진료 예약)을 위한 표준화된 프로세스를 개발한다. 직원과 환자에게 이러한 프로세스를 교육한다.
	6. 환급	진료 시설에 적용되는 원격의료 환급 코드 및 정책을 검토한다(http://www.cchpca.org). 영상 진료 및 원격으로 공유된 데이터 검토에 코드를 활용한다.
	7. EHR 통합	EHR 팀과 협력하여 원격의료 비용 청구, 문서화 및 당뇨병 기기 데이터 캡처를 위한 도구를 최적화한다.
혜택 극대화	8. 환자의 기대치	영상 진료의 비용 청구, 장소, 타이밍, 빈도와 원격의료 기술 및 원격 데이터 공유의 적절한 사용에 대한 환자의 기대치를 충족한다.
	9. 환자 중심 치료	원격의료를 사용하여 개인 맞춤형 콘텐츠와 타이밍으로 환자 중심의 환자 주도형 당뇨병관리를 촉진한다.
	10. 제공자와 기관의 문화 변화	기관의 이해관계자를 조기에 참여시키고, 의료 제공자와 직원을 위한 공식적인 원격의료 온보딩(onboarding) 프로세스를 개발한다.

당뇨병관리를 위한 원격의료에 대한 심리사회적 반응의 현황은 어떠한가?

원격의료를 통한 치료 접근성

최근 데이터에 따르면 내분비내과 치료가 필요한 환자 수에 비해 내분비내과 전문의 수가 현저히 부족한 것으로 나타났다. 내분비학 분야로의 진입률이 계속 감소한다면 이 격차는 더욱 커질 것이다.[3] 전문 진료, 특히 내분비내과 진료는 주로 도시 지역에서 이루어진다. 그로 인해 도시 외 지역에 거주하는 당뇨병 환자는 당뇨병 전문의에게 꼭 필요한 치료를 받기 위해 먼 거리를 이동해야 하고 상당 시간 일을 쉬어야 한다. 2012년 전국 의료 제공자 식별자 등록부(National Provider Identifier Registry)와 2010년 미국 인구조사(United States Census) 데이터를 사용한 한 연구에 따르면, 20마일 이내의 전체 인구 대 내분비내과 전문의 비율은 어린이의 경우 39,492:1, 성인의 경우 29,887:1, 노인의 경우 6,194:1로 나타났다.[4]

당뇨병관리에 원격의료가 도입되면서 이전에는 치료에 접근하기 어려웠던 지역에서도 접근성이 높아졌다. 원격의료는 농촌 지역에서 당뇨병관리에 대한 접근성을 높이는 동시에 관리 비용을 절감할 길을 제공했다. 우드(Wood) 등은 콜로라도와 주변 주에서 소아 당뇨병 치료를 제공하고 있는 대규모 학술센터에서 정기적인 임상 원격의료 진료를 연구했다. 그들은 소아 내분비내과 프로그램에 원격의료를 도입한 결과 당뇨병 진료 횟수가 증가하는 동시에 진료 예약을 위해 학교와 직장에 결석하는 시간이 줄어든다는 사실을 발견했다.[5] 몬태나주에서 실시된 한 연구에서는 CDCES와 당뇨병 생활 코치(자격증을 소지한 임상 사회복지사)를 비롯한 임상간호사가 이끄는 다학제(interdisciplinary) 팀을 구성하여 시골 지역에서의 원격의료 사용을 조사했다. 이 팀은 성인 2형당뇨병 환자를 진료하는 주치의들과 협력하여 연구를 진행했다. 그 결과 당뇨병 클리닉 방문 횟수, CDCES 및 사회복지사와의 상담 횟수, 예방 서비스 제공 횟수가 개선되었다.[6] 전반적으로 연구 결과는 원격의료를 성공적으로 구현하여 환자의 치료 접근성을 상당히 높일 수 있음을 보여 주었다.

원격의료를 통한 건강 격차 해소

원격의료는 당뇨병관리에 존재하는 건강 격차를 해소하는 데도 사용된다. 당뇨병의 건강 격차는 혈당 조절에 존재한다. 히스패닉계와 비히스패닉계 흑인은 비히스패닉계 백인에 비해 A1C 수치가 높고,[7] 당뇨병케토산증(diabetic ketoacidosis) 같은 급성 합병증 발생률도 높다.[8] 원격의료 연구는 이러한 격차를 해소할 한 가지 방법이 될 수 있지만, 이 분야는 지속적인 연구가 필요하다. 무작위대조시험인 IDEATel 연구에서는 뉴욕주의 의료 소외 지역에 거주하는 메디케어 당뇨병 환자를 대상으로 원격의료 기반 간호 사례 관리를 일반적인 당뇨병관리와 비교했다.[9] 실험군에서는 A1C 수치, 수축기혈압, 저밀도지단백 콜레스테롤 수치가 개선되었다. 히스패닉계는 A1C 수치가 가장 크게 개선되었지만, 비히스패닉계 백인에 비해 A1C 수치가 7.0% 미만에 도달할 가능성은 여전히 낮았다. 또한 사회경제적 지위가 낮은 사람들의 A1C 수치와 수축기혈압이 가장 크게 감소했다.[9] 이 연구는 원격의료가 의료 취약 계층에 특히 유용할 수 있음을 시사한다. 그러나 원격의료가 건강 격차를 줄일 수 있는지와 그 방법을 평가하려면 더 많은 연구가 필요하다. 1형당뇨병을 앓고 있는 젊은 성인을 대상으로 한 원격의료 연구에서는 건강 격차를 해소할 가능성이 있다고 밝혀졌으며, 현재 더 다양한 인구 집단을 대상으로 연구가 진행되고 있다.[10]

심리학 분야에서는 이미 20여 년 전부터 원격의료를 채택했으며, 개인의 심리사회적 및 행동 문제를 개선하고 관리할 수 있는 옵션을 성공적으로 제공했다.[11] 당뇨병 환자는 우울증, 불안, 당뇨병 스트레스 등 행동 동반 질환의 위험이 높으며,[1] 원격의료 관련 연구는 이러한 행동 결과를 개선하는 데 성공했다. 성인 당뇨병 환자의 경우, 8주간의 행동 원격의료 프로그램을 통해 우울증, 불안, 스트레스 점수가 개선되었다.[12] 당뇨병과 우울증이 있는 성인을 대상으로 한 웹 기반 인지행동요법(cognitive behavioral therapy) 연구에서는 우울 증상과 스트레스의 지속적인 개선이 나타났다.[13] 무작위대조시험인 REDCHiP에서는 어린 자녀를 돌보는 보호자의 저혈당에 대한 두려움을 줄이기 위해 원격의료 중재를 사용했다. 실험군은 대조군에 비해 저혈당에 대한 두려움이 크게 개선되었고, 이는 3개월 후의 추적 관찰 기간에도 지속되었다.[14] 1형당뇨병 청년 환자를 위한 새로운 프로그램 중 하나인 CoYoT1 클리닉은 원격의료를 통한 공유진찰제 모델을 사용하여 심리사회적 요인을 포함한 당뇨병관리 결과를 개선했다.[15, 16] 이 프로그램에서 청년들은 당뇨병 전문가(의사 또는 임상간호사)와의 개별 원격의료 예약과 원격진료를 통해 다른 1형당뇨병 청년들과 함께 CDCES 촉진자가 이끄는 그룹 세션에 참여했다. 그룹 세션 주제에는 각 참가자의 "당뇨병 이야기"에 대한 토론, 학교 또는 직장에서의 당뇨병 점검, 당뇨병에 대한 자기옹호(self-advocacy) 및 자기효능감 개발의 핵심, 스트레스 관리, 당뇨병 번아웃(소진), 삶의 질 향상을 위한 당뇨병 기술 사용, 성인 치료로의 전환 등이 포함되었다. 프로그램 참가자들은 12개월 동안 4번의 진료를 완료했다. 참가자들이 CoYoT1 중재군(실험군)에 참여할지 대조군에 참여할지 스스로 선택한 예비연구(pilot study)에서는 시간이 지남에 따른 당뇨병 스트레스, 자기효능감, 우울 증상을 모니터링했다. 시간이 지남에 따라 실험군은 대조군에 비해 당뇨병 스트레스와 자기효능감이 모두 개선된 반면, 대조군은 실험군에 비해 우울 증상이 악화되었다(〈표 13.2〉 참고).[15] 예비연구 완료 후

표 13.2 원격의료 공유진찰제 모델(CoYoT1)의 심리사회적 결과[15]

가변 평균(SD)	CoYoT1 중재군			대조군			그룹×시간 P값
	기저치 (n=42)	1년 (n=42)	△ 점수	기저치 (n=39)	1년 (n=28)	△ 점수	
DDS	2.0 (0.9)	1.8 (0.7)	-0.2	1.9 (0.7)	2.2 (0.7)	+0.3	**0.03**[a]
정서적 부담	2.2 (1.1)	2.1 (1.2)	-0.1	2.1 (1.1)	2.6 (1.1)	+0.5	0.17
의사 관련 스트레스	1.3 (0.5)	1.1 (0.3)	-0.2	1.2 (0.3)	1.3(0.5)	+0.1	0.12
요법 관련 스트레스	2.5 (1.3)	2. 1(1.0)	-0.4	2.3 (1.1)	2.5 (0.9)	+0.2	0.15
대인 관계 관련 스트레스	1.7 (1.0)	1.6 (0.9)	-0.1	1.7 (0.9)	2.2 (1.3)	+0.5	**0.03**[a]
SED	137.5 (26.1)	144.4 (21.2)	+6.9	136.5 (21.7)	129.8 (24.0)	-6.7	**0.01**[a]
SMODA-A							
부모와의 협력	6.8 (4.7)	6.6 (5.5)	-0.2	8.5 (6.2)	5.5 (4.1)	-3.0	0.75
치료 활동	29.1 (7.3)	30.0 (7.3)	+0.9	29.2 (6.5)	29.0 (4.5)	-0.2	0.62
문제 해결	17.3 (3.0)	17.9 (3.2)	+0.6	17.3 (3.2)	17.1 (3.5)	-0.2	0.25
의사소통	18.7 (5.8)	20.3 (5.5)	+1.6	18.6 (4.4)	17.0 (4.9)	-1.6	**0.04**[a]
목표	17.3 (3.5)	16.6 (4.0)	-0.7	17.6 (3.0)	16.9 (4.3)	-0.7	0.98
CES-D	11.1 (10.4)	11.5 (9.1)	+0.4	14.5 (12.0)	20.9 (13.2)	+6.4	**0.07**

약어: DDS(당뇨병 스트레스 척도), SED(당뇨병 자기효능감 척도), SMOD-A(청소년의 1형당뇨병 자기관리 척도), CES-D(역학연구센터 우울증 척도)
[a]$P<.05$.

CoYoT1 클리닉에 대한 무작위대조시험을 실시한 결과, 실험군에서는 의사 및 요법 관련 스트레스를 포함한 당뇨병 스트레스가 감소한 것으로 나타났다.[16] 이러한 연구는 추가 연구가 필요하지만, 원격의료를 이용한 중재를 통해 행동 결과를 개선할 수 있음을 보여 준다. 코로나19의 영향으로 원격의료가 증가하면서 당뇨병관리에서 원격의료의 관련성과 적절성이 더욱 높아졌다. 당뇨병으로 인해 발생하는 행동 및 심리사회적 문제를 원격의료를 통해 적절하고 최적으로 관리할 수 있도록 보장하는 일은 원격의료의 미래에서 계속해서 핵심적인 부분이 될 것이다.

코로나19 기간 중 원격의료에 대한 만족도

내분비내과에서의 원격의료 사용은 개인에게 더 높은 편의성을 제공했으며 환자와 의료 전문가의 높은 만족도를 충족시켰다.[5, 17] 여러 분야에 걸쳐 코로나19 기간 원격의료를 이용한 환자의 경험과 만족도에 관한 연구를 검토한 결과, 환자들은 전반적으로 원격의료 경험에 만족한 것으로 나타났다. 특히 그들은 이동 필요성이 줄어들어 시간이 절약되었고, 편리하고 접근성이 좋았으며, 의료 전문가와의 의사소통이 원활했다고 답했다. 또한 환자들은 진료 요소로서 활력징후 측정 및 신체검사의 부족함과 기술적 어려움 등의 문제점도 확인하였다.[18] 같은 연구 검토를 통해 의료 전문가는 원격의료 진료에 만족하고 향후 원격의료를 지속하는 데 관심 있음이 확인되었다. 의료 전문가는 신체검사 불가, 기술적 문제, 환급, 교육 부족에 대한 우려를 표명했다.[18] 국내외 여러 연구에서는 코로나19 팬데믹 동안의 당뇨병 원격의료 진료에 대한 환자 경험과 만족도를 기술했다. 캘리포니아에서는 소아 환자의 부모가 성인 환자에 비해 팬데믹 이후에도 원격의료를 계속 이용하기를 원하는 비율이 더 높았다. 코로나19 동안 원격의료를 이용할 가능성이 가장 낮은 사람들은 50세 이상이거나, 영어 이외의 언어를 사용하거나, 공영보험에 가입된 사람들이었다.[19] 호주에서는 한 센터의 환자 대다수가 원격의료 경험에 만족했으며, 기존의 대면 진료와 같거나 더 낫다고 느꼈고, 코로나19 이후에도 원격의료를 계속하는 것이 어느 정도는 혹은 매우 유용하리라고 생각했다. 원격의료 경험이 좋지 않았다고 답한 사람들은 남성이거나 불안과 우울증 병력이 있을 가능성이 더 높았다.[20] 89개국의 당뇨병 환자를 대상으로 한 글로벌 연구에 따르면 코로나19 동안 많은 사람이 전화나 영상을 통해 원격진료를 받았으며, 86%는 원격진료가 유용하다고 답했고 75%는 원격진료를 계속 받을 의향이 있다고 답했다. 그러나 A1C 수치가 9%를 초과하는 사람들은 A1C 수치가 9% 이하인 사람들에 비해 원격진료가 유용하다고 생각하는 비율이 낮았다.[21]

전반적으로 코로나19 동안 원격의료의 급속한 확장은 환자와 의료 전문가 모두를 만족시켰다. 그러나 의료 취약 계층에서 나타나는 원격의료의 장벽 해소 등 원격의료가 전체 당뇨병 환자에게 혜택을 제공할 수 있도록 하려면 극복해야 할 과제들이 드러났다.

당뇨병 원격의료에 대한 심리사회적 반응의 개선을 가로막는 장벽은 무엇인가?

원격의료의 발전과 원격의료가 심리사회적 요구를 광범위하고 포괄적으로 충족시킬 수 있다는 연구 결과에도 불구하고 장벽은 여전히 존재한다. 당뇨병 원격의료를 통한 심리사회적 치료의 장벽에는 인종/민족 및 사회경제적 지위에 따른 건강 격차뿐만 아니라 당뇨병관리에서 심리사회적 측면의 실행을 늘려야 할 필요성 등이 있다.

의료 분야의 기술적 발전에도 불구하고 당뇨병관리를 포함하여 의료 전반에 걸쳐 건강 격차는 계속되고 있다. 원격의료 연구에서는 이러한 격차를 줄일 수 있다고 기대하지만,[9] 이러한 장벽을 극복하려면 더 많은 연구가 필요하다. 예를 들어, 2형당뇨병 환자를 대상으로 한 한 연구에서 원격 모니터링 프로그램은 비히스패닉계 백인과 비히스패닉계 흑인의 A1C 수치 격차를 줄였지만, 비히스패닉계 흑인은 여전히 비히스패닉계 백인에 비해 A1C 수치가 9%를 초과할 가능성이 1.68배 더 높았다.[22] 건강 격차를 해소하기 위한 지속적인 노력이 필요하며, 원격의료의 치료 장벽을 파악하고 연구하여 감소시킨다면 이러한 불평등을 줄일 수 있다.

원격의료에 대한 접근성은 사회경제적 지위와 가상 연결에 대한 접근성에도 영향을 받을 수 있다. 교육 수준이 낮은 사람들은 가정에 광대역 인터넷이 설치되어 있지 않을 가능성이 높다.[23] 집에서 인터넷에 접속할 수 없는 사람들에게 스마트폰은 또 다른 옵션이 되었다. 그러나 19%는 스마트폰을 소유하고 있지 않으며, 고령층의 스마트폰 보유 비율이 가장 낮았다. 많은 사람이 기술적 문제, 인터넷 접속, 장비 비용으로 어려움을 겪고 있다.[24] 특히 원격의료가 일상적인 의료 서비스의 일부가 될 경우, 모든 당뇨병 환자가 원격의료에 접근할 수 있도록 보장하려면 사회경제적 지위가 낮은 사람들의 접근성을 높여야 한다.

원격의료가 가능한 경우라도, 특히 코로나19 동안 많은 사람이 원격의료로 빠르게 전환한 점을 고려할 때 의료 서비스 제공 방식의 지속적인 개선이 필요하다. 최근 코로나19 동안 실시된 한 호주 연구에서 원격의료 경험이 직접적 대면 진료보다 열악하다고 느낀 사람들은 효과적인 의사소통의 어려움, 기술적 한계, 처방전이나 검사 결과를 받는 데 따른 어려움, 의사에 대한 신뢰도 저하, 신체검사를 받을 수 없다는 문제점 등을 보고했다.[20]

당뇨병 원격의료에서 심리사회적 치료 분야가 발전하는 데 필요한 기술, 프로세스, 교육 또는 정책은 무엇인가?

원격의료는 당뇨병관리의 격차를 개선할 수 있는 잠재력이 있지만, 그렇다고 격차가 완전히 해소되는 것은 아니다. 건강 격차를 해소하고 공평한 원격의료 서비스를 제공하기 위한 정책을 계속해서 마련하는 일은 원격의료가 당뇨병관리를 위한 중요한 옵션으로 발전하는 데 필수적이다. 심리사회적 치료는 당뇨병관리의 필수 요소이지만, 그럼에도 일상적인 당뇨병 치료에 심리사회적 치료를 통합하는 일은 여전히 부족하다. 미국당뇨병학회의 입장문에 언급된 바와 같이,[1] 자격을 갖춘 정신건강 전문가가 제한되어 있고 의료 모델이 팀 진료에 쉽게 적용되지 않을 수 있기에 이를 달성하는 데 어려움이 있다. 환자와 가족이 경험하는 심리사회적 문제를 해결하려면 원격진료를 이용하여 심리사회적 치료를 통합하는 새로운 임상 치료 모델에 대한 추가 조사가 필요하다.

당뇨병 원격의료의 심리사회적 측면은 앞으로 어떻게 될 것인가?

연구에 따르면 당뇨병 환자를 위한 원격의료는 치료의 심리사회적 측면을 성공적으로 통합할 수 있다. 코로나19 이전의 데이터에 따르면 원격의료를 통해 당뇨병 관리가 개선되고 심리사회적 결과가 개선될 수 있다. 당뇨병 원격의료는 소아 및 성인 당뇨병 치료 모두에서 환자의 편의성과 만족도를 높이는 동시에 치료 범위를 넓힐 수 있다. 행동 건강의 관리를 성공적으로 구현하거나 행동 건강을 개선한 원격의료 프로그램의 사례는 원격의료를 통해 완전하고 총체적인 당뇨병관리가 이루어질 수 있다는 사실을 강조한다. 원격의료는 코로나19 이후 더욱 확대될 가능성이 높으므로, 이러한 성과를 유지하고 원격의료에 심리사회적 치료를 통합하는 방법을 배우는 것은 모두에게 완전한 당뇨병관리를 제공하기 위한 핵심이다.

원격의료 연구는 공평한 의료 서비스를 제공하는 데 중요한 건강 격차를 줄일 수 있는 잠재력을 보여 주었다. 그러나 장벽은 여전히 존재하며, 특히 의료 서비스가 부족하고 소외된 지역에서 나타나는 장벽을 파악하고 극복하기 위한 지속적인 연구가 필요하다. 이에 더해 코로나19 동안 원격의료가 급격히 증가하면서 새롭게 드러난 장벽을 해결하여 모든 당뇨병 환자에게 적절한 치료가 제공될 수 있도록 해야 한다. 원격의료의 확대를 위해 노력할 때 건강 격차를 최우선으로 고려하지 않으면 그룹 간 격차가 더 커지거나 새로운 불평등이 발생할 수 있다.

결론

도움이 필요한 사람들을 위한 지원 활동에 계속해서 초점을 맞추고, 당뇨병 환자의 장벽을 인식하고, 당뇨병의 심리사회적 측면을 일상적인 진료에 통합한다면 원격의료는 당뇨병관리에 대한 접근성을 높일 뿐만 아니라 공평하고 총체적이며 개선된 당뇨병관리 결과를 촉진할 수 있다.

참고 문헌

1 Young-Hyman D, de Groot M, Hill-Briggs F, Gonzalez JS, Hood K, Peyrot M. Psychosocial care for people with diabetes: a position statement of the American diabetes association. Diabetes Care 2016;39:2126-40.

2 Crossen S, Raymond J, Neinstein A. Top 10 Tips for successfully implementing a diabetes telehealth program. Diabetes Technol Therapeut 2020;22(12):920-8.

3 Vigersky RA, Fish L, Hogan P, Stewart A, Kutler S, Ladenson PW, et al. The clinical endocrinology workforce: current status and future projections of supply and demand. J Clin Endocrinol Metab 2014;99(9):3112-21.

4 Lu H, Holt JB, Cheng YJ, Zhang Z, Onufrak S, Croft JB. Population-based geographic access to endocrinologists in the United States, 2012. BMC Health Serv Res 2015;15:541-54.

5 Wood CL, Clements SA, McFann K, Solver R, Thomas JF, Wadwa RP. Use of telemedicine to improve adherence to American diabetes association standards in pediatric type 1 diabetes. Diabetes Technol Therapeut 2016;18(1):7-14.

6 Ciemins E, Coon P, Peck R, Holloway B, Min SJ. Using telehealth to provide diabetes care to patients in rural Montana: findings from the promoting realistic individual self-management program. Telemed J eHealth 2011;17(8):596-602.

7 Clements MA, Schwandt A, Donaghue KC, Miller K, Luck U, Couper JJ, et al. Five heterogeneous HbA1c trajectories from childhood to adulthood in youth with type 1 diabetes from three different continents: a group-based modeling approach. Pediatr Diabetes 2019;20:920-31.

8 Willi SM, Miller KM, DiMeglio LA, Klingensmith GJ, Simmons JH, Tamborlane WV, et al. Racial-ethnic disparities in management and outcomes among children with type 1 diabetes. Pediatrics 2015;135(3):424-34.

9 Shea S, Kothari D, Teresi JA, Kong J, Eimicke JP, Lantigua RA, et al. Social impact analysis of the effects of a telemedicine intervention to improve diabetes outcomes in an ethnically diverse, medically underserved population: findings from the IDEATel study. Am J Publ Health 2013;103(10):1888-94.

10 Raymond JK, Reid MW, Fox S, Garcia JF, Miller D, Bisno D, et al. Adapting home

telehealth group Appointment model (CoYoT1 clinic) for a low SES, publicly insured, minority young adult population with type 1 diabetes. Contemp Clin Trials 2020:88-97.

11 Guidelines for the Practice of Telepsychology. https://www.apa.org/practice/guidelines/ telepsychology (Accessed 4/24/2021).

12 Mochari-Greenberger H, Vue L, Luka A, Peters A, Pande RL. A tele-behavioral health intervention to reduce depression, anxiety, and stress and improve diabetes self-management. Telemed J eHealth 2016;22(8):624-30.

13 Ebert DD, Nobis S, Lehr D, Baumeister H, Riper H, Auerbach RP, et al. The 6-month effectiveness of internet-based guided self-help for depression in adults with type 1 and 2 diabetes mellitus. Diabet Med 2017;34(1):99-107.

14 Patton SR, Clements MA, Marker AM, Nelson EL. Intervention to reduce hypoglycemia fear in parents of young kids using video-based telehealth (REDCHiP). Pediatr Diabetes 2020;21(1):112-9.

15 Bakhach M, Reid MW, Pyatak EA, Berget C, Cain C, Thomas JF, et al. Home telemedicine (CoYoT1 clinic): a novel approach to improve psychosocial outcomes in young adults with diabetes. Diabetes Educat 2019;45(4):420-30.

16 Bisno DI, Reid MW, Berget C, Cain CL, Klingensmith GJ, Raymond JK. Group Appointments (GA) via home telehealth (HT) for young adults (YA) with type 1 diabetes (T1D) may improve psychosocial functioning. Diabetes 2019;68(Suppl. 1).

17 Raymond JK, Berget CL, Driscoll KA, Ketchum K, Cain C, Fred Thomas JF. CoYoT1 clinic: innovative telemedicine care model for young adults with type 1 diabetes. Diabetes Technol Therapeut 2016;18(6):385-90.

18 Nanda M, Sharma R. A review of patient satisfaction and experience with telemedicine: a virtual solution during and beyond COVID-19 pandemic. Telemed J eHealth 2021;27(12):1325-31.

19 Haynes SC, Kompala T, Neinstein A, Rosenthal J, Crossen S. Disparities in telemedicine use for subspecialty diabetes care during COVID-19 shelter-in-place orders. J Diabetes Sci Technol 2021;15(5):986-92.

20 Isautier JM, Copp T, Ayre J, Cvejic E, Meyerowitz-Katz G, Batcup C, et al. People's experiences and satisfaction with telehealth during the COVID-19 pandemic in Australia: cross-sectional survey study. J Med Internet Res 2020;22(12):e24531.

21 Scott SN, Fontana FY, Züger T, Laimer M, Stettler C. Use and perception of telemedicine in people with type 1 diabetes during the COVID-19 pandemic-results of a global survey. Endocrinol Diabetes Metab 2020;4(1):e00180.

22 Andersen JA, Scoggins D, Michaud T, Wan N, Wen M, Su D. Racial disparities in diabetes management outcomes: evidence from a remote patient monitoring program for type 2 diabetic patients. Telemed J e Health 2021;27(1):55-61.

23 Federal Communication Commission. Broadband deployment report. 2020. https://docs.fcc.gov/public/attachments/FCC-20-50A1.pdf. [Accessed 24 April 2021].

24 Pew Research Center Internet and TechnologydMobile Technology and Home Broadband 2019. https://www.pewresearch.org/internet/2019/06/13/mobile-technology-and-home-broad- band-2019/ (Accessed 4/24/2021).

14
Chapter

원격 혈압 모니터링

트리샤 샹(Trisha Shang), 제니퍼 Y. 장(Jennifer Y. Zhang),
데시 P. 자하리에바(Dessi P. Zaharieva), 데이비드 C. 클로노프(David C. Klonoff)

원격 혈압계는 혈압 데이터를 모니터링하고 보고할 수 있는 중요한 디지털 헬스 기기로, 특히 고혈압 위험이 높은 당뇨병 환자에게 유용한 도구이다. 고혈압을 치료하면 심근경색증, 뇌졸중 같은 심혈관질환과 망막병증, 말기 신부전, 신경병증 같은 미세혈관질환의 위험을 줄일 수 있으므로 당뇨병 환자에게는 혈압 모니터링이 중요하다. 현재는 원격 혈압 모니터링 기기의 정확도와 사이버 보안이 부족하고 사용자가 기기를 올바르게 사용하지 못할 가능성이 있어 원격 혈압 모니터링이 널리 상용화되는 데 어려움이 있다. 그러나 (1) 현재의 정확도 표준을 개선할 조치를 취하고, (2) 환자 교육을 시행하며, (3) 현재의 의료 사이버 보안 표준을 모델로 한 새로운 사이버 보안 표준을 개발함으로써 이러한 기기의 가치를 높일 수 있다. 원격 혈압계에서 수집된 데이터는 개인 맞춤형 치료를 제공하고 심혈관 기능 패턴을 파악하는 데 유용하게 사용된다. 원격 혈압 모니터링의 편의성을 더욱 높일 수 있는 새로운 기기들이 계속 개발되고 있다.

요약

- 원격 혈압계는 (1) 멀티센서 플랫폼을 통해 전반적인 생리적 건강 상태를 파악하고, (2) 병원 진료실에서의 혈압 측정만으로 평가할 수 있는 것보다 더 많은 데이터를 정밀의학 치료 알고리즘에 제공하며, (3) 병원 진료실과는 다른 환경에서 환자에게 영향을 미칠 수 있는 활동별 또는 위치별 정보를 제공해 준다.
- 원격 혈압 모니터링의 이점으로는 (1) 환자가 병원 진료실에서 보내는 시간 단축, (2) 진료실에서 발생할 수 있는 부정확한 측정을 피할 수 있는 진료실 밖 측정, (3) 커프가 없는 폼팩터(cuffless form factor)의 경우 연속측정에 따른 모니터링의 불편함 감소 등을 들 수 있다.
- 원격 혈압계의 성능은 (1) 기술적 부정확성, (2) 사용자 오류, (3) 사이버 보안 부족으로 인해 제한되나, 더 많은 연구 수행, 표준 개발, 교육 시행을 통해 이러한 문제를 해결할 수 있다.

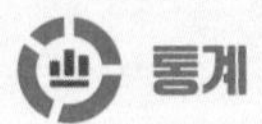

통계

- 2020년 시장 분석에 따르면 전 세계 혈압 모니터링 기기 시장은 14억 달러 규모이며, 새로운 디지털 혈압 모니터링 기기가 향후 시장을 더욱 활성화하리라 예상된다.[1]
- 한 연구에 따르면 집에서 혈압계를 사용하는 사람의 약 70%가 청진법을 사용한 혈압 측정값이 5 mmHg 이내로 허용될 만큼 정확하지 않다고 한다.[2]
- 2019년의 한 연구에 따르면 5 mmHg의 오차만으로도 8,400만 명이 잘못 분류될 수 있다고 한다.[3]

* **키워드**: 정확도, 채택, 알고리즘, 혈압, 사이버 보안, 인적 요인, 원격 모니터링, 안전, 표준, 교육.

약어

- **CDC** 미국 질병통제예방센터(Centers for Disease Control and Prevention)
- **DTMoSt** 당뇨병 기기 보안 및 안전 표준을 제어하는 DTS 모바일 플랫폼(DTS mobile platform controlling a diabetes device security and safety standard)

- **DTS** 당뇨병기술협회(Diabetes technology society)
- **DTSec** 커넥티드 당뇨병 기기를 위한 DTS 사이버 보안 표준(DTS cybersecurity standard for connected diabetes devices)
- **EHR** 전자건강기록(Electronic health record)
- **FDA** 미국 식품의약청(Food and Drug Administration)
- **IEEE** 전기전자학회(Institute of Electrical and Electronics Engineers)

서론

원격 혈압계는 혈압 데이터를 모니터링하고 보고할 수 있는 중요한 디지털헬스 기기로, 특히 고혈압 위험이 높은 당뇨병 환자에게 유용한 도구이다. 고혈압을 치료하면 심근경색증, 뇌졸중 같은 심혈관질환과 망막병증, 말기 신부전, 신경병증 같은 미세혈관질환의 위험을 줄일 수 있으므로 당뇨병 환자에게는 혈압 모니터링이 중요하다. 병원 진료실에서 측정한 혈압 수치는 일상적인 자유 생활 조건에서 측정한 혈압 수치와 매우 다른 경우가 많다. 현재는 원격 혈압 모니터링 기기의 정확도와 사이버 보안이 부족하고 사용자가 기기를 올바르게 사용하지 못할 가능성이 있어 원격 혈압 모니터링이 널리 상용화되는 데 어려움이 있다. 그러나 (1) 현재의 정확도 표준을 개선할 조치를 취하고, (2) 환자 교육을 시행하며, (3) 현재의 의료 사이버 보안 표준을 모델로 한 새로운 사이버 보안 표준을 개발함으로써 이러한 기기의 가치를 높일 수 있다. 원격 혈압계에서 수집된 데이터는 개인 맞춤형 치료를 제공하고 심혈관 기능 패턴을 파악하는 데 유용하게 사용된다. 원격 혈압 모니터링의 편의성을 더욱 높일 수 있는 새로운 기기들이 계속 개발되고 있다.

원격 혈압 모니터링의 현황은 어떠한가?

당뇨병 환자는 일반인보다 고혈압 발병률이 더 높다. 고혈압으로 인한 합병증은 신장, 눈, 신경, 심장에 치명적이다. 정상 혈압 유지는 모든 사람에게 중요하지만, 당뇨병 환자에게는 특히 중요하다. 원격 혈압계는 혈압 모니터링에 유용한 도구이다. 병원 진료실에서 측정한 혈압 수치는 일상적인 자유 생활 조건에서 측정한 혈압 수치와 매우 다른 경우가 많다. 이러한 차이는 관찰자 오류, 기기 문제, 측정 방법 오류, 각성 반응[흰 가운을 입은 의사 앞에서는 일시적으로 혈압이 오르는 '화이트 코트 증후군(white coat syndrome)'이라고도 함] 또는 가면고혈압(masked hypertension, 진료실이 아닌 곳에서 측정했을 때는 혈압 수치가 높은데 병원 진료 시에는 정상 혈압으로 측정되는 경우) 때문에 생길 수 있다. 가정에서 디지털헬스를 지원하는 무선 센서 기능을 갖춘 혈압 측정 도구를 사용하면 모니터링이 필요한 장소와 시간에 혈압을 모니터링할 수 있다. 이 장에서는 당뇨병합병증을 예방하는 데 중요한 원격 혈압 모니터링을 다룬다.

고혈압과 당뇨병

고혈압은 별 증상이 없고 생명을 위협하는 질병으로 이어질 위험이 크기에 종종 "침묵의 살인자"로 불린다. 미국 질병통제예방센터(CDC)가 2013~2016년에 수집하여 보고한 데이터에 따르면, 당뇨병을 앓고 있는 18세 이상 성인의 약 68.4%가 수축기혈압이 140 mmHg 이상이거나 이완기혈압이 90 mmHg 이상이거나 항고혈압제를 복용하고 있다고 한다.[4] 미국 질병예방특별위원회(US Preventive Services Task Force)

에서는 심혈관질환 위험이 증가하지 않도록 18세 이상의 성인은 진료실 내 혈압 측정을 통해 고혈압 검사를 받으라고 권장한다.[5] 당뇨병은 (1) 당뇨병 환자의 정맥 내 식염수 배설 능력 감소로 인한 혈관저항 및 교환가능소듐(exchangeable sodium) 증가, (2) 당뇨병 환자에서 안지오텐신 Ⅱ(angiotensin Ⅱ) 및 노르에피네프린(norepinephrine) 같은 혈관 수축제에 반응하여 혈관 평활근 수축성 증가, (3) 고혈당 상태에 대한 반응으로 파이브로넥틴(fibronectin) 및 콜라젠 Ⅳ(collagen Ⅳ)가 과발현되어 내피 기능 장애 발생, (4) 고혈압 위험을 증가시킬 수 있는 인슐린저항성(insulin resistance) 등 여러 가지 이유로 혈압 상승과 관련이 있다.

원격 혈압 모니터링

당뇨병 환자는 고혈압 위험이 있으므로 혈압 수치를 모니터링하고 문제를 조기에 발견하여 적절하게 관리해야 한다. 병원에서의 측정 외에도 가정용 혈압 모니터링 도구를 사용하여 혈압을 추적할 수 있다. 2020년 시장 분석에 따르면 전 세계 혈압 모니터링 기기 시장은 14억 달러 규모였으며, 새로운 디지털 혈압 모니터링 기기가 향후 시장 성장을 더욱 촉진하리라 예상된다.[1] 이 장에서 특히 관심을 두는 부분은 원격 혈압 모니터링 기술로, 혈압을 측정하고 데이터를 무선으로 클라우드에 전송하여 의료 전문가와 함께 공유하고 접근할 수 있는 디지털헬스 기기이다.

원격 혈압 모니터링은 사물 인터넷(IoT)의 하나이다. 사물 인터넷은 기기가 데이터를 송수신할 수 있도록 하는 소프트웨어가 내장된 일상적 사물을 디지털 방식으로 상호 연결하는 시스템이다. 의료 분야에서 사물 인터넷 개념에는 환자의 건강 정보를 수집하고 공유할 수 있는 디지털헬스 기기가 포함된다. 원격 혈압 모니터링에 사용되는 기기는 혈압 데이터를 클라우드에 전송하고 저장한다. 이를 통해 패턴을 분석하고 진단을 내릴 수 있으며, 치료 권장 사항을 전자건강기록(EHR)은 물론, 환자와 의사에게 직접 전달할 수 있다.

- 원격 혈압 모니터링의 폼팩터 및 기술

폼팩터(form factor)란 기기의 외관, 크기, 모양 및 물리적 사양을 의미한다. 원격 혈압 모니터링 기기에는 네 가지 주요 폼팩터가 있다. 〈표 14.1〉에 제시된 다양한 방법을 의사소통 방식(문자 메시지 또는 개인 웹 사이트 입력 등)과 결합하여 관리 및 환자 순응도를 높일 수 있다. 전기전자학회(IEEE)는 2014년 8월 웨어러블 커프리스(cuffless) 혈압측정기의 표준으로 'IEEE 1708 표준'을 발표했다.[6] 이 표준과 이러한 유형의 기기에 대한 신기술 개발 덕분에 원격 혈압계 사용자는 더 편안하고 편리하게 원격으로 혈압을 모니터링할 수 있게 되었다. 2016년의 한 연구에 따르면 고혈압 관리를 목적으로 하는 107개의 모바일헬스 앱을 검토한 결과, 혈압 또는 심박수 측정 도구로 사용할 수 있는 앱은 7개(모두 구글 안드로이드 기기용)에 불과했고, 미국 식품의약청(FDA)의 승인을 받은 앱은 하나도 없었다.[7]

원격 무선 혈압계의 폼팩터에 따라 다양한 기술을 사용하여 혈압을 측정한다. 〈표 14.2〉에는 현재 원격 혈압계에 사용할 수 있는 몇 가지 기술이 나와 있다.

표 14.1 원격 혈압 모니터링 기술의 네 가지 폼팩터

폼팩터	측정 위치
블루투스 지원 커프 혈압계	팔뚝이나 손목
연속 비트별 손가락 커프 혈압계	손가락
커프가 없는 스마트폰 혈압 측정 앱	얼굴이나 손가락 끝
손목시계 혈압계	손목

표 14.2 원격 혈압계 사용 기술

기술	커프 또는 커프리스	설명
오실로메트릭 (진동법)	커프	전자 펌프가 커프를 팽창시킨다. 고체 변환기는 커프의 압력 증가 및 감소로부터 팔 부피의 증가 및 감소를 감지한다. 기계는 팔에서 동맥 혈류가 멈추는 시점을 감지한다. 그러면 밸브가 열리고 커프의 압력이 감소하기 시작한다. 그런 다음 기계는 압력이 동맥 맥박의 최고치 아래로 감소함에 따라 작은 압력 파동이 있을 때를 감지한다. 최대 부피 변화는 수축기혈압과 이완기혈압으로 측정된다.
광혈류 측정: 혈관 배출 시간	커프	커프를 손가락에 대고 압력을 가한다. 이 방법은 손가락의 혈액량을 일정하게 유지한다. 광혈류 측정에서는 손가락 끝에서 맥박 파형 신호를 얻는다. 이 신호는 일정한 맥박 파형 진폭을 유지하기 위해 손가락 커프에 적절한 양의 압력을 가하는 데 사용된다. 손가락의 혈액량을 일정하게 유지하는 데 필요한 역압은 혈압과 상관관계가 있는 것으로 추론된다.
초음파	커프 및 커프리스	커프: 커프 아래의 상완동맥 위에 놓인 초음파 송신기와 수신기이다. 커프가 수축하면 동맥벽이 수축기혈압으로 움직인다. 초음파는 도플러 위상 변화를 감지한다. 이완기혈압은 동맥 운동이 감소할 때 감지된다. 커프리스: 경정맥 또는 경동맥 위에 착용하는 센서이다. 변환기는 초음파 전송파를 보낸다. 반사파도 변환기로 감지된다. 이 기기는 맥동하는 혈관 지름을 동적으로 감지한다.
응용 맥박 압력 측정	커프리스	센서는 동맥에 직접 부착한다. 센서는 중심동맥과 말초동맥의 동맥압 파형과 진폭을 기록한다.
광혈류 측정: 맥박 도착 시간	커프리스	센서는 심전도의 R피크(Rpeak)와 손가락 광혈류 측정의 피크 사이 시간 지연을 감지한다.
광혈류 측정: 맥파 속도	커프리스	센서는 심장의 수축기 수축으로 생성되는 압력파의 속도를 감지한다. 이 파동은 동맥을 따라 전파된다.
광혈류 측정: 맥박 이동 시간	커프리스	센서는 심전도 및 광혈류 측정을 사용하여 맥박이 심장에서 알려진 거리의 원위 지점까지 이동하는 데 필요한 시간을 감지한다.

- 원격 혈압 모니터링의 이점

원격 혈압계는 여러 가지 이유로 유용하다. 원격 혈압 모니터링은 환자가 병원에 갈 필요 없이 집에서 데이터를 수집 및 저장하고, 소프트웨어와 연결하여 치료 권장 사항을 만들고, 의료 전문가와 환자 또는 가족에게 알림을 보낼 수 있어 환자의 시간을 절약해 준다. 이러한 기능은 혈압 수치 관리에 필요한 병원 방문 횟수를 줄이기에 충분한 정보를 제공한다. 자동 연속 혈압 측정을 통해 저장된 데이터는 혈압 추세를 추적하는 데 도움이 된다. 또한 원격 혈압 모니터링은 특히 교통이나 거동 문제 등으로 진료실 방문이 어려운 환자의 치료 접근성을 높인다. 원격 혈압계를 사용하면 환자는 자신의 혈압 수치가 너무 높거나 낮은 시기를 확인할 수 있어 집에서 편안하게 건강을 더 잘 관리할 수 있다.

"화이트 코트 효과(white coat effect)"는 사람들이 집에서 혈압을 측정할 때와 비교하여 병원에서 측정할 때 혈압이 더 상승하는 일반적인 현상이다. 따라서 환자가 원격 혈압계를 사용하여 진료실 외부에서 혈압을 모니터링하면 의사가 진료실 내 측정값에 근거하여 판단하는 대신 실제로 해결해야 할 고혈압 문제가 있는지를 판단하는 데 도움이 된다.[8]

마지막으로, 환자는 혈압 커프 측정이 불편하다고 느낄 수 있다. 연구에 따르면 커프 팽창 시 혈압이 반응적으로 상승할 수 있으며, 특히 상완동맥(brachial artery)을 측정하기 위해 커프를 팔에 대면 혈압이 부정확하게 측정될 수 있다고 한다.[9] 커프리스 원격 혈압계의 특별한 장점은 커프 팽창으로 인한 불편함과 이로 인한 혈압 상승을 피할 수 있다는 점이다.

원격 혈압 검사로 혈압을 낮출 수 있다. 한 연구에서 병원 방문 진료와 더불어 원격 혈압 모니터링 기기를 사용한 피험자는 재택 혈압 모니터링과 임상 치료 절차만 따른 대조군 피험자와 비교했을 때 목표 혈압 도달에 유의미한 차이를 보였다. 또한 원격 혈압 모니터링을 사용하는 55세 이상 피험자는 대조군에 비해 병원을 방문한 그룹과 방문하지 않은 그룹 모두에서 수축기혈압 수치가 유의미하게 낮았다.[10]

또 다른 연구는 특히 당뇨병 환자의 고혈압 관리를 위한 가정용 원격 혈압 모니터링 시스템을 개발하고자 수행되었다. 이 연구에서는 블루투스 지원 커프 혈압계와 데이터를 전송하는 휴대폰으로 구성된 시스템이 연구 참가자의 혈압 조절을 개선한 것으로 나타났다.[11]

호페(Hoppe) 등이 중증 고혈압 위험이 있는 산후 여성을 대상으로 수행한 전향적 단일 코호트 연구[12]에서는 퇴원 후 고혈압 관리를 위한 원격 혈압 모니터링이 가능하다는 사실이 밝혀졌다. 연구 참여자의 대다수가 원격진료에 만족했으며, 중증 고혈압의 낮은 발생률은 원격 혈압 모니터링이 산모 사망률과 병원 재입원율을 낮추는 유망한 방법이 될 수 있음을 보여 주었다.

요약하자면, 이러한 연구는 커프 기반 원격 혈압 모니터링이 가정에서의 혈압 관리를 개선하는 데 유용함을 보여 준다. 또한 커프리스 혈압계가 발전함에 따라 더욱 편리하고 편안하게 혈압을 측정할 수 있게 되어 잠재적으로 혈압 관리가 더욱 개선될 수 있다.

원격 혈압 모니터링의 발전을 가로막는 장벽은 무엇인가?

원격 혈압 모니터링은 부적절한 성능과 안전성으로 인해 제한된다. 성능 부족은 (1) 기술적 정확도, (2) 사용자 오류, (3) 사이버 보안 등 세 가지 영역에서 나타나며, 모두 부정확한 측정이나 데이터 무결성 및 가용성 부족으로 이어질 수 있다.

기술적 정확도

현재 원격 혈압계의 주요 문제 중 하나는 불충분한 정확도이다.[13] 2019년의 한 연구에 따르면 전 세계 고혈압유병률을 14억 명으로 가정할 때 5 mmHg의 오차만으로도 전 세계 8,400만 명이 잘못 분류될 수 있다고 한다.[3] 잘못된 분류는 스트레스를 주고 불필요한 약물 처방으로 이어질 수 있으므로 환자를 정확하게 평가해야 한다. 고혈압을 나타내는 혈압계와 같은 진단 검사는 최적의 민감도와 특이도(특수성)를 가져야 한다. 민감도가 낮은 검사로는 정확하고 안전하며 효과적인 용량의 약물을 복용해야 하는 사람을 식별하지 못한다. 특이도가 낮은 검사로는 고혈압을 잘못 식별할 수 있으며 그에 따라 비용이 많이 드는 의료 전문가 진료를 요구하게 된다. 또한, 잘못된 진단이 내려지면 잘못된 진단을 취소하고 부작용이 있을 수 있는 불필요한 치료를 피하기 위한 추가 진료와 검사가 필요한 경우가 많다. 따라서 부정확한 측정기를 사용하면 사용자는 안전하지도, 효과적이지도 않은 치료를 받게 될 수 있다.

혈압 수치를 정확하게 측정할 수 있는 원격 혈압계가 먼저 개발되지 않는다면, 고혈압 환자나 고혈압 위험이 있는 환자에게 이러한 기기를 널리 보급하기는 어렵다. 예를 들어, 손가락 커프로 고정하는 광혈류 측정(Photoplethysmography) 방법의 경우 손가락 움직임에 민감하게 반응한다는 점이 장벽으로 작용한다.[14] 압력 측정(tonometric) 방법도 움직임에 민감하다.[14] 또한 혈압 수치가 지속적으로 변화하는 특성은 특히 일관된 혈압 수준 파악이 목표인 연속측정 혈압계의 경우 더욱 문제가 된다.[14] 원격 혈압계의 정확성을 가로막는 또 다른 장벽은 동맥경직(arterial stiffness)이다.[13] 동맥경직은 동맥벽의 팽창성 감소로 정의된다. 이는 맥파 속도(pulse wave velocity)와 밀접한 관련이 있다. PWV=$\sqrt{}(1/\rho D)$ 방정식은 맥파 속도(PWV), 혈중 밀도(ρ), 혈관의 팽창성(D) 사이의 관계를 보여 준다. 이 관계는 동맥경직도가 높을수록(따라서 팽창성이 낮을수록) 맥파 속도가 더 빨라진다는 것을 나타낸다. 동맥경직도는 사람마다 다르다. 특히 오실로메트릭(oscillometric) 측정법을 사용하는 커프 기반 혈압계에 문제가 된다. 이는 혈관이 석회화된 사람들의 부정확한 혈압 측정에서 흔히 볼 수 있다. 동맥경직이 커프리스 광학 측정(optical measurement)에 미치는 영향을 확인하기 위한 연구도 필요하다.[2, 13]

2017년 링로즈(Ringrose) 등이 연구한 바에 따르면 청진법(auscultation)으로 측정한 혈압에 비해 수축기혈압 또는 이완기혈압의 차이가 5 mmHg, 10 mmHg, 15 mmHg 이상인 가정용 혈압계의 비율은 각각 69%, 29%, 7%로 나타났다. 연구팀은 5 mmHg 이상의 혈압 차이는 임상적으로 중요하다고 정의했기에 가정용 혈압계의 정확도 개선이 시급하다고 결론지었다. 그들의 연구 결과, 검증된 가정용 혈압계와 검증되지 않은 가정용 혈압계 모두에서 부정확한 판독값이 나왔다는 점을 주목해야 한다.[2] 검증된 혈압계는 임상적 정확도 요건을 충족한다고 평가된 혈압계로 정의된다. 미국에서 검증된 혈압계 목록은 Validate BP 웹 사이트(https://www.validatebp.org)에서 확인할 수 있다. 이 연구에서 사용된 기기는 명시되지 않았지만, 잠재적으로 사용될 수 있는 가정용 블루투스 혈압계가 몇 가지 있다. 연구에 따르면 대부분의 연구 참가자가 집에 정확한 기기를 보유하고 있지 않은 것으로 나타났기에 이러한 커프 기반 블루투스 혈압계의 정확도를 파악할 필요가 있다. 2020년 호지킨슨(Hodgkinson) 등은 환자가 가정에서 사용하는 혈압계의 정확도는 전문 혈압계의 정확도(실패율 15%)와 유사하며 검증된 혈압계, 가격이 10파운드 이상인 혈압계, 4년 정도 사용한 혈압계는 모두 성능이 좋을 가능성이 높다고 보고했다.[15]

대부분의 커프리스 혈압계는 검증되지 않았다.[14] 커프리스 원격 혈압계는 검증된 커프 기반 혈압계로 보정해야 한다. 링로즈 등의 연구에서 밝혀진 바와 같이, 검증된 가정용 혈압계의 측정값이 부정확하면 커프리스 측정값도 부정확해질 수 있다.[2] 이는 커프리스 측정 방법(광혈류 측정 및 움직임에 대한 압력 측정 민감도 등)에서 이미 제기되고 있는 부정확성을 악화시킬 수 있다.[2, 14]

사용자 오류

원격 혈압계는 특히 사전에 기기 사용법을 배우지 않으면 사용자 오류가 발생할 수 있다. 샤니아우드(Chaniaud) 등은 손목 혈압계의 경우 사람들이 사용 설명서를 참고하지 않으면 혈압계를 올바르게 사용하는 방법을 모르는 경우가 많다는 사실을 발견했다.[16] 샤니아우드 등은 후속 연구에서 사람들이 기기 사용법을 처음 배울 때 어떤 형식이 가장 적합한지 확인하고자 동일한 기기를 사용하여 다양한 사용자 지침 형식을 테스트했다.[17] 연구진은 그들이 개발한 형식 중에 효과성(사용자 오류가 적음), 효율성(기기 사용법을 배우는 데 시간이 적게 걸림), 암기 용이성(적은 오류로 지침을 기억할 수 있음)을 동시에 모두 충족하는 형식은 없다는 사실을 발견했다. 오디오 전용 형식이 가장 효과적이었고, 텍스트와 그림이 함께 제공되는 형식이 가장 효율적이었으며, 그림이 포함된 오디오 형식이 암기하기에 가장 적합했다.[17] 게오르기(Georgi) 등의 연구에 따르면 사용자에게는 손목 혈압계 사용법에 관한 지침이 필요하며, 그들은 사용자에게 올바른 혈압계 착용을 안내하는 애플리케이션을 개발했다.[18]

전반적으로 이러한 연구들은 원격 혈압계를 사용할 때 사용자 오류가 발생할 가능성과 잠재력을 함께 보여 준다. 제조업체는 사용자 오류 가능성 외에도 사용자 지침을 제공하는 데 가장 적합한 방식을 개발할 때 효과성, 효율성, 암기 용이성 사이에서 우선순위를 정해야 하는 장벽을 극복해야 한다.

사이버 보안

현재 무선 혈압계의 사이버 보안을 보장하기 위한 기기별 표준은 없는 상태다. 원격 혈압계는 환자 데이터를 저장("미사용 데이터")하고 공유("이동 중인 데이터")한다. 이 두 가지 데이터 상태에는 서로 다른 유형의 보안이 필요하다. 적절한 사이버 보안이 없으면 이러한 데이터는 가용성, 무결성 또는 개인 정보 보호 부족으로 인해 손상될 수 있다. 악성 소프트웨어에 의해 데이터가 변경되면 해당 치료 권장 사항도 변경되어야 하며, 이는 안전 위험으로 이어질 수 있다. 환자들은 자신의 데이터가 안전하다는 확신 없이는 무선 의료 모니터링 기기 사용을 불신할 수 있다. 원격 혈압계는 블루투스 기술, 스마트폰 및 클라우드 데이터 저장소를 사용할 수 있으며, 각각 고유한 유형의 보안 보장이 필요하다.

원격 혈압 모니터링 분야가 발전하는 데 필요한 기술, 프로세스, 교육 또는 정책은 무엇인가?

원격 혈압 모니터링 분야가 발전하려면 우선 앞서 제시한 장벽을 극복해야 한다. 원격 혈압계 사용에 영향을 미치는 부적절한 성능, 사용자 오류, 사이버 보안과 관련된 장벽을 해결하려면 더 많은 연구가 필요하며, (1) 검증 및 보정, (2) 사용자 오류 방지를 위한 원격 혈압계 교육 시행, (3) 사이버 보안 등 세 영역에 대한 표준과 지침이 마련되어야 한다.

검증 및 보정

원격 혈압 모니터링 분야가 발전하려면 이러한 기기의 정확도를 높여야 한다. 현재 커프리스 원격 혈압 모니터링 기술은 혈압의 변화로 인해 연속측정 중에 단일 수치를 보고하기가 어렵기 때문에 정확도가 매우 낮다. ANSI/AAMI/ISO 81060-2:2013은 혈압계의 표준을 수축기 및 이완기혈압의 경우 표준 편차 8 mmHg 이하, 기준 혈압 측정값 대비 검사값의 평균 차이는 5 mmHg 이하로 설정하고 있다.[19] 시중에 판매되는 많은 원격 혈압계, 특히 커프리스 혈압계는 이 임상 사용 표준을 충족하지 못한다. 그러나 일부 연구에서는 커프리스 혈압계의 정확도 개선을 보여 주었다.[20, 21]

링로즈 등의 연구에서 일부 검증된 커프 기반 혈압계의 측정값이 여전히 부정확하다고 밝혀진 바 있으므로[2] 검증 기준 및 프로세스의 재평가가 중요하다. 일부 검증 기준은 충분히 엄격하지 않을 수 있으며 규제 프로세스는 국가마다 다르다. 블루투스 지원 커프 기반 혈압계와 커프리스 혈압계 모두에 대해 더 높은 정확도를 요구하는 검증이 필요하다. IEEE는 커프리스 혈압계에도 커프 기반 혈압계와 같은 수준의 정확도를 요구하는 IEEE 1708:2014를 개발하여 커프리스 혈압계 표준화 과정에서 큰 진전을 이루었다. 이 표준은 커프리스 혈압계 임상시험의 측정 결과를 사용하지 않고 개발되었다. FDA는 웨어러블 커프리스 혈압계의 성능 평가에 대해 IEEE 1708:2014를 부분적으로 인정한다. FDA는 의료용으로 판매되는 원격 혈압계를 승인하기 위해 참조 방법에 대한 정확도 측정을 요구한다.[13] 많은 원격 혈압계가 의료용이 아닌 레저용으로 판매 및 마케팅되고 있어 정확도 입증 요건을 피해가고 있다.

또한 원격 혈압 모니터링에는 신뢰할 수 있고 합의된 보정 표준이 필요하다. 현재 커프리스 혈압계는 커프 기반 혈압계와 비교하여 간헐적으로 보정해야 한다. 더 많은 연구와 알고리즘 개발이 이루어지면 이러한 커프리스 혈압계는 간헐적으로 보정할 필요 없이 공장 보정(factory calibration) 기능을 제공할 수 있을 것이다.

원격 혈압 모니터링 구현

원격 혈압계의 정확도가 심혈관 건강관리에 안정적으로 사용할 수 있을 정도로 개선된다면 보험사는 환급 모델 개발을 고려해야 할 것이다.

원격 혈압계를 사용할 환자들이 이러한 기기를 올바르게 사용하고 보정할 수 있도록 교육이 필요하다. 다양한 의료 전문가가 직접 또는 동영상 교육을 통해 환자에게 올바른 착용법을 시연해야 할 수도 있다. 제조업체가 의료 전문가나 환자에게 원격 혈압계 사용법을 교육할 수도 있다.

원격 혈압계 제조업체는 데이터를 저장하고, 지정된 간병인과 공유하고, EHR에 통합하고, 때에 따라서는 개인 맞춤형 의사결정 지원 소프트웨어를 사용하여 환자가 조처할 방법을 찾아야 한다. 교육과 데이터 통합은 모두 원격 혈압 모니터링을 임상 환경에 도입하여 사용을 확장하려는 더 큰 목표의 일부이다. 스코틀랜드의 한 구현

연구에서는 임상의의 업무량에 거의 영향을 주지 않으면서도 교육을 제공하고 EHR 데이터를 관리하는 일차 진료에 재택 원격 혈압 모니터링을 통합하는 프로그램을 구현할 수 있음을 보여 주었다.[22]

사이버 보안

원격 혈압 모니터링 기기의 신뢰성을 높이는 또 다른 방법은 무선 혈압계 사이버 보안 표준을 개발하는 것이다. 일반적인 의료 기기 사이버 보안 표준이 몇 가지 있지만, 원격 혈압계 전용 사이버 보안 표준이 있다면 기기별 요구 사항을 더 적절하게 해결할 수 있다. 예를 들어, DTSec 및 DTMoSt는 무선 당뇨병 기기용으로 특별히 설계된 두 가지 사이버 보안 표준이다.[23] 원격 혈압 모니터링을 위한 사이버 보안 표준은 이 두 가지 기기별 표준을 모델로 삼을 수 있다.

원격 혈압 모니터링의 미래는 어떻게 될 것인가?

앞으로 원격 혈압계는 (1) 멀티센서 플랫폼을 통해 전반적인 생리적 건강 상태를 파악하고, (2) 병원 진료실에서의 혈압 측정만으로 평가할 수 있는 것보다 더 많은 데이터를 통해 정밀의학 치료 알고리즘을 개발하며, (3) 진료실에 있을 때와는 다른 방식으로 환자에게 영향을 미칠 수 있는 활동(운동, 수면, 좌식 행동, 운전 등) 또는 장소에 대한 정보를 제공하는 데 사용될 가능성이 높다. 정밀의학은 생물학적 및 외인성 데이터를 사용해 환자에 대한 상세한 모델을 형성하여 구체적이고 개별화된 치료 권장 사항을 제공하는 접근 방식이다.

의료가 점점 더 개인 맞춤화됨에 따라 원격 혈압 모니터링은 정밀의학의 한 요소로 점점 더 많이 사용될 것이다. 정밀의학적 개념은 혈압 데이터와 혈당 데이터 및 기타 생리적 지표를 결합하여 당뇨병 환자에게 가장 적합한 혈압 치료 옵션을 결정하는 것이다. 연속 혈압 모니터링을 통해 당뇨병의 전형적인, 그러나 일반적이지 않은 혈압 상승 패턴을 발견할 수 있다.

최적의 치료법을 결정하는 것 외에도 웨어러블 기기를 통한 연속 혈압 모니터링은 순간 혈압을 측정하는 것보다 혈압 패턴을 파악하고 심혈관질환을 더 잘 예측하는 데 사용될 수 있다.[14] 연속 혈압 모니터링을 포함하는 멀티센서 플랫폼은 궁극적으로 혈압의 불안정한 상승을 유발하는 요인(계절 변화, 스트레스, 운동, 수면 무호흡증 등)을 파악하는 데 사용된다. GPS 위치 모니터링도 웨어러블 연속 혈압 모니터링에 통합될 수 있다. 미래에는 혈압의 불안정한 상승을 행동적 또는 약리학적 수단으로 예방할 수 있을 것이다.[14] 연속 혈압 모니터링은 혈압 불안정성을 확인해 주며, 이는 단기 또는 장기 심혈관계 부작용의 위험을 예측하는 데 유용하다. 웨어러블 원격 혈압계를 통해 더 많은 데이터가 지속적으로 수집되고 머신러닝 알고리즘이 더욱 정교해지면 심혈관질환의 치료 및 예방 조치는 더욱 개인 맞춤화될 것이다.

커프리스 원격 혈압 모니터링에 의자와 자동차 운전대(핸들)를 사용하는 연구도 수행되고 있다. 의자 기반 시스템은 사용자가 깨어 있고 의자에 앉아 있을 때만 측정할 수 있다는 제한이 있지만(수면 중에도 측정할 수 있는 연속측정과 비교하면), 가정에서 측정할 수 있다는 편의성이 높다.[24] 운전대에 혈압계를 장착하면 자동차 사고의 위험을 초래할 수 있는 운전 중의 갑작스러운 심혈관 사건을 감지하는 데 도움이 될 수 있다.[25] 현재 개발 중인 한 운전대 혈압계는 기존 의료용 센서와 유사한 525 nm 녹색 발광 다이오드와 광 검출기가 있는 광학 센서를 사용한다. 이 센서는 운전자 손바닥 아래의 맥파를 감지한다. 이 파동을 분석하여 혈압 및 심혈관 관련 특징을 파악한다.[25] 이러한 기술의 최종 비용은 알려지지 않았다. 다양한 폼팩터의 혈압 모니터링 기기가 발전함에 따라 일상에서 편리하고 쉽게 혈압을 관리할 수 있는 밝은 미래가 펼쳐지고 있다.

결론

고혈압과 당뇨병은 함께 발생하는 경우가 많기에 원격 혈압 모니터링은 고혈압을 앓고 있거나 고혈압 발병 위험이 있는 많은 당뇨병 환자에게 중요한 모니터링 도구가 된다. 집에서 측정하고 의료 전문가와 공유할 수 있는 연속 혈압 측정값은 혈압의 시간적 패턴(예: 혈압이 가장 높거나 가장 낮은 예측 가능한 요일 또는 시간대)을 파악하고 개인 맞춤형 치료를 개발하는 데 특히 유용하다. 아직 기기 성능이 불충분하다는 장벽을 극복해야 하지만, 원격 혈압계의 정확도, 사용자 안내, 사이버 보안을 개선하기 위한 몇 가지 잠재적인 솔루션을 구현할 수 있다. 또한 이러한 기기의 사용 편의성을 높일 수 있는 새로운 폼팩터가 개발되고 있다. 원격 혈압계를 개선하는 솔루션은 언젠가 이러한 기기를 보다 안정적이고 사용하기 쉽게 만들어 임상에서 더 널리 쓰이게 할 것이다.

참고 문헌

1 Blood Pressure Monitoring Devices Market Report, 2021-2028, 2021. https://www.grandviewresearch.com/industry-analysis/blood-pressure-monitoring-devices-market (accessed May 19, 2021).

2 Ringrose JS, Polley G, McLean D, Thompson A, Morales F, Padwal R. An assessment of the accuracy of home blood pressure monitors when used in device owners. Am J Hypertens 2017;30:683-9. https://doi.org/10.1093/ajh/hpx041.

3 Padwal R, Campbell NRC, Schutte AE, Olsen MH, Delles C, Etyang A, et al. Optimizing observer performance of clinic blood pressure measurement: a position statement from the Lancet commission on hypertension group. J Hypertens 2019;37:1737-45. https://doi.org/ 10.1097/HJH.0000000000002112.

4 U.S. Department of Health and Human Services Centers for Disease Control and Prevention. National diabetes statistics report 2020: estimates of diabetes and its burden in the United States. 2020. p. 32.

5 USPSTF reaffirms benefit of hypertension screening for adults. MPR; 2021. https://www.empr.com/home/news/uspstf-reaffirms-benefit-of-hypertension-screening-for-adults/. [Accessed 19 May 2021].

6 IEEE 1708-2014–IEEE Standard for Wearable Cuffless Blood Pressure Measuring Devices, 2014. https://standards.ieee.org/standard/1708-2014.html (accessed May 19, 2021).

7 Kumar N, Khunger M, Gupta A, Garg N. A content analysis of smartphone-based applications for hypertension management. J Am Soc Hypertens 2015;9:130-6. https://doi.org/ 10.1016/j.jash.2014.12.001.

8 Townsend RR. Out-of-Office blood pressure monitoring: a comparison of ambulatory blood pressure monitoring and home (self) monitoring of blood pressure. Hypertension 2020;76:1667-73. https://doi.org/10.1161/HYPERTENSIONAHA.120.14650.

9 Charmoy A, Würzner G, Ruffieux C, Hasler C, Cachat F, Waeber B, et al. Reactive rise in blood pressure upon cuff inflation: cuff inflation at the arm causes a greater rise in pressure than at the wrist in hypertensive patients. Blood Pres

Monit 2007;12:275-80. https:// doi.org/10.1097/MBP.0b013e3282c9ac9a.

10 Kim Y-N, Shin DG, Park S, Lee CH. Randomized clinical trial to assess the effectiveness of remote patient monitoring and physician care in reducing office blood pressure. Hypertens Res 2015;38:491-7. https://doi.org/10.1038/hr.2015.32.

11 Hoppe KK, Thomas N, Zernick M, Zella JB, Havighurst T, Kim K, et al. Telehealth with remote blood pressure monitoring compared with standard care for postpartum hypertension. Am J Obstet Gynecol 2020;223:585-8. https://doi.org/10.1016/j.ajog.2020.05.027.

12 Hoppe KK, Williams M, Thomas N, Zella JB, Drewry A, Kim K, et al. Telehealth with remote blood pressure monitoring for postpartum hypertension: a prospective single-cohort feasibility study. Pregnancy Hypertens 2019;15:171-6. https://doi.org/10.1016/j.preghy.2018.12.007.

13 Pandit JA, Lores E, Batlle D. Cuffless blood pressure monitoring: promises and challenges. Clin J Am Soc Nephrol 2020;15:1531-8. https://doi.org/10.2215/CJN.03680320.

14 Kario K. Management of hypertension in the digital era: small wearable monitoring devices for remote blood pressure monitoring. Hypertension 2020;76:640-50. https://doi.org/ 10.1161/HYPERTENSIONAHA.120.14742.

15 Hodgkinson JA, Lee M-M, Milner S, Bradburn P, Stevens R, Hobbs FR, et al. Accuracy of blood-pressure monitors owned by patients with hypertension (ACCU-RATE study): a cross-sectional, observational study in central England. Br J Gen Pract 2020;70:e548-54. https://doi.org/10.3399/bjgp20X710381.

16 Chaniaud N, Loup-Escande E, Métayer N, Megalakaki O. Effets des manuels d'utilisation sur l'utilisabilité des dispositifs médicaux : les cas d'un tensiomètre et d'un oxymètre de pouls. 2019.

17 Noémie C, Natacha M, Emilie L-E, Olga M. Impact of the format of user instructions on the handling of a wrist blood pressure monitor. Cognit Process 2021;22:261-75. https://doi.org/ 10.1007/s10339-020-01006-1.

18 Georgi N, Corvol A, Le Bouquin Jeannès R. For a more reliable measure of wrist blood pressure using smartwatch. Telemed J e Health 2019;25:862-6. https://doi.org/10.1089/ tmj.2018.0112.

19 ISO 81060-2:2013. ISO, 2013. https://www.iso.org/cms/render/live/en/sites/isoorg/contents/data/standard/05/79/57977.html (accessed May 19, 2021).

20 Kachuee M, Kiani MM, Mohammadzade H, Shabany M. Cuffless blood pressure estimation algorithms for continuous health-care monitoring. IEEE Trans Biomed Eng 2017;64:859-69. https://doi.org/10.1109/TBME.2016.2580904.

21 Lin W-H, Wang H, Samuel OW, Liu G, Huang Z, Li G. New photoplethysmogram indicators for improving cuffless and continuous blood pressure estimation accuracy. Physiol Meas 2018;39:025005. https://doi.org/10.1088/1361-6579/aaa454.

22 Hammersley V, Parker R, Paterson M, Hanley J, Pinnock H, Padfield P, et al. Telemonitoring at scale for hypertension in primary care: an implementation study. PLoS Med 2020;17:e1003124. https://doi.org/10.1371/journal.pmed.1003124.

23 Yuan S, Fernando A, Klonoff DC. Standards for medical device cybersecurity in 2018. J Diabetes Sci Technol 2018;12:743-6. https://doi.org/10.1177/1932296818763634.

24 Tang Z, Tamura T, Sekine M, Huang M, Chen W, Yoshida M, et al. A chair-based unobtrusive cuffless blood pressure monitoring system based on pulse arrival time. IEEE J Biomed Health Inform 2017;21:1194-205. https://doi.org/10.1109/JBHI.2016.2614962.

25 Arakawa T. Recent research and developing trends of wearable sensors for detecting blood pressure. Sensors 2018;18. https://doi.org/10.3390/s18092772.

15
Chapter

임신당뇨병 관리를 위한 디지털헬스 및 원격의료

메르세데스 리글라 크로스(Mercedes Rigla Cros),
M. 엘레나 에르난도(M. Elena Hernando), 제마 가르시아 사에즈(Gema García-Sáez)

임신 중의 당뇨병은 산모와 신생아에게 부정적인 결과를 초래하는 건강 문제로, 긴밀한 의료 지원을 통해 예방할 수 있다. 임신 중 당뇨병과 관련된 부담은 여성의 정신건강에 부정적 영향을 미치고 처방된 치료법 준수를 어렵게 한다. 한편, 주로 임신당뇨병(gestational diabetes mellitus, GDM)에 해당하는 임신 중 진단된 당뇨병의 높은 유병률은 의료 전문가에게 상당한 부담을 안겨 준다. 디지털 혁명으로 불리는 사물 인터넷이 널리 보급되면서 디지털헬스 소프트웨어와 결합하여 당뇨병이 있는 임신부와 관련된 생체 데이터를 면밀하게 모니터링할 수 있는 다양한 웨어러블 및 의료 기기가 출시되었다. 임신당뇨병 관리에 적용된 디지털헬스 및 원격의료는 대면 진료 횟수 감소와 관련하여 유망한 결과를 얻었다. 이러한 이점은 환자들에게 높은 평가를 받고 있지만 혈당 조절의 질에는 영향을 미치지 않는다. 반대로 웹 기반 애플리케이션이나 모바일 앱을 사용하면 환자의 자기관리 참여도가 향상되고 일부 연구에서는 평균 혈당 및 당화혈색소 수치가 감소하는 것으로 나타났다. 일부 앱에는 우수한 치료 표준을 보장하면서 의료진의 중재를 최소화하기 위한 인공지능 도구가 통합되어 있다.

요약

- 임신당뇨병 관리용 원격의료 및 모바일 앱은 대면 진료 횟수 감소, 자기 혈당측정 순응도 향상, 전 세계 사용자 만족도 증가, 혈당 조절 및 주산기(출생전후기) 결과 유지 등의 이점이 있음이 입증되었다. 임신전당뇨병 관련 연구는 거의 미미한 수준이다.
- 임신당뇨병 관리를 위한 디지털헬스 및 원격의료에 대한 일반적인 장벽으로는 기술 문해력, 부족한 교육, 제한된 기술 지원, 비맞춤형 애플리케이션으로 인한 추가 부담, 제한된 상호운용성 등이 있다.
- (1) 자동 모니터링을 촉진하기 위한 웨어러블과 새로운 의료 기기의 통합(연속혈당측정기, 스마트 인슐린펜 등), (2) 방대한 데이터 소스에서 의미 있는 패턴을 추출하는 인공지능 알고리즘 등 임신당뇨병 관리를 위한 디지털헬스에 영향을 미칠 기술에 대한 더 많은 연구가 필요하다.

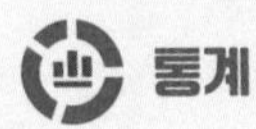

통계

- 전 세계 인구의 90% 이상이 모바일 광대역 네트워크에 접속할 수 있다.[1]
- 웹 기반 애플리케이션과 모바일 앱으로 임신당뇨병을 관리하면 대면 진료 횟수를 88.6% 줄일 수 있다.[2]
- 표준 진료와 비교하여 모바일 애플리케이션을 사용하면 임신당뇨병 환자의 치료 순응도가 더 높은 것으로 나타났다(83.3±12.5% vs. 70.4±10.1%, $P<.001$).[3]

*** 키워드**: 인공지능, 연속혈당측정, 의사결정 지원 시스템, 디지털헬스, 임신당뇨병, 모바일헬스, 주산기 결과, 임신, 원격진료, 웨어러블.

약어

- **CGM** 연속혈당측정기(continuous glucose monitor)
- **DM** 당뇨병(diabetes mellitus)
- **DST** 의사결정 지원 도구(decision support tool)
- **EHR** 전자건강기록(electronic health record)
- **GDM** 임신당뇨병(gestational diabetes mellitus)
- **IVR** 대화형 음성 응답(interactive voice response)

- **PreGDM** 임신전당뇨병(pregestational diabetes mellitus)
- **RCT** 무작위대조시험(randomized controlled trial)
- **SMS** 단문 메시지 서비스(short message service)
- **TM** 원격진료(telemedicine)

서론

임신 중의 당뇨병은 일반적으로 "고위험" 질병으로 분류되며 합병증을 피하려면 집중적인 후속 조치가 필요하다. 이미 까다로운 산부인과 치료 프로토콜과 더불어 당뇨병이 있는 임신부는 혈당을 자주 측정하고, 식단 구성을 조정하고, 규칙적으로 신체 운동을 하고, 병원 진료를 자주 받아야 한다. 임신 중 당뇨병과 관련된 부담은 여성의 정신건강에 부정적 영향을 미치고 처방된 치료법 준수를 어렵게 만든다. 한편, 주로 임신당뇨병(GDM)에 해당하는 임신 중 진단된 당뇨병의 높은 유병률은 의료 전문가에게 상당한 부담을 안겨 준다. 디지털헬스와 모바일헬스는 의료 지원의 질을 유지하면서 리소스를 최적화하는 확실한 솔루션이다. 그러나 당뇨병이 있는 임신부에게 모바일헬스 중재가 미치는 영향에 대한 정보는 매우 부족하다.[4] 이 장에서는 당뇨병과 임신에 초점을 맞춘 주요 원격의료 및 원격 측정 경험을 다룰 것이다.

임신당뇨병 관리를 위한 디지털헬스 및 원격의료의 현황은 어떠한가?

임신 중 당뇨병에 적용되는 웹 기반 원격진료

- 임신당뇨병(GDM)

임신당뇨병은 산모와 그 자녀의 건강상 위험을 증가시킨다. 가장 흔한 합병증은 거대아(임신 주수에 비해 큰 신생아)로, 이는 제왕절개, 중환자실 치료, 어깨난산(shoulder dystocia) 등의 위험 증가와 관련이 있다. 또한 산모와 그 자녀 모두 향후 2형당뇨병 및 기타 대사장애에 걸릴 위험이 있다. 다행히도 정상혈당 수치를 회복하면 임신당뇨병으로 인한 모든 합병증이 최소화된다. 최근 몇 년 동안 임신당뇨병 진단을 받은 임신부의 비율이 크게 증가했다. 국제당뇨병연맹(International Diabetes Federation)에 따르면 2020년에는 전 세계 출생아 6명 중 1명꼴로 임신 중 고혈당의 영향을 받았다고 한다.[5]

웹 기반 원격진료 시스템은 주로 의료 센터로의 데이터 전송과 SMS, 전화, 이메일 등을 통한 간호사 및 의사의 비동기식 피드백에 의존한다. 일부 원격진료 시스템은 혈당 조절과 방문 진료 횟수 감소 등의 이점이 있으며 주산기 결과가 좋은 것으로 나타났다(〈표 15.1〉 참고).

임신전당뇨병

임신전당뇨병 관리를 위한 웹 기반 애플리케이션의 효과에 대한 정보는 부족하다. 그럼에도 연속혈당측정기(CGM)와 인슐린주입펌프(insulin infusion pump)를 통한

표 15.1 임신당뇨병 관리를 위해 웹 기반 원격진료를 사용한 가장 많이 인용된 논문

제1 저자	연도, 저널	설계	효과	비고
카발레로(Caballero) E.[2]	2017, Int J Med Inform	RCT (2:1) 90	↓ 방문 진료 = 결과	환자들은 각 데이터 업로드 후 즉각적인 피드백을 받았다. 시스템은 치료 조정(환자와 의료 전문가를 위한 웹 및 SMS)이 필요한 모든 사례를 감지했다.
기븐(Given) J.E.[6]	2015, Diabetes Technol Ther	RCT (1:1) 50	= 결과	일반 진료에 추가 원격진료(TM) 허브 상업적으로 사용 가능
캐럴(Carral) F.[7]	2015, Diabetes Technol Ther	비무작위 104(40 TM) (preGDM+GDM)	↓ 방문 진료 = 결과	비동기식 양방향 통신(웹, SMS, 이메일)
홈코(Homko) C.J.[8]	2012, Diabetes Technol Ther	RCT (1:1) 80	= 결과	일반 진료에 추가 웹+IVR
페레즈-페레(Pérez-Ferré) N.[9]	2010, Diabetes Res Clin Pract	RCT (1:1) 100	↓ 방문 진료 = 결과 ↑ 인슐린요법	혈당 다운로드(적외선) SMS
달프라(Dalfra) M.G.[10]	2009, Telemed Telecare	RCT 276(105 TM) (DM1+GDM)	↓ CS; ↓ LGA; ↓ 당화혈색소(3rd T) ↑ 인슐린요법	혈당 데이터 전화 전송
홈코(Homko) C.J.[11]	2007, Diabetes Technol Ther	RCT 57(32, 25) 빈곤층	= 결과 ↑ 인슐린요법	일반 진료에 추가 환자와 의료 전문가가 웹에서 접근 가능

범례: 효과 중 '결과'는 저체중아 출산, 조산, 자궁내성장제한(intrauterine growth restriction)을 포함한 주산기 부작용을 의미한다.

인슐린 투여를 위한 웹 플랫폼이 상용되고 있다. 이러한 상용 애플리케이션(CGM, 인슐린펌프, 자동 인슐린전달 플랫폼용)은 이 장의 검토 범위에서 벗어난다.

모바일 앱

지난 몇 년 동안 임신당뇨병을 앓고 있는 여성을 위한 일부 모바일 앱이 개발되었고, 대부분에는 자동 혈당 전송 기능이 포함되어 있다. 개인 맞춤화, 다른 사용자와의 연결, 교육 정보 등의 기능이 자주 제공된다. 레지아크(Leziak) 등은 2형당뇨병 또는 임신당뇨병을 앓고 있는 저소득층 임신부 40명을 대상으로 개별 인터뷰를 수행하고 포커스 그룹을 구성했다.[12] 참가자들은 혈당 추적, 식단 상담, 운동 모니터링을 제공하는 앱에 대한 선호도를 드러냈다. 임신 중 당뇨병관리를 위한 모바일 앱의 안전성과 효능에 대해 발표된 모든 연구는 임신당뇨병 진단을 받은 여성을 대상으로 진행되었다. 인공지능 도구에 관해 보고된 연구는 단 2건뿐이다.[13, 14] 〈표 15.2〉는 임신당뇨병 관리를 위해 모바일 앱을 사용한 가장 중요한 연구들을 보여 준다.

- MobiGuide[13]

유럽연합(EU)에서 자금을 지원하는 이 모바일 앱에는 컴퓨터로 해석할 수 있는 임상 진료 지침과 전자건강기록(EHR) 데이터는 물론 혈당, 혈압, 활동량을 측정하는 센서의 데이터에 대한 액세스가 포함되어 있다. 이 소프트웨어에 대한 예비연구는 20명의 임신당뇨병 환자를 대상으로 수행되었다. 그 결과, 과거 코호트와 비교하여 혈당측정에 대한 더 높은 준수율과 높은 사용자(환자와 의사) 만족도를 나타냈다.

- SinedieApp[14]

혈당측정기에서 이 모바일 앱으로 혈당값이 다운로드된다. 이 플랫폼을 통해 의

표 15.2 임신당뇨병 관리를 위해 모바일 앱을 사용한 주요 연구

앱	국가	혈당 전송	자동 혈당 분류	피드백 유형	증강	연구 설계
GDm-health 2014~2018[15]	영국	√	×	중재+생활 방식에 대한 조언	×	RCT
Pregnant+ 2015~2018[16]	노르웨이	√	×	정보, 조언	×	RCT
MobiGuide 2017[13, 14]	유럽(이스라엘, 스페인, 이탈리아, 네덜란드, 오스트리아)	√	√	치료 조정, 알림	√	Pilot
Glucosebuddy 2018[17]	이스라엘	×	×	임상팀에서 매일 보내는 이메일	×	RCT
DNurse 2019[3]	중국	√	×	매일 저녁 환자 간호	×	RCT
SinedieAPP 2020[18]	스페인	√	√	치료 조정, 알림	√	Pilot
THCa 2020[19]	캐나다	√	×	알림 코칭	×	Controlled
Habits-GDM[20]	싱가포르	√	×	교육 프로그램, 대중 음식 데이터베이스(총 칼로리 및 CH), 블루투스 체중계	×	RCT

사는 혈당 조절이 적절히 이루어지고 있어 대면 진료가 필요 없는 환자를 자동으로 판단할 수 있다. 이 시스템에서는 의사결정 지원 도구에서 필요한 요건이 감지되는 즉시 식단 처방이 자동으로 이루어지고, 특정 환자에게 인슐린요법을 시작해야 할 필요성을 의사에게 알려 주기 때문에 치료 조정을 예측할 수 있다. 인슐린 투여가 시작되면 앱은 의사의 원격 검증을 거쳐 환자에게 투여량 변경을 제안한다. 인공지능 증강 연구 앱인 SinedieAPP에는 다음의 세 가지 지능형 도구가 포함되어 있다.

(1) 혈당 분류기. 이 분류기는 C4.5 알고리즘을 사용하는 의사결정 트리를 기반으로 하며, 각 혈당값을 식사(아침, 점심, 저녁)와 관련하여 측정한 순간에 할당한다.

(2) 의사결정 지원 도구(DST). 이 지식 기반 도구는 임상 지침과 전문가의 지식을 고려한다. 이는 'If-Then 규칙'으로 구성된 논리 규칙 집합으로 모델링되었다. DST는 미리 정해진 작업 순서를 자동으로 따르는 두 개의 컴퓨팅 장치로 구성되는데, 하나는 혈당 상태를 결정하는 장치이고, 다른 하나는 공복 케톤뇨(ketonuria) 상태를 결정하는 장치이다. 두 결과의 조합에 따라 해당 기간을 정상, 변경, 크게 변경(즉, 치료법 변경 필요)의 세 가지 범주로 분류하는 대사 상태가 결정된다. 음식조절로 변경 사항을 바로잡을 수 있는 상황에서는 앱이 새로운 식단을 직접 처방한다. 반면 DST가 인슐린 조절을 권장하는 경우, 해당 제안은 의사에게만 제공된다. 의사의 확인이 끝나면 환자에게 치료법이 변경되었음을 설명하는 메시지가 전달되고 새로운 인슐린 투여 일정이 앱에 업데이트된다.

(3) 신체 활동 감지기. 이 감지기는 (사용자의 주머니에 있는) 스마트폰의 내부 가속도계를 사용하여 ① 시간 영역(time-domain) 분석을 기반으로 한 활동 유형(휴식, 걷기, 달리기), ② 걸음 수(의사결정 트리 + 걷기와 달리기에 대한 두 개의 회귀 방정식 기반), ③ 강도(매우 낮음, 낮음, 보통, 높음, 매우 높음), ④ 예상 에너지 소비량 등을 계산한다.

- GDm-health[18]

이 앱은 다양한 무작위대조시험(RCT)에서 테스트를 거쳤다. 의사는 웹 애플리케이션을 통해 데이터를 검토하고, 환자는 스마트폰의 블루투스를 통해 혈당측정기로부터 혈당 데이터를 수신한다. GDm-health를 사용한 연구 중 가장 최신 연구는 2018년 맥킬롭(Mackillop) 등이 수행한 연구이다. 이 연구에서는 임신당뇨병이 있는 203명의 여성을 무작위로 배정하여, 앱을 사용한 여성 98명과 일반적 치료를 받은 여성 85명의 혈당 데이터를 분석했다. 나머지 20명의 피험자에 대한 혈당 데이터는 제공되지 않았다. 전송된 혈당값은 담당 조산사가 검토하여 여성들에게 SMS로 피드백을 제공했다. 일일 혈당 판독 횟수는 실험군에서 더 많았다. 평균 혈당과 산모 및 신생아 결과는 비슷했지만, 실험군의 제왕절개 시술 횟수가 감소하고 치료 만족도가 더 높았다.

- Pregnant+[15]

이 앱에는 임신당뇨병의 기본 개념과 신체 활동 및 건강한 식단에 대한 정보가 포함되어 있다. 혈당 데이터는 혈당측정기에서 휴대폰으로 직접 전송할 수 있으며, 저장 및 암호화된다. 여성은 혈당 수치가 적절한 경우 즉시 웃는 얼굴과 같은 간단한 피드백을 받는다. 혈당 수치는 의사에게 직접 전송되지는 않지만 인쇄된 기록이 제공된다. 2015년부터 2017년까지 총 18개월간 이 앱을 사용한 RCT가 진행되었다. 총 238명의 여성이 참여했으며 그중 115명은 실험군에, 123명은 대조군에 배정되었다. 그 결과 이 앱은 응급 제왕절개 비율(동등성 보정 후)이나 산후 정기 경구포도당내성검사(oral glucose tolerance test) 중 2시간 혈당 수치에 유의미한 영향을 미치지 않았다.

- DNurse[3]

건강한 행동에 대한 정보가 포함되어 있는 이 앱은 124명의 피험자를 대상으로 한 RCT(1:1의 비율로 실험군과 대조군에 무작위 배정)에서 인상적인 결과를 얻었다. 실험군은 외래 진료 횟수가 더 적었음에도, 순응도(88.3% vs. 70.4%, $P<.001$)뿐만 아니라 당화혈색소 및 식후 2시간 혈당으로 측정한 혈당 조절(4.7% vs. 5.3%, $P<.001$)이 더 잘 이루어졌다.

- Telehomecare(THCa)[16]

한 연구에서는 이 앱을 이용하여 3개월간 비무작위대조시험을 수행했다(45명은 THCa 그룹에, 47명은 대조군에 배정). 실험군에서는 당화혈색소가 유의하게 감소(-0.6%)했으나 대조군에서는 큰 변화 없이 유지되었다. 임상시험 동안 간호사들은 실험군 참가자들과 이메일을 통해 평균 14.7회 소통했다. 간호사들의 이러한 추가적 부담에도 불구하고 앱 사용은 비용 효율적이었다.

- Glucosebuddy[19]

스마트폰에서 액세스할 수 있는 이 웹 기반 플랫폼은 환자가 앱에 직접 입력한 혈당값을 평가하여 매일 환자에게 피드백을 제공한다. 120명의 연구 참가자를 스마트폰 그룹(60명) 또는 대조군(60명)으로 무작위 배정하여 최종 분석에 포함시켰다. 그 결과 스마트폰 그룹(실험군)의 환자 순응도가 더 높았고, 평균 혈당은 더 낮았으며, 인슐린요법이 필요한 환자의 비율도 더 낮았다.

- Habits-GDM[17]

싱가포르에서 개발된 앱으로, 최근 RCT인 SMART-GDM 연구[17]로 테스트를 받았다. 340명의 피험자는 일반적 관리 그룹과 그에 더해 앱을 사용하는 그룹에 무작위로 배정되었다. Habits-GDM에는 과도한 체중 증가 방지와 최적의 혈당 수치 유지를 목표로 생활습관을 변화시키기 위한 교육을 제공하는 도구가 포함되어 있다. 두 그룹 모두 과도한 체중 증가 비율이 비슷했기에 1차 목표는 입증되지 않았다. 그러나 앱을 사용한 실험군은 산모의 식전 및 식후 혈당 수치가 더 좋았으며, 신생아 합병증(출생 외상, 신생아 저혈당증, 고빌리루빈혈증, 호흡곤란, 신생아 중환자실 입원 및 주산기 사망을 포함한 복합적인 합병증)도 더 적었다.

임신당뇨병 관리를 위한 디지털헬스 및 원격의료의 발전을 가로막는 장벽은 무엇인가?

성인 당뇨병 환자의 디지털 건강관리를 가로막는 주요 장벽은 기술 가용성, 교육 및 기술, 비용, 유용성 등과 관련이 있다. 제한된 연결성으로 인한 제한된 데이터 액세스도 관련 장벽이지만, 이는 개발도상국에서도 점차 감소하고 있다. 2021년 1월까지 전 세계 인구의 약 60%가 인터넷에 접속할 수 있었다.[1] 스마트폰, 태블릿, 개인용 컴퓨터 등 컴퓨터 기기 보유가 빠르게 증가하고 있다. 거의 모든 국가에서 고령 임신부에 비해 젊은 임신부가 스마트폰을 보유할 가능성이 더 높다. 기술 가용성은 증가하고 있지만, 원격의료 시스템을 구현하려면 환자에게 의료 기기와 직접 통신할 수 있는 최신 하드웨어와 소프트웨어가 필요하다. 또한 IT 기술이 부족한 환자는 원격의료 서비스를 완전히 활용하려면 교육과 기술 지원이 필요하다.

질병 부담 증가도 디지털헬스 솔루션 도입에 걸림돌이 된다. 제품과 서비스는 치료에 따른 자기관리 부담을 늘리기보다는 줄이도록 더 잘 설계되고 맞춤화되어야 한다. 최근 고소득 국가를 중심으로 구성된 경제협력개발기구(OECD)에서 원격의료의 임상적 효과, 비용 효율성, 환자 경험 및 시행 등을 검토한 바에 따르면 환자들은 원격의료에 대해 높은 수용도를 보였으나, 원격의료는 아직 OECD 내에서 대규모로 사용되지는 않는 것으로 나타났다. 이 검토에서는 환자들의 원격의료 사용에 대한 몇 가지 일반적인 장벽으로 교육 부족, 결함이 있는 시스템에 대한 환자의 낮은 허용, 구현자와 최종 사용자 간의 협력 부족, 개인 중심의 요구와 선호도에 맞게 기술을 맞춤화하고 조정하지 못하는 점 등을 지적했다. 기술은 가능한 한 자동화, 간소화, 이동성, 저비용, 통합성을 갖춰야 한다. 배우기 쉽고 기억하기 쉬운 직관적인 도구를 만들려면 사용성이 높은 설계가 필요하다. 또한 이러한 도구는 교육 세션 시간을 줄이고 질병 부담을 줄이며 사용자 만족도를 높이는 데 도움이 되어야 한다.

디지털헬스 솔루션은 원격의료 시스템을 EHR에 제한적으로 통합하여 데이터 공유를 제한하는 고립된 데이터 사일로(data silo)와 통신 표준을 완벽하게 준수하는 의료 기기의 수가 적어 기기 호환성이 제한되고 개발 비용이 증가하는 두 가지 상호운용성 문제로 제약을 받는다.

임신당뇨병 관리를 위한 디지털헬스 및 원격의료의 발전에 필요한 기술, 프로세스, 교육 또는 정책은 무엇인가?

임신당뇨병 관리를 위한 디지털헬스 및 원격의료 솔루션은 환자의 당뇨병관리에 대한 참여도를 높이고 환자와 의료 제공자 간의 의사소통을 지원하는 역량을 보여 주었다. 스마트폰 앱과 같은 신기술은 환자를 일상 건강관리에 참여시키고 치료 경로의 후속 조치를 지원할 수 있다. 다양한 기술은 임신당뇨병 환자의 당뇨병합병증을 예방하고 환자와 의사가 의료 서비스에 소비하는 시간과 비용을 절약해 주어 경제적으로도 매력적이다.

디지털 혁명으로 불리는 사물 인터넷이 널리 보급되면서 디지털헬스 소프트웨어와 결합하여 당뇨병이 있는 임신부와 관련된 생체 데이터를 면밀하게 모니터링할 수 있는 다양한 웨어러블 및 의료 기기가 출시되었다. 웨어러블 기기는 신체 활동 실천, 수면 패턴, 체온, 불안 및 스트레스를 모니터링하는 데 사용하거나 대기질, 습도, 위치, 햇빛/자외선 노출과 같은 환경 데이터와 관련된 매개변수를 모니터링하는 데 사용할 수 있다. 어떤 경우든 환자의 질병 부담을 줄이기 위해서는 자동 데이터 수집이 우선적으로 이루어져야 한다.

여러 연구에서 스마트 손목 밴드를 이용한 지속적인 신체 활동[20] 또는 산모 건강의 장기적 모니터링[21] 같은 임신부 자기 모니터링 시스템의 효과를 평가했다. 이상적으로 자기조절은 임신부가 자신의 건강관리에 참여하게 하고, 고위험 환자의 잠재적 문제를 예측함으로써 자원 절약에 기여할 수 있다. 그러나 임신당뇨병에서는 그 효과가 평가되지 않았다.

한편 CGM 같은 첨단 의료 기기는 추적 관찰에 유용하다. 이 기기는 임신당뇨병 산모의 혈당 변동성과 잠재적 합병증을 감지할 수 있다.[22] 임신당뇨병 결과에 대한

CGM의 예측값과 같은 임상적 유용성을 탐색하려면 더 큰 표본과 전체 임신 범위를 대상으로 한 연구가 필요하다.

디지털헬스 솔루션에 새로운 스마트 인슐린펜을 통합하면 임신당뇨병 관리에 도움이 될 수 있다.[23] 여러 업체에서 일반적으로 사용되는 인슐린펜에 무선 통신 기능과 인슐린전달을 추적하는 센서가 내장된 리필용 인슐린 카트리지를 추가하여 자체 플랫폼이나 기기를 만들고 있다. 이러한 기기는 순응도, 관리 및 치료의 질을 개선할 수 있는 잠재력이 있다.[24] 간소화된 인슐린전달 기기는 인슐린주사요법과 관련된 문제와 복잡성을 최소화하는 동시에 환자와 의료진에게 더 완전하고 통합된 데이터를 제공하여 더욱 효율적인 데이터 분석을 지원한다. 스마트 인슐린펜은 인슐린용량 계산을 개선하여 결과적으로 혈당 관리를 개선할 수 있다.

생활 패턴과 관련된 CGM 데이터와 인슐린요법 순응도에 대한 객관적인 데이터를 디지털헬스 플랫폼에 통합하면 의료 전문가가 환자를 추적 관찰하고 개인 맞춤형 진료를 제공하는 데 도움이 된다. 다양한 데이터 소스를 결합하면 자동 데이터 분석 알고리즘을 적용할 수 있다. 또한 당뇨병 관련 데이터를 시각화하고 해석하는 데 도움이 되는 그래픽 데이터 표현을 사용하는 분석 플랫폼이 필요하다.

인공지능 알고리즘은 의료 프로세스 개선에 기여할 수 있는 상당한 잠재력이 있다. EHR 및 모니터링 데이터는 고위험 임신부를 식별하고, 검진 필요성을 예측하고, 생활 방식 및 개인 상태(예: 스트레스)에 따라 개인의 당뇨병 치료를 맞춤화하고, 긴급한 중재의 우선순위를 정하는 데 도움이 되는 머신러닝 알고리즘을 기반으로 예측 모델을 학습하는 데 사용할 수 있는 생리적, 행동적, 상황적 데이터의 풍부한 소스이다. 임신당뇨병과 관련하여 머신러닝은 일상적인 임상 데이터를 활용하여 환자를 진단하거나 의료 자원이 제한된 지역에서 스마트폰 앱을 이용하여 환자를 진단하는 데 사용되었다.

당뇨병이 있는 여성은 임신 중 자신의 상태에 대처할 수 있도록 의학영양요법, 신체 활동, 체중 관리, 자기혈당측정에 대한 교육 프로그램이 필요하다. 혈당측정기, 인슐린전달 기기, 디지털헬스 도구 등 당뇨병관리의 디지털 에코시스템을 구성하는 하드웨어 및 소프트웨어 도구를 다룰 기술과 역량이 필요하다. 환자는 질병에 대한 데이터를 수집, 전송, 저장, 표시 및 해석할 수 있는 하드웨어와 소프트웨어를 다룰 수 있는 충분한 지식과 이해, 자신감을 확보해야 한다. 요약하면, 환자들이 건강 정보와 디지털헬스 자원에 접근하고, 평가하고, 적용하여 질병에 적극적으로 대처할 수 있도록 교육이 필요하다. 환자 교육은 노동 집약적인 분야로, 급속히 증가하는 임신당뇨병유병률로 인해 양질의 관리를 유지하는 데 어려움이 있다. 건강 문해력은 임신당뇨병 전용 휴대폰 앱에서 항상 고려되지는 않으며 평가도 거의 이루어지지 않았다. e-러닝 플랫폼과 같은 기술은 이러한 부담을 최소화하고 장기적인 관리를 위한 디지털 중재를 제공하는 데 따른 어려움을 완화할 수 있다. 기술 사용에 대한 지원의 필요성은 장애가 있거나 디지털 문해력이 낮고 사회경제적 지위가 낮은 환자와 소수집단에서 가장 크다.

임신당뇨병 관리를 위한 디지털헬스 및 원격의료의 미래는 어떻게 될 것인가?

임신당뇨병 관리를 위한 원격의료 및 디지털헬스의 미래는 점점 더 많아지고 있는 환자의 경과와 관련된 데이터 소스(EHR, 생리적 매개변수, 생활 방식, 투약 순응도, 산전 데이터, 환경 조건 등)의 가용성에 영향을 받게 될 것이다. 실시간 데이터 전송 기능을 갖춘 기기는 헬스케어 모델에 새로운 과제를 제기한다. 제조업체들이 기기에서 생성된 데이터의 자동 처리 및 시각적 분석 플랫폼을 제공하기 시작했지만, 더욱 통합된 자동 접근 방식이 필요하다.[25] 환자와 임상의의 의사결정 과정을 지원하기 위해 의미 있는 패턴을 추출할 수 있는 인공지능 알고리즘은 새롭게 등장하는 모든 데이터 소스를 효율적으로 처리하는 데 필수적이다.

결론

임신당뇨병은 당뇨병 환자에게 적용되는 원격의료의 시험 대상이 되어 왔다. 임신당뇨병 환자는 정상혈당 유지에 어려움을 겪으며 이는 산모와 태아 모두에게 해로운 영향을 미치는 것으로 알려져 있다. 이 질환은 진단 후 몇 주 이내에 면밀한 모니터링과 엄격한 관리가 요구된다. 일반적으로 임신당뇨병을 관리하려면 진단부터 분만까지 많은 횟수의 방문 진료가 필요하다. 웹 기반 애플리케이션이나 모바일 앱을 사용하면 환자의 치료 순응도가 크게 개선되고, 대면 방문 진료 횟수가 현저히 줄어들며, 환자와 간호사 및 의사의 치료 만족도가 높아지는 것으로 나타났다.

참고 문헌

1 Measuring digital development Facts and figures 2020. InternationalTelecommu nicationUnion. https://www.itu.int/en/ITUD/Statistics/Documents/facts/FactsFigures2020.pdf ed2020.

2 Caballero-Ruiz E, García-Sáez G, Rigla M, Villaplana M, Pons B, Hernando ME. A web-based clinical decision support system for gestational diabetes: automatic diet prescription and detection of insulin needs. Int J Med Inf 2017;102:35-49.

3 Guo H, Zhang Y, Li P, Zhou P, Chen LM, Li SY. Evaluating the effects of mobile health intervention on weight management, glycemic control and pregnancy outcomes in patients with gestational diabetes mellitus. J Endocrinol Invest 2019;42(6):709-14.

4 Ming WK, Mackillop LH, Farmer AJ, Loerup L, Bartlett K, Levy JC, et al. Telemedicine technologies for diabetes in pregnancy: a systematic review and meta-analysis. J Med Internet Res 2016;18(11):e290.

5 IDF. Diabetes. 9th ed. Atlas; 2019.

6 Given JE, Bunting BP, O'Kane MJ, Dunne F, Coates VE. Tele-mum: a feasibility study for a randomized controlled trial exploring the potential for telemedicine in the diabetes care of those with gestational diabetes. Diabetes Technol Therapeut 2015;17(12):880-8.

7 Carral F, Ayala MC, Fernández JJ, González C, Piñero A, García G, et al. Web-based telemedicine system is useful for monitoring glucose control in pregnant women with diabetes. Diabetes Technol Therapeut 2015;17(5):349-54.

8 Homko CJ, Deeb LC, Rohrbacher K, MullaW, Mastrogiannis D, Gaughan J, et al. Impact of a telemedicine system with automated reminders on outcomes in women with gestational diabetes mellitus. Diabetes Technol Therapeut 2012;14(7):624-9.

9 Pérez-Ferre N, Galindo M, Fernández MD, Velasco V, de la Cruz MJ, Martín P, et al. A Telemedicine system based on internet and short message service as a new approach in the follow-up of patients with gestational diabetes. Diabetes Res Clin Pract 2010;87(2):e15-7.

10 Dalfrà MG, Nicolucci A, Lapolla A, TISG. The effect of telemedicine on outcome

and quality of life in pregnant women with diabetes. J Telemed Telecare 2009;15(5):238-42.

11 Homko CJ, Santamore WP, Whiteman V, Bower M, Berger P, Geifman-Holtzman O, et al. Use of an internet-based telemedicine system to manage underserved women with gestational diabetes mellitus. Diabetes Technol Therapeut 2007;9(3):297-306.

12 Leziak K, Birch E, Jackson J, Strohbach A, Niznik C, Yee LM. Identifying mobile health technology experiences and preferences of low-income pregnant women with diabetes. J Diabetes Sci Technol 2021;15(5):1018-26.

13 Rigla M, Martínez-Sarriegui I, García-Sáez G, Pons B, Hernando ME. Gestational diabetes management using smart mobile telemedicine. J Diabetes Sci Technol 2018;12(2):260-4.

14 Albert L, Capel I, García-Sáez G, Martín-Redondo P, Hernando ME, Rigla M. Managing gestational diabetes mellitus using a smartphone application with artificial intelligence (SineDie) during the COVID-19 pandemic: much more than just telemedicine. Diabetes Res Clin Pract 2020;169:108396.

15 Borgen I, Småstuen MC, Jacobsen AF, Garnweidner-Holme LM, Fayyad S, Noll J, et al. Effect of the Pregnant+ smartphone application in women with gestational diabetes mellitus: a randomised controlled trial in Norway. BMJ Open 2019;9(11):e030884.

16 Lemelin A, Godbout A, Pare´ G, Bernard S. Improved glycemic control through the use of a telehomecare program in patients with diabetes treated with insulin. Diabetes Technol Therapeut 2020;22(4):243-8.

17 Yew TW, Chi C, Chan SY, van Dam RM, Whitton C, Lim CS, et al. A randomized controlled trial to evaluate the effects of a smartphone application-based lifestyle coaching program on gestational weight gain, glycemic control, and maternal and neonatal outcomes in women with gestational diabetes mellitus: the SMART-GDM study. Diabetes Care 2021;44(2):456-63.

18 Mackillop L, Hirst JE, Bartlett KJ, Birks JS, Clifton L, Farmer AJ, et al. Comparing the efficacy of a mobile phone-based blood glucose management system with standard clinic care in women with gestational diabetes: randomized

controlled trial. JMIR Mhealth Uhealth 2018;6(3):e71.

19 Miremberg H, Ben-Ari T, Betzer T, Raphaeli H, Gasnier R, Barda G, et al. The impact of a daily smartphone-based feedback system among women with gestational diabetes on compliance, glycemic control, satisfaction, and pregnancy outcome: a randomized controlled trial. Am J Obstet Gynecol 2018;218(4):453.e1-.e7.

20 Grym K, Niela-Vilén H, Ekholm E, Hamari L, Azimi I, Rahmani A, et al. Feasibility of smart wristbands for continuous monitoring during pregnancy and one month after birth. BMC Pregnancy Childbirth 2019;19(1):34.

21 Sarhaddi F, Azimi I, Labbaf S, Niela-Vilén H, Dutt N, Axelin A, et al. Long-term IoT-based maternal monitoring: system design and evaluation. Sensors 2021;21(7).

22 Márquez-Pardo R, Torres-Barea I, Córdoba-Doña JA, Cruzado-Begines C, García-García-Doncel L, Aguilar-Diosdado M, et al. Continuous glucose monitoring and glycemic patterns in pregnant women with gestational diabetes mellitus. Diabetes Technol Therapeut 2020;22(4):271-7.

23 Klonoff DC, Kerr D. Smart pens will improve insulin therapy. J Diabetes Sci Technol 2018;12(3):551-3.

24 Sangave NA, Aungst TD, Patel DK. Smart connected insulin pens, caps, and attachments: a review of the future of diabetes technology. Diabetes Spectr 2019;32(4):378-84.

25 Levine BJ, Close KL, Gabbay RA. Reviewing U.S. connected diabetes care: the newest member of the team. Diabetes Technol Therapeut 2020;22(1):1-9.

16
Chapter

당뇨병 환자의 자기관리 교육 및 지원을 위한 디지털헬스 기술

시유 리(Shiyu Li), 징 왕(Jing Wang)

당뇨병 자기관리 교육 및 지원(DSMES) 프로그램은 당뇨병 자기관리에 필요한 지식과 기술, 자기관리 행동을 유지하는 데 필요한 지원을 뒷받침하는 지속적인 과정으로, 당뇨병 환자가 이 복잡한 과정을 헤쳐 나가는 데 도움을 주는 토대가 된다. 디지털 기술을 접목하여 DSMES 프로그램을 제공하고 당뇨병 자기관리를 돕는 것은 당뇨병 확산에 대처하는 유망한 접근 방식이 된다. 이 장에서는 10건의 체계적문헌고찰을 검토하고 당뇨병관리 및 교육 전문가 협회 프레임워크를 사용하여 DSMES 프로그램을 지원하기 위해 디지털 당뇨병 기술을 통합할 방법을 논의한다. 첫 번째 목표는 디지털헬스 기술을 사용하여 (1) 건강한 생활 방식을 지원하고, (2) 공유된 의사결정을 알리고, (3) 당뇨병합병증을 예방하는 방법을 포함하여 당뇨병 자기관리를 개선함으로써 환자를 돕는 방법을 설명하는 것이다. 두 번째 목표는 개인 및 사회적 차원의 요인을 포함하여 DSMES에서 디지털 기술의 역할을 발전시키는 데 장애가 되는 요소를 요약하는 것이다. 세 번째 목표는 DSMES 디지털헬스 전략의 미래에 중요한 영향을 미치는 정책 및 연방 프로그램을 설명하는 것이다.

요약

- ㅇ 디지털 기술은 당뇨병 환자를 위한 당뇨병 자기관리 교육 및 지원 서비스에 대한 접근성을 높일 수 있다.
- ㅇ 디지털 기술은 당뇨병 환자의 일상적인 당뇨병 자기관리를 돕고, 개인 중심의 당뇨병 자기관리 교육 및 지원 서비스를 개선할 수 있다.
- ㅇ 연구자와 의료 전문가들은 실제 적용 문제를 해결하기 위해 기술을 활용한 당뇨병 자기관리 교육 및 지원 중재를 계속해서 개발하고 평가해야 한다.

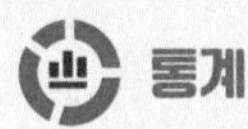

통계

- ㅇ 모든 유형의 디지털 요소를 포함하는 당뇨병 중재는 당화혈색소 수치를 0.64% 감소시킬 수 있다.
- ㅇ 당뇨병 자기관리에 디지털 모니터링 기기를 사용하면 당화혈색소 수치를 0.38% 감소시킬 수 있다.
- ㅇ 시중에 출시된 1,000개 이상의 모바일 당뇨병 애플리케이션 중 37개만이 FDA 또는 CE에서 의료용으로 승인되었다.

* **키워드**: 당뇨병 자기관리 교육 및 지원, 디지털헬스, 건강 증진, 건강한 대처, 건강한 식습관, 환자 교육, 환자 중심 치료, 위험 감소, 자기관리, 자기 모니터링.

약어

- ㅇ **ADCES** 당뇨병관리 및 교육 전문가 협회(Association of Diabetes Care and Education Specialists)
- ㅇ **CE** 유럽연합 통합규격(Conformité Européenne)
- ㅇ **DSMES** 당뇨병 자기관리 교육 및 지원(Diabetes Self-Management Education and Support)
- ㅇ **FDA** 미국 식품의약청(Food and Drug Administration)
- ㅇ **EHR** 전자건강기록(electronic health record)
- ㅇ **PGHD** 환자 생성 건강 데이터(patient-generated health data)
- ㅇ **SMBG** 자기혈당측정(self-monitoring of blood glucose)

서론

당뇨병 자기관리 교육 및 지원(DSMES)은 당뇨병 자기관리에 필요한 지식과 기술, 자기관리 행동을 유지하는 데 필요한 지원을 뒷받침하는 지속적인 과정을 말한다. DSMES 프로그램은 당뇨병 환자가 당뇨병 자기관리의 복잡한 과정을 헤쳐 나가는 데 도움을 주는 토대가 된다. 기존의 DSMES 프로그램은 대부분 임상 시설에서 공식 프로그램으로 제공되었기에 더 많은 당뇨병 환자에게 일반화하기에는 한계가 있었다. 따라서 디지털 기술을 접목하여 DSMES를 제공하고 당뇨병 자기관리를 지원하는 것은 당뇨병 확산에 대처하는 유망한 접근 방식이 된다. 당뇨병 환자가 혈당 수치를 관리하는 데 사용하는 하드웨어, 기기, 소프트웨어와 같은 당뇨병 기술은 당뇨병 환자의 건강 개선에 효과가 있음이 입증되었다. 최근 메타분석에 따르면 모든 유형의 디지털 요소를 활용한 당뇨병 중재는 당화혈색소 수치를 0.64% 감소시킬 수 있다고 나타났다.[1] 그러나 디지털 당뇨병 기술을 현재 진행 중인 DSMES 프로그램에 통합하는 방법을 체계적으로 검토한 임상의는 거의 없다.

DSMES에서의 디지털 기술 활용에 관한 주제를 요약하기 위해 "당뇨병 자기관리", "디지털 기술"이라는 키워드를 사용하여 "펍메드(PubMed)" 및 "구글 스콜라(Google Scholar)"에서 간단한 문헌 검토를 수행했다. 검색 결과 〈표 16.1〉에 나타난 10건의 연구 논문이 있었다. 이 장에서는 ADCES(당뇨병관리 및 교육 전문가 협회) 프레임워크를 사용하여 DSMES를 지원하기 위해 디지털 당뇨병 기술을 통합할 방법을 논의한다. 구체적으로, 디지털헬스 기술이 어떻게 개인이 당뇨병 자기관리에 잘 대비하고 더 적극적으로 참여하도록 돕고, 건강한 생활 방식을 지원하며, 공유된 의사결정 및 당뇨병합병증 예방에 적용될 수 있는지 설명한다. 또한 개인 및 사회적 차원

표 16.1 체계적문헌고찰 논문의 주제와 주요 연구 결과

논문	주제	주요 연구 결과
참고 문헌 1	당뇨병 환자의 자기관리 지원	디지털 DSMES는 당뇨병 치료 결과를 개선하고 당뇨병 환자의 자기관리 행동을 개선할 수 있다.
참고 문헌 2	당뇨병 환자의 자기관리 지원	당뇨병 환자와 기술의 상호작용을 통해 복약 순응도를 개선할 수 있다.
참고 문헌 3	환자 중심의 DSMES 개선	인공지능은 특히 혈당 변화를 예측하는 등 환자 중심의 DSMES를 지원하는 데 적합하다.
참고 문헌 4	당뇨병 환자의 자기관리 지원	인공지능은 비용 효율적인 방식으로 당뇨병망막병증(diabetic retinopathy)을 발견하는 데 도움을 줄 수 있다.
참고 문헌 5	환자 중심의 DSMES 개선	"교육-PGHD-양방향 통신-피드백"으로 진행되는 디지털 DSMES 프로그램은 당화혈색소 수치 감소에 더 효과적일 수 있다.
	원격 모니터링	효과적인 DSMES를 위해서는 PGHD를 의미 있는 방식으로 해석하고 공유해야 한다.
참고 문헌 6	원격 모니터링	당뇨병 자기관리 중재를 통해 당뇨병 자기관리에 대한 충분한 지식과 원격 모니터링 요소를 제공한 경우, 당뇨병 환자는 당화혈색소 수치 개선을 경험할 수 있다.
참고 문헌 7	환자 중심의 DSMES 개선	원격 모니터링 기술과 결합된 DSMES는 당화혈색소 수치를 크게 개선할 수 있다.
참고 문헌 8	환자 중심의 DSMES 개선	인공지능은 혈당 수치 변화를 예측하여 환자 중심의 DSMES를 지원할 수 있다.
참고 문헌 9	당뇨병 환자의 자기관리 지원	당뇨병 환자와 기술의 상호작용을 통해 신체 활동 행동을 개선할 수 있다.
		사용자 입력 및 데이터 시각화는 신체 활동 촉진 앱에서 가장 많이 사용하는 기능이다.
참고 문헌 10	당뇨병 환자의 자기관리 지원	기술 지원 발궤양(foot ulcer) 검사는 대규모 시행에 대한 유망한 결과를 도출했다.
		디지털 발궤양 검사기는 당뇨병 자기관리에 있어 당뇨병 환자의 역할을 수동적인 수혜자에서 능동적인 참여자로 변화시켰다.

의 요인을 포함하여 DSMES에서 디지털 기술의 역할을 발전시키는 데 방해가 되는 장벽을 요약한다. 마지막으로 DSMES 디지털헬스 전략의 미래와 향후 방향에 큰 영향을 미치는 정책과 연방 프로그램을 설명한다.

DSMES의 주요 구성 요소는 "행동 개선 및 임상 결과 측정을 통해 효과적인 자기관리로 이어지는 행동 변화를 달성하기 위한" 강력한 프레임워크인 ADCES의 'ADCES7 프레임워크'에서 확인할 수 있다.[11] 이 실용적인 프레임워크는 몇 가지 핵심적인 자기관리 측면을 설명하며 팀 기반 접근 방식의 환자 중심 DSMES를 알려 준다.[11] 이 장에서는 현재 상황, 발전을 가로막는 장벽, 향후 연구 및 정책을 위한 다음 단계 제안 등 DSMES를 위한 ADCES7 프레임워크 내에서 환자를 지원하는 데 있어 디지털헬스 기술의 역할을 탐구한 연구들을 설명한다.

DSMES를 위한 디지털 기술의 현황은 어떠한가?

디지털 기술을 통한 환자의 DSMES 접근성 개선

디지털 기술은 DSMES에 접근하는 방식을 변화시킨다. 당뇨병 환자는 복잡한 자기관리를 수행하기 위해 다양한 결정을 내려야 한다. 기술은 많은 대상에게 정보와 자기관리 기술을 제공하여 당뇨병 환자를 교육하는 저비용 매체로 활용되고 있다. 원격의료 기술을 사용하여 원격진료가 편리해지면서 지리적 장벽에 부딪혔던 환자들의 의료 서비스 접근성이 확장되었다. 즉, 원격의료는 환자가 문자 메시지, 이메일 또는 웹 플랫폼을 통해 비동기식 환자-전문가 간 커뮤니케이션에 접근할 수 있게 하여 당뇨병 환자가 DSMES에 접근하는 데 있어 시간적 장벽을 해소해 준다.[5] 맥켄지(Mackenzie) 등은 코로나19 봉쇄 기간에 당뇨병 자기관리와 관련된 지식과 기술을 제공하기 위해 무료 대규모 공개 온라인 강좌를 개발했다. 640명의 사용자가 이를 이수했고, 그 결과 당뇨병 자기관리에 대한 자기보고 지식과 효능이 크게 높아졌다.[12]

또한 디지털 기술은 당뇨병 환자가 당뇨병 자기관리를 수행하고 유지하기 위한 지속적인 지원을 받을 수 있는 접근성을 높였다. DSMES는 당뇨병 환자의 변화하는 당뇨병관리 요구를 충족하기 위해 의료 전문가가 계속해서 평가하고 수정하도록 요구한다.[13] 원격 모니터링 기술을 통해 당뇨병 환자는 당뇨병 관련 건강 데이터를 스스로 수집하고 이러한 데이터를 직접 대면하지 않고도 의료 전문가에게 전달할 수 있다.[13] 〈그림 16.1〉은 디지털 기술이 당뇨병 환자를 위한 DSMES를 어떻게 변화시켰는지 요약한 것이다.

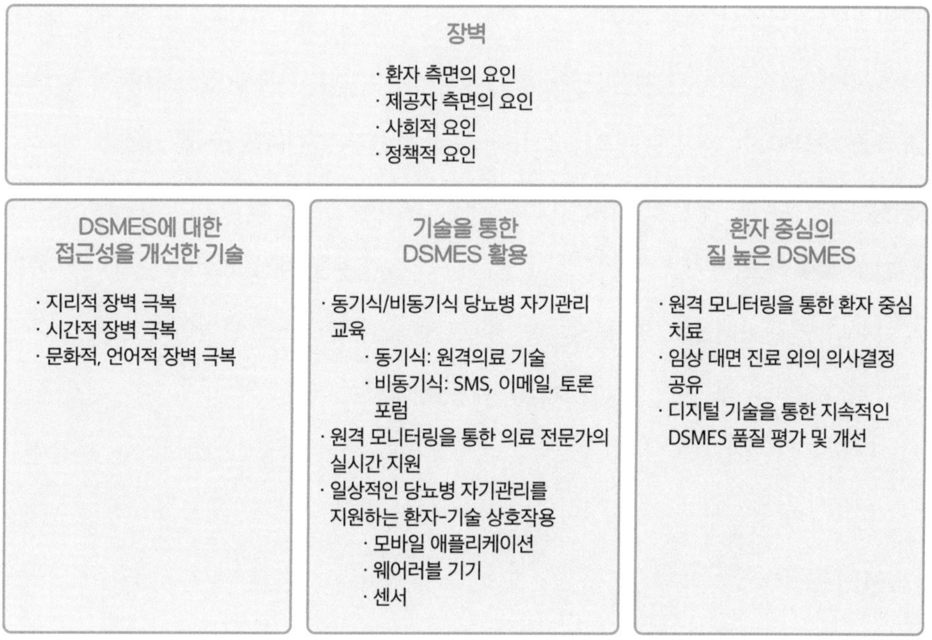

장벽

· 환자 측면의 요인
· 제공자 측면의 요인
· 사회적 요인
· 정책적 요인

DSMES에 대한 접근성을 개선한 기술

· 지리적 장벽 극복
· 시간적 장벽 극복
· 문화적, 언어적 장벽 극복

기술을 통한 DSMES 활용

· 동기식/비동기식 당뇨병 자기관리 교육
  · 동기식: 원격의료 기술
  · 비동기식: SMS, 이메일, 토론 포럼
· 원격 모니터링을 통한 의료 전문가의 실시간 지원
· 일상적인 당뇨병 자기관리를 지원하는 환자-기술 상호작용
  · 모바일 애플리케이션
  · 웨어러블 기기
  · 센서

환자 중심의 질 높은 DSMES

· 원격 모니터링을 통한 환자 중심 치료
· 임상 대면 진료 외의 의사결정 공유
· 디지털 기술을 통한 지속적인 DSMES 품질 평가 및 개선

그림 16.1 **디지털 기술이 당뇨병 환자를 위한 DSMES를 변화시킨 방식에 대한 개념화**

개인과 기술의 상호작용을 통한 당뇨병 자기관리 지원

당뇨병 환자는 일상생활에서 당뇨병 자기관리 행동을 실천해야 한다. 즉, 환자는 자신이 학습한 지식과 기술을 적절한 행동으로 전환한다.[11] 이 단계에서 당뇨병 환자는 당뇨병 자기관리를 지원하는 모바일 앱, 웹 기반 프로그램, 휴대용 기기 등의 디지털 기술을 활용할 수 있다.

건강한 식습관

건강한 식습관과 관련된 디지털 기술은 환자가 개인적 취향과 건강상의 필요에 맞는 다양하고 영양가 있는 음식과 음료를 선택할 수 있도록 도움을 준다. 이러한 기술의 일반적인 기능에는 음식 일기, 식사요법 목표 설정, 탄수화물 및 칼로리 계산, 식품 라벨 읽기, 식사량 계산, 당뇨병 레시피 등이 있다.[14] 식사 정보 추적이 당뇨병 결과를 개선할 수 있다는 근거는 없지만, 모바일 앱은 식사 관련 행동 변화를 개선하는 데 다른 방식보다 더 효과적이다. 다이어트 앱의 설득력 있는 디자인은 환자에게 동기를 부여하고 자기효능감을 높여 건강한 식습관을 유지하려는 행동 의도를 더욱 강화한다.[15] 결과적으로 환자들은 다이어트 앱이 매력적이고 편리하다고 느껴 다른 방식보다 모바일 앱을 더 잘 따르게 될 수 있다.

신체 활동

디지털 기술은 활동 추적, 개인 맞춤형 운동 계획, 가상 피트니스 코칭을 제공하여 환자가 신체적으로 활동할 수 있게 한다. 피트니스 비디오 게임, 정서적 지원 또는 동기 부여 신호, 일어서기 알림 기능도 지원할 수 있다.[9] 환자는 비동기식 및 동기식 디지털 기술을 모두 활용하여 신체 활동을 늘릴 수 있다. 예를 들어, 환자는 하루 종일 활동할 것을 상기시키는 자동 문자 메시지를 수신하도록 등록할 수 있다. 또한 피트니스 앱을 사용하여 일일 운동 목표를 설정하고 개인 건강 데이터를 입력하여 맞춤형 운동 계획을 세울 수 있다. 운동할 때 피트니스 시계를 착용하여 활동 진행 상황을 추적할 수 있으며, 여기에는 환자가 일일 운동 목표를 달성하도록 격려하는 동기 부여 신호를 제공하는 가상 코치도 포함될 수 있다.

약물 복용

의료 전문가가 처방한 대로 약물을 복용하는 일은 당뇨병 환자의 건강 결과 개선에 중요하다. 약물 복용을 다루는 기술 기반 DSMES 중재는 주로 약물 순응도 및 관리에 중점을 둔다. 문자 메시지 서비스는 당뇨병 환자의 복약 순응도를 개선하기 위해 가장 흔히 사용되는 기술이며, 일반적으로 복약 알림과 함께 약물에 대한 신념을 겨냥한 문구로 구성되어 환자의 약물 복용 행동에 영향을 미친다.[2] 당뇨병 환자의 약물 복용을 목표로 하는 대부분의 모바일 앱은 과학적 연구를 통해 검증되지는 않았지만, 이러한 앱은 약물 목록 제공, 약물 복용 자기추적, 인슐린용량 계산, 순응도 평가와 같은 보다 정교한 약물 관리 기능을 수행할 수 있다. 다양한 기능을 갖춘 모바일 앱은 당뇨병 환자의 약물 복용 행동을 더욱 개선할 수 있는 잠재력이 있다.[11]

위험 감소

디지털 기술은 환자가 당뇨병합병증을 예방하고 관리하는 데 도움을 준다. 예를 들어, 환자는 정기적인 눈, 피부, 발 검사를 수행하라는 알림을 받을 수 있다. 인공지능이 모바일 앱에 내장되어 의심되는 당뇨병망막병증을 선별할 수 있으며, 이는 향후 신속하고 신뢰할 수 있으며 비용 효율적인 당뇨병망막병증 선별에 대한 큰 가능성을 보여 주었다.[4] 디지털 사진, 스마트 센서, 원격의료 통신은 당뇨병발궤양(diabetic foot ulcer) 검진에도 가능성을 보여 주었다.[10] 더욱 중요한 사실은 혁신적인 디지털 솔루션을 통해 당뇨병 환자가 위험 감소를 위한 기존의 수동적인 치료 수혜자가 아니라 당뇨병합병증을 예방하고 관리하는 데 적극적인 역할을 할 수 있게 되었다는 점이다.[10]

건강한 대처

당뇨병 환자는 심리사회적 웰빙과 질병 및 삶의 질에 대한 긍정적인 시각을 유지하기 위해 지원 네트워크가 필요하다. 지원 네트워크는 효과적인 당뇨병 자기관리를 위한 동기 부여에 도움이 될 수 있다.[11] 따라서 온라인 포럼, 소셜 미디어, 원격의료 통신과 같은 비동기식 개인 대 개인(peer-to-peer) 커뮤니케이션을 지원하는 디지털 기술은 가상의 사회적 지원 환경을 조성할 수 있다. 또한 향후 연구에서 기분 추적 및 마음 챙김에 대한 모바일 앱의 잠재력을 탐구하여 당뇨병 관련 고통을 줄이고 당뇨병 자기관리를 개선할 수 있다.[16]

디지털 기술로 촉진된 환자 중심의 DSMES

미국당뇨병학회는 당뇨병관리, 교육 및 치료에 있어 환자 중심의 접근 방식을 권장한다.[11] 디지털 기술은 당뇨병 환자가 개인의 통찰력과 경험을 의료 전문가와 적극적으로 공유할 수 있는 고유한 채널을 제공하여 당뇨병관리에 대한 이해와 의사결정을 공유할 수 있도록 지원한다.[5, 11]

기술 기반 모니터링과 환자 중심의 DSMES

기술 기반 원격 모니터링은 환자 중심의 DSMES 개념을 확장한다. 당뇨병 환자는 모니터링 도구를 사용하여 자신의 건강 데이터를 추적하고, 행동을 조정하고, 일상적 당뇨병 자기관리에 힘을 얻고, 필요한 경우 전문가의 도움을 구한다.[11, 13, 17] 의료 전문가는 실시간 환자 생성 건강 데이터(PGHD)를 활용하여 개별 경험에 초점을 맞추고 당뇨병 환자의 필요에 맞는 건강 정보를 제공할 수 있다. DSMES에 관한 연구에 따르면, 주기적인 모니터링은 당뇨병 환자가 자신의 건강 상태를 더 잘 인식하고 당뇨병 자기관리를 더욱 개선하는 데 도움이 된다.[17, 18] 당뇨병 자기관리에 디지털 모니터링 기기를 사용하는 당뇨병 환자는 평균적으로 당화혈색소 수치가 0.38% 감소했다.[7]

원격 모니터링을 지원하는 디지털헬스 도구는 일반적으로 사용자가 수동으로 데이터를 입력하거나 무선 장치 및 센서를 통해 자동으로 데이터를 캡처할 수 있는 사용자 친화적 인터페이스를 갖추고 있어 당뇨병 환자를 지원하고 그들이 DSMES에 더 적극적으로 참여할 수 있도록 한다. 예를 들어, 당뇨병 환자는 시스템에 데이터를 기록하기 위해 모바일 앱이나 웹 앱에 식사 섭취량과 약물 복용량을 수동으로 입력해야 할 수도 있다.[5] 또한 당뇨병 환자는 무선 혈당측정기와 피트니스 추적기를 사용하여 혈당 농도와 활동을 모니터링하고 이 데이터를 시스템에 자동으로 동기화할 수 있다.[5]

연구자와 의료 전문가는 원격 모니터링 기술을 통해 환자 중심의 치료를 할 수 있도록 노력해 왔다. 중요한 기술적 특징은 당뇨병 환자와 의료 전문가를 위한 체계적인 데이터 표시를 제공하는 것이다. 예를 들어, 앞서 언급한 10건의 연구에서는 PGHD를 (1) 단순 판독값(예: 혈당측정기 판독값, 일일 걸음 수), (2) 집계된 값(예: 음식 일기에 기반한 일일 다량 영양소 비율) 또는 (3) 건강 행동 및 기타 임상 결과에 대한 혈당 농도의 추세와 인과 관계를 나타내는 보다 복잡한 통합 형식(예: PGHD의 시각화 및 EHR에의 통합)으로 표시하려고 시도하였다.

환자 중심의 문제 해결을 지원하는 디지털 기술

문제 해결은 당뇨병 환자를 위한 핵심 기술로, 당뇨병 자기관리 행동의 실행을 촉진한다. 문제 해결은 당뇨병 자기관리 문제를 파악하고, 문제 해결을 위한 잠재적 전략을 수립하고, 가장 적합한 전략을 선택하여 적용하고, 전략의 효과를 평가하는 과정을 말한다.[11] 여기에서는 당뇨병 자기관리를 촉진하고 더 나은 건강 결과를 달성하기 위해 디지털 기술을 문제 해결 과정에 통합하는 방법을 종합적으로 정리한다.

문제 파악하기

DSMES 연구에서는 기술이 PGHD를 통합하여 제시하고 피드백을 제공하는 양식으로 기능하는 방법을 보고했다.[5] 연구자들이 문제 해결을 목적으로 이러한 기능을 설계했다고 명시적으로 밝히지는 않았지만, 이러한 기능은 환자의 자기성찰을 유도하고, 문제에 대한 인식을 높이며, 문제에 대한 장벽이나 원인을 파악하는 데 도움이 된다.[5, 17] 예를 들어, 그린우드(Greenwood) 등은 환자의 자기혈당측정(SMBG) 데이터를 원격으로 수집하고 스톱라이트(stoplight) 시스템을 사용하여 웹 포털에서 당뇨병교육자에게 데이터를 제공했다.[19] 당뇨병교육자는 포털에서 데이터를 검토하고 환자가 그들의 혈당 목표치를 향해 어떻게 행동하고 있는지 평가하는 피드백을 보안 메시지나 전화로 보냈다.

만성질환 관리에서는 대량의 PGHD를 처리하기 위해 고급 인공지능 기법이 적용되었다. 연구에 따르면 신체 활동 및 음식 섭취량과 같은 일련의 PGHD 매개변수를 기반으로 혈당 수준을 예측하는 데 데이터 마이닝 기법 또는 인공지능 기법이 사용되었다고 보고되었다.[8, 20] 이러한 기능을 통해 환자와 담당 의료진은 잠재적으로 의미 있는 정보를 검색하여 문제와 장벽을 쉽게 파악할 수 있다.

공유된 의사결정

앞서 언급한 10건의 연구에서는 모바일 앱, 컴퓨터 소프트웨어, 대화형 웹 사이트와 같은 기술을 활용하여 PGHD를 수집함으로써 일상적인 자기관리 결정을 내릴 수 있도록 환자 중심의 지원을 제공했다. 예를 들어, 글래스고(Glasgow)와 그의 동료들은 환자가 생활습관 변화에 대한 잠재적 장벽을 파악하는 데 도움을 주는 컴퓨터 전문가 시스템을 개발했다.[21] 이 시스템은 자동으로 맞춤형 제안을 생성하여 환자의 문제 해결 능력과 당뇨병 자기관리에 대한 자기효능감을 더욱 향상시켰다. 인공지능은 환자 중심의 의사결정 과정을 촉진할 수 있다.[8] 예를 들어, 연구자들은 PGHD를 기반으로 설명적 데이터 마이닝 모델을 구축하여 자기관리 조언을 생성하고 환자의 휴대폰이나 컴퓨터로 조언을 전송하는 방식을 시도했다.[3]

또한 디지털 기술은 환자와 임상의 간의 공유된 의사결정 프로세스를 촉진하여 환자 중심의 당뇨병관리를 강화하고 임상적 진료를 넘어 DSMES에 대한 환자의 참여를 촉진한다. 그린우드 등은 당뇨병 자기관리 프로그램에서의 원격의료 도구 사용에 관한 문헌을 검토한 결과, 많은 연구에서 환자와 의료진 간의 원격 의사소통을 촉진하고 공유된 의사결정 프로세스를 개선하기 위해 휴대폰, 문자 메시지, 화상 회의, 이메일 메시지와 같은 기술을 사용한다고 보고했다.[6]

최근 몇 년간 공유된 의사결정과 환자 중심 치료를 강화하기 위해 EHR과 연결된 임상 의사결정 지원 시스템이 인기를 얻고 있다.[22] 이러한 시스템은 환자 정보에 대한 임상적 직관을 알고리즘으로 포착하여 "고위험 환자를 식별하고, 유익한 치료 옵션을 파악하고, 혜택에 따라 옵션의 우선순위를 정한다."[22] 예를 들어, 왕(Wang) 등은 EHR에서 당뇨병 관련 환자 데이터를 추출하고 데이터에 다중 라벨 분류(multi-label classification) 모델을 적용하여 약물 복용에 관한 공유된 의사결정을 지원하기 위해 사용할 수 있는 약물 옵션을 생성했다.[23]

DSMES에서 디지털 기술의 역할을 가로막는 장벽은 무엇인가?

개인의 기술 문해력과 동기

기술 지원 DSMES에 지속적으로 참여하려면 개인이 높은 수준의 디지털 문해력과 기술 사용에 대한 동기를 가져야 한다.[17] 기술 수용도가 낮으면 성공적인 DSMES 프로그램의 구현과 보급이 제한된다.[24] 따라서 환자와 의료 전문가 모두 기술 공포증을 극복해야 DSMES 프로그램에 장기적으로 참여할 수 있다. 기술 지원 DSMES에 성공적으로 참여하려면 지속적인 훈련과 교육이 필요하다. 이러한 교육에 많은 시간을 투자하지 않으면 환자와 의료 전문가가 DSMES를 지원하는 기술을 사용하지 못할 수 있다.

건강의 사회적 결정 요인

디지털 기술은 DSMES 접근에 대한 지리적, 시간적 장벽을 해결할 수 있지만, 대부분의 기술 지원 DSMES 프로그램은 안정적인 인터넷 연결이 필요하다.[5] 지난 10년 동안 전 세계적으로 인터넷과 광대역 서비스에 액세스할 수 있는 개인의 비율은 빠르게 증가했지만, 의료 소외 계층과 저소득 국가에서는 인터넷 안정성 문제가 여전히 남아 있다. 이러한 디지털 격차는 저소득층, 소수 민족, 의료 소외 계층 당뇨병 환자의 DSMES 서비스에 대한 접근성과 질을 떨어뜨릴 수 있다.

디지털 기술의 높은 비용

기술 지원 DSMES에 대한 불충분한 환급은 당뇨병 환자가 자기관리를 위해 디지털 기술을 활용하는 데 주요 장벽으로 남아 있다. 높은 비용으로 인해 다양한 디지털헬스 도구(연속혈당측정기, 기타 웨어러블 기기, 유료 모바일 애플리케이션 등)를 사용하는 DSMES 프로그램의 일반화 가능성이 제한된다. 재정적 비용이 당뇨병 환자의 기술 기반 DSMES 이용에 어떤 영향을 미치는지 평가한 연구는 거의 없다.

당뇨병관리를 위한 디지털 기술은 빠르게 성장하는 시장

2016년에 애플 앱 스토어와 구글 플레이 스토어에서 제공되는 모바일헬스 앱의 수는 25만 9천 개였으며, 2018년에는 두 앱 스토어에서 1천 개 이상의 당뇨병 앱이 확인되었다.[14] 이처럼 빠르게 성장하는 디지털헬스 도구 및 당뇨병 앱 시장은 환자, 의료 전문가, 정책 입안자에게 큰 과제를 안겨 준다. DSMES를 지원하는 방대한 가용성과 다양한 기술 옵션은 디지털헬스 도구와 모바일 앱을 선택하는 당뇨병 환자에게 혼란을 줄 수 있다. 따라서 당뇨병 환자는 의료 전문가의 지원이 필요할 수 있다. 대부분의 당뇨병 앱은 개인 맞춤화 기능이 부족하고 개인의 DSMES 요구 사항과 선호도를 충족시키지 못하는 것으로 나타났기에 의료 전문가는 당뇨병 환자를 가장 잘 지원하기 위해 새롭게 등장하는 기기와 앱을 파악해야 한다.[9] 또한 대부분의 모바일헬스 앱은 출시 전에 엄격한 테스트를 거치지 않았다. 2021년 기준으로 당뇨병관리와 관련하여 FDA 및 CE의 승인을 받은 당뇨병 관련 모바일 앱은 37개에 불과하다.

기술 기반 DSMES 중재 설계 및 절차

기술 기반 DSMES에 대한 과학적 조사는 아직 초기 단계에 머물러 있다. 제한된 수의 장기 평가만 수행되었을 뿐이다. 대부분의 연구는 식사요법 및 신체 활동 행동 변화를 위한 기술 사용을 지지했지만, 당뇨병 관련 결과 및 행동 변화(예: 약물 복용)에 대한 결과는 엇갈리고 있다.[5] 또한 연구자들이 중재 내용, 기술 설계, 시간 및 인적 자원 투입 등에 대한 세부 정보를 거의 제공하지 않아 어떤 기술 구성 요소가 어떻게 작동하는지 파악하기가 어렵다. 이는 강력한 중재를 설계하려는 향후 노력을 더욱 지연시킬 수 있으며, 이러한 중재를 반복하고 연구 결과를 일반화하기 어렵게 만든다.

보건 정책이 DSMES의 디지털헬스 기술에 미치는 영향

몇 가지 연방 프로그램과 정책이 DSMES의 디지털헬스 기술 발전에 중요한 역할을 할 수 있다. 농촌 및 의료 소외 지역의 광대역 접근성 부족은 (1) 광대역 연결을 강화하고 (2) 네트워크 장비 및 정보 서비스를 제공하기 위한 미국 연방통신위원회(Federal Communications Commission)의 연결 관리 프로그램과 같은 일부 시범 연방 프로그램을 통해 잠재적으로 해결할 수 있다. 새로 설립된 FDA 산하 우수 디지털헬스 센터(Digital Health Center of Excellence)는 FDA의 디지털헬스 소프트웨어 사전 승인 프로그램(Digital Health Software Precertification Program)[25]과 인공지능/머신러닝 기반 의료기기로서의 소프트웨어 실행 계획(Artificial Intelligence/Machine Learning-Based Software as a Medical Device Action Plan)에 중점을 두고 있으며, 연방 규제에 따라 인공지능/머신러닝 구성 요소를 갖춘 DSMES의 미래 디지털헬스 기술에 대한 지침을 제공한다. 보건의료정보기술조정국(Office of the National Coordinator for Health Information Technology, ONC-HIT)에서 새로 발표한 21세기 치료법(21st Century Cures Act)에는 "정보 차단

(information blocking) 제공"이 포함되어 있으며, 이를 통해 환자와 간병인이 EHR에 접근하여 치료 연속선상에서 개인 맞춤화된 DSMES를 사용할 수 있다.[26] 의료 애플리케이션을 위한 표준 기반 플랫폼인 'SMART on FHIR(FHIR에 기반한 대체 가능한 의료 애플리케이션 및 재사용 가능 기술)'가 DSMES 지원을 위해 점점 더 많이 활용될 것으로 예상된다.

DSMES 디지털헬스의 미래

우리가 분석한 10건의 연구 논문은 DSMES에서 디지털헬스 기술을 사용하면 당뇨병 치료 결과를 개선할 수 있다는 강력한 과학적 근거를 제시했다.[1~10] 그러나 이 논문들은 또한 DSMES 진료에 기술이 광범위하게 채택되거나 보급된 사례가 거의 없다고 지적했다. 앞으로는 (1) 점점 더 넘쳐나는 데이터를 처리할 때 임상의의 부담을 줄이고, (2) DSMES 프로세스 및 결과에 디지털 생체표지자를 사용하고, (3) 환자 생성 건강 데이터를 단일 EHR 시스템에 통합하고, (4) 정밀 DSMES를 촉진하는 데 유전적, 게놈 및 다중체(multiomics) 요인을 고려하기 위해 인공지능/머신러닝이 DSMES의 워크플로에 통합되리라고 예상된다.

결론

디지털 기술은 최근 수십 년 동안 DSMES 서비스를 제공하는 데 필수적인 요소가 되었다. 여러 연구에서 디지털 기술을 사용하여 소비자 기반 디지털 도구와 FDA/CE의 승인을 받은 당뇨병관리 애플리케이션을 통해 당뇨병 환자에게 DSMES에 대한 지속적인 접근을 제공했다. 환자 중심의 DSMES를 촉진하기 위해 다양한 동기식 및 비동기식 디지털 통신과 원격 모니터링 도구를 테스트했다. 기술 지원 DSMES의 당뇨병 치료 결과 개선 효과는 잘 문서화되어 있다. 앞으로는 디지털헬스 기술을 실제 DSMES 진료에 통합하기 위한 개인, 사회, 정책 차원의 솔루션을 조사하여 당뇨병 환자의 정밀 치료를 지원해야 한다.

참고 문헌

1 Kebede MM, et al. Effectiveness of digital interventions for improving glycemic control in persons with poorly controlled type 2 diabetes: a systematic review, meta-analysis, and meta-regression analysis. Diabetes Technol Therapeutics 2018;20(11):767-82.

2 Anglada-Martinez H, et al. Does mHealth increase adherence to medication? Results of a systematic review. Int J Clin Pract 2015;69(1):9-32.

3 Contreras I, Vehi J. Artificial intelligence for diabetes management and decision support: literature review. J Med Internet Res 2018;20(5):e10775.

4 Fenner BJ, et al. Advances in retinal imaging and applications in diabetic retinopathy screening: a review. Ophthalmol Ther 2018;7(2):333-46.

5 Greenwood DA, et al. A systematic review of reviews evaluating technology-enabled diabetes self-management education and support. SAGE Publ Inc. 2017:1015-27.

6 Greenwood DA, Young HM, Quinn CC. Telehealth remote monitoring systematic review: structured self-monitoring of blood glucose and impact on A1C. J Diabetes Sci Technol 2014;8(2):378-89.

7 Grohmann-Izay B, Forisch M. Use of digital tracking devices in the management of diabetes mellitus: a systemic review and meta-analysis. Diabetes 2015;64(Suppl. 1):137-LB.

8 Idrissi TEL, Idri A, Bakkoury Z. Systematic map and review of predictive techniques in diabetes self-management. Int J Inf Manag 2019;46:263-77.

9 Mollee JS, et al. What technological features are used in smartphone apps that promote physical activity? A review and content analysis. Pers Ubiquitous Comput 2017;21(4):633-43.

10 Najafi B, Mishra R. Harnessing digital health technologies to remotely manage diabetic foot syndrome: a narrative review. Medicina 2021;57(4):377.

11 Kolb L. An effective model of diabetes care and education: the ADCES7 self-care Behaviors. Sci Diabetes Self Manag Care 2021;47(1):30-53.

12 Mackenzie SC, et al. Massive open online course for type 2 diabetes self-management: adapting education in the COVID-19 era. BMJ Innov

2021;7(1).

13 Beck J, et al. 2017 National standards for diabetes self-management education and support. Diabetes Educat 2018;44(1):35-50.

14 Ye Q, et al. An analysis of diabetes mobile applications features compared to AADE7: addressing self-management behaviors in people with diabetes. J Diabetes Sci Technol 2018;12(4):808-16.

15 West JH, et al. Controlling your "App"etite: how diet and nutrition related mobile apps lead to behavior change. JMIR Mhealth Uhealth 2017;5(7):e95.

16 Woods-Giscombe CL, et al. A mixed-methods, randomized clinical trial to examine feasibility of a mindfulness-based stress management and diabetes risk reduction intervention for african Americans with prediabetes. Evid Based Complement Alternat Med 2019;2019:3962623.

17 Jiang J, Cameron A-F. IT-enabled self-monitoring for chronic disease self-management: an interdisciplinary review. MIS Q 2020;44(1).

18 Shaw RJ, et al. Self-monitoring diabetes with multiple mobile health devices. J Am Med Inf Assoc 2020;27(5):667-76.

19 Greenwood DA, et al. Overcoming clinical inertia: a randomized clinical trial of a telehealth remote monitoring intervention using paired glucose testing in adults with type 2 diabetes. J Med Internet Res 2015;17(7). e178-e178.

20 Faruqui SHA, et al. Development of a deep learning model for dynamic forecasting of blood glucose level for type 2 diabetes mellitus: secondary analysis of a randomized controlled trial. JMIR Mhealth Uhealth 2019;7(11):e14452.

21 Glasgow RE, et al. Effects of a brief computer-assisted diabetes self-management intervention on dietary, biological and quality-of-life outcomes. Chron Illness 2006;2(1):27-38.

22 O'Connor PJ, et al. Outpatient diabetes clinical decision support: current status and future directions. Diabet Med 2016;33(6):734-41.

23 Wang Y, et al. A shared decision-making system for diabetes medication choice utilizing electronic health record data. IEEE J Biomed Health Inf 2016;21(5):1280-7.

24 Fatehi F, Menon A, Bird D. Diabetes care in the digital era: a synoptic overview. Curr Diabetes Rep 2018;18(7):38.

25 King F, et al. Diabetes technology society report on the FDA digital health software precertification program meeting. J Diabetes Sci Technol 2019;13(1):128-39.

26 ONC's cures act final rule. 2021. Available from: https://www.healthit.gov/curesrule/.

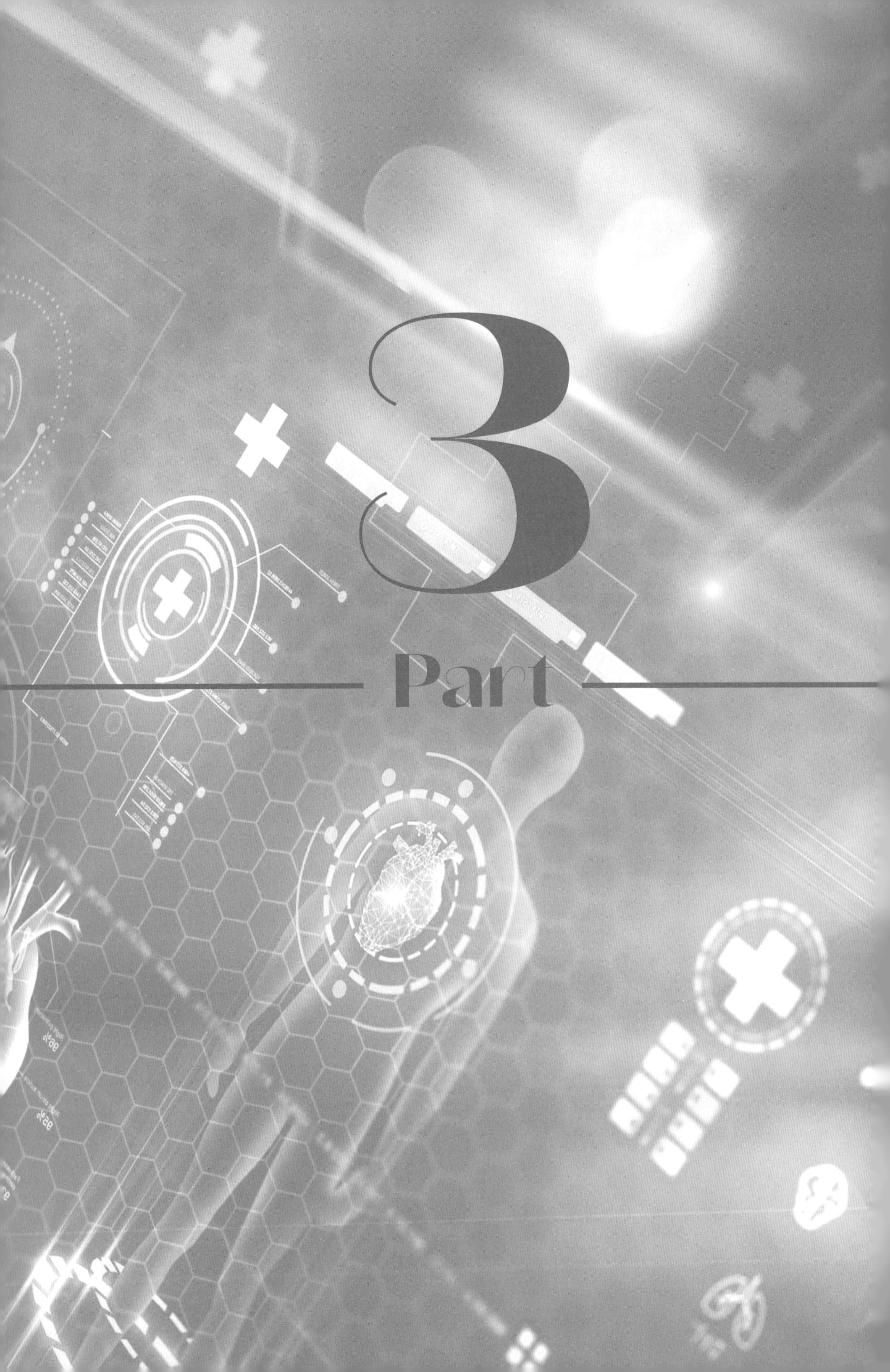

3 Part

인구 집단을 위한 당뇨병 디지털헬스 및 원격의료

미국의 디지털헬스 및 원격의료 사용

데이비드 T. 안(David T. Ahn)

2020년은 코로나19 팬데믹으로 인해 미국 내 모든 규모의 의료 기관에서 시스템 전반에 걸쳐 원격의료 및 기타 디지털헬스 도구의 사용이 폭발적으로 급증한 해였다. 많은 주에서 자택 대기 명령과 사회적 거리 두기 규칙을 시행하면서 대면 진료가 중단되었고, 이에 따라 신흥 기술에 적합한 치료 격차가 발생했다. 특히 당뇨병은 환자 생성 데이터(혈당, 인슐린 투여량 등), 상담, 약물 조정에 대한 의존도가 높기에 이 모두를 원격으로 처리할 수 있는 디지털 관리로의 전환에 매우 적합하다.

이 장에서 당뇨병의 디지털헬스는 당뇨병 또는 그 합병증의 진단, 모니터링, 치료 또는 예방을 용이하게 하는 모든 기술 기반 제품 또는 서비스를 포괄하는 광범위한 범주를 의미한다. 또한 넓은 의미의 원격의료는 통신 기술을 사용하여 장거리 의료 서비스를 제공하는 것을 뜻한다. 원격의료와 디지털헬스에는 아직 개발 초기 단계에 있는 규모가 더 크고 진보된 커넥티드 당뇨병관리 제공 플랫폼도 포함되며, 장기적인 성공 여부는 대안적이고 지속적인 관리 모델의 광범위한 수용에 달려 있다.

요약

- 미국에서는 2020년 한 해 동안 코로나19 팬데믹으로 인해 원격의료 및 커넥티드 기기가 기록적인 성장세를 보였다.
- 원격의료와 디지털헬스는 인구 집단 관리 및 새로운 커넥티드 케어 서비스 제공 모델의 형태로 아직 충족되지 않은 잠재력을 가지고 있다.
- 새로운 원격의료 및 디지털헬스 제공 모델은 다학제 임상팀, 지속적인 치료 접근성, 자동화를 활용하여 치료 접근성을 확장하고 비용을 절감할 수 있다.

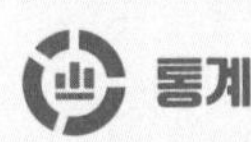

통계

- 코로나19 발병 당시 원격의료를 통한 진료 비율은 단 8주 만에 0.0%에서 12%로 증가했다.
- 2020년 12월, 내분비내과는 원격의료를 통한 진료 비율이 두 번째로 높은(25%) 진료 과목이었다.
- 2020년 전 세계 연속혈당측정기 시장은 전년 대비 30% 성장하여 55억 달러의 매출을 올렸다. 미국 시장이 전체 매출의 절반가량을 차지한다.

*** 키워드**: 커넥티드 케어, 연속혈당측정, 코로나19, CPT 코드, 폭발적 디지털헬스, 건강 코치, 건강보험 양도 및 책임에 관한 법률(HIPAA), 시장 성장, 동료 지원, 원격의료.

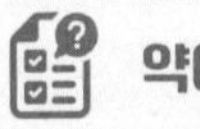

약어

- **AID** 자동 인슐린전달(automated insulin delivery)
- **CDCES** 공인 당뇨병관리 및 교육 전문가(certified diabetes care and education specialist)
- **CGM** 연속혈당측정기(continuous glucose monitor)
- **CMS** 메디케어 및 메디케이드 서비스센터(Centers for Medicare and Medicaid Services)
- **EHR** 전자건강기록(electronic health record)
- **IEEE** 전기전자학회(Institute of Electrical and Electronics Engineers)
- **MARD** 평균 절대 상대 차이(mean absolute relative difference)

서론

2020년은 코로나19 팬데믹으로 인해 미국 내 모든 규모의 의료 기관에서 시스템 전반에 걸쳐 원격의료 및 기타 디지털헬스 도구의 사용이 폭발적으로 급증한 해였다.[1,2] 많은 주에서 자택 대기 명령과 사회적 거리 두기 규칙을 시행하면서 대면 진료가 중단되었고, 이에 따라 신흥 기술에 적합한 치료 격차가 발생했다. 특히 당뇨병은 환자 생성 데이터(혈당, 인슐린 투여량 등), 상담, 약물 조정에 대한 의존도가 높기에 이 모두를 원격으로 처리할 수 있는 디지털 관리로의 전환에 매우 적합하다.

이 장에서 당뇨병의 디지털헬스는 당뇨병 또는 그 합병증의 진단, 모니터링, 치료 또는 예방을 용이하게 하는 모든 기술 기반 제품 또는 서비스를 포괄하는 광범위한 범주를 의미한다. 이 정의에는 웨어러블 또는 이식형 센서, 스마트폰 앱과 같은 소프트웨어, 원격의료와 같은 원격 통신 도구 등 최근 몇 년간 크게 성장하고 있는 기술의 개별 구성 요소가 모두 포함된다. 넓은 의미의 원격의료는 통신 기술을 사용하여 장거리 의료 서비스를 제공하는 것을 뜻한다. 가장 간단하고 일반적인 형태의 원격의료는 의료 전문가와 환자 간의 일대일 영상 진료이다. 그러나 원격의료와 디지털헬스에는 아직 개발 초기 단계에 있는 규모가 더 크고 진보된 커넥티드 당뇨병관리 제공 플랫폼도 포함되며,[3] 장기적인 성공 여부는 대안적이고 지속적인 관리 모델의 광범위한 수용에 달려 있다.

미국의 디지털헬스 및 원격의료의 현황은 어떠한가?

원격의료의 급속한 확산

코로나19 팬데믹이 발생한 해는 기술 발전, 환급 모델 마련, 코로나19로 인한 대면 진료의 대안에 대한 수요 급증으로 원격의료가 널리 채택되는 전환점이 된 해였다. 2020년 2월 질병통제예방센터(CDC)는 국민과 의료 전문가에게 사회적 거리 두기 실천을 권고하는 지침을 발표했으며, 특히 의료 시설과 전문가는 가능하면 원격의료 사용을 최적화할 것을 권장했다.[4] 얼마 지나지 않아 메디케어 및 메디케이드 서비스 센터(CMS)는 메디케어 수혜자를 위해 한시적으로 원격의료 혜택을 확대했다.[5] 이후 CDC는 미국 최대 원격의료 제공 기관 4곳의 2020년 1분기(1~3월) 원격의료 진료 건수가 2019년 1분기 대비 50% 증가했다는 데이터를 발표했다. 특히 2020년 3월 마지막 주에는 2019년의 같은 기간에 비해 원격의료 진료가 154% 증가했다.

팬데믹으로 인해 원격의료가 광범위하게 채택되었음을 더 잘 보여 주는 것은 기존 병원과 의료 시스템도 원격의료로 전환하고 있다는 점이다. 50개 주 전체에 걸쳐 매주 100만 건 이상의 진료 횟수를 기록한 1,600개 의료 기관의 데이터를 분석한 결과, 전체 기준 진료 대비 원격의료 진료 비율이 2020년 첫 10주 동안 0.0%에서 4월 중순에 12.5%로 정점을 찍고 연말까지 8%로 안정화되었다.[2] 동일한 데이터 소스에 따르면 특히 내분비내과는 계속해서 원격의료에 적합한 것으로 나타났다. 2020년 12월 내분비내과는 기준 진료의 25%가 여전히 원격진료로 이루어져 전체 22개 진료 과목 중 2위를 차지했다(〈그림 17.1〉 참고). 따라서 코로나19 팬데믹 이후에도 원격의료가 당뇨병관리의 중요한 구성 요소로 남으리라는 예측은 합리적이다.[2]

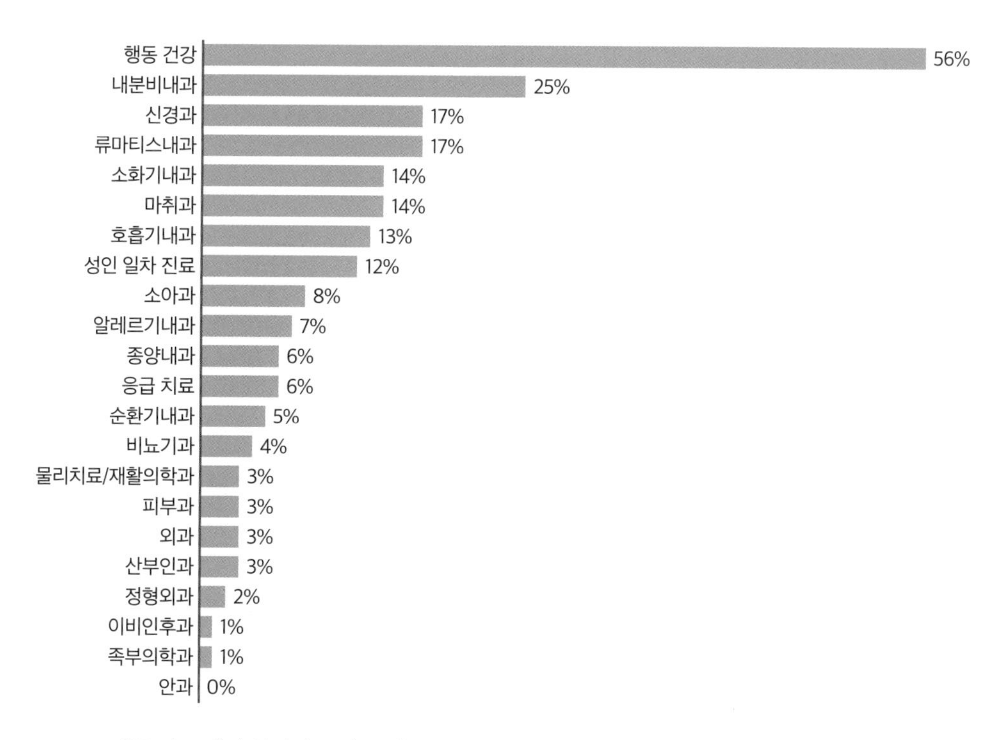

그림 17.1 **기준 진료 대비 원격의료 진료 비율**
각 진료 과목에 대한 데이터는 백분율로 표시되며, 2020년 마지막 3주간의 비공휴일 원격의료 진료 건수를 분자로, 기준 주(3월 1~7일)의 진료 건수에 3을 곱한 값을 분모로 한다. 여기서 원격진료에는 전화 진료와 영상 진료가 모두 포함된다. 이 수치에는 공휴일이 있는 12월의 주나 연말에 단축된 주는 포함되지 않는다.[2]

연속혈당측정: 본격적인 상용화 준비 완료

원격의료의 급속한 확산과 함께 연속혈당측정기(CGM)의 출현은 최근 몇 년 동안 디지털헬스 분야에서 또 다른 획기적 성공을 거두었다. Abbott(캘리포니아주 앨러미다),[6] Dexcom(캘리포니아주 샌디에이고),[7] Medtronic(캘리포니아주 노스리지),[8] Senseonics(메릴랜드주 저먼타운)[9] 등 4개의 주요 CGM 제조업체가 발표한 수익 보고서에 따르면, 2020년 한 해 동안 전 세계 CGM 시장은 400만 명 이상의 사용자와 함께 55억 달러의 매출을 올렸으며, 이는 전년도 대비 30% 성장한 수치이다. 미국 시장은 전체 매출의 약 50%를 차지한다.

CGM 시장의 기하급수적인 성장은 코로나19 팬데믹 이전부터 시작되었으며, 이는 주로 경제적 요인, 증가하는 임상적 근거, 기술 발전이 복합적으로 작용한 결과이다. CPT(current procedural terminology) 코드는 의료 기록, 보험 청구, 통계 연구 등에 사용되는 의료 절차 및 서비스를 나타내는 통일된 용어이다. 현재 미국에서는 면허를 소지한 의료 전문가에 의한 개인용 CGM 사용 교육(CPT 코드 95249), 전문가용 CGM 사용 교육(CPT 코드 95250), CGM 데이터 해석(CPT 코드 95251)에 대한 보험 환급 코드가 존재한다. 이러한 기술을 환자 치료에 통합하는 데 드는 시간에 대한 보상을 받을 수 있다는 현실적인 기대가 있기에 병원과 의료 전문가는 미국당뇨병학회(ADA)의 진료 지침(Standards of Care)에 명시된("[CGM] 처방 시, 최적의 [CGM] 구현과 지속적인 사용을 위해서는 강력한 당뇨병 교육, 훈련 및 지원이 필요하다.")[10] 유형의 교육을 제공할 준비가 되어 있다.

CGM 업체 간의 경쟁을 통해 기술적으로도 상당한 발전이 이루어졌다. 현재 4개의 주요 제조업체 모두 정확도가 향상(MARD 10% 미만: MARD는 혈당측정기의 정확도를 나타내는 지표로, 수치가 낮을수록 정확도가 높은 것을 의미한다 - 역자 주)되고 스마트폰 통합, 고혈당 및 저혈당에 대한 수동 알림 기능을 제공하는 CGM을 판매하고 있다. 제품 간 차별화 요소를 살펴보면, 혈당측정값을 보정할 필요가 없는 제품이 있고, 자동 인슐린전달(AID) 시스템과 통합된 제품이 있으며, 착용 기간이 7일에서 90일에 이르는 제품도 있다. 보험 적용 범위(CMS 포함)가 개선되고 소매 가격이 낮아짐에 따라 CGM을 사용하는 데 드는 소비자 비용도 더 저렴해졌다.[11]

가장 중요한 것은 CGM 사용을 뒷받침하는 임상적 근거가 계속해서 발표되고 있으며, 이는 점점 더 많은 인구 집단의 CGM 사용을 뒷받침하고 있다는 점이다. 이러한 인구 집단에는 1형당뇨병 환자,[12] 2형당뇨병 환자,[13] 입원 환자,[14] 1형당뇨병[15] 및 임신당뇨병[16]이 있는 임신부가 포함된다.

미국에서 디지털헬스 및 원격의료의 발전을 가로막는 장벽은 무엇인가?

연속혈당측정과 원격의료를 제외하면 디지털헬스는 대체로 활용도가 낮은 리소스로 남아 있다. CGM 데이터 검토를 동반한 영상 진료가 빠르게 성공한 주요 이유 중 하나는 이러한 방식이 기존 당뇨병관리의 구성 요소, 즉 의료진과 소통하기 위한 직접적인 병원 방문과 자기혈당측정에 필요한 혈당측정기를 디지털로 간단하게 대체할 수 있기 때문이다. 진료 방식은 바뀌었지만, 전반적인 의료 경험은 바뀌지 않았다. 대부분의 경우 이러한 상호작용에는 여전히 병원에서 그랬듯 현지 의료 전문가가 참여한다. 반면에 당뇨병관리를 지원하는 커넥티드 의료 서비스는 종종 완전히 다른 유형의 의료 전문가, 기관 및 상호작용 모델을 포함하는 대안적 경험을 제공한다.

전통적인 대면 당뇨병관리팀에는 일반적으로 의사, 임상간호사 또는 의료 보조원이 포함되지만, 최근 검토에 따르면 12개의 당뇨병 전용 커넥티드 케어 플랫폼 중 이러한 유형의 의료 전문가가 포함된 플랫폼은 단 2개에 불과했다.[3] 대신 그중 3분의 2는 동료 지원(peer support)을 활용했으며, 대다수는 공인 당뇨병관리 및 교육 전문가(CDCES), 간호사, 영양사, 운동 전문가 등으로 구성된 코치를 활용하여 정서적 및 행동적 지원을 제공했다. 다학제 진료팀은 최적의 당뇨병관리에 필수적인 요소이지만, 구조화된 동료 지원은 비교적 새로운 개념이며 현재의 당뇨병 진료 모델에는 거의 없다. 또한 ADA의 진료 지침에서는 CDCES의 교육을 권장하지만,[17] 한 연구에 따르면 민영보험에 가입한 새로 당뇨병 진단을 받은 성인 중 6.8%만이 진단 첫해에 공식적인 당뇨병 교육 프로그램에 참여한 것으로 나타났다.[18] 좋든 나쁘든 의료 서비스는 전통적으로 의사가 주도하며, 디지털헬스 채택 캠페인은 고용주나 보험사가 추천할 때보다 의료 전문가가 추천할 때 더 성공적이다.[19]

최적의 의료 서비스는 환자와 의료진 간의 상호 신뢰, 유대, 배려, 공감, 긍정적 존중과 같은 요소를 기반으로 하는 강력한 치료 관계를 구축함으로써 제공된다.[20] 기존의 오프라인 의료 기관에서는 임상 워크플로, 예약, 전자건강기록(EHR), 지역별 광고, 환자와 의사 간 상호작용의 일부로서 책임감을 지니는 방식으로 시간이 지남에 따라 이러한 치료 관계를 유기적으로 구축한다. 다시 말해, 당뇨병 환자가 현재 거주하는 지역에서 유명한 병원이 있는 건물에 직접 들어가 의사와 악수하면 무의식적인 관계를 강화하여 정해진 치료 계획에 대한 순응도를 높이는 데 도움이 된다. 대다수 디지털헬스 솔루션과 앱은 당뇨병 환자와 의미 있는 관계를 구축하지 않거나 지역 전문가 및 의료 기관과의 기존 관계와 연계하지 않는 등 치료 관계의 가치를 상당히 과소평가하고 있다.[21] 대부분의 커넥티드 케어 플랫폼은 자체적인 전용 인터페이스, 소프트웨어, 의료진, 커뮤니케이션 채널을 가진 단절된 상태로 존재한다.

이러한 디지털헬스의 통합 부족은 격리된 데이터 "사일로(silos)"를 생성하여 당뇨병관리를 직접적으로 방해한다. 대면 진료와 가상 진료 모두에 영향을 미치는 EHR은 다양한 기관과 EHR 공급업체에서 건강 데이터를 수집할 때 탐색하기가 매우 까다롭다. 커넥티드 케어 플랫폼 외에도 커넥티드 혈당측정기, CGM, 활동추적기, 체중계, 인슐린펜, 심박수 모니터와 같은 디지털헬스 기기는 개인 데이터와 상호작용하기 위한 주요 수단으로 자체 자사 앱이 필요한 경우가 많으며, 데이터 공유 및 상호운용성을 위한 기능은 거의 제공하지 않는다. 공유가 지원되는 경우, 이러한 앱은 데이터를 내보내기보다는 가져오기만 하려는 이기적인 경우가 많다. "사일로"는 데이터 보안을 강화하고 보다 신중하게 선별된 사용자 경험을 제공한다는 점에서 잠재적인 이점을 제공하지만, 다양한 데이터 소스, 의료 전문가 및 만성질환을 다룰 때는 부담이 될 수 있다.

디지털헬스 및 원격의료가 발전하는 데 필요한 기술, 프로세스, 교육 또는 정책은 무엇인가?

코로나19 팬데믹으로 정책 변화, 재정적 환급, 소비자 수용, 공공 안전에의 관심 등 엄청난 변동이 일어나 원격의료는 단 몇 주 만에 지난 10년 동안 이룬 것보다 더 많은 성과를 거두었다. 팬데믹이 시작된 직후 CMS는 메디케어 수혜자에게 원격의료에 대한 보장 범위를 확대하는 임시 정책을 제정했고,[5] 대부분의 민영보험도 그 뒤를 따랐다. 미국 보건복지부 산하 민권국은 원격의료 플랫폼이 건강보험 양도 및 책임에 관한 법률(HIPAA) 규정을 완전히 준수해야 한다는 지침을 발표했다. CDC는 당뇨병 환자가 사회적 거리 두기를 유지할 수 있는 안전한 대안으로 영상 진료를 권장했다.[4] 사람들이 갑자기 집에 머물러야 했고 전 세계가 원격 학습, 재택근무, 이전의 직접 대면 상호작용을 대체하는 기타 가상 수단에 익숙해짐에 따라 의료 기관과 전문가들은 가상 진료를 지원하도록 신속하게 전환했다.

이제 원격의료가 계속 유지될 가능성이 커지면서 디지털헬스 및 커넥티드 케어 모델이 어떻게 장애물을 극복하고 또다시 기하급수적 성장을 경험할 수 있을지에 초점이 맞춰지고 있다. 당뇨병의 경우 사용자 데이터에 대한 의존도가 높다는 점은 가장 큰 기회인 동시에 가장 큰 장벽이기도 하다. 앞서 설명한 다양한 당뇨병 기기와 스마트폰 앱이 생성하는 "데이터 사일로"로 인해 여러 데이터 스트림을 하나의 보고서로 결합하는 전문가용 집계 소프트웨어가 등장했다. 그러나 이러한 플랫폼은 여전히 어마어마하게 많은 전용 케이블, 소프트웨어 포털, 데이터 표시 화면을 탐색하는 데 많은 시간과 전문 지식이 필요하다. 2020년 미국 판매 데이터에 따르면, 2021년 5월 현재 가장 유명한 데이터 통합 플랫폼인 Glooko(캘리포니아주 팰로앨토)와 Tidepool(캘리포니아주 팰로앨토)은 가장 많이 판매되는 CGM 제조업체(Abbott사의 Freestyle Libre 2)와 가장 많이 판매되는 인슐린펌프 제조업체(Medtronic 770G)의 최신 제품과 호환되지 않아 전반적인 유용성을 더욱 떨어뜨리고 있다.

다행히도 FDA는 건강 결과를 개선하기 위해 의료 기기 상호운용성을 강력히 장려하고 있으며, 이에 따라 여러 당뇨병 기기별 상호운용성 표준(예: IEEE 11073-10417, Glucose Meters, 4, 5, 8 IEEE 11073-10419 Insulin Pumps, IEEE 11073-10425, Continuous Glucose Monitors)을 지원하고 있다.[22] 상호운용성을 위한 가장 큰 성과로 FDA는 자동 인슐린 주입 컨트롤러, 대체 컨트롤러 지원 인슐린펌프, AID 시스템에 결합할 수 있는 통합된 연속혈당측정기(integrated CGMs)를 승인하기 시작했다.[23] 그러나 기기 제조업체는 개발 비용을 줄이고 귀중한 환자 데이터를 비축하기 위해 공유를 제한하려는 재정적 동기가 있을 수 있으므로 이러한 표준을 제품에 실제로 적용하도록 인센티브를 제공해야 할 수 있다. 외부적 동기 부여 요인은 소비자 및 전문가의 요구에 따른 시장 압력이나 건강 데이터 개방을 의무화하는 입법 조치의 형태로 나타날 수 있다.

스마트폰의 보편화는 데이터 공유 및 상호운용성 문제에 대한 한 가지 잠재적인 솔루션을 제시한다. 미국의 모든 CGM 및 인슐린펌프 제조업체는 스마트폰에서 건강 데이터를 볼 수 있는 기능을 갖춘 제품을 보유하고 있다. 또한 Apple과 Google은 지원되는 앱과 기기에서 정보를 수집할 수 있는 건강 데이터 통합 플랫폼을 내장하고 있다. 이러한 플랫폼은 기업이 모든 개별 앱에 대해 특정 공유 기능을 구축할 필요 없이 데이터를 내보내고 가져올 수 있는 중앙 허브를 제공한다. 예를 들어 Apple Healthkit(캘리포니아주 쿠퍼티노)는 혈당 정보, 기저인슐린전달, 볼러스인슐린전달을 저장할 수 있다. 그런 다음 이 데이터는 FHIR(Fast Healthcare Interoperability Resources) 같은 업계 표준과 알레르기, 상태, 예방접종, 검사 결과, 약물, 절차 및 생체 정보의 공유 프로세스를 간소화하는 기타 애플리케이션 프로그래밍 인터페이스를 활용하여 Epic과 같은 EHR 플랫폼과 동기화될 수 있다. 한 의료 시스템에서는 Apple Healthkit를 활용하여 당뇨병 환자의 CGM에서 Apple 스마트폰과 환자의 주치의가 볼 수 있는 Epic EHR 대시보드로 데이터를 지속적으로 전송하는 통신 브리지를 구축했다.[24]

디지털헬스가 주류가 되려면 개방형 데이터 공유 에코시스템과 더불어 광범위한 재정적 환급이 필수적이다. 영상 진료에 대한 CPT 코드는 이미 몇 년 전부터 존재했지만, 코로나19 팬데믹으로 인해 의료 기관, 전문가, 환자들 사이에서 영상 진료와 관련된 청구 및 환급을 표준화하는 문화 변화가 필요해졌다. 그러나 당뇨병 커넥티드 케어 제공에 더 적합한 원격 환자 모니터링에 대한 CPT 코드는 여전히 활용도가 낮으며 치료 모델이 완전히 달라서 수용도가 낮은 상태이다.

디지털헬스 및 원격의료의 미래는 어떻게 될 것인가?

당뇨병관리를 위한 기존의 치료 모델은 정기적인 병원 방문, 검사실 방문, 선별 검사를 중심으로 이루어진다. 반면, 기술 기반의 커넥티드 당뇨병관리 플랫폼은 (1) 실시간 또는 실시간에 가까운 피드백, (2) 지리적으로나 개별적으로 구성된 의료팀을 통한 다양한 전문가 치료, (3) 자기관리 지원, (4) 연속적으로 수집된 데이터에 기반하여 개별적으로 생성된 치료 권장 사항을 제공하는 다차원적 치료 모델을 제공함으로써 향후 유연하고 개인 맞춤화된 관리 서비스를 제공할 것이다.

레바인(Levine) 등은 다양한 계층의 커넥티드 케어 유형을 활용하여 "인구 집단 관리를 위한 커넥티드 케어 환경" 구축을 위한 피라미드형 프레임워크를 제안했다.[25] 이에 영감을 받아 우리가 제안한 에코시스템(〈그림 17.2〉 참고)은 모든 당뇨병 환자가 혈당측정기, CGM, 인슐린전달 시스템 및 영양과 같은 환자 보고 데이터 등의 건강 데이터를 모니터링하고 기록하는 커넥티드 기기에 접근할 수 있는 기반에서 시작된다. 모든 건강 데이터는 환자가 통제하는 공유 권한에 따라 각 기기와 앱 간에 자유롭게 이동할 수 있다. 이 데이터는 환자와 의료진이 선택한 모든 소프트웨어에서 볼 수 있다.

이러한 데이터 층 위에 있는 인공지능 코치는 데이터 기반 알고리즘을 활용하여 실시간 피드백과 자동화된 알림 및 동기를 제공하여 환자가 혈당측정, 신체 활동 및 약물 복용과 같은 당뇨병 자기관리 작업을 늘리도록 유도할 수 있다. 자동화 덕분에 인공지능 코치는 확장성이 뛰어나며 비용이나 인력을 크게 늘리지 않고도 많은 환자를 지원할 수 있다.

다음으로, 인공지능 알고리즘이 미충족 요구 사항을 파악하거나 환자 또는 의료팀이 직접 요청하는 경우 사용자를 그 위의 인적 지원 층으로 확대할 수 있다. 이 층에서는 동료 지원 네트워크를 활용하여 좀 더 유기적인 격려와 생활 방식에 대한 조언을 제공할 수 있으며, 임상의(예: CDCES, 공인 영양사 또는 훈련된 건강 코치)가 이를 중재한다. 환자들은 그룹 안에 배치되면 서로의 질문과 답변, 경험을 통해 배울 수 있다. 중재자는 공통된 질병 상태, 인구 통계, 치료 방법 및 임상적 요구가 있는 환자들을 지능적으로 그룹화하여 잘못된 정보를 걸러내고, 교육을 제공하고, 선별된 콘텐츠를 많은 환자에게 한 번에 공유할 수 있다.

피라미드의 그다음 층에서는 CDCES 및 코치와 같은 비처방 의료 제공자부터 시작하여 임상간호사, 의료 보조원, 의사에 이르기까지 일대일 상호작용을 제공한다. 이러한 각 팀원은 메시징, 실시간 원격의료 또는 대면 진료와 같은 비동기식 커뮤니케이션을 조합하여 각자의 특정 기술을 활용하여 환자를 교육한다.

이 에코시스템에서 환자는 선호도와 임상적 필요에 따라 피라미드의 여러 층을 오르내리게 되며, 한 번에 여러 층을 이용할 수도 있다. 이 커넥티드 케어 환경에 대한 이상적인 시나리오는 다양한 당뇨병관리 계층과 수직적으로 통합되고 다양한 만성 질환을 해결하기 위해 수평적으로 통합된 단일 조직 내에 존재하는 것이다.

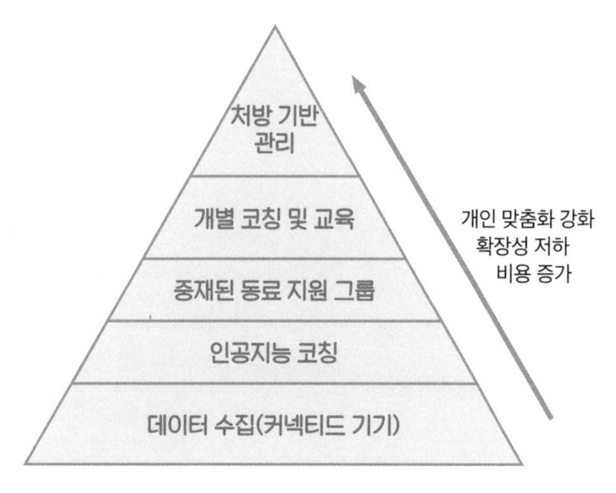

그림 17.2 **인구 집단 건강 개선을 위한 커넥티드 당뇨병관리 모델 제안**
환자는 선호도와 임상적 필요에 따라 여러 층을 오르내리며 안내받을 수 있다. 이 모든 서비스는 원격으로 제공될 수 있다.

결론

미국에서는 기술의 발전과 코로나19 팬데믹으로 인해 원격의료 및 CGM과 같은 커넥티드 기기를 활용한 가상 진료가 직접 대면 진료의 대안으로 받아들여지면서 시스템 전반에 걸친 패러다임 전환이 이루어졌다. 돌이켜보면 이러한 기술이 기존의 단편적 의료 시스템에 얼마나 완벽하게 들어맞는지 놀라울 정도이다. 하지만 한편으로 인공지능, 다학제 진료팀, 필요에 기반한 인구 집단 관리 접근법을 기초로 하여 완전히 다른 지속적인 치료 모델을 제공하는 더욱 혁신적인 디지털헬스 에코시스템을 도입할 수 있는 잠재적 진입점 역할을 하기도 한다. 대안적인 커넥티드 케어 서비스 제공 모델의 잠재력을 완전히 실현하려면 제품으로서의 의료 서비스에서 구독으로서의 의료 서비스로의 또 다른 시스템 전반에 걸친 패러다임 전환이 필요하다.

참고 문헌

1 Koonin LM, Hoots B, Tsang CA, et al. Trends in the use of telehealth during the emergence of the COVID-19 pandemicdUnited States, January-March 2020. MMWR Morb Mortal Wkly Rep 2020;69:1595-9. https://doi.org/10.15585/mmwr.mm6943a3.

2 Mehrotra A, et al. The impact of COVID-19 on outpatient visits in 2020: visits remained stable, despite a late surge in cases. Commonwealth Fund; February 2021. https://doi.org/10.26099/bvhf-e411.

3 Levine BJ, Close KL, Gabbay RA. Diabetes technology and therapeutics. January 1-9, 2020. https://doi.org/10.1089/dia.2019.0273.

4 https://www.cdc.gov/coronavirus/2019-ncov/hcp/guidance-hcf.html#anchor_1591797289710.

5 https://www.cms.gov/newsroom/fact-sheets/medicare telemedicine-health-care-provider-fact-sheet.

6 https://abbott.mediaroom.com/2021-01-27-Abbott-Reports-Fourth-Quarter-2020-Results-Issues-Strong-Double-Digit-Growth-Forecast-for-2021.

7 https://investors.dexcom.com/static-files/3602dc17-054d-47d5-95ec-72895926ad50.

8 https://medtronic.gcs-web.com/static-files/797ae4ff-0ac7-4902-a86e-01335afd4574.

9 https://www.senseonics.com/investor-relations/news-releases/2021/03-04-2021-00 2842723.

10 American Diabetes Association. Diabetes technology: standards of medical care in diabetes2021. Diabetes Care January 2021;44(Suppl. 1):S85-99. https://doi.org/10.2337/dc21-S007. PMID: 33298418.

11 Heinemann L, DeVries JH. Reimbursement for continuous glucose monitoring. Diabetes Technol Therapeut 2016;18(Suppl. 2):S248-52. https://doi.org/10.1089/dia.2015.0296. Suppl 2.

12 Soupal J, Petruzelkova L, Grunberger G, et al. Glycemic outcomes in adults with T1D are impacted more by continuous glucose monitoring than by insulin delivery method: 3 years of follow-up from the COMISAIR study. Diabetes Care 2020;43(1):37-43. https://doi.org/10.2337/dc19-0888.

13 Kröger J, Fasching P, Hanaire H. Three European retrospective real-world chart review studies to determine the effectiveness of flash glucose monitoring on HbA1c in adults with type 2 diabetes. Diabetes Ther January 2020;11(1):279-91. https://doi.org/10.1007/s13300-019-00741-9. Epub 2019 Dec 12. PMID: 31833041; PMCID: PMC6965548.

14 Perez-Guzman MC, Shang T, Zhang JY, Jornsay D, Klonoff DC. Continuous glucose monitoring in the hospital. Endocrinol Metab (Seoul) April 2021;36(2):240-55.

15 Castorino K, Polsky S, O'Malley G, Levister C, Nelson K, Farfan C, Brackett S, Puhr S, Levy CJ. Performance of the dexcom G6 continuous glucose monitoring system in pregnant women with diabetes. Diabetes Technol Therapeut December 2020;22(12):943-7. https://doi.org/10.1089/dia.2020.0085. PMID: 32324061; PMCID: PMC7757524.

16 Zaharieva DP, Teng JH, Ong ML, Lee MH, Paldus B, Jackson L, Houlihan C, Shub A, Tipnis S, Cohen O, O'Neal DN, Krishnamurthy B. Continuous glucose monitoring versus self monitoring of blood glucose to assess glycemia in gestational diabetes. Diabetes Technol Therapeut November 2020;22(11):822-7. https://doi.org/10.1089/dia.2020.0073. Epub 2020 Oct 13. PMID: 32324046.

17 American Diabetes Association. Standards of medical care in diabetes-2021. Diabetes Care January 2021;44(Suppl. 1):S53-72. https://doi.org/10.2337/dc21-S005. PMID: 33298416.

18 Li R, Shrestha SS, Lipman R, et al. Diabetes self-management education and training among privately insured persons with newly diagnosed diabetesdUnited States, 2011e2012. MMWR Morb Mortal Wkly Rep 2014;63(46):1045-9.

19 Han J, King F, Klonoff D, et al. Digital diabetes congress 2019. J Diabetes Sci Technol 2019;13(5):979e89. https://doi.org/10.1177/1932296819872107.

20 Ardito RB, Rabellino D. Therapeutic alliance and outcome of psychotherapy: historical excursus, measurements, and prospects for research. Front Psychol October 18, 2011;2:270. https://doi.org/10.3389/fpsyg.2011.00270. PMID:

22028698; PMCID: PMC3198542.

21 Torous J, Hsin H. Empowering the digital therapeutic relationship: virtual clinics for digital health interventions. Npj Digital Med 2018;1:16. https://doi.org/10.1038/s41746-018-0028-2.

22 Silk AD. Diabetes device interoperability for improved diabetes management. J Diabetes Sci Technol 2016;10(1):175-7. https://doi.org/10.1177/1932296815595051.

23 https://www.fda.gov/news-events/pressannouncements/fda-authorizes-first-interoperableautomated insulin-dosing-controller-designed-allow-more-choices.

24 Kumar RB, Goren ND, Stark DE, Wall DP, Longhurst CA. Automated integration of continuous glucose monitor data in the electronic health record using consumer technology. J Am Med Inf Assoc May 2016;23(3):532-7. https://doi.org/10.1093/jamia/ocv206. Epub 2016 Mar 27. PMID: 27018263; PMCID: PMC4901382.

25 Levine BJ, Close KL, Gabbay RA. A care team-based classification and population management schema for connected diabetes care. Npj Digit Med 2020;3:104. https://doi.org/10.1038/s41746-020-00313-3.

18 Chapter

중동의 당뇨병 디지털헬스 및 원격의료

모하메드 E. 알-소피아니(Mohammed E. Al-Sofiani)

중동에서는 많은 당뇨병 환자가 의료 시설과 당뇨병 전문가가 드문 외딴 마을과 소도시에 살고 있어 당뇨병의 유병률과 방치율이 높다. 중동에서는 정보 기술의 높은 보급률과 소셜 미디어 애플리케이션의 급속한 채택에도 불구하고 당뇨병관리를 위한 디지털헬스 및 원격의료의 활용은 아직 초기 단계에 머물러 있다. 중동 지역의 광범위한 휴대폰 보급, 광대역 인터넷 액세스, 기술에 대한 높은 관심은 이 지역의 당뇨병관리를 혁신할 특별한 기회를 마련해 준다. 디지털헬스는 의료 접근성 격차, 도시와 농촌 간의 의료 질 격차, 당뇨병 전문의 부족 등 당뇨병관리가 직면한 많은 문제에 대한 해결책이 될 수 있다. 여러 중동 국가에서 의료 시스템의 디지털화를 위한 조치를 취하기 시작했지만, 이 목표를 달성하려면 몇 가지 장벽을 해결해야 한다. 이 장에서는 중동의 당뇨병 디지털헬스 현황을 살펴보고, 디지털헬스의 광범위한 도입을 가로막는 장벽을 논의하며, 지역 전체의 당뇨병관리 서비스를 혁신하기 위해 디지털헬스와 원격의료를 가장 효과적으로 활용할 수 있는 전략을 파악해 보고자 한다.

요약

- 중동의 의료 시스템은 높은 당뇨병유병률로 인해 과중한 부담을 떠안고 있으며, 늘어나는 신규 환자 수와 부족한 당뇨병관리 전문가를 수용하도록 설계되지 않았다.
- 주로 젊은 인구가 많은 이 지역의 일상생활에서 기술은 없어서는 안 될 부분이 되었으며, 당뇨병관리 제공 방식을 혁신하고 현재 의료 시스템의 부담을 일부 완화할 수 있는 큰 잠재력이 있다.
- 당뇨병 디지털헬스와 원격의료를 임상 진료에 통합하면 중동 지역에서 당뇨병관리의 접근성, 예측성, 개인화, 선제성, 참여성, 비용 효율성을 높이는 데 도움이 된다.

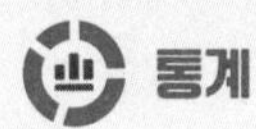

- 중동 및 북아프리카 지역은 20~79세 인구의 연령 보정 당뇨병유병률 세계 1위(지역 통합 유병률 12.2%) 지역이며, 이 지역에서 당뇨병으로 인한 사망 2건 중 1건은 60세 이전에 발생한다.[1, 2]
- 중동 지역의 당뇨병 관련 의료비 지출은 전 세계 당뇨병 관련 지출의 2.5%에 불과하며, 이는 중동 지역의 당뇨병관리에 대한 자금이 턱없이 부족하다는 사실을 시사한다.[3]
- 중동은 세계에서 가장 젊은 인구(일부 국가에서는 인구의 최대 70%가 35세 미만)를 가진 지역이며 기술, 인터넷, 모바일 기기의 활성 사용자 비율이 높은 지역 중 하나이다(전 세계 소셜 미디어 보급률은 53%에 불과한 데 비해 아랍에미리트는 99%, 사우디아라비아는 80%, 이스라엘은 78%, 터키는 70%로 추산된다).

* **키워드**: 접근, 동기식, 비동기식, 보수주의, 당뇨병, 디지털 격차, 중동, 비만, P4 의학(P4 Medicine), 농촌 보건.

약어

- **EHR** 전자건강기록(electronic health record)
- **KSUMC** 킹사우드대학교 메디컬 시티(King Saud University Medical City)
- **m-헬스** 모바일헬스(mobile health)

서론

중동에서는 많은 당뇨병 환자가 의료 시설과 당뇨병 전문가가 드문 외딴 마을과 소도시에 살고 있어 당뇨병의 유병률과 방치율이 높다. 중동에서는 정보 기술의 높은 보급률과 소셜 미디어 애플리케이션의 급속한 채택에도 불구하고 당뇨병관리를 위한 디지털헬스 및 원격의료의 활용은 아직 초기 단계에 머물러 있다. 중동 지역의 광범위한 휴대폰 보급, 광대역 인터넷 액세스, 기술에 대한 높은 관심은 이 지역의 당뇨병관리를 혁신할 특별한 기회를 준다. 디지털헬스는 의료 접근성 격차, 도시와 농촌 간의 의료 질 격차, 당뇨병 전문의 부족 등 당뇨병관리가 직면한 많은 문제에 대한 해결책이 될 수 있다.

여러 중동 국가에서 의료 시스템의 디지털화를 위한 조치를 취하기 시작했지만, 이 목표를 달성하려면 몇 가지 장벽을 해결해야 한다. 이 장에서는 중동의 당뇨병 디지털헬스 현황을 살펴보고, 디지털헬스의 광범위한 도입을 가로막는 장벽을 논의하며, 지역 전체의 당뇨병관리 서비스를 혁신하기 위해 디지털헬스와 원격의료를 가장 효과적으로 활용할 수 있는 전략을 파악해 보고자 한다.

중동에서는 당뇨병과 비만을 앓고 있는 사람들의 수가 놀라운 속도로 계속해서 증가하고 있다. 2019년 국제당뇨병연맹(International Diabetes Federation) 보고서에 따르면, 중동 및 북아프리카 지역의 20~79세 성인 5,480만 명(즉, 이 지역 해당 연령대 인구의 12.8%)이 당뇨병을 앓고 있으며, 이 수치는 2030년까지 38.8%, 2045년까지 96.5%로 증가하리라고 예상된다.[3] 마찬가지로 2형당뇨병의 주요 위험인자인 비만의 지역별 유병률도 전 세계에서 가장 높은 비만율을 보이는 중동 10개 국가(사우디아라비아, 아랍에미리트, 카타르, 리비아, 바레인, 쿠웨이트, 이집트, 이라크, 레바논, 요르단)를 중심으로 모든 연령대에서 증가하고 있다.[4] 더욱 우려되는 점은 중동 지역의 60세 이전 사망자 중 53%가 당뇨병으로 인한 사망이라는 점이다.[3] 세계 다른 지역과 마찬가지로 중동에서도 엄청난 수의 당뇨병 환자를 돌볼 수 있도록 훈련받은 의료 전문가가 부족하며, 인구 고령화와 기대여명 및 비만율이 계속해서 증가함에 따라 현재 당뇨병 전문의 부족 현상은 더욱 심화하리라고 예상된다.[5]

당뇨병관리는 치료법 조정, 필요한 교육 제공, 건강한 행동 장려를 위해 의료 전문가의 지속적인 관심과 정기적인 후속 진료가 필요하므로 의료 시스템에 큰 부담이 될 수 있다. 중동의 당뇨병 환자 중 상당수는 의료 시설이 없거나 당뇨병관리 전문가가 부족한 소도시나 외딴 마을에 살고 있다.[6] 그 결과 이 지역에서 당뇨병은 높은 이환율, 사망률, 비용 때문에 여전히 방치되고 있다.[2] 도시 지역에 거주하는 당뇨병 환자 역시 질병과 합병증으로 인한 건강 및 경제적 부담을 피할 수 없다. 실제로 지난 50여 년간 중동에서 일어난 도시화, 급속한 사회경제적 성장, 건강에 해로운 생활 방식 변화, 기대여명 증가는 현재 중동 지역의 당뇨병 유행과 과중한 의료 시스템 부담의 원인으로 지목되고 있다.[3] 당뇨병 전문의를 만나기 위한 대기 시간과 후속 진료 사이의 시간은 점점 더 길어지고 있으며, 당뇨병 환자는 병원 방문 사이에 당뇨병을 자기관리하는 데 필요한 지식, 도구, 리소스를 제공받지 못하고 있다.

현재 중동의 당뇨병관리 모델은 향후 당뇨병 부담의 증가를 수용할 만큼 유연하지 않다. 당뇨병 환자가 건강하고 생산적이며 심신을 약화하는 합병증 없이 지낼 수 있도록 혁신적인 솔루션이 절실히 요구된다. 이러한 조치가 광범위하게 시행되지 않는다면 당뇨병관리 서비스의 수요와 공급 간 격차는 계속 커질 것이며, 혈당 조절이 제대로 되지 않는 당뇨병 환자와 치명적인 합병증으로 고통받는 당뇨병 환자도 계속해서 늘어날 것이다. 당뇨병 디지털헬스 및 원격의료는 의료 서비스 제공을 혁신하고 변화시키며, 접근성을 높이고, 의료의 질과 결과를 개선하며, 궁극적으로 중동 지역의 당뇨병으로 인한 건강 및 경제적 부담을 줄일 수 있는 잠재력이 있다.

중동의 당뇨병 디지털헬스 및 원격의료의 현황은 어떠한가?

중동은 대략 인구 4명 중 1명이 15~29세로, 세계에서 가장 젊은 인구를 가진 지역 중 하나이다.[7] 중동 최대 국가인 사우디아라비아의 경우 인구의 약 70%가 35세 미만으로 추산된다.[8] 당연하게도 최근의 정보 기술 발전에 대한 중동 지역의 수용률은 전 세계에서 가장 높으며, 중동 지역 사람들 대부분에게 기술은 일상생활의 필수적인 부분이 되었다. 사우디아라비아 인구의 93% 이상이 인터넷을 사용하고 있으며, 소셜미디어의 활성 사용자(active user) 비율은 아랍에미리트 99%, 사우디아라비아 80%, 이스라엘 78%, 터키 70%로 추산된다.[9, 10] 이는 전 세계 수치가 53%인 데 비해 상당히 높은 수치이며, 참고로 인도는 32%, 중국은 64%, 미국은 72%이다.[10] 휴대폰 및 광대역 인터넷의 광범위한 보급과 높은 기술 활용도는 이 지역의 당뇨병관리를 혁신할 특별한 기회를 마련해 준다. 중동 국가들은 당뇨병관리 시스템의 디지털화를 통해 지리적 위치(예: 농촌 vs. 도시 지역), 사회경제적 지위, 교육 수준과 관계없이 모든 당뇨병 환자에게 공평한 의료 접근성과 양질의 의료 서비스를 제공하고 궁극적으로 지역 전체에서 당뇨병으로 인한 건강 및 경제적 부담을 줄일 수 있다.

의료 시스템을 위한 기술의 잠재적 이점과 높은 수요에도 불구하고 중동 지역의 당뇨병 디지털헬스 및 원격의료의 활용도는 여전히 기대에 못 미칠 정도로 저조하다. 원격 데이터 공유가 가능한 당뇨병 디지털 기기를 보유한 당뇨병 환자는 소수에 불과하며, 그들마저도 이러한 디지털 도구를 활용할 수 있도록 클라우드에 연결된 병원을 찾는 데 어려움을 겪고 있다. 당뇨병 전문 클리닉을 포함한 중동의 많은 의료기관에는 여전히 당뇨병 디지털헬스를 최대한 활용하는 데 필요한 도구와 인력이 부족하다. 따라서 당뇨병 기술은 일부 의료 시설에 추가적인 부담을 주는 요인으로 여겨지고 있으며, 임상 진료에의 통합은 대부분 당뇨병 환자와 당뇨병관리 전문가의 개별적인 노력에 국한되어 있었다.

그러나 최근 중동 지역의 몇몇 국가에서 특히 당뇨병과 같이 유병률이 높고 예방할 수 있는 질병에 중점을 두고 디지털헬스에 투자하기 시작했다. 사우디아라비아, 카타르, 아랍에미리트는 중동 지역에서 디지털헬스 혁신의 새로운 물결을 주도하고 있으며, 당뇨병 환자는 그 수혜자 될 것이다.[11~13] 사우디아라비아 보건부는 최근 의료 시스템 개선을 위한 국가 비전의 일환으로 기술을 통해 의료 서비스 제공을 혁신하는 디지털헬스 전략을 개발했다. 이 전략에는 모든 의료 시설에 중앙 집중식 통합 전자건강기록(EHR)을 구현하고 전국적으로 디지털헬스 활용을 확대하는 작업이 포함된다.[11] 마찬가지로 최근 의료 과실 책임과 원격의료 서비스를 다루는 연방 법률이 도입된 아랍에미리트에서도 디지털헬스 혁신이 우선순위 과제로 떠오르고 있다.[12] 코로나19 팬데믹으로 인해 의료 전문가, 이해관계자, 당뇨병 환자가 의료 서비스 혁신의 필요성과 시급성을 깨닫기 시작하면서 지역 의료 서비스를 디지털화하려는 지속적인 노력이 더욱 가속화되고 있다. 원격으로 데이터를 공유하고 커뮤니케이션을 유지할 수 있는 디지털 도구로 당뇨병 환자와 의료 전문가의 당뇨병관리를 돕는 것은 사치가 아닌 필수라는 사실이 분명해졌다.

코로나19 팬데믹 동안 중동의 많은 당뇨병 환자는 가장 필요한 시기에 담당 의료진과 만날 수 없었고, 대부분의 당뇨병 클리닉은 원격의료 인프라가 부족하여 당뇨병 환자와의 효과적인 소통을 회복하는 데 어려움을 겪었다. 그럼에도 이 지역의 극소수 당뇨병센터는 팬데믹 이전에 이미 당뇨병 디지털 도구를 사용하고 있었으며, 그 결과 큰 문제 없이 "직접 대면" 당뇨병관리에서 "가상" 당뇨병관리로 성공적으로 전환할 수 있었다.[14, 15] 팬데믹 동안 사우디아라비아의 킹사우드대학교 메디컬 시티(KSUMC)에서 당뇨병 원격진료 클리닉을 신속하게 구현한 사례는 강력한 원격의료 인프라가 없는 상황에서도 당뇨병 디지털 도구와 원격의료가 어떻게 당뇨병 환자와 의료 전문가를 도울 수 있는지에 대한 사례 연구로 활용되었다.[14] 여러 측정 지표에 따르면, 팬데믹 동안 처음으로 원격의료를 이용해 본 KSUMC의 당뇨병 환자와 의료진 대다수는 이 치료 모델에 긍정적인 반응을 보였다. 당뇨병 디지털 도구와 원격 데이터 공유에 대한 환자와 의료 전문가의 놀라울 정도로 높은 만족도와 활용도는 이 지역의 당뇨병 디지털헬스에 대한 큰 관심과 수요를 보여 준다.[14] 또한, 원격의료 인프라가 발달하지 않은 상황에서도 당뇨병 디지털헬스를 활용하고 원격의료를 신속하게 구현할 수 있었을 뿐만 아니라 사우디아라비아 당뇨병 환자의 혈당 조절 및 정신건강 결과도 개선할 수 있었다.[16, 17]

중동 및 북아프리카 지역의 여러 국가는 서로 차이가 있으면서도 유사한 문화적 배경, 생활 방식, 건강 신념, 공통 언어를 공유한다. 이러한 언어적, 문화적 유대감은 대규모 지역 원격의료 서비스 구현을 촉진하고 전 지역에 걸쳐 경험 공유의 이점을 증폭할 수 있다. 이는 이집트 보건부와 세계보건기구(WHO)가 주도한 모바일헬스(m-헬스) 계획인 "Be He@lthy Be Mobile" 사례에서 잘 드러난다.[18] 이 국가적 디지털 프로그램은 당뇨병 자기관리의 중요성에 대한 인식을 높이기 위해 2015년 이집트에서 아랍어 모바일 애플리케이션("mDiabetes")으로 시작되었다. 이집트의 경험은 아랍어를 공용어로 사용하는 또 다른 지역 국가인 튀니지와 공유되어 이미 아랍어로 제공되던 동일한 모바일 애플리케이션 콘텐츠를 사용하여 유사한 국가 프로그램을 구현하는 데 도움이 되었다. 최근 이집트에서는 라마단 성월 동안 당뇨병 환자가 성공적으로 금식할 수 있도록 모바일 문자를 전송하는 국가적 모듈 "mRamadan"을 구현했다.[19] 중동에 거주하는 수백만 명의 당뇨병 환자가 매년 라마단 동안 금식을 시도하기 때문에 이러한 m-헬스 모듈과 기타 당뇨병 디지털 도구를 활용하면 이 지역 전체의 당뇨병 환자에게 엄청난 혜택을 제공할 수 있을 것이다.

중동에서 당뇨병 디지털헬스 및 원격의료의 광범위한 도입을 가로막는 장벽은 무엇인가?

중동의 여러 지역에서 의료 시스템을 디지털화하려는 조치가 취해지고 있지만 이러한 노력은 여러 가지 과제에 직면해 있다. 당뇨병관리의 대규모 디지털 혁신을 이루려면 다음과 같은 주요 장벽을 해결해야 한다.

1) 낙후된 의료 인프라

a) 파편화된 의료 시스템: 중동의 여러 지역에서 의료 시스템은 여전히 파편화되어 있으며, 자금이 부족한 공공(정부 지원) 부문, 규제가 부족한 민간 부문 또는 둘 다에 의존하고 있다. 또한 의료보험 보장은 사회경제적 상위층과 중상위층의 개인에게 국한되어 있으며, 당뇨병 디지털 도구 사용에 대해서는 보장해 주지 않는 경우가 많다.

b) EHR 시스템의 제한적 도입: 중동 지역의 많은 일차 진료소와 당뇨병센터는 여전히 종이 기반 건강기록에 의존하고 있어 의료 시설 간 임상 데이터의 효과적인 원격 통신에 어려움을 겪고 있다.

c) 상호운용성 부족: 당뇨병 디지털 기기, 원격의료 소프트웨어, EHR 및 기타 서비스 간의 상호운용성이 부족하면 당뇨병 디지털헬스 및 원격의료를 활용하는 데 복잡한 문제가 발생한다.

d) 당뇨병 디지털헬스, 의료정보학 및 규제에 대한 전문 지식 부족은 중동에서 당뇨병 디지털헬스의 광범위한 도입을 가로막는 주요 걸림돌이다.

e) 불안정한 인터넷 연결, 전원 공급 장치 및 통신 네트워크는 일부 지역에서 여전히 문제가 되고 있다.

2) 재정적 장벽

당뇨병관리를 디지털화하는 데는 초기 비용이 들지만, 이러한 접근 방식을 도입하면 궁극적으로 총 의료 비용을 절감할 수 있을 것으로 기대된다. 당뇨병 디지털헬스는 비용이 많이 드는 당뇨병합병증의 위험을 감소시키는 수준으로 당뇨병 환자의 혈당 조절, 만족도, 삶의 질을 개선할 수 있다고 입증되었다.[20, 21] 그러나 중동의 정책 입안자들 상당수는 초기 비용 지출에 여전히 회의적이다. 지역 데이터를 통해 이 치료 모델의 비용 효율성을 입증하지 못하거나 "장기적인 비용 절감을 위한 초기 투자" 사례가 정책 입안자에게 설득력을 얻지 못하면 많은 국가에서 당뇨병관리를 디지털화하는 데 실패할 가능성이 높다.

3) 정책 프레임워크 부족

a) 당뇨병 디지털헬스 및 원격의료 서비스 사용 규제 부족

b) 건강 정보의 보호 및 보안 보장 필요

c) 당뇨병 디지털헬스 사용에 대한 보상과 당뇨병 디지털 도구에서 생성된 데이터의 검토 및 해석에 드는 시간과 노력에 대한 보상 안내 부족

4) 당뇨병 디지털헬스 및 원격의료에 대한 인식

a) 보수주의: 중동에서는 의료 분야의 기술 혁신에 대한 저항이 흔하게 일어난다. 당뇨병 디지털헬스 및 원격의료의 광범위한 도입을 위해서는 기기의 정확성과 안전성, 온라인 정보 및 애플리케이션의 신뢰성, 데이터 개인 정보 보호, 제삼자가 민감한 정보를 획득할 위험 등 디지털헬스 도구 사용에 대한 우려를 해소하기 위해 당뇨병 환자 및 의료 전문가와 협력하는 것이 중요하다.

b) 디지털헬스를 위협으로 인식: 당뇨병 디지털헬스를 대하는 태도는 주로 최종 사용자가 이를 어떻게 인식하느냐에 따라 결정된다. 일부 의료 전문가는 당뇨병 디지털헬스를 자신의 직업적 자율성, 수입, 진료 흐름에 대한 위협으로 인식할 수 있다. 또 누군가는 장기적인 고용 안정에 위협이 된다고 생각할 수도 있다.[22] 이러한 우려는 당뇨병 디지털헬스의 역할, 이점 및 단점에

대한 인식을 높이기 위한 효과적인 의사소통을 통해 해결해야 한다.

c) 건강 우선순위 경쟁: 중동 일부 지역의 의료 시스템은 당뇨병 디지털헬스 도입보다 우선순위가 더 높다고 여겨지는 좀 더 기본적이고 시급한 건강 문제를 해결하는 데 집중하고 있다.

d) 당뇨병 디지털헬스 및 원격의료의 이점과 적절한 활용에 대한 인식 부족: 당뇨병 환자 및 의료 전문가와 함께 당뇨병 디지털 도구 사용에 대한 인식 관련 장벽을 파악하고 논의하면 수정할 수 있다.

e) "디지털 격차"에 대한 우려: 당뇨병관리의 디지털화는 초고속 광대역 인터넷 액세스가 제한될 수 있는 외딴 지역이나 시골에 거주하는 사람과 같이 기술 자원이 제한된 당뇨병 환자에게 더욱 불이익을 줄 수 있다.[23]

5) 데이터 부족

당뇨병 디지털헬스 및 원격의료가 중동에서 당뇨병관리의 제공, 접근성, 질, 비용 및 전반적인 결과에 미치는 영향을 평가하는 데이터가 부족하다는 점이 종종 디지털헬스 및 원격의료의 도입을 가로막는 장애물로 언급된다.

중동에서 당뇨병 디지털헬스 및 원격의료의 활용도를 높이려면 무엇이 필요한가?

〈표 18.1〉에는 중동에서 당뇨병관리를 개선하기 위해 당뇨병 디지털헬스 및 원격의료의 활용도를 높이는 데 필요한 주요 단계가 요약되어 있다. 첫 번째 단계로, 중동 국가들은 당뇨병 디지털헬스를 임상 진료에 통합할 수 있도록 국가 차원의 정책과 전략을 개발해야 한다. 이러한 정책의 개발, 실행 및 평가에는 당뇨병 환자, 당뇨병 관리 전문가, 의료정보학 전문가, 행동과학자, 연구자, 규제 기관 및 개발자를 포함한 학계, 산업계, 법률 및 보건 분야의 이해관계자가 참여하는 것이 중요하다. 이를 통해 당뇨병 디지털헬스의 수용성을 높이고 지역 전반에 걸쳐 디지털헬스 도입을 촉진할 수 있다. 또한 의료 시스템과 보험사에서 당뇨병과 그 합병증의 예방 및 관리에 디지털헬스와 원격의료를 활용하는 의료 전문가와 의료 기관에 인센티브를 제공하는 것이 중요하다. 디지털헬스의 이점에 대한 인식을 높이고 당뇨병관리에 디지털헬스를 가장 잘 활용하는 방법에 대해 당뇨병 환자와 의료 전문가를 교육하는 프로그램도 중동 지역 전체에서 디지털헬스의 도입을 앞당기는 데 도움이 될 것이다.

중동 국가들은 당뇨병관리의 접근성, 질, 비용 및 결과를 개선하기 위한 당뇨병 원격의료 허브 앤드 스포크(hub-and-spoke) 치료 모델을 채택함으로써 이점을 얻을 수 있다. 이 모델을 통해 주로 도시 지역에 있는 전문 당뇨병 클리닉[허브]의 의료 전문가는 시골에 있는 소규모 클리닉[스포크]의 당뇨병 환자에게 원격 상담 서비스를 제공할 수 있다. 이러한 원격 상담 서비스는 환자 중심적이며 환자가 혈당 수치, 신체 활동, 체중 및 기타 데이터를 추적하는 디지털 도구를 통해 수집한 데이터를 기반으로 개인 맞춤형 중재를 제공한다. 당뇨병 환자는 당뇨병 디지털헬스 및 원격의료를 활용하여 신체 건강의 관리 외에 행동 상담 서비스와 심리적 지원도 받을 수 있다.

기술 및 환자 관련 치료 결과에 초점을 맞춘 연구는 중동 지역의 당뇨병관리를 디지털화하기 위한 모든 프로그램의 일부가 되어야 한다. 연구는 중동 인구를 대상으로 당뇨병 디지털 도구의 유용성, 탐색 가능성, 접근성, 안전성 및 신뢰성을 조사하고 이러한 도구가 삶의 질, 혈당 조절, 당뇨병합병증 및 기타 임상 결과와 같은 환자 관련 치료 결과에 어떤 영향을 미칠 수 있는지 조사하는 데 중점을 두어야 한다. 중동의 당뇨병관리가 디지털화됨에 따라 이 과정이 당뇨병관리의 제공, 질 및 비용에 미치는 영향을 연구하는 것이 중요하다. 또한 디지털 격차에 가장 취약한 당뇨병 환자 하위 그룹을 파악하고 디지털 포용(digital inclusion)을 최적화하기 위한 이니셔티브를 실행하는 프로젝트가 필요하다.

표 18.1 **당뇨병 디지털헬스 및 원격의료를 활용하여 중동 지역의 당뇨병관리를 개선하기 위한 주요 단계**

주요 단계	현황 및 과제	디지털헬스를 통한 솔루션 제안
1) 디지털의료 전략 및 규제 프레임워크 수립	- 당뇨병 디지털헬스 및 원격의료 서비스 사용을 규제하고 개인 건강 정보 보호 및 보안을 보장하는 정책 부족 - 당뇨병 디지털 서비스를 어떻게 활용하고 임상 진료에 통합해야 하는지에 대한 프레임워크 부재	- 다양한 형태의 당뇨병 디지털헬스 및 원격의료의 사용을 안내, 규제, 보상, 촉진하기 위한 전략과 정책 개발
2) 당뇨병관리 서비스에 대한 접근성 개선	- 당뇨병관리 서비스를 이용할 수 없는 소도시와 마을에 살고 있는 당뇨병 환자가 많음 - 당뇨병관리 전문가 및 당뇨병 전문 센터 부족 - 당뇨병과 그 합병증으로 인한 부담 증가	- 당뇨병 원격의료 '허브 앤드 스포크' 치료 모델을 구현하여 소외된 지역사회의 당뇨병 환자에게 당뇨병관리 서비스 제공 - 당뇨병관리, 임상 결과, 환자 안전 및 비용 절감을 개선하기 위해 디지털 도구와 웨어러블 기기로 당뇨병 환자와 의료 서비스 제공자의 역량을 강화 - 디지털 도구를 활용한 당뇨병합병증 선별 검사 - 모바일헬스를 활용하여 당뇨병 및 합병증 예방과 관리에 대한 건강 문해력 및 인식 제고

주요 단계	현황 및 과제	디지털헬스를 통한 솔루션 제안
3) 정보 기술을 지원하기 위한 의료 인프라 개선	- 파편화된 의료 시스템 - 제한적인 EHR 시스템 도입 - 당뇨병 디지털 도구, 원격의료 소프트웨어, EHR 및 기타 서비스 간의 상호운용성 부족 - 광대역 사각지대	- EHR 시스템 도입을 확대하고 중앙 집중식 통합 EHR 시스템 채택을 위해 노력 - 개발자가 기술 표준을 준수하여 디지털 기기, EHR, 원격의료 소프트웨어 등의 상호운용성을 높이도록 장려 - 지역 전체에 광대역 네트워크 확장
4) 당뇨병 디지털헬스 및 원격의료를 임상 진료에 통합하도록 장려	- 재정적 장벽 - 전문성 부족 - 당뇨병 디지털헬스에 대한 잘못된 인식	- 당뇨병 디지털헬스 활용도를 높이기 위한 인센티브 제공 - 의료 전문가와 당뇨병 환자에게 디지털헬스 교육 제공 - 당뇨병 환자와 의료 서비스 제공자의 당뇨병 디지털헬스에 대한 인식을 높이고 신뢰를 얻기 위한 프로그램 구축
5) 디지털헬스 도구와 원격의료가 당뇨병관리에 미치는 영향을 연구하고 확립	- 당뇨병 디지털 도구 및 원격의료의 유용성, 안전성, 효능 및 효과를 조사한 지역 데이터 부족	- 당뇨병 디지털헬스가 기술, 환자 및 의료 시스템 관련 치료 결과에 미치는 영향을 평가하기 위한 연구 수행 - 디지털 격차 위험에 처한 당뇨병 환자의 하위 그룹을 파악하고, 디지털 포용을 최적화하고 격차를 해소하기 위한 프로그램 개발

중동 지역 당뇨병 디지털헬스 및 원격의료의 미래는 어떻게 될 것인가?

코로나19 팬데믹으로 인해 중동의 여러 지역에서 당뇨병 디지털헬스가 임상 진료에 통합되는 속도가 빨라졌지만, 아직 더 많은 작업이 필요하다. 이제는 팬데믹 기간에 배운 모든 교훈을 바탕으로 당뇨병관리를 디지털화하고 당뇨병 환자와 의료 전문가를 지원하기 위한 모범 사례를 구현해야 할 때이다(〈그림 18.1〉 참고). 다음 네 가지 형태의 원격의료는 향후 중동에서 당뇨병관리 디지털화의 초점이 될 것으로 보인다.

1) 원격진료(동기식): "원격진료(telemedicine)"와 "원격의료(telehealth)"라는 용어는 종종 같은 의미로 사용되지만, 두 용어는 원격 헬스케어의 다른 두 가지 부문을 지칭한다. 원격의료는 전자 및 통신 기술을 사용하여 임상 및 비임상 서비스를 제공하는 것을 포괄적으로 지칭하는 반면, 원격진료는 개인의 건강 상태를 개선하기 위해 전자 통신을 통하여 원거리에서 교환되는 의료 정보를 활용하는 원격의료의 특정 형태를 말한다. 동기식 원격진료는 중동의 당뇨병관리 서비스의 범위를 서비스가 부족한 지역사회로 확대(예: 허브 앤드 스포크 모델과 같은 치료 모델의 채택을 통해)하는 데 핵심이 될 여러 유형의 원격진료 중 하나이다. 동기식 원격진료는 당뇨병 환자가 약물 조정, 행동 치료, 당뇨병 교육, 임상 결과 개선에 효과적인 "직접 대면" 진료와 "가상" 진료를 모두 번갈아 가며 이용할 수 있도록 기존의 "직접 대면" 진료를 보완하는 역할을 할 것이다.

2) 축적 전송(Store-and-forward) 원격진료(비동기식): 이 유형의 원격진료에는 정보를 평가하고 진단 및 치료 권장 사항을 제공해야 하는 의료 전문가에게 데이터(예: CGM 또는 펌프 보고서, 디지털 망막 이미지 또는 사전 녹화된 발 검사 영상)를 전송하는 작업이 포함된다. 비동기식 원격진료는 이러한 전문 서비스를 이용할 수 없는 지역에서 큰

가치를 발휘한다.

3) 원격 환자 모니터링(웨어러블): 혈당, 혈압, 심박수, 체중, 약물 복용량 및 기타 데이터를 추적하는 기기와 이 데이터를 집계하여 의료 전문가에게 전송하는 소프트웨어 및 애플리케이션을 통해 환자의 병원 방문 사이에 환자의 건강을 원격으로 모니터링할 수 있다. 이러한 디지털 도구는 당뇨병 환자와 의료 전문가에게 질병이 임박했음을 알려 주고 궁극적으로 병원 입원 및 의료 비용을 줄일 수 있도록 한다.

4) 모바일헬스 앱: 모바일헬스 앱은 환자의 병원 방문 사이에 당뇨병 자기관리 교육, 행동 변화를 위한 커뮤니케이션, 심리사회적 지원 등 원격 건강 코칭 서비스를 제공한다. 예를 들어 탄수화물, 지방, 단백질, 칼로리 등 식단 데이터베이스를 제공하는 영양 앱, 스마트 인슐린펜과 연동하여 혈당 수치에 따라 인슐린용량을 기록하고 조절하는 인슐린 적정 앱, 환자의 복약 준수를 위한 자동 건강 알림 및 생활습관 권장 사항을 제공하는 앱 등이 있다. 중동 지역에서 모바일헬스 도구의 사용이 대중화되고 있으며 그에 대한 당뇨병 환자의 만족도가 높은 것으로 보고되고 있다.[24]

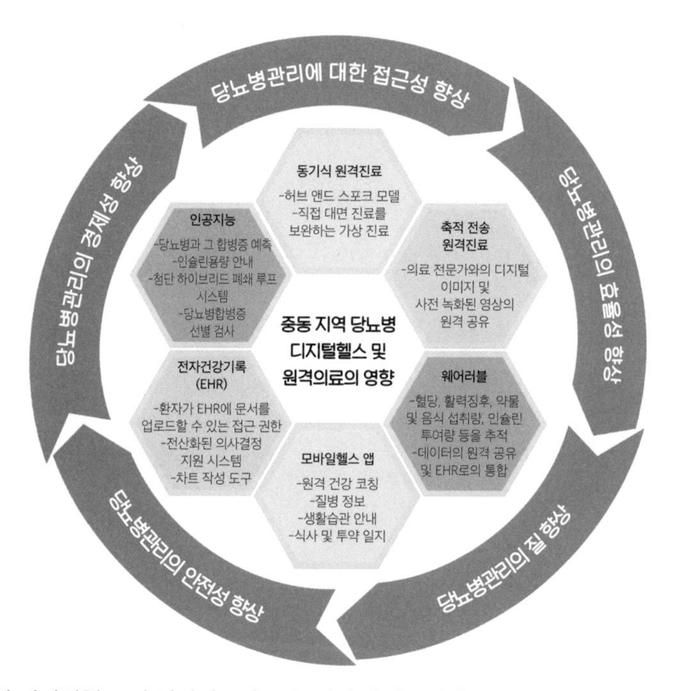

그림 18.1 당뇨병 디지털헬스 및 원격의료가 중동 지역의 당뇨병관리 개선에 미치는 영향

결론

중동과 같이 기술력이 풍부한 지역에서 당뇨병 디지털헬스 및 원격의료는 당뇨병 관리가 직면한 많은 문제를 해결할 수 있는 큰 잠재력이 있다. 디지털헬스는 중동 지역에서 당뇨병관리의 제공, 접근성, 질 및 결과를 개선하는 데 도움이 된다. 장기적으로 당뇨병 디지털헬스와 원격의료를 임상 진료에 통합하면 당뇨병관리가 'P4 의학(P4 medicine)'의 기초가 되는, 즉 더욱 예측 가능하고(predictive), 개인 맞춤화되고(personalized), 예방적이며(preemptive), 참여적인(participatory) 방식으로 변화할 것이다.[25] 당뇨병망막병증을 선별하는 인공지능, 저혈당을 감지하고 예측하는 연속혈당 측정 시스템, 저혈당 예방을 위한 센서 증강 및 첨단 하이브리드 폐쇄 루프 인슐린펌프와 같은 디지털헬스 도구를 활용하여 당뇨병의 급성 및 만성 합병증을 조기에 예측, 선별, 관리함으로써 쇠약해지는 질병을 예방할 수 있다. 지리적 위치, 사회경제적 지위 또는 기타 요인과 관계없이 적시에 환자에게 적절한 치료를 제공하는 당뇨병 디지털헬스 및 원격의료를 사용하여 개인 맞춤형 의료를 촉진할 수 있다. 또한 클라우드 기반 당뇨병 디지털 도구와 원격의료는 당뇨병으로 인한 건강 및 경제적 부담을 줄일 수 있는 선제적 중재 및 당뇨병관리 서비스를 제공할 기회를 준다. 끝으로, 당뇨병 디지털 도구와 원격의료만큼 당뇨병 환자의 자기관리 참여를 촉진하는 데 좋은 도구는 없다. 이러한 도구의 활용과 원격 데이터 공유는 당뇨병 환자의 관리 능력을 강화하고, 의료 전문가와의 상호작용을 증가시키며, 궁극적으로 임상 치료 및 의사결정에 대한 참여를 촉진한다.

감사의 말

편집을 도와주고, 글을 세심하게 검토해 주고, 그림 제작에 도움을 준 누라 알소피아니(Noura Alsofiani), 마나헬 알란사리(Manahel Alansary) 박사, 마나르 알소피아니(Manar Alsofiani)에게 감사를 표한다.

참고 문헌

1 Kalan Farmanfarma KH, Ansari-Moghaddam A, Zareban I, Adineh HA. Prevalence of type2 diabetes in middle- east: systematic review& meta-analysis. Prim Care Diabetes 2020;14(4):297-304. S1751-9918(19)30540-6 [pii].

2 Al Busaidi N, Shanmugam P, Manoharan D. Diabetes in the middle east: government health care policies and strategies that address the growing diabetes prevalence in the middle east. Curr Diabetes Rep 2019;19(2). https://doi.org/10.1007/s11892-019-1125-6. 8-6.

3 Idf diabetes ATLAS. 9th ed. 2019. https://www.diabetesatlas.org/upload/resources/material/ 20200302_133351_IDFATLAS9e-final-web.pdf. [Accessed 30 April 2021].

4 WHO: obesity - adults (18+years). 2017. https://rho.emro.who.int/ThemeViz/TermID/146. [Accessed 30 April 2021].

5 Vigersky RA, Fish L, Hogan P, et al. The clinical endocrinology workforce: current status and future projections of supply and demand. J Clin Endocrinol Metab 2014;99(9):3112-21. https://doi.org/10.1210/jc.2014-2257.

6 The world bank: Urban population (% of total population) - Middle East & North Africa. 2019. https://data.worldbank.org/indicator/SP.URB.TOTL.IN.ZS?locations=ZQ. [Accessed 30 April 2021].

7 Middle east and north Africa: Youth facts. https://www.youthpolicy.org/mappings/regionalyouthscenes/mena/facts/. [Accessed on 30 April 2021].

8 Godinho V. Gulf business: two-thirds of Saudi Arabia's population is under the age of 35. 2020. [Accessed 30 April 2021].

9 Broadband services in Saudi Arabia set to receive significant boost from new open access initiative. 2020. https://www.citc.gov.sa/en/mediacenter/pressreleases/Pages/2020022301.aspx. [Accessed 30 April 2021].

10 Clement J. Active social network penetration in selected countries as of January 2021. https://www.statista.com/statistics/282846/regular-social-networking-usage-penetration-worldwide-by-country/. [Accessed 30 April 2021].

11 Kingdom of Saudi Arabia ministry of health. Digital health strategy. 2018. https://www.moh.gov.sa/Ministry/vro/eHealth/Documents/MoH-Digital-Health-

Strategy-Update.pdf. [Accessed 30 April 2021].

12 United Arab Emirates ministry of health and prevention. Ministry of health and prevention underscores that the approval of the executive regulation of medical liability law would strengthen health system. 2019. https://www.mohap.gov.ae/en/MediaCenter/News/Pages/2106.aspx. [Accessed 30 April 2021].

13 Qatar ministry of public health. Qatar national E-health & data program. 2019. https://www.moph.gov.qa/english/strategies/Supporting-Strategies-and-Frameworks/NationalEHealthAndDataManagementStrategy/Pages/default.aspx. [Accessed 30 April 2021].

14 Al-Sofiani ME, Alyusuf EY, Alharthi S, Alguwaihes AM, Al-Khalifah R, Alfadda A. Rapid implementation of a diabetes telemedicine clinic during the coronavirus disease 2019 outbreak: our protocol, experience, and satisfaction reports in Saudi Arabia. J Diabetes Sci Technol 2021;15(2):329-38. https://doi.org/10.1177/1932296820947094.

15 Taheri S, Chagoury O, Tourette M, et al. Managing diabetes in Qatar during the COVID-19 pandemic. Lancet Diabetes Endocrinol 2020;8(6):473-4. https://doi.org/10.1016/S2213-8587(20)30154-6.

16 Alharthi SK, Alyusuf EY, Alguwaihes AM, Alfadda A, Al-Sofiani ME. The impact of a prolonged lockdown and use of telemedicine on glycemic control in people with type 1 diabetes during the COVID-19 outbreak in Saudi Arabia. Diabetes Res Clin Pract 2021;173:108682. S0168-8227(21)00035-8 [pii].

17 Al-Sofiani ME, Albunyan S, Alguwaihes AM, Kalyani RR, Golden SH, Alfadda A. Determinants of mental health outcomes among people with and without diabetes during the COVID-19 outbreak in the Arab Gulf region. J Diabetes 2021;13(4):339-52. https://doi.org/10.1111/1753-0407.13149.

18 Novillo-Ortiz D. Chapter 12 - Intergovernmental collaboration in global health informatics. In: de Fa´tima Marin H, Massad E, Gutierrez MA, Rodrigues RJ, Sigulem D, editors. Global health informatics; 2017. p. 264-87.

19 The WHO "be healthy, be mobile" country programmes. 2021. https://www.who.int/ initiatives/behealthy/our-work/country-programmes.

20 Shan R, Sarkar S, Martin SS. Digital health technology and mobile devices for the management of diabetes mellitus: state of the art. Diabetologia 2019;62(6):877-87. https://doi.org/10.1007/s00125-019-4864-7.

21 Kerr D, King F, Klonoff DC. Digital health interventions for diabetes: everything to gain and nothing to lose. Diabetes Spectr 2019;32(3):226-30. https://doi.org/10.2337/ds18-0085.

22 Conde Vieitez J, De La A, Carci T, et al. Perception of job security in a process of technological change: its influence on psychological well-being. Behav Inf Technol 2001;20(3):213-23. https://doi.org/10.1080/01449290110050288.

23 The Arab world's digital divide. 2020. https://www.arabbarometer.org/2020/09/the-mena-digital-divide/. [Accessed 30 April 2021].

24 Alanzi T. Role of social media in diabetes management in the middle east region: systematic review. J Med Internet Res 2018;20(2):e58. https://doi.org/10.2196/jmir.9190.

25 Bradley WG, Golding SG, Herold CJ, et al. Globalization of P4 medicine: predictive, personalized, preemptive, and participatoryesummary of the proceedings of the eighth international symposium of the international society for strategic studies in radiology, August 27-29, 2009. Radiology 2011;258(2):571-82. https://doi.org/10.1148/radiol.10100568.

19
Chapter

당뇨병관리를 위한 디지털헬스에 대한 아시아의 관점

로렌 하츠(Lauren Hartz), 카요 와키(Kayo Waki)

당뇨병관리를 위한 디지털헬스는 전자헬스(e-헬스)와 모바일헬스(m-헬스) 영역 내에서 비교적 잘 발달한 분야이다. 전 세계 당뇨병 환자의 60% 이상이 아시아에 거주하고 있는 만큼, 당뇨병관리를 위한 디지털헬스의 개발과 적용에 영향을 미치는 아시아 지역의 특성을 이해하는 것이 중요하다. 임상 효과가 입증된 디지털헬스에 대한 지속적인 연구와 개발에도 불구하고, 이를 아시아 전역에서 광범위하게 시행하는 데는 많은 어려움이 있다. 이 장에서는 아시아 지역 당뇨병관리를 위한 디지털헬스의 현황, 디지털헬스의 발전을 가로막는 장벽, 이 분야가 발전하는 데 필요한 기술, 프로세스, 교육 또는 정책 그리고 디지털헬스의 미래를 살펴본다.

요약

○ 아시아는 서구보다 당뇨병의 발병률이 낮지만, 인구 고령화와 함께 아시아 전역의 당뇨병유병률이 증가함에 따라 기존 치료를 보완할 수 있는 디지털 솔루션의 필요성이 커지고 있다.

○ 아시아 전역은 스마트폰 보급률이 매우 높기에 디지털 당뇨병 치료법을 대규모로 도입하기에 특히 적합한 지역이지만, 현재 적응이 더딘 규제 기관, 수익성 우려로 인한 보험 적용의 어려움, 인구 고령화 등의 과제를 안고 있다.

○ 아시아 국가에서 디지털헬스의 유용성은 소득에 따라 다르다. 저소득 국가에서는 디지털헬스가 시골 지역의 일반 의료 서비스를 대체하는 임시방편이지만, 고소득 국가에서는 디지털헬스가 서구에서와 마찬가지로 치료의 추가적인 측면으로 여겨지고 있다. 저소득 국가에서는 의료 서비스와 디지털헬스케어 모두에 대한 접근성이 훨씬 더 제한적이다.

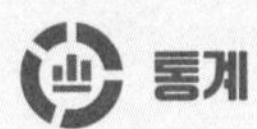

통계

○ 전 세계 당뇨병 환자의 60% 이상이 아시아에 거주하고 있는 만큼, 당뇨병관리를 위한 디지털헬스의 개발 및 적용에 영향을 미치는 아시아 지역의 특성에 대한 이해가 중요하다.

○ 싱가포르 국민의 약 88%가 스마트폰을 사용하고 있으며, 한국이 83%, 일본과 홍콩이 79%, 대만이 78%, 중국이 74%로 그 뒤를 잇고 있다.

○ 현재 아시아의 전자건강기록 구현 정도는 나라마다 차이가 있으며, 싱가포르가 100%로 가장 높고, 중국이 95%, 태국이 85%, 일본이 50%로 그 뒤를 잇고 있다.

*** 키워드**: 앱, 데이터 관리 시스템, 당뇨병, 당뇨병 자기관리, 디지털헬스, 디지털헬스 중재, 전자헬스, 모바일헬스, PMDA, 스마트폰 애플리케이션.

약어

○ **BMI** 체질량지수(body mass index)

○ **DMS** 데이터 관리 시스템(data management system)

○ **e-헬스** 전자헬스(electronic health)

- **EHR** 전자건강기록(electronic health record)
- **m-헬스** 모바일헬스(mobile health)
- **PMDA** 일본 의약품의료기기종합기구(Pharmaceuticals and Medical Devices Agency)

서론

전 세계 당뇨병 환자의 60% 이상이 아시아에 거주하고 있는 만큼, 당뇨병관리를 위한 디지털헬스의 개발과 적용에 영향을 미치는 아시아 지역의 특성을 이해하는 것이 중요하다.[2] 아시아는 다양한 경제 발전 단계에 있는 많은 국가로 구성되어 있어 각기 의료 인프라가 크게 다르다. 일본, 싱가포르, 한국, 홍콩, 대만에는 보편적 의료 시스템이 존재하고 일반적으로 잘 작동되고 있다. 인도와 중국은 보편적 의료 서비스를 제공한다고 하지만 의료 서비스가 안정적으로 배분되지 않고 있다. 임상 효과가 입증된 디지털헬스에 대한 지속적인 연구와 개발에도 불구하고, 이를 아시아 전역에서 광범위하게 시행하는 데는 많은 어려움이 있다. 코로나19 팬데믹으로 환자 치료의 모든 측면에 걸쳐 디지털헬스 대책을 마련해야 할 필요성이 더욱 분명해졌다. 모든 아시아인의 디지털헬스 접근성을 개선하면 환자, 의료 전문가 모두와 의료 예산 측면에서도 도움이 될 것이다. 인구가 많고 의료 시스템이 비교적 잘 발달해 있으며 스마트폰 보급률이 높은 아시아 지역은 디지털헬스가 당뇨병관리에 혁신을 가져올 수 있는 이상적인 무대이다.

아시아의 당뇨병관리를 위한 디지털헬스의 현황은 어떠한가?

당뇨병관리를 위한 디지털헬스는 e-헬스 및 m-헬스 영역 내에서 비교적 잘 발달한 분야로, 많은 연구와 새로운 기술이 등장하고 있다. 기본적으로 당뇨병관리를 위한 디지털헬스는 당뇨병 환자의 치료 관리를 지원하는 소프트웨어 애플리케이션과 통합 하드웨어로 구성된다.[1]

아시아는 다양한 경제 발전 단계에 있는 여러 국가로 이루어져 있어 나라마다 의료 인프라 수준이 크게 다르다. 일본, 싱가포르, 한국, 홍콩, 대만에는 보편적 의료 시스템이 존재하고 일반적으로 잘 작동되고 있다. 인도와 중국은 보편적 의료 서비스를 갖추고 있지만 의료 서비스가 전 지역에 안정적으로 배분되지 않고 있다. 캄보디아, 방글라데시, 네팔과 같은 국가는 낙후된 의료 시스템으로 어려움을 겪고 있다. 국가마다 인구 특성과 환자의 요구가 다르지만, 일반적인 지역별 현황을 요약하면 아시아 전체에서 당뇨병관리를 위한 디지털헬스의 확산을 이해하는 데 유용하다.

아시아 인구의 특성

아시아의 당뇨병 환자 인구 집단은 여러 가지 면에서 서구의 당뇨병 환자 인구 집단과 다르다. 아시아에서는 북미와 유럽만큼 비만이 만연하지는 않지만, 아시아인은 백인보다 체질량지수(BMI)가 낮을 때 2형당뇨병이 발병하는 경향이 있어 서구의 BMI 분포 연구[3]에 근거하여 가정하는 것보다 당뇨병 발병률이 더 높다. 특히 남아시아인은 백인에 비해 인슐린 분비 능력이 떨어지기 때문에 2형당뇨병 발병에 더 취약한 것으로 보인다.[4] 아시아 국가의 전통적 식단은 일반적으로 지방이 적고 식이섬유가 많아 현대 서구식 식단보다 더 건강하다고 인식되지만, 아시아에서는 이미 쌀 형태의 탄수화물 섭취가 많았으며 식생활의 서구화로 인해 아시아 전역에서 당뇨병 환자의 수가 급증했다.[5] 아시아 국가의 경우 전반적인 신체 활동 비율이 북미와 유럽 국가들보다 높지만,[6] 여가 운동이 유럽과 북미만큼 문화적 관습으로 자리 잡지 못하고 있다.[7] 이는 체중 감량을 위해 신체 활동을 늘려야 하는 당뇨병 환자에게 어려움을 안겨 준다.

아시아에서 디지털헬스의 발전을 가로막는 장벽은 무엇인가?

디지털헬스의 유효성을 높이기 위한 토대는 기술적 문해력이다. 저소득 국가를 포함한 아시아 국가의 스마트폰 보급률은 세계에서 가장 높다. 싱가포르 국민의 약 88%가 스마트폰을 사용하고 있으며, 한국이 83%, 일본과 홍콩이 79%, 대만이 78%, 중국이 74%로 그 뒤를 잇고 있다. 인도의 스마트폰 보급률은 43%로 다른 아시아 국가에 비해 낮지만, 여전히 전 세계 스마트폰 사용자의 상당 부분을 차지하고 있다.[8]

디지털헬스에 대한 연구와 배포 노력에서 공통으로 나타나는 주제는 사용자를 확보하고 유지하는 데 어려움을 겪고 있다는 것이다. 스마트폰 보급률이 높을수록 디지털헬스 채택이 유망하지만, 당뇨병 환자는 노년층에 치우쳐 있는 반면, 스마트폰 사용 인구는 청년층에 집중된 경향이 있다. 이러한 스마트폰 사용 연령 격차는 스마트폰을 보유한 당뇨병 환자의 비율이 일반 인구보다 낮고, 개인 건강을 기록하고 건강 상태를 개선하는 데 도움이 되는 모바일 애플리케이션을 사용하려는 당뇨병 환자의 비율은 더 낮다는 것을 나타낸다.[9] 특히 동아시아는 전 세계에서 노인 인구 비율이 가장 높은 곳이다. 노인 인구가 계속 증가함에 따라 의료 수요도 증가하여 의료 서비스의 특정 측면을 자동화하고 대면 의료 서비스 제공자의 부담을 덜어줄 조치가 더욱 시급해진다. 현재 일본의 75세 이상 인구는 2021년 1,880만 명에서 2030년 2,260만 명으로 증가할 것으로 예상된다.[10] 아시아에서 노인 인구가 증가함에 따라 당뇨병관리에 도움이 되는 맞춤형 제품에 대한 수요도 증가할 것이다. 여기에는 더 큰 텍스트 글꼴 크기와 사용자 친화적인 인터페이스, 여러 약물요법 통합 관리, 그리고 이러한 제품이 노인 인구 전체에 유용하게 사용될 수 있도록 지원하는 기타 수정 사항이 포함될 수 있다. 예를 들어, 운동 및 식단 제안은 이미 걷기가 어려운 고령자에게는 비현실적일 수 있으므로 약물 및 처방 세부 정보 확대 또는 의료 검사 결과 통합과 같은 옵션으로 수정해야 한다.[9] 또한 노인 인구는 특히 당뇨병에 취약하며, 젊은 인구에 비해 디지털 중재 사용에 대한 의지가 낮은 인구 집단이다.[11] 일본에서는 모든 세대가 점점 더 디지털헬스 관리를 받아들이고 있다는 몇 가지 희망적인 징후가 있다. 일본의 한 연구에 따르면, 생활습관병을 앓고 있는 평균 66세의 인구 집단을 대상으로 설문조사를 한 결과 50.0%가 정보 통신 기술 기반 자기관리 도구를 사용할 의향이 있다고 답했다.[11] 그러나 비교적 짧은 임상 연구 기간에도 유지율과 순응도는 큰 문제로 남아 있었으며, 행동심리학에 기반한 긍정적이고 개인 맞춤화된 피드백과 알림을 사용하여 사용자의 유지율을 극대화하기 위한 연구가 활발히 진행되고 있다.[12]

당뇨병관리를 위한 디지털헬스가 발전하는 데 필요한 기술, 프로세스, 교육 또는 정책은 무엇인가?

아시아에서 디지털헬스가 발전하려면 보험 적용 범위와 규제 문제, 하드웨어와 소프트웨어의 통합, 접근성, 유지 및 품질 문제를 해결해야 한다.

보험 적용 범위와 규제 문제: 소프트웨어

최근 동아시아에서 당뇨병 자기관리를 촉진하기 위한 스마트폰 애플리케이션이 개발되었고, 이는 당화혈색소 수치를 유의미하게 낮추는 데 효과적인 것으로 나타났다. 이러한 스마트폰 앱은 혈당측정기, 혈압계, 만보계, 체중계 같은 다양한 센서와 통합되어 종합적인 자기관리 요법을 지원한다. 이러한 기술이 비만 및 우울증과 같은 동반질환, 비활동 및 좌식 생활습관과 같은 건강에 해로운 행동, 고혈압이나 이상지질혈증 같은 당뇨병합병증의 위험 요인, 당뇨병합병증의 진전 등을 예방하는 데 효과가 있는지 연구되고 있다.[14] 이러한 연구를 통해 임상적으로 중요한 여러 평가지표에서 유의미한 개선을 보여 주는 근거가 축적됨으로써 정부의 지원과 광범위한 도입의 가능성이 커지고 있다. 하지만 현재까지 아시아에서 국가 건강보험 기관의 보장을 받는 앱은 없다고 알려져 있다. 예를 들어, 일본의 경우 현행법상 디지털헬스 조치는 의약품의료기기종합기구(PMDA)의 승인을 받을 수 있지만 국민건강보험의 적용을 받지 못하기에 환자가 본인 부담금을 내야 하므로 임상 연구 환경 외에는 의사가 환자에게 처방할 수 없는 실정이다. 미국 식품의약청(FDA)은 2020년에 우수 디지털헬스센터(Digital Health Center of Excellence)를 설립했으며, PMDA와 다른 국가의 의약품 승인 기관도 디지털헬스 처방에 대한 규정을 만들어 FDA의 선례를 따를 가능성이 있다.

미국에서는 2013년에 Welldoc(메릴랜드주 컬럼비아)에서 출시한 당뇨병 자기관리 앱인 Bluestar에 대하여 최초로 당뇨병 디지털헬스에 대한 보험 환급을 제한적으로 실시했다. 미국에서는 개인 보험의 다보험자 체제(multi-payer system)로 인해 모든 중재에 대한 환급은 보험 제공자의 재량에 달려 있다. 그러나 아시아에서는 정부 단일 보험자 체제(single-payer system)가 일반적이며, 정부의 환급 승인은 국가 전체에 영향을 미치기 때문에 영향력이 훨씬 더 크다. 이러한 환급 승인을 얻으려면 의료 서비스 제공자는 디지털 중재가 환자의 건강 상태에 상당한 영향을 미칠 수 있고 표준 치료 대비 전체 치료 비용을 절감하여 금전적 가치를 제공할 수 있음을 입증해야 한다. 이러한 조치의 효과는 전적으로 환자의 순응도에 달려 있으므로, 이러한 조치의 인지된 가치를 높이는 것은 입법뿐만 아니라 환자가 자신의 이익을 위해 이러한 기술을 채택하는 데에도 중요하다.

현재 미국에서 승인을 받아 건강보험이 적용되는 당뇨병 자기관리 스마트폰 앱인 Bluestar를 유통업체를 통해 동아시아 시장에 출시하려는 노력이 진행 중이며, 궁극적으로 아시아 지역 디지털헬스의 상업적 수익성에 대한 기대가 높아지고 있다. 이 앱의 판매권료는 1,500만 달러에 달해 상당한 투자가 필요했으며, 이는 다른 앱의 경우 필수 투자 비용이 장벽으로 작용하고 있음을 시사한다. 또 다른 장벽은 일본 의약품 승인 기관이 치료법을 승인하기 전에 현지인을 대상으로 한 임상시험을 반복할 것을 요구하는 경우가 많아 승인 및 환급에 걸리는 시간이 수년씩 연장된다는 점이다. 최근 일본 PMDA는 승인 절차를 가속화하고 해외에서 개발된 새로운 의료 기술의 신속한 도입을 위해 프로그램 의료기기 평가 사무소(Office of Program Medical Device Evaluation)를 설립했다.

보험 적용 범위와 규제 문제: 하드웨어

고소득 아시아 국가에서는 의료 인프라가 잘 발달되어 있음에도, 센서 및 기타 전자 당뇨병 관련 기기의 의료 혁신은 대부분 유럽과 북미에서 이루어지고 있다. 일본, 홍콩, 한국, 싱가포르, 대만의 스마트 혈당 센서 사용 수준은 서구 국가의 사용 수준에 전혀 미치지 못한다. 그 이유로는 낮은 기술 문해력, 규제 장애물, 환급을 제공하지 않는 보편적 의료 시스템 등이 포함된다. 일본은 아시아에서 가장 발달한 의료 시스템을 갖추고 있음에도 환자, 의사, 행정가, 입법자 모두 디지털화를 주저하는 탓에 의료 시스템 전반의 디지털화 수준이 서구에 비해 훨씬 뒤처져 있다. 예를 들어, 환자 기록과 처방전의 경우 중앙 집중식 디지털 저장 시스템이 부족하다. 의료의 다른 측면에 대한 디지털화 기반이 없다면, 환자와 의사는 최신 당뇨병관리 기술의 점점 더 디지털화되는 측면에 불편함을 느낄 가능성이 높다.

규제 측면에서 제약, 의료 기기 및 생명공학 업체는 정부 승인 전에 현지 인구 집단에 대한 효능을 입증하기 위해 임상시험을 반복해야 하는 경우가 많아 승인 및 후속 처방 일정에 수년이 추가된다.[15] 또한 대부분의 업체에서는 사용자 인터페이스를 번역하고 현지 법률과 인구 및 국가별 특성(이상적인 BMI, 목표 혈당 수치 등)에 맞춰 특정 지침을 업데이트하는 등 "아시아 타깃" 제품을 만드는 데 투자하지 않았다. 최근 동아시아에서는 연속혈당측정기인 Freestyle Libre(Abbott Diabetes Care, 캘리포니아주 앨러미다)와 같은 디지털 당뇨병 기기에 대한 규제 승인을 받으려는 외국 기기 회사가 증가하고 있다. 그러나 규제 승인과 건강보험 환급은 별개의 문제이기에 아직 많은 신기술이 국가 건강보험의 적용을 받지 못하고 있다. 정부가 환급을 승인한 몇 안 되는 기기들은 스마트폰과 연동되지 않는 혈당측정기로 가장 많이 처방되는 Freestyle Libre를 제외하고는 주류로 자리 잡는 데 어려움을 겪고 있다. 안타깝게도 블루투스로 연결되는 무선 당뇨병 센서 기기와 관련된 기술이 비약적으로 발전했음에도 아시아에서는 이러한 기술이 제대로 활용되지 않고 있다. 또한 저소득 국가에서는 전반적인 치료 장벽으로 인해 이러한 기기를 사용할 수 없다.

하드웨어-소프트웨어 통합

최신 당뇨병관리 소프트웨어는 해당 스마트 기기와 통합되어야 그 기능을 온전히 활용할 수 있다. 가장 최신의 당뇨병 자기관리 앱은 데이터 기반 인사이트를 활용하며, 인공지능을 이용해 사용자가 혈당 수치 추세를 파악하고 조치하도록 지원한다(〈그림 19.1〉 참고). 블루투스를 지원하거나 스마트폰에 연결된 혈당 센서가 없으면 이러한 소프트웨어 기능을 사용할 수 없다. 현재 전자건강기록(EHR), 가상 진료, 데이터 관리 시스템, 원격 모니터링의 구현은 아시아 국가마다 차이가 있다(〈표 19.1〉 참고).

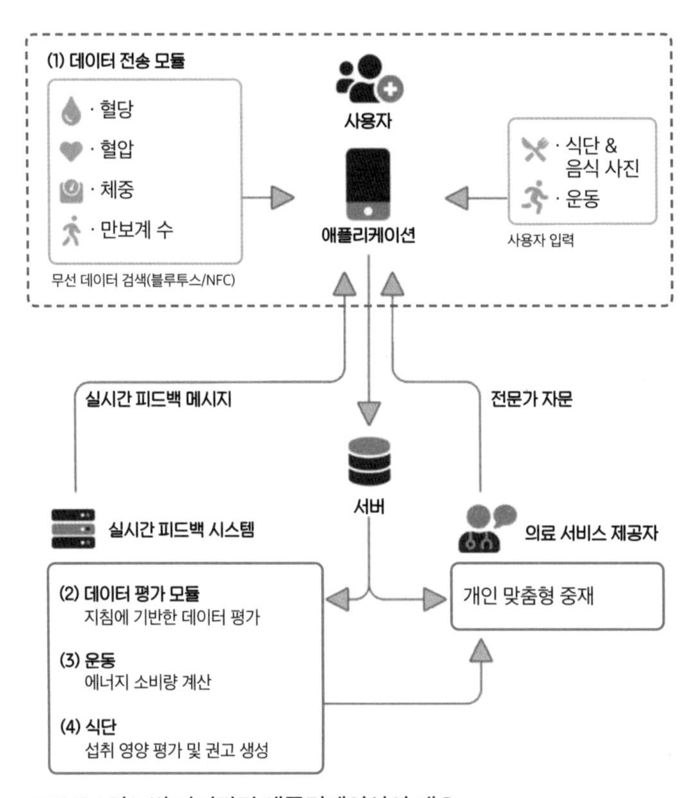

그림 19.1 당뇨병 자기관리 애플리케이션의 개요

표 19.1 전자의무기록(EMR), 가상 진료, 데이터 관리 시스템(DMS), 원격 모니터링 시스템의 구현

	국가						
	일본(%)	중국(%)	인도(%)	싱가포르(%)	인도네시아(%)	태국(%)	말레이시아(%)
사내 EMR (서버가 병원 내에 설치됨)	46.7	95	0.8	7	4.9	85	18.4
클라우드 기반 EMR	2~3	0	0.2	93	0.1	0	1.6
가상 진료	3.4	30	3	20	20	30~40	1
사내 DMS (서버가 병원 내에 설치됨)	>50	40	1.2	0		0	0
클라우드 기반 DMS	<1	0	0.3	0	0.0	0	0
원격 모니터링 시스템	<1	5~6	2	20	0	1~2	0

* 2021년 4월에 실시한 인터뷰 설문조사를 기반으로 아서디리틀(Arthur D. Little)에서 제공한 데이터이다.

따라서 아시아에서 당뇨병관리를 위한 디지털헬스의 가용성과 활용도를 높이기 위한 노력은 환자에 대한 효과를 극대화하기 위해 하드웨어와 소프트웨어 모두에 초점을 맞춰야 한다.

접근성, 유지 및 품질 문제

인도에서는 인구의 68.84%가 의료 서비스 및 의료 전문가에 대한 접근성이 낮은 농촌 지역에 거주하고 있다.[16] 인도에서의 디지털 중재는 특히 지역사회 보건과 당뇨병 같은 비전염성 질병 영역에서 이러한 격차를 해소하는 데 집중해 왔다. 그러나 학술 문헌의 단점은 연구 참여자가 한 병원에 집중되는 경우가 많고, 인터넷 및 관련 기기에 대한 지속적인 접근이 보장되지 않기 때문에 성공적인 디지털 중재를 장기간 사용하거나 대규모로 채택하는 것에 대한 후속 조치가 거의 없다는 점이다.[17] 인도에서는 아직 주 또는 지역 차원에서 당뇨병관리를 위한 디지털헬스 조치를 채택한 사례가 없다.[16] 인도와 비슷하게 농촌 지역의 의료 접근성이 부족한 캄보디아의 디지털헬스 중재는 대부분 비영리 단체의 노력에 집중되어 있으며 정부의 지원을 받지 못하고 있다. 안타깝게도, 실행을 돕기 위한 금전적 자원이 제공되더라도 극심한 빈곤으로 인한 구조적 부적절성 때문에 많은 중재가 실패하고 있다.[18] 방글라데시에서는 오픈 소스 지역 보건 정보 소프트웨어 2(District Health Information Software 2, DHIS2)가 배포되어 현재 세계 최대 규모의 국가 공공 부문 보건 데이터 웨어하우스 중 하나를 보유하고 있다.[19] 모든 국민을 위한 평생 EHR을 만들려는 디지털헬스 혁신이 전국적으로 진행되고 있지만, 이러한 혁신이 지속될지는 정치적 결정에 따라 크게 달라진다. 인도 그리고 의료 시스템이 덜 발달한 기타 국가들은 보다 응집력 있고 포괄적인 의료 시스템을 구축하기 위한 수단으로 디지털헬스를 채택함으로써 가장 큰 혜택을 누릴 수 있지만, 기술적 접근성 문제와 정부 지원 부족으로 인해 지금까지 근거 기반 디지털헬스를 대규모로 도입하지 못하고 있다.

이와는 대조적으로, 보다 발전된 의료 시스템을 갖춘 국가에서 당뇨병관리를 위한 디지털헬스의 효과에 대한 연구는 디지털헬스를 약물요법의 보조 수단으로 사용하는 데 초점을 맞추고 있다. 이러한 연구에 참여한 환자는 일반적으로 병원에 등록되어 있으며 이미 당뇨병에 대한 표준 치료를 받고 있다. 이러한 경우 디지털 중재는 혈당 추세 및 인슐린주사에 관한 데이터 기반 인사이트를 사용하거나 음식 및 운동 일지와 같은 건강한 생활습관을 촉진하는 데 중점을 둔다.[13, 20] 이 분야의 유망한 연구 노력에도 불구하고, 의료용으로 승인되지 않은 스마트폰 자기관리 앱의 품질 관리는 여전히 주요 문제로 남아 있으며, 앱 다운로드 플랫폼 전반으로 문제가 확산되고 있다. 당뇨병 자기관리를 위한 중국 모바일 앱을 평가한 결과, 임상 지침에서 권장하는 스트레스 및 감정 관리와 같은 주요 자기관리 활동이 거의 제시되지 않았기에 검토된 앱의 전반적인 품질은 최선이 아닌 것으로 나타났다.[21] 희망적인 부분은 현재 사진을 통해 음식을 식별하고 머신러닝에 기반하여 음식의 영양가를 판단하는 등 당뇨병 자기관리와 관련된 기술을 강화하기 위해 머신러닝 방법을 통합하는 연구가 진행되고 있다는 점이다.[22] 인구별 데이터 세트(예: 사용자에게 친숙한 특정 유형의 요리)를 사용한 알고리즘 학습은 아시아 및 기타 인구에 맞게 디지털헬스 도구를 최적화하여 효과를 극대화할 수 있다는 가능성을 보여 준다.

아시아 지역 디지털헬스의 미래는 어떻게 될 것인가?

당뇨병관리를 위한 디지털헬스는 전 세계 수백만 당뇨병 환자의 삶을 개선할 수 있는 수단으로서 큰 잠재력을 가지고 있다. 특히 아시아는 전 세계에서 당뇨병 환자가 가장 많은 지역으로, 그 혜택을 가장 많이 누릴 수 있는 곳이다. 하지만 임상 효과가 입증된 디지털헬스에 대한 지속적인 연구와 개발에도 불구하고 이를 광범위하게 시행하는 데는 많은 어려움이 있다.

의료 인프라가 덜 발달한 저소득 국가에서는 정부 지원과 인터넷 접근성이 부족하여 많은 인구가 디지털헬스 중재에 접근하지 못하고 있다. 더욱이 학술 문헌에 기록된 디지털헬스 중재는 비영리 단체의 자금 지원을 받아 일회성으로 진행되는 경우가 많아 연구 종료 후에도 연구를 지속할 수 없는 경우가 많다. 그러나 현재 일부 국가에서는 디지털헬스를 통해 건강 상태에 대한 데이터를 수집하고 건강 중재를 시행하는 e-헬스 프로그램이 운영되고 있다. 앞으로 이러한 프로그램의 광범위한 정책적 효과는 개발도상국의 경제 발전과 해당 지역 사람들의 건강 개선에 유용할 것이다.[19]

고소득 국가에서는 전반적인 디지털화, 규제 승인 지연, 수익성 문제, 사용자 채택 및 유지 문제와 관련된 과제가 주로 발생한다. 당뇨병과 같은 만성 생활습관병에 대한 지속적인 디지털헬스 중재가 상용화되어 국제 제약 및 의료 기기 업체의 제품군에 추가될 수 있다면 향후 광범위한 구현이 더 쉬워질 것이다.

코로나19 팬데믹으로 환자 치료의 모든 측면에 걸쳐 개발된 디지털헬스의 필요성이 더욱 분명해졌다. 의료 시스템이 경색되고 대면 만남이 환자에게 위험을 초래하는 지금, 환자들이 당뇨병과 같은 만성질환을 스스로 관리할 수 있도록 돕는 것이 장기적인 건강을 보장하는 데 무엇보다 중요하다. 모든 아시아인의 디지털헬스에 대한 접근성을 개선하면 환자, 의료 전문가 모두와 의료 예산 측면에서도 도움이 된다. 인구가 많고 의료 시스템이 비교적 잘 발달해 있으며 스마트폰 보급률이 높은 아시아 지역은 디지털헬스가 당뇨병관리에 혁신을 일으킬 수 있는 이상적인 장소이다.

참고 문헌

1 Klonoff DC, Kerr D. Overcoming barriers to adoption of digital health tools for diabetes. J Diabetes Sci Technol 2018;12(1):3-6.

2 Nanditha A, Ma RCW, Ramachandran A, Snehalatha C, Chan JCN, Chia KS, et al. Diabetes in Asia and the Pacific: implications for the global epidemic. Diabetes Care 2016;39:472-85.

3 Shiwaku K, Anuurad E, Enkhmaa B, Nogi A, Kitajima K, Shimono K, et al. Overweight Japanese with body mass indexes of 23.0e24.9 have higher risks for obesity-associated disorders: a comparison of Japanese and Mongolians. Int J Obes Relat Metab Disord 2004;28:152-8.

4 Kodama K, Tojjar D, Yamada S, Toda K, Patel CJ, Butte AJ. Ethnic differences in the relationship between insulin sensitivity and insulin response: a systematic review and metaanalysis. Diabetes Care 2013;36:1789-96.

5 Ramachandran A, Ma RCW, Snehalatha C. Diabetes in Asia. Lancet 2010;375:408-18.

6 Ranasinghe CD, Ranasinghe P, Jayawardena R, Misra A. Physical activity patterns among South-Asian adults: a systematic review. Int J Behav Nutr Phys Activ 2013;10:116.

7 Althoff T, Sosic R, Hicks JL, King AC, Delp SL, Leskovec J. Large-scale physical activity data reveal worldwide activity inequality. Nature 2017;547:336-9.

8 Newzoo global mobile market report 2019. 2019. https://newzoo.com/insights/trend-reports/newzoo-global-mobile-market-report-2019-light-version/. [Accessed 18 May 2021].

9 Hirano R, Yamaguchi S, Waki K, Kimura Y, Chin K, Nannya Y, et al. Willingness of patients prescribed medications for lifestyle-related diseases to use personal health records: questionnaire study. J Med Internet Res 2020;22:e13866.

10 Muramatsu N, Akiyama H. Japan: super-aging society preparing for the future. Gerontol 2011;51:425-32.

11 Shibuta T, Waki K, Tomizawa N, Igarashi A, Yamamoto-Mitani N, Yamaguchi S, et al. Willingness of patients with diabetes to use an ICT-based self-management tool: a cross-sectional study. BMJ Open Diabetes Res Care 2017;5:e000322.

12 Huang Z, Tan E, Lum E, Sloot P, Boehm BO, Car J. A smartphone app to improve

medication adherence in patients with type 2 diabetes in Asia: feasibility randomized controlled trial. JMIR Mhealth Uhealth 2019;7. e14914.12.

13 Waki K, Fujita H, Uchimura Y, Omae K, Aramaki E, Kato S, et al. DialBetics: a novel smartphone-based self-management support system for type 2 diabetes patients. J Diabetes Sci Technol 2014;8:209-15.

14 Reviews, n.d. https://www.pmda.go.jp/english/review-services/reviews/0001.html. Accessed 18 June 2021.

15 Hossain MM, Tasnim S, Sharma R, Sultana A, Shaik AF, Faizah F, et al. Digital interventions for people living with non-communicable diseases in India: a systematic review of intervention studies and recommendations for future research and development. Digit Health 2019;5. 2055207619896153.

16 Müller AM, Alley S, Schoeppe S, Vandelanotte C. The effectiveness of e-& mHealth interventions to promote physical activity and healthy diets in developing countries: a systematic review. Int J Behav Nutr Phys Activ 2016;13:109.

17 Steinman L, van Pelt M, Hen H, Chhorvann C, Lan CS, Te V, et al. Can mHealth and eHealth improve management of diabetes and hypertension in a hard-to-reach population?-lessons learned from a process evaluation of digital health to support a peer educator model in Cambodia using the RE-AIM framework. Mhealth 2020;6:40.

18 Shan R, Sarkar S, Martin SS. Digital health technology and mobile devices for the management of diabetes mellitus: state of the art. Diabetologia 2019;62:877-87.

19 Gong E, Zhang Z, Jin X, Liu Y, Zhong L, Wu Y, et al. Quality, functionality, and features of Chinese mobile apps for diabetes self-management: systematic search and evaluation of mobile apps. JMIR Mhealth Uhealth 2020;8:e14836.

20 Sudo K, Murasaki K, Kinebuchi T, Kimura S, Waki K. Machine learning-based screening of healthy meals from image analysis: system development and pilot study. JMIR Form Res 2020;4:e18507.

20 Chapter

디지털 기술이 병원 내 당뇨병관리에 미치는 영향

사라 도네반트(Sara Donevant), **우루즈 나즈미**(Urooj Najmi), **우마이르 안사리**(Umair Ansari), **와카스 하퀘**(Waqas Haque), **미하일 질버민트**(Mihail Zilbermint)

디지털 기술은 병원 환경에서의 의료 서비스 제공 방식을 변화시키고 있다. 중요한 기술 중 하나는 병원에 입원한 당뇨병 환자를 관리하는 전자 혈당 관리 소프트웨어(eGMS)이다. eGMS 도구는 저혈당 및 고혈당 발생을 줄이고, 입원 기간과 중환자실 입원 및 재입원 위험을 줄이며, 번거로운 정맥 인슐린 프로토콜을 제거할 수 있다. 그러나 병원 외부에서 eGMS를 지속적으로 사용하는 것은 여전히 제한적이다. 실시간 데이터 수집과 빠른 전자건강기록(EHR) 액세스를 지원하기 위해 모바일 애플리케이션이 점차 병원 내로 유입되고 있다. 하지만 현재 병원에서의 광범위한 모바일 앱 도입은 보안 및 개인 정보 보호 문제, 병원 내 감염 위험을 줄이기 위한 휴대폰 세척에 대한 표준화된 정책의 부재, EHR과의 통합 부족으로 인해 제한적으로 이루어지고 있다. 향후 병원 내 당뇨병관리에는 가상 혈당 관리팀, 연속 혈당측정, 인공지능 등이 도입될 전망이다.

요약

- 전자 혈당 관리 도구와 모바일 앱은 입원 환자의 혈당을 관리할 수 있는 디지털 옵션을 제공한다.
- 병원 내 모바일헬스 앱을 통해 실시간으로 데이터를 수집하고 액세스할 수 있다.
- 전자 혈당 관리 도구, 모바일 앱, 인공지능의 기술 발전은 병원 내에서 환자의 혈당을 관리하고 병원 밖에서도 지속적으로 관리하는 데 도움이 된다.

통계

- 전자 혈당 관리 도구는 입원 환자의 저혈당 발생을 21%까지 줄일 수 있는 잠재력이 있다.
- 가상 혈당 관리 시스템을 사용한 결과, 저혈당 환자 수가 40% 감소하고 환자가 고혈당 상태인 시간이 줄어든 것으로 나타났다.
- 의사결정 지원 시스템 내 인공지능의 발전으로 저혈당 발생을 예측하는 민감도가 100%에 달했다.

* **키워드**: 인공지능, 의사결정 지원 시스템, 당뇨병, 디지털헬스 도구, 전자 혈당 관리 소프트웨어, 모바일 애플리케이션, 원격진료, 1형당뇨병, 2형당뇨병, 가상 혈당 관리 시스템.

약어

- **AI** 인공지능(artificial intelligence)
- **CGM** 연속혈당측정기(continuous glucose monitor)
- **CPOE** 처방 자동화 시스템(computerized physician order entry)
- **DSS** 의사결정 지원 시스템(decision support system)
- **eGMS** 전자 혈당 관리 소프트웨어(electronic glucose management software)
- **EHR** 전자건강기록(electronic health record)
- **HIPAA** 건강보험 양도 및 책임에 관한 법률(Health Insurance Portability and Accountability Act)
- **vGMS** 가상 혈당 관리 시스템(virtual glucose management system)

서론

디지털 기술은 병원 환경에서의 의료 서비스 제공 방식을 변화시키고 있다. 중요한 기술 중 하나는 병원에 입원한 당뇨병 환자를 관리하는 전자 혈당 관리 소프트웨어(eGMS)이다. eGMS 도구는 저혈당 및 고혈당 발생을 줄이고, 입원 기간과 중환자실 입원 및 재입원 위험을 줄이며, 번거로운 정맥인슐린(intravenous insulin) 프로토콜을 제거할 수 있다. 그러나 병원 외부에서 eGMS를 지속적으로 사용하는 것은 여전히 제한적이다. 실시간 데이터 수집과 빠른 전자건강기록(EHR) 액세스를 지원하기 위해 모바일 애플리케이션이 점차 병원 내로 유입되고 있다. 대부분의 eGMS 도구는 EHR과 통합되며, 모두 데이터 개인 정보 보호를 위한 건강보험 양도 및 책임에 관한 법률(HIPAA) 표준을 준수한다. EHR 통합을 통해 임상의는 컴퓨터, 태블릿, 휴대폰 등 HIPAA를 준수하는 모든 기기를 통해 환자의 혈당 상태를 실시간으로 확인할 수 있다. 하지만 현재 병원에서의 광범위한 모바일 앱 도입은 보안 및 개인 정보 보호 문제, 병원 내 감염 위험을 줄이기 위한 휴대폰 세척에 대한 표준화된 정책의 부재, EHR과의 통합 부족으로 인해 제한적으로 이루어지고 있다. 향후 병원 내 당뇨병관리에는 가상 혈당 관리팀, 연속혈당측정, 인공지능 등이 도입될 전망이다.

병원 내 당뇨병관리를 위한 디지털헬스 도구의 현황은 어떠한가?

전자 혈당 관리 소프트웨어 도구

입원 중인 환자의 혈당 농도를 적절하게 관리하면 입원 기간, 재입원율, 합병증 위험 및 사망률을 감소시켜 환자 치료 결과에 직접적인 영향을 줄 수 있다.[1~3] 대부분의 의료 전문가는 입원 환자의 혈당 조절을 위해 경구항당뇨병제(oral antidiabetic drug)보다 정맥주사 또는 피하주사를 통한 인슐린 투여를 선호한다. 전자건강기록(EHR)과 처방 자동화 시스템(CPOE)의 발전으로 인슐린 투여에 대한 표준화된 처방이 가능해졌다. 그러나 이러한 표준화된 처방은 획일적인 접근 방식을 사용하며, 환자의 식단이나 탄수화물 섭취량, 포도당 정맥 수액, 간호 직원의 숙련도 등의 변화나 변동을 반드시 고려하지는 않는다.[4,5] 디지털 기술과 인공지능의 발전으로 eGMS를 통해 고도로 전문화된 맞춤형 인슐린 권장 사항을 제공할 수 있다.[6]

eGMS 도구는 체중, 나이, 당뇨병 유형, 신장 기능 등 다양한 요인을 기반으로 개별화된 인슐린 투여 권장량을 계산하기 위해 수학적 모델링과 피드백 제어를 사용하여 정맥주사 및 피하주사로 인슐린 투여를 관리하는 의료 전문가를 지원하는 전자 도구로 정의된다.[7,8] 이러한 복잡한 소프트웨어 프로그램은 다변량 알고리즘을 사용하여 인슐린민감성 및 기타 환자 요인에 따라 인슐린주입 속도를 지속적으로 재계산한다.[4] 미국 식품의약청(FDA)의 승인을 받은 상용화된 eGMS 도구로는 EndoTool System(Monarch Medical Technologies, 노스캐롤라이나주 샬럿), GlucoCare(Pronia Medical Systems, 켄터키주 루이빌), Glucommander(Glytec, 사우스캐롤라이나주 그린빌), GlucoStabilizer(Medical Decision Network, 버지니아주 샬러츠빌) 등이 있다.

표 20.1 시판 중인 전자 혈당 관리 소프트웨어 비교

	EndoTool[5, 10]	GlucoCare[6, 11]	Glucommander[6, 12]	GlucoStabilizer[6, 13]
기술 구성 요소				
FDA 승인	√	√	√	√
HIPAA 준수	√	√	√	√
HL7(Health Level Seven International) 인터페이스	√		√	√
클라우드 기반		√	√	
EHR과 통합	√		√	√
분석 도구	√	√	√	
프로토콜				
정맥인슐린 프로토콜	√	√	√	√
피하인슐린 프로토콜	√		√	√
정맥인슐린에서 피하인슐린으로 전환	√	√	√	√
소아 정맥인슐린 프로토콜	√		√	√
외래 환자 프로토콜			√	
통합된 저혈당 프로토콜	√		√	√
목표 혈당에 도달한 시간	2.3시간	4.3시간	4.8시간	6.9시간

eGMS 도구를 사용하면 (1) 입원 환자의 저혈당 발생 감소로 입원 기간 및 중환자실 입원 위험이 감소하고,[7] (2) 이환율과 사망률의 직접적 예측 인자인 입원 환자의 고혈당 발생이 감소하며,[7] (3) 번거롭고 다양한 정맥인슐린 프로토콜의 제거로 임상 및 규제 위험이 감소하고, (4) 병원 재입원율이 감소하는 등 여러 가지 이점이 있

다.[7~9] 뉴섬(Newsom) 등은 581개 병상 규모의 학술센터에서 eGMS가 저혈당 발생률(즉, 혈당이 70mg/dL 미만인 비율)을 21%, 중증 저혈당 발생률(즉, 혈당이 40mg/dL 미만인 비율)을 50% 감소시켰고, 입원 기간을 3.18일 단축시켰다고 보고했다.[10] 울랄(Ullal) 등과 타넨버그(Tanenberg) 등의 연구에서도 30일 이내 병원 재입원율이 6% 감소하고 1.5~2.3시간 사이에 목표 혈당에 도달하는 등 긍정적인 결과가 보고되었다.[7, 8]

시중에 판매되는 eGMS 도구는 혈당 변동성 외에도 고혈당 및 저혈당 발생을 모두 모니터링한다.[5] 일부 eGMS 도구는 정맥주사에서 피하주사로 전환하는 알고리즘과 소아 환자를 위한 특정 인슐린 알고리즘도 제공한다.[5] 외래 환자의 혈당 관리를 제공하는 eGMS 도구는 단 한 가지뿐이다. 또한 대부분의 eGMS 도구는 EHR과 통합되며, 모든 도구는 데이터 개인 정보 보호에 대한 HIPAA 표준을 충족한다.[5] EHR 통합을 통해 임상의는 컴퓨터, 태블릿, 휴대폰 등 HIPAA를 준수하는 모든 기기를 통해 환자의 혈당 상태를 실시간으로 확인할 수 있다. 일부 eGMS 도구는 조직의 지표를 분석 및 공유하고 품질 개선 조치를 추적할 수 있는 분석 도구를 제공한다. 〈표 20.1〉에는 각 도구의 기능에 대한 구체적인 세부 정보가 나타나 있다.

병원 내 모바일 앱

병원 내부에서 데이터 수집 및 EHR 액세스를 위해 모바일 앱을 점점 더 많이 사용하고 있다. 이 단락에서는 각기 고유한 목적을 위해 모바일 앱을 사용했다고 보고한 세 병원의 사례를 설명한다. 이 세 가지 모바일 앱 프로젝트는 병원 내 당뇨병관리와 직접적인 연관성은 없지만, 병원 환경 내에서 데이터를 수집하고 액세스하는 방식을 개선할 수 있는 모바일 앱의 잠재력을 보여 준다. 먼저 덴마크의 오덴세대학병원(Odense University Hospital)과 스벤보르병원(Svendborg Hospital)은 모바일 앱을 사용하여 환자 보고 결과(PRO) 데이터를 수집했다. 모바일 앱은 번거로운 종이 양식을 줄이고, EHR과 통합되며, 데이터를 저장하고 분석할 수 있는 빠르고 효율적인 플랫폼을 제공한다.[14] 환자가 모바일 앱에서 질문에 답하면 점수를 생성하여 의료 전문가가 후속 치료를 제공하는 데 도움을 준다. 이 디지털 기술은 아직 개발 중이며, 모바일 앱을 사용하여 환자 보고 데이터를 수집하는 방식의 효과를 더욱 포괄적으로 살펴보려면 추가 테스트가 필요하다. 둘째, 스위스 취리히대학병원(University Hospital of Zürich)에서는 마취 유도를 관찰하는 동안 팀워크와 성과에 대한 행동 관찰을 수집하고 수술실에서의 팀워크에 대한 인식을 평가하기 위해 모바일 앱을 사용했다.[15] 모바일 앱을 사용함으로써 종이 양식이 필요하지 않았고, 방해 없이 원활하게 데이터를 수집할 수 있었다. 셋째, 한국 최대 의료 기관인 서울아산병원은 센서로부터 바코드 또는 지문 데이터를 수신하는 의료 전문가 및 환자를 위한 4개의 앱을 개발했다.[16] 그러나 시간이 지남에 따라 사용이 증가한 앱은 의료 전문가가 의료 기록에 액세스할 수 있도록 허용한 앱 한 가지뿐이었다.

입원 중인 당뇨병 환자 원격진료

코로나19 팬데믹이 시작되던 2020년 4월, 존스홉킨스 의료 시스템 내의 두 지역 병원에서 입원 환자를 대상으로 당뇨병 원격진료 프로그램을 시범 운영했다.[17] 내분비내과 전문의 팀원들은 각 입원실에 구비된 iPad에서 Zoom 앱을 통해 원격 연결을 설정했다. 그러나 입원 환자의 원격진료에는 상당한 한계가 있었다. 팀원들은 영상이 끊기거나 연결이 조기에 끊어지는 문제를 경험했다. 병원 직원들은 "회의 참여 방법과 연결 오류 해결 방법"을 교육받아야 했다. 입원 환자를 대상으로 한 원격진료 사용은 개인 보호 장비를 절약하고 환자와 의료진의 노출을 방지하는 데 도움이 되었지만, 조절되지 않는 당뇨병과 코로나19 환자 수가 급격히 증가함에 따라 이 시범 프로그램은 중단되었다.[17]

디지털 기술의 발전을 가로막는 장벽은 무엇인가?

전자 혈당 관리 도구의 장벽

eGMS 도구를 사용하면 여러 가지 이점이 있지만, 도입 및 통합과 관련된 몇 가지 장벽도 존재한다. 기존 프로세스를 변경하면 당뇨병 환자를 관리하는 다학제 팀(의사, 간호사, 약사 등)의 반발이 일어날 수 있다. 일부 임상의는 알고리즘의 투명성 부족과 복잡성 때문에 eGMS를 신뢰하지 않을 수 있다. 또한 간호사는 eGMS 대신 소위 "간호 판단(nursing judgment)"을 따르기로 할 수도 있다.[9]

일부 eGMS 도구는 EHR과 통합되지만, 그렇다고 해서 현재 임상의의 워크플로와 반드시 일치하는 것은 아니다. 예를 들어, 혈당 결과가 eGMS에 자동으로 업로드되지 않는 경우 간호사가 혈당 결과를 수동으로 입력해야 업데이트된 인슐린주입 속도를 확인할 수 있다. 이 수동 프로세스는 간호사의 워크플로에 추가 단계와 작업량을 더하고 불안전한 대처를 초래할 수 있다. eGMS에 처방을 입력하고 치료를 문서화할 때 eGMS가 EHR과 통합되지 않은 경우, 의사와 의료 보조원, 임상간호사의 워크플로에도 추가 절차가 더해질 수 있다.

또 다른 잠재적 장벽은 eGMS의 비용이다. 네 가지 상용 eGMS를 사용하려면 소프트웨어 구매와 그에 따른 기술 지원 및 유지보수 비용이 필요하다. 그럼에도 절감 효과가 비용보다 클 수 있다. 울랄(Ullal) 등은 eGMS를 사용하면 재입원율이 감소하여 연간 78,000달러를 절감할 수 있을 것으로 추산한다.[8]

병원 내 모바일 앱의 장벽

모바일 앱은 데이터를 수집하고 EHR에 액세스할 수 있는 고유 옵션을 제공하지만, 장벽이 없는 것은 아니다. 화면 크기가 작으면 의료 전문가가 화면을 확대하지 않고서는 필요한 모든 데이터를 한 화면에서 보기가 어려울 수 있다.[16] 모바일 앱은 빠르고 쉬운 액세스를 제공하지만 작은 화면은 모바일 앱의 광범위한 도입을 가로막을 수 있다.

모바일 앱 도입의 또 다른 장벽은 센서, 바코드 스캐너, EHR을 모바일 앱과 연결하는 과정이 복잡하다는 점이다. 이러한 기기와 소프트웨어 프로그램은 표준화된 형식이나 범용 언어를 사용하지 않기 때문에 통합 과정에서 문제가 생길 수 있다. 또한 기기와 소프트웨어 프로그램을 통합하면 모바일 앱을 통한 보안 및 개인 정보 침해 위험이 증가한다.[16] 따라서 병원에서는 모바일 앱을 일상 업무에 통합하기를 꺼린다.

디지털 기술 발전에 필요한 기술, 프로세스, 교육 또는 정책은 무엇인가?

입원 환자 인슐린 관리를 외래 환자 관리까지 연장

eGMS 도구의 급속한 기술 발전은 병원과 외래 환경 모두에서 혈당 모니터링 결과에 대한 적절한 대응을 지원한다. FDA는 치료의 연속성을 보장하기 위해 입원 환자가 퇴원하여 외래 환자로 전환한 후에도 혈당 관리를 계속하여 임상의와 당뇨병 환자를 돕는 여러 가지 디지털 기술을 승인했다.[18] 이러한 기술 대부분은 웹 기반 포털이 있는 모바일 앱으로, 환자별 인슐린요법을 수립할 의료 전문가와 보고서를 공유한다.

이러한 외래 환자용 eGMS 도구에는 기저인슐린 적정 시스템, 식사 시간 인슐린 계산기, 기저-볼러스인슐린 적정 시스템의 세 가지 일반적 범주가 포함된다.[19] 기저인슐린 적정 시스템에는 Insulia(Voluntis, 매사추세츠주 케임브리지), iSage Rx(Amalgam Rx, 델라웨어주 윌밍턴), Glooko's Mobile Insulin Dosing System(Glooko, 캘리포니아주 팰로앨토), My Dose Coach(Sanofi-Aventis Groupe SA, 프랑스 파리) 같은 앱 기술이 포함된다. 지속형 인슐린용량 조정 앱은 2형당뇨병 환자를 위한 앱이다. 식사 시간 인슐린 계산 앱인 InPen(Medtronic Diabetes, 캘리포니아주 노스리지)과 Accu-Chek Bolus Advisor(Roche Diabetes Care, 독일 만하임)는 1형당뇨병 환자와 2형당뇨병 환자 모두를 위한 식사 시간 및 조정 용량 계산을 간소화한다. 기저-볼러스인슐린 적정 시스템에는 기저 및 식사 시간 인슐린용량 조정을 돕는 BlueStar Rx(Welldoc, 메릴랜드주 컬럼비아), d-Nav System(Hygieia, 미시간주 리보니아), DreaMed Diabetes(Petah Tikva, 이스라엘), Glucommander Outpatient(Glytec, 사우스캐롤라이나주 그린빌) 같은 앱이 있다.

외래 환자 eGMS 도구를 사용하면 외래 의료 서비스에서 인슐린요법을 시작하고 강화하는 것과 관련된 여러 가지 문제를 극복하는 데 도움이 된다. 일부 의료 전문가는 복잡한 인슐린요법, 저혈당 위험 증가, 당뇨병 교육 부족, 인슐린 사용 및 자기투여(self-administering) 경험 부족으로 인해 환자를 관리할 때 불확실성을 경험한다.[18] 그러나 외래 환자용으로만 허가되고 공장 출고 시 보정되지 않은 연속혈당측정기(CGM)를 사용하는 환자는 지시에 따라 혈당을 직접 측정하여 측정기를 보정하고, 필요할 때 측정값을 확인해야 한다. 이러한 eGMS 기술을 사용하면 외래 환자의 당뇨병 관리 순응도를 높이고, 합병증을 줄이며, 의료 전문가의 업무량을 줄일 수 있다. 또한 디지털 기술은 혈당 및 인슐린용량 데이터에 실시간으로 액세스하고 비정상적인 수치를 더 빠르게 확인할 수 있도록 하여 환자와 의료진 간 의사소통을 개선할 수 있다. 스마트 인슐린펜도 인슐린용량 데이터의 공급원이 되기 시작했다.

인슐린의 메커니즘과 혈당 관리 모범 사례 교육

eGMS는 환자 치료 결과를 개선하고 관리 부담을 줄일 수 있다. 인슐린 투여 및 관리에 관여하는 의료 전문가는 인슐린 관리 모범 사례의 중요성을 이해해야 한다. 캘리포니아주 비세일리아에 있는 카웨아 델타 메디컬센터(Kaweah Delta Medical Center)는 Glucommander의 도움을 받아 슬라이딩스케일(sliding scale) 요법에서 기저-볼러스인슐린으로 전환하는 문제를 해결하기 위해 다학제적 Glucommander 운영위원회를 구성했다. 이 위원회는 매일 오후 브리핑을 통해 문제를 해결하고, 질문에 답하고, 의료진의 우려 사항을 해결하는 등 신기술로의 단계적 전환 작업을 수행했다.[9] 이 프로그램 실행 첫해의 데이터에 따르면, 저혈당($P<.0001$) 및 고혈당($P<.0001$) 발생이 현저히 감소했으며, 환자가 혈당 목표 범위인 70~180 mg/dL을 유지하는 시간이 더 길어졌다.[9]

eGMS 기술 구현을 위한 합의된 모범 사례는 부족하지만, 현존하는 문헌은 몇 가지 중요한 교훈을 준다. 첫째, 디지털화가 전문가 간 교육의 중요성을 대체할 수는 없다. 모든 임상 직원은 환자 치료 결과를 개선하는 데 있어 혈당 관리 시스템의 강점과 한계에 대한 교육을 받아야 한다. 또한 교육자는 기술 구현 전에 부족한 지식을 예상하고 이를 해결해야 한다.[9] 둘째, 경영진은 상세한 처방 세트(order set)와 당뇨병 위원회를 통한 감독을 포함하여 임상 직원을 지원할 수 있는 인프라가 마련되어 있는지 확인해야 한다.[19] 경영진은 철저한 구현 계획과 빈번한 커뮤니케이션을 통해 이 과정을 촉진할 수 있다.[8] 셋째, 구현 및 변경 관리를 지원하기 위해 다학제적 운영위원회를 구성한다.[9]

병원 내 모바일헬스 앱에 대한 정책

병원내감염(nosocomial infection)의 원인이 되는 휴대폰에 관한 정보는 제한적이다. 그러나 기존 문헌에 따르면 휴대폰 화면과 보호 케이스에는 클로스트리듐디피실레(Clostridium difficile) 같은 임상적으로 연관된 박테리아가 있을 수 있다.[20] 일반적으로 휴대폰 화면과 보호 케이스 세척에 대한 표준화된 지침은 없지만 각 휴대폰 제조업체는 소독 지침을 제공하고 있다.[21] 연구자들은 자외선을 사용하여 휴대폰 오염을 줄이는 데 성공했다.[20]

병원 내 디지털헬스 도구의 미래는 어떻게 될 것인가?

병원 환경을 위한 디지털 기술이 빠르게 발전하고 있다. 더욱 강력한 알고리즘을 갖춘 새로운 기기가 개발되면서 제조업체, 의료 전문가, 심지어 환자들까지 혁신을 주도하고 있다. 기술에 정통한 1형당뇨병 환자들은 CGM, 인슐린펌프 및 기타 스마트 기기를 통합하여 스스로 DIY 인공췌장 시스템을 개발하고 있다.[21] 새로운 기술, 특히 입원 환자 당뇨병관리에 활용되는 기술을 최적으로 사용하려면 환자 중심의 접근 방식이 필수적이다. 향후 입원 환자의 당뇨병관리를 위한 디지털헬스 도구에는 가상 혈당 관리 시스템(vGMS), CGM의 광범위한 사용, 인공지능이 포함될 것이다.

가상 혈당 관리 시스템

캘리포니아대학교 샌프란시스코캠퍼스(UCSF)는 당뇨병 전담팀(내분비내과 전문의, 당뇨병 교육 간호사, 약사 등)과 협력하여 동적 EMR 기반 대시보드 시스템인 vGMS를 통해 입원 환자의 혈당 수치에 대한 실시간 보고서를 제공하는 오픈소스 eGMS를 개발했다.[19] 다른 병원에서는 입원 환자의 당뇨병을 원격으로 모니터링하고 관리해 왔지만, UCSF는 최초로 이 프로세스에 eGMS를 도입했다. 당뇨병 전담팀은 각 환자의 종합적인 혈당 흐름표(예: 인슐린 투여, 영양, 적절한 약물 및 검사, 현재 처방)를 검토하고 필요한 경우 EHR 대시보드를 통해 관리 메모를 입력할 수 있다. vGMS는 고혈당과 저혈당 발생을 줄이고 입원 환자의 전반적인 혈당 수치를 개선했다.[19] 러샤코프(Rushakoff)와 그의 동료들은 저혈당 환자 수가 감소한 동시에 환자가 고혈당 상태인 시간이

표 20.2 vGMS의 구성 요소[19]

vGMS 팀	
의료 전문가 유형	**자격**
의학박사(MD)	이사회 인증 내분비 전문의
간호학 임상박사(DNP)	공인 당뇨병교육자
약학박사(PharmD)	공인 당뇨병교육자
종합적인 혈당 흐름표	
혈당 흐름표의 개별 요소	**세부 사항**
혈당 및 인슐린 흐름표	인슐린 투여(인슐린펌프, 링거)
	영양(섭취한 식사량 %, 급식 유형)
	관련 약물(경구 당뇨병제, 글루코코티코이드)
	관련 검사(크레아티닌, 간 기능)
현재 처방	인슐린
	식사
	글루코코티코이드
	장관영양(enteral nutrition) 및 완전비경구영양(total parenteral nutrition)
최근 메모	치료에 중대한 변화가 필요한지 결정
vGMS 참고 사항	혈당 흐름표의 개별 요소에 근거

40% 감소했다고 보고했다.[19] 〈표 20.2〉는 vGMS의 구성 요소를 보여 준다.

연속혈당측정

환자들은 외래 환경에서의 CGM 사용을 받아들이고 있다. CGM을 사용하는 환자 수가 증가함에 따라 이러한 환자들이 언젠가는 병원에 입원하게 될 것은 당연한 일이다. 그러나 병원 환경에서 CGM을 구현하는 일은 여전히 제한적이다. 코로나19 팬데믹으로 인해 FDA는 최근 의료진의 접촉과 개인 보호 장비 사용을 줄이기 위해 시행 재량권을 통해 병원 내 CGM 사용을 허용했다.[22] 이로써 CGM 사용이 진전되고 있지만, 환자의 CGM 데이터를 Epic(위스콘신주 베로나) 및 Cerner(미주리주 노스캔자스시티) 등의 EHR 시스템과 병원 프로토콜(예: 혈당 수치 관리 및 인슐린 처방)에 통합하는 방법 등 아직 알려지지 않은 요소들이 남아 있다. 현재 연구에서는 인슐린용량 조정을 자동화하기 위해 CGM과 eGMS 기술을 결합하고 있으며, 관련된 초기 연구 결과에 따르면 혈당 관리와 환자 치료 결과가 긍정적으로 나타났다.[18, 23] CGM 기술은 발전하고 있으며 다양한 입원 환자 집단을 대상으로 더 많은 테스트 기회를 제공하여 입원 환자의 CGM 사용을 뒷받침하는 근거가 점점 늘고 있다.[23]

인공지능

인공지능(AI) 기반 기술을 활용한 혁신은 1형당뇨병 관리와 환자 치료 결과를 효과적으로 개선할 수 있다.[5] 현재의 eGMS 및 vGMS 기술은 AI 알고리즘을 사용하여 입원 중인 당뇨병 환자의 인슐린 투여에 관한 의사결정을 안내한다. 혈당측정값은 AI 기반 자동화된 의사결정 지원 시스템(DSS) 알고리즘과 통합되어 당뇨병 환자가 입원해 있는 동안 인슐린용량을 지시하고 저혈당 및 고혈당 발생을 줄일 수 있다.[24, 25] 입원한 당뇨병 환자가 외래 환자로 전환됨에 따라 AI의 한 요소인 머신러닝은 CGM 센서와 결합하여 야간 저혈당 예방 및 식후 저혈당 감소에 대한 예측 정확도를 향상시켰다.[24] AI 기반 알고리즘의 가장 일반적인 용도 중 하나는 인슐린요법을 자주 조정하여 반복적인 병원 내원 부담을 줄이는 것이다.[25] AI 기술이 발전함에 따라 의료 전문가는 인슐린용량에 대한 임상적 의사결정 지원으로 AI 기반 권장 사항을 적용할 가능성이 더 커졌다. 이러한 알고리즘은 매일 다회인슐린주사요법을 사용하는 사람과 지속적인 피하 인슐린주입을 사용하는 사람들을 안내할 수 있다. 한편으로 AI 기반 기술은 환자 데이터 개인 정보 보호 및 보안 관련 과제를 안고 있다.

결론

디지털 기술은 의료 전문가가 병원에서 당뇨병 환자를 관리하는 방식을 바꾸고 있다. 입원 환자를 관리하는 데 eGMS 및 vGMS 도구를 사용하면 환자의 저혈당 및 고혈당 발생, 입원 기간, 병원 재입원을 줄일 수 있다. 또한 eGMS 도구는 혼란과 의료적 오류를 유발할 수 있는 번거롭고 다양한 프로토콜을 제거한다. 그 결과 비용이 많이 드는 부작용이 줄어들어 비용이 절감된다. 병원 외부에서 CGM과 함께 eGMS를 사용하는 것은 eGMS의 논리적 확장이며, 환자와 의료 전문가가 혈당을 관리하여 환자의 재입원을 방지하는 데 도움이 될 수 있다. 이 도구는 인슐린요법의 시작 및 강화와 관련된 문제를 해결할 수 있다.

병원 내부에서의 모바일 앱 사용은 서서히 증가하고 있다. 현재 모바일 앱은 환자, 연구자, 센서로부터 실시간으로 데이터 수집을 지원하는 용도로 사용되고 있다. 이러한 사용 사례는 데이터 수집을 지원하는 모바일 앱의 잠재력에 대한 인사이트를 제공한다. 그러나 이 기술은 아직 개발 초기 단계에 있으며 EHR 및 센서와의 통합 및 추가 탐색이 필요하다.

향후 병원 내에서 당뇨병 환자를 관리하기 위한 발전에는 CGM과 통합된 eGMS, 가상 다학제 팀, DSS를 지원하는 AI의 도입이 포함될 것이다. 이러한 예상되는 발전은 아직 개발 초기 단계에 있지만, 지속적으로 개선되어 더 쉽게 접근할 수 있게 될 것이다.

참고 문헌

1 Demidowich AP, Batty K, Love T, Sokolinsky S, Grubb L, Miller C. Effects of a dedicated impatient diabetes management service on glycemic comtrol in a community hospital setting. J Diabetes Sci Technol 2021. https://doi.org/10.1177/1932296821993198. 1932296821993198.

2 Haque WZ, Demidowich AP, Sidhaye A, Golden SH, Zilbermint M. The financial impact of an inpatient diabetes management service. Curr Diabetes Rep 2021. https://doi.org/ 10.1007/s11892-020-01374-0.

3 Umpierrez G, Rushakoff R, Seley JJ, Zhang JY, Shang T, Han J. Hospital Disbetes Meeting 2020. J Diabetes Sci Technol 2020;14(5):928-44. https://doi.org/10.1177/ 1932296820939626.

4 Rabinovich M, Grahl J, Durr E, Gayed R, Chester K, McFarland R. Risk of Hypoglycemia During Insulin Infusion Directed by Paper Protocol Versus Electronic Glycemic Management System in Critically Ill Patients at a Large Academic Medical Center. J Diabetes Sci Technol 2018;12(1):47-52. https://doi.org/10.1177/1932296817747617.

5 Ekanayake PS, Juang PS, Kulasa K. Review of Intravenous and Subcutaneous Electronic Glucose Management Systems for Inpatient Glycemic Control. 2020;20(12):1-9. https://doi.org/10.1007/s11892-020-01364-2.

6 Mathioudakis NN, Abusamaan MS, Shakarchi AF, Sokolinsky S, Fayzullin S, McGready J. Development and Validation of a Machine Learning Model to Predict Near-Term Risk of Iatrogenic Hypoglycemia in Hospitalized Patients. JAMA Netw Open 2021;4(1):e2030913. https://doi.org/10.1001/jamanetworkopen.2020.30913.

7 Tanenberg RJ, Hardee S, Rothermel C, Drake 3rd AJ. Use of a computer-guided glucose management system to improve glycemic control and address national quality measures: a 7-year, retrospective observational study at a tertiary care teaching hospital. Endocr Pract 2017;23(3):331-41. https://doi.org/10.4158/ep161402.OR.

8 Ullal J, McFarland R, Bachand M, Aloi J. Comparison of Computer-Guided Versus Standard Insulin Infusion Regimens in Patients with Diabetic Ketoacidosis. Diabetes Technol Therapeut 2016;18(2):100-3. https://doi.org/10.1089/

dia.2015.0215.

9 Newsom R, Patty C, Camarena E, Sawyer R, McFarland R, Gray T. Safely Converting an Entire Academic Medical Center from Sliding Scale to Basal Bolus Insulin via Implementation of the eGlycemic Management System. J Diabetes Sci Technol 2017;12(1):53-9. https://doi.org/10.1177/1932296817747619.

10 Monarch Medical Technologies. EndoTool glucose management system. 2021. Available from: https://monarchmedtech.com/.

11 Pronia Medical Systems. GlucoCare; n.d. Available from: http://proniamed.com/.

12 Glytec. Glucommander; n.d. Available from: https://glytecsystems.com/.

13 GlucoStabilizer Insulin Management System. GlucoStabilizer insulin management system. 2021. Available from: https://www.glucostabilizer.net/.

14 Alro RH, Krogh M-L, Gudex C. Hospital that systematically collects data on results reported by patients through the application. Med Writ 2018;27(4):30-4.

15 Tscholl DW, Weiss M, Spahn DR, Noethiger CB. How to conduct multimethod field studies in the operating room: the iPad combined with a survey app as a valid and reliable data collection tool. JMIR Res Protoc 2016;5;5(1):e4. https://doi.org/10.2196/resprot.4713.

16 Park YR, Lee Y, Lee G, Lee JH, Shin SY. Smartphone applications with sensors used in a tertiary hospital-current status and future challenges. Sensors 2015;15(5). https://doi.org/ 10.3390/s150509854.

17 Shelton C, Demidowich AP, Zilbermint M. Inpatient Diabetes Management During the COVID-19 Crisis: Experiences from Two Community Hospitals. J Diabetes Sci Technol 2020;14(4):780-2. https://doi.org/10.1177/1932296820930268.

18 Davidson MB. Insulin Therapy: A Personal Approach. Clin Diabetes 2015;33(3):123-35. https://doi.org/10.2337/diaclin.33.3.123.

19 Rushakoff RJ, Sullivan MM, MacMaster HW, et al. Association Between a Virtual Glucose Management Service and Glycemic Control in Hospitalized Adult Patients: An Observational Study. Ann Intern Med. 2017;166(9):621-7.

http://doi.org/10.7326/m16-1413.

20 Muzslay M, Yui S, Ali S, Wilson APR. Ultraviolet-C decontamination of hand-held tablet devices in the healthcare environment using the Codonics D6000 disinfection system. J Hosp Infect. 2018;100(3):e60-3. https://doi.org/10.1016/j.jhin.2018.04.002.

21 Villines Z. Disinfecting phones: a how-to for COVID-19 prevention. 2020 Available from: https://www.medicalnewstoday.com/articles/how-to-disinfect-phone.

22 Ehrhardt N, Hirsch IB. The Impact of COVID-19 on CGM Use in the Hospital. Diabetes Care 2020;43(11):2628. https://doi.org/10.2337/dci20-0046.

23 Davis GM, Galindo RJ, Migdal AL, Umpierrez GE. Diabetes Technology in the Inpatient Setting for Management of Hyperglycemia. Endocrinol Metab Clin North Am. 2020;49(1):79-93. doi:10.1016/j.ecl.2019.11.002.

24 Qian F, Schumacher PJ. Latest Advancements in Artificial Intelligence-Enabled Technologies in Treating Type 1 Diabetes. J Diabetes Sci Technol 2021;15(1):195-197. doi:10.1177/1932296820949940.

25 Tyler NS, Jacobs PG. Artificial Intelligence in Decision Support Systems for Type 1 Diabetes. Sensors 2020;20(11):3214. https://doi.org/10.3390/s20113214.

21
Chapter

의료 소외 계층의 디지털헬스 격차

셀레스트 캄포스-카스티요(Celeste Campos-Castillo),
린제이 S. 메이베리(Lindsay S. Mayberry)

디지털헬스에 대한 접근성과 사용의 격차는 당뇨병유병률과 치료 결과의 격차로 이어진다. 사회경제적으로 취약한 계층, 소수 인종 및 소수 민족, 고령자, 소수자 집단, 농촌 지역 거주자 등으로 정의되는 의료 소외 계층에게는 디지털헬스의 효과적인 사용을 가로막는 장벽이 존재한다. 이러한 장벽에는 건강, 개인 정보 보호 문제, 신뢰를 지원하는 기술 사용에 대한 접근성과 편의성 및 동기 부여 부족 등이 포함된다. 격차 해소를 위해 기술을 활용하려는 노력은 광대역 통신망에 대한 접근성, 개인의 건강 문해력 등 개별적인 특성을 고려하되, 그러한 노력이 격차를 유발하는 근본적 원인에서 벗어나지 않도록 해야 한다. 최근 디지털헬스 분야의 혁신과 기존 기술을 통해 의료 소외 계층에 다가가는 데 성공한 사례에 주목하면 격차를 줄이는 데 도움이 될 수 있다.

요약

- 디지털헬스에 대한 접근성과 사용의 격차는 당뇨병유병률과 치료 결과의 격차로 이어진다.
- 성공적인 디지털헬스 중재는 일반적으로 전화 통화나 문자 메시지 같은 "저차원 기술(low-tech)" 솔루션을 사용한다.
- 코로나19 팬데믹 동안 도입된 정책은 디지털헬스에 대한 접근성 및 사용의 격차를 일부 줄이는 데 도움이 되었지만, 이러한 정책은 팬데믹이 종식되면 해제될 수 있다.

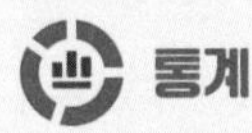

통계

- 퓨 리서치 센터(Pew Research Center)에 따르면 2019년 기준 연간 가구 소득이 35,000달러 미만인 사람 중 58%만이 가정용 광대역 인터넷을 사용하고 있으며, 71%만이 스마트폰을 보유하고 있다.[1] 65세 이상 성인은 당뇨병을 앓고 있을 가능성이 가장 높은 연령층이며, 4분의 1 이상이 가정용 광대역 인터넷이나 스마트폰을 사용하지 않는 것으로 나타났다.
- 성인 당뇨병 환자 중 흑인과 라티노 환자는 백인 환자에 비해 환자 포털에 로그인하지 않을 확률이 더 높으며(조정된 오즈비는 각각 2.6과 2.3), 대졸 미만 학력자도 마찬가지이다(대학 졸업자 대비 조정된 오즈비 2.3).[2]
- 코로나19 팬데믹이 시작된 시점(2020년 3~6월)에 당뇨병 환자의 진료 중 약 4분의 1이 원격의료를 통해 이루어졌으며, 농촌 지역 환자의 경우 원격의료 이용 가능성이 30% 더 낮았다.[3]

* **키워드**: 접근성, 광대역, 디지털 격차, 차이, 건강 신념, 의료 형평성, 건강 문해력, 인터넷 연결, 신뢰, 소외 계층.

약어

- **A1C** 당화혈색소(hemoglobin A1c)
- **EHR** 전자건강기록(electronic health record)

서론

디지털헬스에 대한 접근성과 사용의 격차는 당뇨병유병률과 치료 결과의 격차로 이어진다.[1] 사회경제적으로 취약한 계층(예: 소득이나 학력이 낮고, 보험이 없거나 부족한 사람), 소수 인종 및 소수 민족, 고령자, 소수자 집단, 농촌 지역 거주자 등으로 정의되는 의료 소외 계층에게는 디지털헬스의 효과적인 사용을 가로막는 장벽이 존재한다. 이러한 장벽에는 건강, 개인 정보 보호 문제, 신뢰를 지원하는 기술 사용에 대한 접근성과 편의성 및 동기 부여 부족 등이 포함된다. 백인 환자와 흑인 및 라티노 환자 간의 디지털헬스 접근 및 사용의 차이에는 구조적 불평등(소득, 인터넷 액세스, 건강보험 보장 범위 등)이 일부 영향을 미친다. 격차 해소를 위해 기술을 활용하려는 노력은 광대역 통신망에 대한 접근성, 개인의 건강 문해력 등 개별적인 특성을 고려하되, 그러한 노력이 격차를 유발하는 근본적 원인에서 벗어나지 않도록 해야 한다. 당뇨병관리를 위한 의료 기술은 당뇨병 발병 위험과 당뇨병으로 인한 부작용의 위험이 가장 큰 집단을 대표하는 사람들이 함께 설계해야 한다. 최근 디지털헬스 분야의 혁신과 기존 기술을 통해 소외 계층에 다가가는 데 성공한 사례에 주목하면 격차를 줄이는 데 도움이 될 수 있다. 연방 정책과 연구 설계는 격차 해소에 초점을 맞춰야 하며, 사용 중인 다양한 디지털헬스 도구를 고려해야 한다.

의료 소외 계층의 디지털헬스 및 원격의료의 격차 현황은 어떠한가?

2형당뇨병은 가장 흔한 당뇨병 유형으로, 소수 인종 및 소수 민족과 사회경제적 지위가 낮은 사람들에게 불균형적으로 영향을 미친다. 이러한 그룹은 일단 당뇨병이 발병하면 혈당 조절 실패 위험, 입원 및 합병증 증가, 조기 사망 위험이 더 높다.[4] 디지털헬스에 대한 접근성, 사용성 및 편의성의 격차는 당뇨병유병률과 치료 결과의 격차로 이어진다.[2, 5] 〈그림 21.1〉에서 볼 수 있듯이 지난 15년 동안 인터넷 접속과 관련된 디지털 격차가 줄어들었고, 흑인 남성의 디지털 격차가 가장 큰 폭으로 좁혀졌지만,[6] 인터넷 사용은 여전히 보편적이지 않다. 미국에서는 연간 가구 소득이 35,000달러 미만인 성인과 65세 이상 성인의 가정용 광대역 인터넷 및 스마트폰 보유율이 계속해서 뒤처지고 있다.[1] 스마트폰과 인터넷 접속이 더욱 보편화되었음에도 보급률, 안정성, 접근성의 질(예: 광대역 접속 및 데이터 요금제), 건강을 위한 기술 사용에 대한 동기 부여 및 편의성 등에서 격차가 지속되고 있다.[7] 의료 시스템은 기술 혁신을 활용하여 의료 서비스를 간소화하고 개선할 수 있지만, 이러한 혁신이 기존의 불평등을 악화시킬 위험이 있다.[8] 스마트폰 및 인터넷 기반 도구와 같은 리소스가 혁신의 기회를 극대화할 수 있으나 그 혜택은 인구 전체에 불평등하게 분배될 수 있기 때문이다.[9] 환자 포털은 건강을 개선하는 강력한 도구의 좋은 예이지만, 소수 인종이나 소수 민족 출신이 아닌 사회경제적 지위가 높은 환자들만 불균형적으로 접근하고 사용하는 경우가 많다.

한편, 전화 통화나 문자 메시지 같은 기본적인 휴대폰 기술을 사용한 중재는 당뇨병을 앓고 있는 다양한 의료 소외 계층 환자의 당뇨병관리를 돕고 참여를 유도하며 혈당 조절을 개선하고 입원 및 관련 비용을 줄일 수 있다고 입증되었다.[10, 11] 그러나

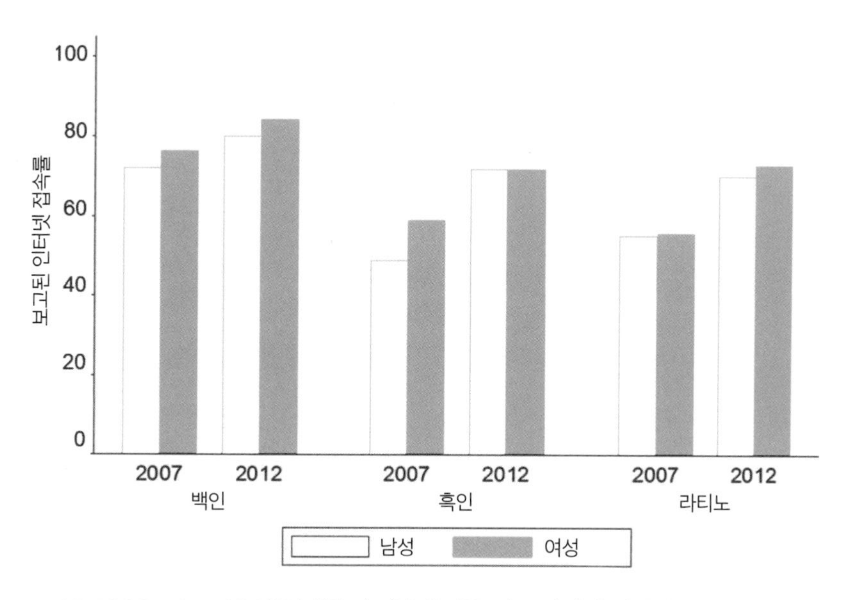

그림 21.1 2007~2012년 인종/민족 및 성별에 따른 미국 성인의 인터넷 접속률[6]

휴대폰을 통한 이러한 당뇨병 지원 중재는 주로 임상 환경과는 별개로 연구 영역에서 이루어지고 있다.[12] 이러한 기술을 임상 환경에 통합하려는 노력이 나타나고 있으며, 당뇨병 예후가 좋지 않을 위험이 큰 사람들에게 도움이 될 가능성이 있다.

의료 소외 계층의 격차 해소를 가로막는 장벽은 무엇인가?

소득, 인터넷 접속, 건강보험 보장 범위의 격차와 같은 구조적 불평등은 백인 환자와 흑인 및 라티노 환자 간의 디지털헬스에 대한 접근성 및 사용 격차의 한 원인이 된다.[2, 8, 13, 14] 안타깝게도 구조적 장벽이 해결된 후에도 디지털헬스에 대한 접근성 및 사용의 격차는 여전히 남아 있다. 기술에 대한 접근성은 의료 격차를 줄이기 위해 기술을 의미 있게 사용하는 데 필요하지만, 그것만으로는 충분하지 않다.[5, 7]

일례로, 스마트폰이 점점 더 보편화되면서 저소득층 환자들 사이에서도 건강 관련 스마트폰 앱이 의료 소외 지역에 도움이 되는 방법으로 인식되고 있다. 그러나 기술, 데이터 요금제, 앱 다운로드 및 사용 경험에 대한 편익에는 여전히 격차가 존재한다. 테네시 중부의 사회 안전망 클리닉(safety net clinic)에서 다양한 인종과 민족의 당뇨병 환자들을 모집한 결과, 스마트폰이 널리 보급되어 있지만 스마트폰을 보유한 사람 중 건강 앱을 다운로드하거나 사용한 적이 있다고 답한 사람은 절반에도 미치지 못했다. 스마트폰에서 건강 앱을 사용하는 데 장애가 되는 요소로는 계정 설정, 로그인, 사용자 이름과 비밀번호 관리(보안을 위해 자주 변경해야 하는 경우가 많음), 인터페이스 탐색, 새 기기에서의 앱 재다운로드 등이 있다. 또한 의료 소외 계층의 일부 환자들은 개인 건강 정보의 전자적 저장 및 전송에 따른 개인 정보 유출 및 보안 위험에 대한 우려를 표하거나 디지털헬스가 대면 의사소통을 대체하게 되리라는 우려를 표명한다.[13, 15] 이와 동시에, 의료 소외 계층의 또 다른 환자들은 이러한 우려를 해소하는 데 디지털헬스 도구를 활용할 수 있다는 믿음 때문에 디지털헬스 도입을 가장 열망할 수 있다. 예를 들어 환자는 디지털헬스 도구를 사용하면 자신이 공개할 내용과 공개 대상을 선택할 수 있기에 개인 정보 유출에 대한 우려를 해소할 수 있다.[16, 17]

신뢰의 격차 또한 의료 소외 계층의 디지털헬스 채택과 사용을 제한한다. 환자의 주치의에 대한 신뢰 수준을 근거로 디지털헬스 도구를 포함한 기타 의료 서비스에 대한 신뢰 수준을 강력하게 예측할 수 있다.[18, 19] 연구에 따르면 의료 소외 계층의 경우 다양한 의료 서비스에 대한 신뢰 수준이 낮은 것으로 나타났는데,[19] 이는 이러한 계층의 디지털헬스 채택 및 사용 수준이 낮은 것을 설명하는 근거가 될 수 있다. 한편, 담당 의료진과의 관계가 돈독한 사람들은 환자 포털과 같은 디지털헬스 도구가 이러한 개인적 관계를 대체하거나 질을 떨어뜨릴 것이라는 우려를 표한다.[15] 라일스(Lyles) 등은 다양한 연령대, 소득 수준, 건강 상태, 거주 지역에 걸쳐 환자 포털을 사용하지 않는 흑인 및 라티노 환자들 사이에서 이러한 우려를 확인했다.[15] 이들은 포털을 통한 상호작용보다 담당 의료진과 눈을 맞추고 구두로 대화하는 것을 선호했다. 환자들은 신뢰할 수 있는 의료 전문가와 눈을 맞출 때 건강 정보의 출처에 대해 더 큰 신뢰를 보였다. 이러한 결과는 주치의와의 긴밀한 관계가 오히려 디지털헬스의 채택과 사용을 방해할 수 있음을 시사한다. 따라서 당뇨병관리를 위한 디지털헬스에 대한 수많은 검토에서는 기술과 통합된 인적 요소의 중요성을 강조하며,[10, 11, 20] 이로써 기술이 개인적 관계를 대체하는 것이 아니라 오히려 관계 유지를 돕고 신뢰를 강화하는 데 도움이 될 수 있다.

앱이나 인터넷을 통해 액세스하는 웹 기반 기술은 의료 기관에 더 많은 보호와 편의성을 제공하지만, 환자에게는 사용 장벽이 높아진다. 예를 들어 영상 기반 원격의료와 환자의 전자건강기록(EHR)에 저장된 정보에 액세스할 수 있는 환자 포털이 있다. 의료 기관과 당뇨병 연구자 모두 웹 기반 기술에 관심을 보이는 이유는 웹 기반 기술이 제공되는 정보 및 교육의 양을 늘리고, 개인 맞춤형으로 제공할 수 있으며, 동영상과 채팅 기능을 사용할 수 있기 때문이다. 이는 인터페이스를 탐색할 능력과 동기가 있는 사람에게는 훌륭하지만, 당뇨병 교육에 별로 관심이 없거나 필요한 정보를 찾는 데 어려움을 겪는 사람에게는 부담스러울 수 있다. 당뇨병 교육, 격려 및 지원이 가장 필요한 사람들은 이러한 유형의 기술에 접근하고 탐색하며 꾸준히 사용할 수 있는 동기나 능력이 낮은 경우가 많다.[7] 또한 신경병증과 당뇨병망막병증을 비롯한 당뇨병합병증으로 인해 앱 사용이 불가할 수도 있다. 사회경제적 취약 계층의 환자들이 더 쉽게 접근하고 사용할 수 있는 대체 기술(문자 메시지, 전화 통화 등)은 이러한 웹 기반 기술의 보안 메커니즘이 부족하고 EHR과 통합되지 않아 의료 시스템에서 사용하기에 더 부담이 되는 경우가 많다. 그리하여 소외 계층에 효과가 있는 기술 기반 중재는 주로 동의된 연구 맥락에서 시행되어 왔다. 의료 서비스를 보완하기 위한 이러한 중재의 구현은 여전히 제한적이다.[12] 이러한 기술에 적절한 보안 메커니즘을 구현하여 의료 시스템과의 통합을 지원하고 그 범위와 잠재적 영향력을 확대하는 데 집중해야 한다.

디지털헬스 참여에 대한 개인 차원의 장벽을 성공적으로 극복하는 접근 방식에 집중하는 것도 중요하지만, 그것만으로는 격차의 근간이 되는 더 큰 구조적 문제를 해결하기에 충분치 않다. 격차 해소에 있어 주요 장벽은 구조적 원인보다는 개인적 특성에 초점을 맞추는 것이다. 한 예로, 원래 "개인이 적절한 건강 결정을 내리기 위해 기본적인 건강 정보 및 서비스를 획득하고, 전달하고, 처리하고, 이해할 수 있는 역량"으로 정의된 건강 문해력을 들 수 있다. 이 정의에 따르면 건강 문해력은 건강 결과를 강력하게 예측하는 개인적 특성이며, 이에 따라 부정적인 건강 결과를 예방하려면 중재를 통해 사람들의 건강 문해력 점수를 높여야 한다는 결론을 미리 도출했다. 그러나 건강 문해력에 관한 연구가 축적되면서 건강 문해력의 구조적 뿌리는 개인의 교육 수준(수리력 포함)과 건강 정보 및 의료 시스템에 대한 접근성의 함수이며, 이는 개인적인 중재를 통해 개선되지 않는다는 사실이 밝혀졌다. 최근 건강 문해력의 정의가 의료 기관의 건강 문해력 책임을 인정하도록 개정되었으며,[21] 개인의 건강 문해력 정의가 개인의 "역량(capacity, 어떤 일을 하는 데 필요한 타고난 자질의 의미로 쓰임 - 역자 주)"에서 "능력(ability, 실제로 어떤 일을 할 수 있다는 의미로 쓰임 - 역자 주)"으로 바뀌면서 개인을 지원하는 의료 기관의 역할이 강조되고 있다.

조직의 건강 문해력은 "개인이 자신과 타인을 위한 건강 관련 결정과 행동에 필요한 정보와 서비스를 찾고, 이해하고, 사용할 수 있도록 조직이 개인을 공평하게 지원하는 정도"를 말한다.[21] 건강 문해력을 갖춘 조직은 개인이 의료 시스템을 쉽게 탐색할 수 있도록 전략을 실행하며, 여기에는 원격의료 및 환자 포털과 같은 디지털헬스 도구에 대한 접근과 사용을 촉진하는 것이 본질적으로 포함된다. 이러한 전략에는 문서화된 내용을 명확하게 전달하는 것이 기본 요건이지만, 환자가 보유하고 있고 편안하게 사용할 수 있는 기술(예: 문자 메시지, 전화 통화)을 구현하고, 기존 기술(예: 환자 포털, 원격의료)의 사용 장벽을 파악하고 줄이는 데 관심을 기울이고, 가족과 친구가 기술을 통해 환자를 도울 수 있도록 지원하는 의료 시스템으로 초점을 전환하는 것도 포함된다. 이러한 정의의 변화는 의료 시스템이 구축한 장벽과 환자가 이러한 장벽을 탐색하고 극복하는 데 도움이 되는 리소스의 역할을 인식한다. 따라서 개인 수준에서 장벽 및 위험 요인을 해결하는 것은 유익한 보상 효과를 가져올 수 있지만,[4] 이것이 구조적 불평등의 근본적 원인에 초점을 맞출 필요성과 불평등을 영구화하지 않아야 할 의료 시스템의 책임을 간과하게 해서는 안 된다.[4, 19] 마찬가지로, 개인은 제한된 건강 문해력에도 불구하고 자신의 건강 결과를 개선하기 위한 조치를 취할 수 있지만(예: 가족의 도움을 받아서 환자 포털을 사용하기, 병원 진료 예약 전에 질문지를 작성해 두기 등), 격차는 체계적이기 때문에 격차 개선은 조직이 해결해야 할 과제이다.

의료 소외 계층의 디지털헬스 격차를 해소하는 데 필요한 기술, 프로세스, 교육 또는 정책은 무엇인가?

의료 소외 계층의 디지털헬스에 대한 접근성과 사용의 격차를 해소하려면 구조적 불평등이 접근성 및 사용에 직접적인 영향을 미칠 뿐만 아니라 문해력, 개인 정보 보호, 신뢰와 같은 다른 문제들에도 어떻게 영향을 미치는지 인식해야 한다. 〈표 21.1〉에는 정책, 설계 및 평가의 수준에서 격차를 줄이기 위해 디지털헬스를 개선하는 데 필요한 권장 사항이 요약되어 있다. 디지털헬스가 소외 계층에 도달하도록 하려면 디지털헬스에 대한 광범위한 정의가 필요하다. 예를 들어, 의료 기관과 보험사는 원격의료 플랫폼을 통해 이루어지는 전화 또는 오디오-비디오 진료에 대한 행위별수가제(fee-for-service)에 집중하여 비동기식 텍스트 전용 통신을 비롯한 기타 디지털헬스 방식을 놓칠 수 있다. 디지털헬스 격차를 문서화한 연구자들 사이에서도 이와 유사한 좁은 정의가 존재하기에[14] 정책과 기술의 중재와 혁신이 집단 간 차이를 어떻게 변화시키는지 추적하기가 어렵다. 우리는 디지털헬스의 정의에 보험사가 의료비를 환급하는 방식과 분석가가 접근성 및 사용 추세를 문서화하는 방식에 기본적이고 널리 통용되는 기술의 사용을 포함할 것을 권장한다. 좁은 의미의 정의는 소외 계층이 사용하지 않는 디지털헬스 도구를 계속 보여 줄 수 있는 반면, 넓은 의미의 정의는 그들이 사용하고 있는 도구까지 보여 줄 수 있다. 후자의 접근 방식은 격차를 줄일 기회를 드러낼 것이다.

의료 서비스 제공 및 지원에 원격의료, 환자 포털, 모바일헬스 기술을 활용하는 사례가 점점 증가함에 따라 격차가 커지지 않도록 소외 계층에 의도적으로 집중해야 한다. 의료 시스템에서는 새로운 기술을 개념화하는 초기 단계부터 격차 감소에 초점을 맞출 필요가 있다. 2019년에 발표된 당뇨병관리를 위한 디지털 중재에 대한 체계적문헌고찰[11]에는 격차를 줄이기 위한 디지털헬스의 잠재력을 극대화할 수 있는 권장 사항이 포함되어 있다. 이러한 권장 사항은 접근성 고려 사항(예: 기술 선택)부터 프로그램 설계 및 사용성 테스트(usability testing), 데이터 수집 및 보고, 분석 및 평가에 이르기까지 다양하다. 기술이 당뇨병 환자에게 도움이 되도록 하려면 이러한 의료 소외 계층의 환자를 대상으로 기술 중재를 함께 설계하고 테스트해야 한다. 지금까지의 근거에 따르면 기존 기술의 혁신적 사용이 새로운 기술보다 인구 집단 건강에 더 큰 영향을 미칠 수 있다. 건강 문해력이 부족한 사람들이 기술에 접근하여 기술을 사용하고, 기술과 관련된 연구에 참여하며, 기술이 제공하는 정보와 도구를 이해하고 사용할 수 있도록 공동의 노력이 필요하다.[8] 이는 효과적인 건강 커뮤니케이션을 위해 마련된 표준을 따르는 모든 사용자가 접근할 수 있는 콘텐츠와 도구의 개발을 의미한다.[22] 당뇨병 격차를 해소할 수 있는 잠재력을 가진 기술을 설계하려면 기능과 내용 모두에 대해 소외 계층을 대표하는 사람들의 피드백을 받아 반복적으로 수정하는 작업이 필요하다.[22] 애자일 방법론(Agile methods)을 기반으로 한 다양한 연구 방법은 디지털헬스의 공동 설계에 당뇨병 환자를 참여시키는 것으로 입증되었다.[23] 여기에는 피드백을 도출하기 위해 혼합된 방법을 사용하는 디자인 스프린트(design sprint) 및 반복적인 사용성 테스트가 포함된다.

또한 디지털헬스를 평가하는 연구를 위해 다양한 소외 계층 참가자를 모집하고 유지하려면 의도적인 연구 설계가 필요하다.[8] 이를 위해 권장되는 전략은 연구 비용을 증가시킬 수 있으므로 조기에 고려하고 자금 지원을 받아야 한다. 전략으로는 (1) 모집 및 데이터 수집을 위해 신뢰할 수 있는 지역사회 조직과 협력하고, (2) 소외 계층의 경우 연구 참여를 위한 개인 비용(예: 무급 휴가, 육아 및 가족 부양 책임, 교통비)이 더 많이 든다는 점을 고려하여 참여자 보상 확대를 계획하고, (3) 연구 참여 방식에 유연성을 더하고(예: 우편, 온라인, 직접 방문, 전화, A1C 우편 키트 사용), (4) 참여자 유지를 위한 연구비를 할당하고(예: 강력한 참여자 추적 데이터베이스, 여러 번 연락을 시도하기 위한 직원의 시간, 참여자에게 편리한 장소로의 출장), (5) 대조군 조건의 연구에서 참여자 유지를

표 21.1 당뇨병 격차를 줄이기 위한 디지털헬스 권장 사항

디지털헬스 정책	· 농촌 지역 및 도심 속 무선 네트워크 사각지대에서의 접근성을 높이기 위한 인프라 구축 노력을 통해 광대역 액세스를 확대한다. · 허용되는 원격의료 모드(예: 음성 전용/전화, 오디오-비디오, 문자 채팅, 이메일, 포털)를 확대하여 원격의료에 대한 건강보험 보장 범위를 넓힌다. · 의료 시스템이 디지털헬스를 사용하여 조직의 건강 문해력을 개선하도록 인센티브를 제공한다. · 디지털헬스의 보안 위험에 대해 투명하고 선제적으로 대응한다.
디지털헬스 설계	· 모든 디지털헬스에 대해 대리인 기능을 설계하여 비공식 및 공식적 지원자가 환자들이 디지털헬스의 혜택을 받을 수 있도록 지원할 수 있게 한다. - 대리인이 보호 대상 건강 정보에 액세스하지 않고도 도움을 줄 수 있는 환자 포털 - 지원자가 환자의 계정을 개방적으로 사용할 수 있는 환자 포털(예: 보안 메시지 전송 시 확인란 체크) - 원거리 지원자가 진료 예약을 진행할 때 도움을 줄 수 있는 원격의료 서비스 · 전화 통화나 문자 메시지와 같이 당뇨병 환자들이 접근할 수 있고 이미 사용 중인 기술을 선택하고 설계한다. · 인적 구성 요소 및 개인화된(맞춤형) 콘텐츠와 같이 소외 계층의 참여를 유도하는 것으로 입증된 디자인 구성 요소를 포함한다. · 소외 계층의 디지털헬스 기술 사용에 대한 장벽을 파악하고 제거하거나 줄이는 데 집중한다. - 사용자 중심 설계 및 반복적인 사용성 테스트 등 애자일 방법론을 사용하여 소외 계층을 중재 개발에 참여시킴 - 디지털헬스에서 제공하는 콘텐츠가 효과적인 건강 커뮤니케이션을 위한 모범 사례를 준수하는지 확인
디지털헬스 평가	· 소외 계층의 참여를 염두에 두고 종단 연구를 설계한다. - 소외 계층의 모집 및 유지를 위한 예산 확보 - 신뢰할 수 있는 지역사회 보건 기관과의 협력 - 모집에 시간이 걸리더라도 소외 계층을 우선적으로 모집 - 다양한 설문조사 완료 모드와 우편 A1C 키트 제공 등 유연한 참여 옵션 제공 · 소외 계층의 접근성, 사용 및 혜택을 평가하기 위해 하위 그룹 분석을 계획하여 다수 그룹과 비슷하거나 더 많은 혜택을 보장한다. · 디지털헬스 연구의 가치가 지역사회에 도움이 될 수 있다는 신뢰를 높이기 위해 소외 계층에 연구 결과를 전달(예: 지역사회 행사, 교회, 라디오, 광고, 편지, 전화 통화 등)한다.

지원하고 신뢰의 격차가 더 벌어지지 않도록 가치 있는 서비스를 제공하도록 보장하는 일 등이 포함된다.[11, 24] 마지막으로, 소외된 지역사회에 디지털헬스 연구 결과를 전달하려는 노력은 신뢰 및 연구 참여, 디지털헬스 도구 사용 등의 격차를 줄이기 시작할 수 있다.

지역사회 보건 종사자와 환자 내비게이터(patient navigator)는 환자가 원격의료, 환자 포털 및 기타 디지털헬스 기술의 혜택을 누릴 수 있도록 접근성, 신뢰, 편의성 문제를 극복하는 데 중요한 역할을 할 수 있다. 신뢰할 수 있는 지역사회 기관(예: 종교단체, 커뮤니티 센터)의 환자 내비게이터는 대리인 기능을 사용하여 의뢰서 받기, 진료 예약, 처방전 자동 우편 배송 설정, 퇴원 후 환자를 모니터링하여 의료 시스템에 우려사항을 전달, 원격의료 예약 활성화 등의 작업을 지원하는 방법을 교육받을 수 있다.

의료 소외 계층의 디지털헬스 접근성 및 사용 격차의 미래는 어떻게 될 것인가?

건강 연구에서 문자 메시징이 성공을 거두자, 여러 민간 기술 업체들은 문자 메시지를 통해 건강 정보를 공유하기 전에 메시지를 암호화하고 환자에게 인증(예: 핀 번호 입력)을 요청하여 안전한 문자 메시지를 제공하고자 혁신하고 있다. 의료 기관은 이러한 유형의 커뮤니케이션을 위해 수신 거부 프로토콜을 사용하여 문자 메시지를 통한 당뇨병 자기관리를 지원할 수 있다. 이처럼 의료 기관이 기존의 기본적 기술을 활용하여 혁신을 도모하는 추가 조치를 취하면 디지털헬스를 이용하는 사람들에게 이로운 영향을 미칠 수 있다.

디지털 격차가 좁혀짐에 따라 의료 기관과 연구자들이 지금까지 소외되었던 계층의 환자들과 함께, 그들을 위해 덜 차별적인 의료 서비스를 설계하고 계속 추구한다면 환자 포털 사용이 더욱 보편화될 가능성이 크다. 의료 기관은 당뇨병관리를 위한 디지털헬스 연구[10, 11, 20]에서 얻은 교훈에 유념하여 추가적인 도움이 필요하거나 기술과 통합된 의료진과의 인적 관계가 필요할 수 있는 사용자들을 위해 포털에 인적 지원을 통합할 수 있다. 또한 환자의 가족이나 친구가 환자를 대신하여 기술을 사용할 기회를 확대할 수 있도록 포털을 설계해야 한다. 가족이나 친구가 디지털헬스에 참여하는 것은 이미 당뇨병 환자들 사이에서는 흔한 일이다. 예를 들어, 가족이나 친구가 대리인 기능을 사용하지 않고도 환자 포털 계정에 로그인하여 사용(예: 메시지 질문, 검사 결과 보기, 약물 재처방 요청)하는 경우가 많으며, 의사와 간호사는 언어적 단서를 기반으로 환자가 아닌 지원자와 소통하고 있음을 직감한다. 이를 문서화할 데이터를 확보하기는 어렵기 때문에 이러한 관행의 만연 정도를 파악하기는 어렵다. 비공식 지원자를 위해 환자 포털과 원격의료 애플리케이션을 더 효율적으로 설계할 수 있다. 포털은 보호된 건강 정보를 보지 않고도 일부 기능을 허용할 수 있으며, 대리인이 액세스할 수 있는 보호된 정보를 환자가 쉽게 선택하도록 할 수 있다. 원격의료를 위한 대리인 기능은 현대 가족 구조에 맞게 멀리서 도움을 주는 지원자를 수용할 수 있어야 한다. 일부 환자들은 지원자에게 자신의 치료에 관해 문자 메시지를 보내는 것은 공유되는 정보의 범위가 제한적이기 때문에 포털보다는 개인 정보 노출 걱정이 덜하다고 여기지만,[25] 친구나 가족에게 문자 메시지를 보내도록 설계된 문자 메시지 플랫폼은 거의 없다. 코로나19 팬데믹 동안 공식적 및 비공식적 "백신 내비게이터(안내자)"가 나서서 고령자와 고위험군 성인이 백신 접종 일정을 잡기 위한 복잡한 절차를 처리하는 데 도움을 주었다. 이러한 성공을 미래의 성공으로 이어 가려면 내비게이터가 환자를 대신하여 행동할 수 있게 하면서도 건강 정보를 보호할 수 있도록 의료 기술을 재설계해야 한다.

기술을 통해 격차를 줄일 기회는 많지만, 주의해야 할 점도 있다. 코로나19 팬데믹은 디지털헬스에 대한 접근성을 빠르게 확대하고 정책이 어떻게 격차를 해소하거나 악화시킬 수 있는지 평가할 기회를 만들었다. 팬데믹 이전에 확인된 몇 가지 문제점을 반영하는 동시에 지속적인 변화의 가능성을 강조하는 연구들이 증가하고 있다. 예를 들어, 무료 또는 저렴한 광대역의 가용성을 높이기 위한 노력과 함께 허용되는 모드(예: 음성 전용/전화, 오디오-비디오, 문자 채팅)를 확장한 원격의료에 대한 건강보험 보장 범위 확대는 인종 및 민족 간 원격의료 사용의 격차를 줄이는 데 도움이 될 수 있다.[14] 이 글을 쓰는 시점(2021년 중반)에 연방 정책 권장 사항에는 원격의료의 정의 축소(음성 전용 모드 제거)와 농촌 지역의 인터넷 액세스를 개선하기 위한 광대역 인프라 구축이 포함된다. 후자는 접근성과 사용률을 높일 수 있지만 전자는 두 가지 모두를 제한할 수 있다.

결론

의료 소외 계층의 디지털헬스에 대한 접근성과 사용에 있어 불균형이 지속되고 있지만, 이러한 불균형과 그것이 당뇨병 결과에 미치는 영향을 개선할 수 있는 몇 가지 유망한 방법이 있다. 우리는 몇몇 근거 기반 솔루션을 간략히 설명했지만, 그러한 솔루션의 구현은 드물거나 주로 연구 환경에 국한되어 이루어졌다. 여기에 설명된 아이디어를 실현하려면 디지털헬스에 대한 접근과 사용을 용이하게 하는 기술을 채택하려는 의료 전문가 및 조직의 노력은 물론, 소외 계층 환자들의 관점을 더 잘 반영할 수 있도록 기술을 설계하는 사람들의 노력이 필요하다. 또한 의료 전문가가 이러한 기술을 채택하도록 장려하고 환자가 이러한 기술에 접근하고 사용할 수 있도록 인프라를 제공하려면 연방 차원의 변화가 필요하다.

참고 문헌

1 Anderson M, Kumar M. Digital divide persists even as lower-income Americans make gains in tech adoption. Pew Research Center; 2019. p. 22.

2 Sarkar U, Karter AJ, Liu JY, et al. Social disparities in internet patient portal use in diabetes: evidence that the digital divide extends beyond access. J Am Med Inform Assoc. 2011;18(3):318-21.

3 Weiner JP, Bandeian S, Hatef E, Lans D, Liu A, Lemke KW. In-Person and Telehealth Ambulatory Contacts and Costs in a Large US Insured Cohort Before and During the COVID-19 Pandemic . JAMA Netw Open 2021;4(3):e212618-e.

4 Haire-Joshu D, Hill-Briggs F. The Next Generation of Diabetes Translation: A Path to Health Equity. Annu Rev Publ Health 2019;40:391-410.

5 Sheon AR, Bolen SD, Callahan B, Shich S, Perzynski AT. Addressing Disparities in Diabetes Management Through Novel Approaches to Encourage Technology Adoption and Use. JMIR Diabetes 2017;2(2)-16.

6 Campos-Castillo C. Revisiting the First-Level Digital Divide in the United States: Gender and Race/Ethnicity Patterns, 2007–2012. Soc Sci Comput Rev 2015;33(4):423-39.

7 MaCloud RF, Okechukwu CA, Sorensen G, Viswanath K. Beyond access: barriers to internet health information seeking among the urban poor. J Am Med Inf Assoc 2016;23(6):1053-9.

8 Veinot TC, Mitchell H, Ancker JS. Good intentions are not enough: how informatics interventions can worsen inequality. J Am Med Inf Assoc 2018;25(8):1080-8.

9 Lyles C, Schillinger D, Sarkar U. Connecting the Dots: Health Information Technology Expansion and Health Disparities. PLoS Med 2015;12(7):e1001852.

10 Heitkemper EM, Mamykina L, Travers J, Smaldone A. Do health information technology self-management interventions improve glycemic control in medically underserved adults with diabetes? A systematic review and meta-analysis. J Am Med Inf Assoc 2017;24(5): 1024-35.

11 Mayberry LS, Lyles CR, Oldenburg B, Osborn CY, Parks M, Peek ME. mHealth

Interventions for Disadvantaged and Vulnerable People with Type 2 Diabetes. Curr Diab Rep. 2019;19(12):148.

12 Nelson LA, Williamson SE, Nigg A, Martinez W. Implementation of Technology-Delivered Diabetes Self-Care Interventions in Clinical Care: A Narrative Review . Curr Diabetes Rep 2020;20(12):1-12.

13 Anthony DL, Campos-Castillo C, Lim PS. Who Isn't Using Patient Portals And Why? Evidence And Implications From A National Sample Of US Adults. Health Aff (Millwood). 2018;37(12):1948-54.

14 Campos-Castillo C, Anthony D. Racial and ethnic differences in self-reported telehealth use during the COVID-19 pandemic: a secondary analysis of a US survey of internet users from late March. J Am Med Inform Assoc. 2021;28(1):119-25.

15 Lyles CR, Allen JY, Poole D, Tieu L, Kanter MH, Garrido T. "I Want to Keep the Personal Relationship With My Doctor": Understanding Barriers to Portal Use among African Americans and Latinos. J Med Internet Res. 2016;18(10):e263.

16 Campos-Castillo C, Bartolomei DJ, Calahan EF, Anthony DL. Depressive Symptoms and Electronic Messaging with Health Care Providers. 2016;6(3):168-86.

17 Stablein T, Hall JL, Pervis C, Anthony DL. Negotiating stigma in health care: Disclosure and the role of electronic health records. Health Sociol Rev 2015;24(3):227-41.

18 Lyles CR, Sarkar U, Ralston JD, et al. Patient-provider communication and trust in relation to use of an online patient portal among diabetes patients: The Diabetes and Aging Study. J Am Med Inform Assoc. 2013;20(6):1128-31.

19 Campos-Castillo C, Woodson BW, Theiss-Morse E, Sacks T, Fleig-Palmer M, Peek ME. Examining the Relationship Between Interpersonal and Institutional Trust in Political and Health Care Contexts. In: Shockley E, Neal TMS, PytlikZillig LM, Bornstein BH. Interdiscipilnary Perspectives on Trust. New York: Springer; 2016. p. 99-115.

20 Patil SJ, Ruppar T, Koopman RJ, Lindbloom EJ, Elliott SG, Mehr DR. Peer Support Interventions for Adults with Diabetes: A Meta-Analysis of Hemoglobin A1c outcomes. Ann Fam Med 2016;14(6):540-51.

21 Centers for Disease Control and Prevention. USDoHaHS. Healthy People 2030.: https://health.gov/healthypeople/about/workgroups/health-communication-and-health-information-technology-workgroup.

22 Eichner J, Dullabh P. Accessible Health Information Technology (IT) for Populations with Limited Literacy. 2007.

23 Nelson LA, Threatt AL, Martinez W, Acuff SW, Mayberry LS. Agile science: what and how in digital diabetes research. In: Klonoff DC, Kerr D, Mulvaney SA, Diabetes Digital Health. Cambridge, Massachusetts: Elsvier; 2020. p. 51-63.

24 Nelson LA, Williamson SE, LeStourgeon LM, Mayberry LS. Retaining diverse adults with diabetes in a long-term trial: Strategies, successes, and lessons learned. Contemp Clin Trials 2021:106388.

25 Mayberry LS, Bergner EM, Harper KJ, Laing S, Berg CA. Text messaging to engage friends/family in diabetes self-management support: acceptability and potential to address disparities. J Am Med Inf Assoc 2019;26(10):1099-108.

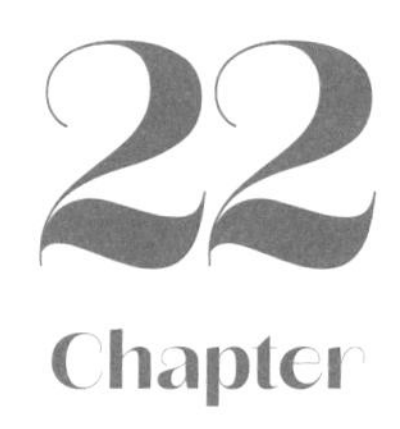

당뇨병 전문가 교육을 위한 원격의료

션 M. 오서(Sean M. Oser), 타마라 K. 오서(Tamara K. Oser), 대퍼 가님(Daffer Ghanim)

원격의료는 당뇨병 환자에게 효과적인 치료를 제공하며, 당뇨병 치료 결과 개선과 관련이 있다. 의료 전문가는 엄격하고 지속적인 원격의료 교육을 받아야 최적의 원격의료 서비스를 제공할 수 있다. 그러나 모범 사례와 예상 결과 측면에서 원격의료 및 관련 교육의 미래가 어떻게 될지는 아직 미지수이다. 당뇨병 원격의료 분야가 발전하려면 원격의료 서비스에 대한 보다 영구적인 보상 정책, 원격의료 교육을 위한 공식 커리큘럼 개발, 원격의료 제공을 위한 치료 표준 개발, 원격의료 교육 콘텐츠의 표준화 등이 필요하다. 원격의료의 의미, 구성 요소, 올바른 활용법에 대한 통일된 표준이 마련되면 이 분야의 발전에 도움이 될 것이며, 이는 정책에서 비롯될 가능성이 높다. 이러한 정책 변화는 현재 초기 단계에 있으며 앞으로 계속 사용될 이 새로운 커뮤니케이션 도구를 지원하는 데 도움이 될 것이다.

요약

- 원격의료 서비스는 당뇨병 치료 결과 개선과 관련이 있다고 알려져 있으며, 특히 코로나19 팬데믹이 시작된 이후 원격의료 교육이 증가하고 있다.
- 임상 원격의료의 당뇨병관리 효과를 극대화하려면 당뇨병 전문가에 대한 엄격하고 지속적인 교육이 필요하다. 그러나 보상 제한 완화는 대부분 팬데믹 동안 일시적으로 완화된 것이기 때문에 원격의료 및 관련 교육의 미래가 어떻게 될지는 아직 미지수이다.
- 당뇨병 원격의료 분야가 발전하려면 원격의료 서비스에 대한 보다 영구적인 보상 정책, 원격의료 교육을 위한 공식 커리큘럼 개발, 원격의료 교육 콘텐츠의 표준화 등이 필요하다.

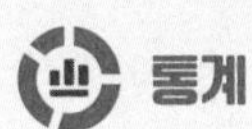

통계

- "원격의료 및 교육과 당뇨병"에 관한 논문 발표가 급증했으며, 2020년에 발표된 168건의 논문은 2016~2019년에 비해 74%, 2013~2015년에 비해 165%, 2010~2012년에 비해 425% 증가한 수치이다.
- 코로나19 팬데믹 이전 몇 달 동안 원격의료 청구 건수는 전체 청구 건수의 약 0.17%를 차지하는 정도였으나, 팬데믹 초기 몇 달 동안 급격히 증가하여 2020년 4월에 13%로 정점을 찍었다(7,000% 이상 증가). 그 이후에는 약 6%의 안정된 비율로 평준화되었지만 여전히 팬데믹 이전 비율보다 3,500% 이상 높다.
- 농촌 지역에 거주하는 성인의 당뇨병유병률은 일반 인구보다 17% 더 높으며, 농촌 인구는 의료 시설까지 상대적으로 먼 거리를 이동해야 하므로 원격의료를 통해 더 큰 혜택을 받을 수 있다.[1]

* **키워드**: 사례 기반 교육, 당뇨병 전문가 교육, 원격 학습, 시뮬레이션 기반 교육, 원격의료 당뇨병관리, 원격의료 정책, 원격의료 교육, 교육 표준, 가상 교육.

약어

- **ECHO** 지역사회 의료 성과를 위한 확장(Extension for Community Healthcare Outcomes)
- **PCP** 일차 진료 제공자(primary care provider)
- **RCT** 무작위대조시험(randomized controlled trial)

서론

원격의료는 당뇨병 환자에게 효과적인 치료를 제공하며, 당뇨병 치료 결과 개선과 관련이 있다. 의료 전문가는 원격의료 교육을 받아야 최적의 원격의료 서비스를 제공할 수 있다. 지난 2~3년 동안, 특히 코로나19 팬데믹이 시작된 이후 원격의료 교육 기회가 훨씬 더 많아졌다. 원격의료의 질을 높이려면 당뇨병 전문가에 대한 엄격하고 지속적인 교육이 필요하다. 이러한 교육은 당뇨병 환자 치료에 있어 임상 원격의료의 효과를 극대화할 수 있다. 그러나 모범 사례와 예상 결과 측면에서 원격의료 및 관련 교육의 미래가 어떻게 될지는 아직 미지수이다. 이러한 유형의 의료 서비스 제공을 가로막는 장벽으로 인해 당뇨병 원격의료의 미래는 불분명하다.

당뇨병 원격의료 분야가 발전하려면 원격의료 서비스에 대한 보다 영구적인 보상 정책, 원격의료 교육을 위한 공식 커리큘럼 개발, 원격의료 제공을 위한 치료 표준 개발, 원격의료 교육 콘텐츠의 표준화 등이 필요하다. 원격의료의 의미, 구성 요소, 올바른 활용법에 대한 통일된 표준이 마련되면 이 분야의 발전에 도움이 될 것이며, 이는 정책에서 비롯될 가능성이 높다. 이러한 정책 변화는 현재 초기 단계에 있으며 앞으로 계속 사용될 이 새로운 커뮤니케이션 도구를 지원하는 데 도움이 될 것이다.

당뇨병 전문가 교육을 위한 원격의료의 현황은 어떠한가?

당뇨병관리를 위한 임상 원격의료의 효과를 극대화하기 위해 "중재팀에 대한 엄격하고 지속적인 교육"이 필요하다는 요구가 있다.[2] 이러한 요구의 시작은 20세기 중반 원격의료가 처음 등장했을 때[3]로 거슬러 올라간다. 원격의료의 초기 탐색과 사용을 이끈 주요 동력은 원격의료가 농촌과 도시 인구 간의 기대여명 격차를 줄이는 데 도움을 주는 등 의료 소외 계층과 격차를 경험한 사람들에게 다가가는 특별한 기회였기 때문이다. 55건의 무작위대조시험(RCT)에 대한 메타분석에서 대면 진료보다 원격의료를 통해 당화혈색소(A1C) 수치가 더 많이 감소한 것으로 나타났고,[4] 111건의 통합 연구에 대한 체계적문헌고찰 및 메타분석에서는 일반적인 진료에 원격의료를 추가할 때 A1C가 유의하게 감소한 것으로 나타나는[5] 등 이러한 원격의료 사용에 따른 긍정적인 결과 또한 원격의료 교육 확대 요구로 이어졌다.[3] 임상 결과 외에도 당뇨병에 대한 원격의료 진료가 대면 진료에 비해 비용을 절감할 수 있다는 근거도 있다.[6] 또한 사례 시뮬레이션(case simulation)은 의과대학, 레지던트, 레지던트 후 인증 전문의를 포함한 여러 단계의 교육에 자주 사용된다. 이러한 컴퓨터 기반의 사례 시뮬레이션은 환자가 실제로 참여하지 않고도 컴퓨터를 통해 학습자에게 모든 병력, 검진, 검사실 및 영상 데이터가 제공된다는 점에서 원격의료와 크게 유사하다. 대규모 RCT에서 사례 시뮬레이션으로 순환 근무를 보완한 레지던트가 사례 시뮬레이션으로 교육하지 않은 레지던트에 비해 당뇨병 치료 개념에 대한 숙달도가 월등히 높았다는 사실이 입증된 것처럼, 이러한 시뮬레이션 접근 방식은 효과적인 교육 도구로 밝혀졌다.[7] 또 다른 연구에서는 학생 코호트를 대상으로 원격의료 플랫폼을 사용하여 시뮬레이션 환자를 위한 당뇨병 치료 계획을 개발하도록 한 결과, 원격의료 플

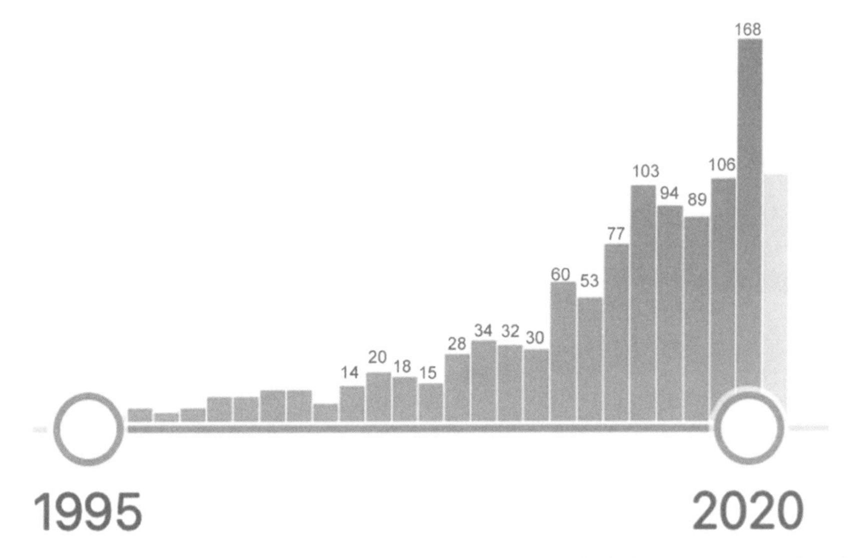

그림 22.1 1995~2020년 연도별 "원격의료 및 당뇨병과 교육"에 대한 펍메드(PubMed) 피인용 횟수[11]

랫폼 자체의 오디오와 비디오 품질 문제에도 불구하고 훈련 후 임상 기술 및 다른 의료 전문가와의 의사소통 능력에 대한 자신감이 크게 향상되었다.[8] 또한 문자 메시지를 통한 표준화된 사례 시뮬레이션은 학습자의 연속혈당측정 데이터 해석에 대한 자신감을 크게 높인 것으로 나타났다.[9] 원격의료 교육을 통해 당뇨병망막병증 진단을 위한 망막 이미지의 원격 판독 교육도 성공적으로 마칠 수 있었다.[10] 따라서 임상 치료 및 치료 결과 개선을 위해 당뇨병 전문가의 원격의료를 활용 능력을 극대화할 수 있도록 교육하는 일에 대한 강조와 관심이 커지는 것은 당연한 일이다.

실제로 지난 5~7년 동안 당뇨병 원격의료 교육 관련 연구가 눈에 띄게 증가했다(〈그림 22.1〉 참고). 한 예로, 내분비내과 전문의 부족과 대부분의 당뇨병 환자가 일차 진료 임상의에게 치료를 받는 현실 등 복합적인 요인이 작용하여 일차 진료 당뇨병 펠로십(fellowship)은 2004년에 첫 펠로를 모집한 이후 그 규모와 수가 빠르게 성장해 왔다.[12] 전국적으로 일차 진료 당뇨병 펠로십 프로그램을 표준화하려는 최근의 노력에는 그러한 프로그램에서 고려해야 할 몇 가지 "우선순위가 높은" 구성 요소 중 하나로 원격의료 및 원격 모니터링에 대한 교육이 포함된다.[12] 내분비내과 펠로십(일차 진료 외) 프로그램에도 교육적 학습을 위한 원격 액세스가 포함되어 있으며, 이러한 액세스는 특히 수련의가 교육 장소에서 떨어진 임상 현장에서 순환 근무할 때 유리하다는 점을 지적하고 있다.[13]

아직 훈련 프로그램에 참여 중인 학습자를 위한 교육 외에도, 원격의료 및 원격 학습을 중심으로 구축된 일부 교육을 포함하여 더 많은 임상의에게 당뇨병관리 교육을 확대하려는 노력이 필요하다. 그러한 노력 중 하나는 "ECHO(Extension for Community Healthcare Outcomes) 프로젝트"를 당뇨병관리에 적용하여, 원격의료를 통해 당뇨병 센터에서 물리적 접근성이 떨어지는 일선 일차 진료팀에 교육 및 멘토링을 제공하는 것이다. "허브 앤드 스포크(hub-and-spoke)" 접근 방식을 사용하여 다학제 전문가팀(학술적 "허브")에서 외곽 커뮤니티("스포크")까지 도달하는 ECHO 프로젝트는 기술을 활용하여 사례 기반 그룹 학습, 원격 멘토링 및 교육을 확장함으로써 "일차 진료 제공자(PCP)가 환자에게 최선의 진료를 제공할 수 있는 능력을 증폭시킨다."[14] 비슷한 예로 종합적인 가상 당뇨병 클리닉으로 설계된 "Joslin Home" 모델을 들 수 있는데, 이 모델도 다학제 전문가팀을 활용하여 공인된 자료를 통해 PCP 및 기타 지원 의료진을 교육하며, 모두 가상으로 제공된다.[15] 또 다른 예로 캘리포니아대학교 샌디에이고캠퍼스의 석사 학위 과정 학생들을 위한 프로그램은 원격의료를 통해 임상 치료를 제공하는 방법을 교육하는 동시에 서로 다른 장소에 있는 환자와 의료진이 비디오 링크로 연결되어 개별적 관계를 형성하는 방법을 교육하고 있다.[16]

이는 모두 코로나19 팬데믹이 전 세계적으로 대대적인 변화를 일으키기 전의 일이다. 원격의료는 이제 지리적으로 멀리 떨어져 있는 사람들에게 도달하는 것을 넘어, 의료 현장에 있는 다른 사람들 또는 의료 현장으로 이동하는 동안 만날 수 있는 사람들(버스나 기차에 함께 탄 승객, 운전사, 교통 센터나 역에서 마주칠 수 있는 사람들 등)에게 전염될 가능성이 있어 의료 기관에 직접 방문하지 말라는 권고를 받았거나 직접 방문하기를 원치 않는 사람들을 위해 지리적으로 가까이 있는 사람들에게도 의료 서비스를 제공하는 방법으로 여겨지고 있다. 의과대학, 레지던트 프로그램 및 기타 교육 프로그램은 온라인 및 가상 교육으로 빠르게 전환해야 했다.[17] 코로나19는 원격의료, 환자 치료, 교육 분야의 발전에 큰 도약을 가져온 촉매제 역할을 했다.

전 세계적인 팬데믹으로 인해 당뇨병 전문가 교육을 포함하여 환자 치료 및 의료 교육의 중단을 막기 위해 신속하게 혁신해야 할 필요성에 따라 의학의 여러 전문 분야에 걸쳐 원격의료가 전례 없이 빠른 속도로 적용되고 있으며, 이에 대한 의존도가 엄청나게 높아지고 있다. 이미 원격 학습을 제공해야 했던 기존 인프라에 더하여, 이제 더 많은 프로그램이 이러한 지원을 추가하고 더 강력하게 만들었으며, 임상 환경에서의 의료진 교육을 포함하여 원격의료 임상 서비스를 추가하거나 강화했다.[18] 이는 표준 커리큘럼 개발, 교육 간소화, 자격증 제공 등을 위한 노력과 함께 원격의료 교육 전용 프로그램 개발로 이어졌으며, 이러한 노력은 기관 차원[19]에서 이루어질 수도 있고, 뉴욕이나 미국 북동부 컨소시엄[20]의 경우처럼 주 전체에 걸쳐 이루어질 수도 있다.

당뇨병 전문가 교육을 위한 원격의료의 발전을 가로막는 장벽은 무엇인가?

코로나19 팬데믹 이전보다는 장벽이 줄어들었지만, 여전히 몇 가지 장벽이 남아 있다. 그 첫 번째는 기술 채택과 수용으로, 이는 일반적으로 증가하고 있다고 생각되지만 변화에 대한 저항은 현대 사회 전반에서 흔히 볼 수 있는 현상이다. 예를 들어, 내분비내과 펠로십 교육은 전통적으로 병원, 응급실, 외래 진료 현장 등 병상에서 환자를 직접 대면하면서 이루어졌다. 이는 펠로가 경험이 많은 임상의와 함께 환자를 보면서 배우는 오랜 도제식 모델에 매우 적합하다. 코로나19로 인해 잠재적 노출을 제한하면서 진료를 유지해야 하는 상황에서 중대한 변화가 있었다. 한 가지 예로 메이오클리닉(Mayo Clinic)의 내분비내과 펠로십 프로그램에서 수련의들이 바로 그러한 상황에 직면했다.[21] 프로그램 전체가 원격 접근 방식으로 전환되었지만, 수련의들은 처음에는 동일한 사례에 노출되지 않을 수도 있고, 임상 지도 의사와 교류하지 못할 수도 있으며, 교육 학습에 변화가 생길 수 있다는 우려로 회의적인 반응을 보였다. 이들은 원격 방식이 교육의 질을 떨어뜨리지 않고 오히려 교육을 보완하는 방법을 통합하고 찾을 수 있다는 사실에 놀랐다. 여기에는 교육에 가장 적합한 화상 회의 소프트웨어를 찾고, 화상 상담과 실시간 지도 의사 관찰 및 피드백을 활용하고, 환자 임상 정보를 안전하게 공유하여 모든 펠로가 학습할 수 있는 공개 토론 포럼을 활성화하는 것이 포함되었다. 또한 펠로십의 교육 프로그램에 공식적으로 참여하지 않았던 기관 및 지역사회 컨설턴트 등 이전에는 일반적으로 포함되지 않았던 학습자의 참여를 높일 수 있었다는 점은 예상치 못한 이점이었다.[22] 마찬가지로, 다른 내분비내과 펠로십 프로그램도 팬데믹과 그에 따른 도전 과제를 고려하여 새로운 변화를 수용하면서 매우 빠른 속도로 적응하였다.[18]

또 다른 장벽은 교육을 위한 원격의료를 지원하는 데 필요한 인프라를 개발하고 유지하는 일이며, 이는 상당한 비용을 수반한다. 팬데믹과 관련된 긴급 조치에 따라 급여 적용 및 보험 청구가 가능한 원격의료 서비스가 크게 증가하여 재정적으로도 원격의료 서비스를 제공할 수 있게 되었다. 이는 필요한 하드웨어, 소프트웨어, 네트워크/연결망 확보 등 원격의료의 성장을 크게 촉진했다. 그러나 원격의료 청구 및 환급에 대한 이러한 변화는 대부분 일시적이며, 원격의료 환급이 이전 상태로 돌아간다면 원격의료 장비 및 인프라의 유지 관리가 새로운 과제로 떠오를 것이다. 이것이 바로 이러한 개혁을 영구화하려는 노력이 필요한 이유이다. 이러한 원격의료 역량의 확장에도 불구하고 최근 의대생들은 원격의료의 느린 속도와 제한된 범위의 원격의료 교육을 비난하면서 원격의료가 가져다주는 이점을 더 충분히 활용하려면 더 많은 자원이 필요하다고 지적했다.[23]

〈그림 22.2〉는 Doximity(캘리포니아주 샌프란시스코)에서 제공하는 무료 스마트폰 애플리케이션을 사용하기 시작한 의사 31,577명의 진료 성과가 개선되었다는 랜드 연구소(RAND Corporation)의 분석 결과를 보여 준다. 이들은 메디케어 수혜자 수와 제공되는 서비스의 양을 늘렸다.

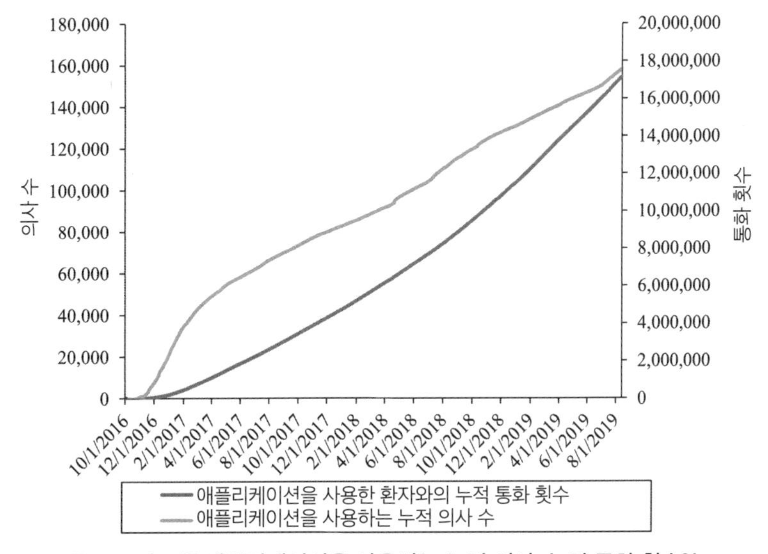

그림 22.2 **무료 스마트폰 애플리케이션을 사용하는 누적 의사 수 및 통화 횟수**[24]

당뇨병 전문가 교육을 위한 원격의료가 발전하는 데 필요한 기술, 프로세스, 교육 또는 정책은 무엇인가?

원격의료를 제공하려면 다양한 소프트웨어 플랫폼, 서비스, 하드웨어 및 기타 인프라가 필요하며, 이로 인해 필연적으로 상당한 이질성이 발생하게 된다. 현재의 정책은 이러한 이질성을 허용하고 있으며, 이는 코로나19 팬데믹 동안 급속한 진화를 촉진하는 데 크게 기여했다. 그러나 표준화는 여전히 부족하다. 이는 "원격의료(telehealth)"의 정의와 한계에 대해서도 마찬가지이며, 원격진료(telemedicine), 전자헬스(eHealth), 모바일헬스(mHealth), 유비쿼터스헬스(uHealth), 디지털헬스(digital health), 디지털의료(digital medicine) 등 여러 동의어, 관련 개념 또는 중복 개념으로 인해 상당히 불명확한 환경이 조성되고 있다. 원격의료의 의미, 구성 요소, 올바른 활용법에 대한 통일된 표준이 마련된다면 이 분야가 발전하는 데 도움이 될 것이며, 이는 정책에서 비롯될 가능성이 높다. 2021년 1월 모든 의료 전문가(의사는 제외)는 원격의료 서비스를 제공하려면 원격의료 교육을 이수해야 한다는 요건을 법률에 추가한 워싱턴주의 사례에서 볼 수 있듯이 이러한 정책 변화는 이제 막 나타나기 시작했다.[25] 앞으로도 당분간은 진정한 표준이 마련되기는 어려울 수 있지만, 앞서 플로리다, 뉴욕, 매사추세츠의 사례[14, 19, 20]에서 언급한 것처럼 자격증 제공을 위한 프로그램과 마찬가지로 품질과 효율성을 극대화하기 위한 실질적인 노력이 진행되고 있다. 이러한 추가적인 노력은 더 많은 교육 프로그램을 이용할 수 있게 되고, 커리큘럼이 개발되고 더욱 정교해지며, 계속해서 학습하고 팬데믹을 극복해 나가면서 이 분야를 발전시키는 데 도움이 될 것이다. 기술은 계속 발전하여 새로운 기회를 제공하는 동시에 새로운 도전 과제를 제시할 것이며, 교육과 지원 및 인프라도 마찬가지로 더욱 발전하여 계속해서 이에 대응해 나갈 것이다.

정책은 오랫동안 원격의료의 가용성과 사용, 또는 그 부족을 결정짓는 중요한 요소였다. 코로나19 팬데믹으로 인해 원격의료와 관련된 많은 보상 및 정책적 제한이 크게 완화되어 팬데믹 동안 환자 치료와 교육을 지속적으로 제공할 수 있게 된 것은 다행스러운 일이다. 원격의료는 더 이상 의료 시설에 대한 접근성이 부족한 외딴 시골 지역에만 국한되지 않는다. 이제 도시와 농촌을 막론하고 모든 지역에서 원격의료를 이용할 수 있다. 이러한 제한의 완화는 대부분은 일시적이었지만 일부는 영구적으로 적용되고 있고, 이 기간에 이루어진 학습과 진화는 전례가 없는 것이며 아마도 헤아릴 수 없을 정도로 이 분야를 발전시켰을 것이다. 이러한 변화가 더 많이 영구화된다면 이 분야는 더욱 발전할 것이다.

당뇨병 전문가 교육을 위한 원격의료의 미래는 어떻게 될 것인가?

당뇨병관리 제공과 당뇨병관리 전문가 교육에 있어 "원격 학습과 교육이 더 자주 사용될 것"이라는 예측이 있었다. 팬데믹이 시작된 2020년 3월, 하룻밤 사이에 발전한 것처럼 보였던 원격의료 교육과 원격의료 환자 치료는 모두 분산되어 있었고 느슨하게 연계되어 있을 뿐이었다. 경험이 쌓이면서 많은 학습이 이루어졌고, 보다 체계적이고 조직적인 원격의료 교육이 이루어지기 시작했다. 실습, 레지던트, 펠로십, 의료 시스템 수준에서 시작하여 이제는 대학, 주 전체, 지역 차원의 노력이 이루어지고 있다.[14, 19, 20] 협력, 품질, 효율성이 향상되고 있으며 이러한 추세는 계속되리라 예상된다. 원격의료는 앞으로도 계속 유지될 것이 거의 확실해 보이며, 원격의료 교육을 통해 이전의 전통적인 대면 교육과 거의 비슷하거나 더 나은 성과를 거둘 수 있다는 사실이 시간이 지남에 따라 더 분명해질 것이다.

결론

당뇨병관리를 위한 원격의료 서비스의 효과를 뒷받침하는 근거가 점점 늘고 있는 가운데, 코로나19 팬데믹은 원격의료 서비스 제공을 가속화했다. 이러한 현상에 따라 당뇨병관리 전문가를 위한 원격의료 교육도 기하급수적으로 늘어났다. 당분간 이러한 성장은 계속될 것으로 보이지만, 그 성장 속도는 팬데믹 이후 원격의료 서비스의 불분명한 미래에 달려 있다.

참고 문헌

1 Interactive video telehealth models to improve access to diabetes specialty care and education in the rural setting: a systematic review. Susan Florence McLendon. Diabetes Spectr 2017;30(2):124-36. https://doi.org/10.2337/ds16-0004.

2 Tchero H, Kangambega P, Briatte C, Brunet-Houdard S, Retali G-R, Rusch E. Clinical effectiveness of telemedicine in diabetes mellitus: a meta-analysis of 42 randomized controlled trials. Telemed J EHealth 2019;25(7):569-83. PMID: 30124394.

3 Bashshur RL, Shannon GW, Smith BR, Alverson DC, Antoniotti N, Barsan WG, Bashshur N, Brown EM, Coye MJ, Doarn CR, Ferguson S, Grigsby J, Krupinski EA, Kvedar JC, Linkous J, Merrell RC, Nesbitt T, Poropatich R, Rheuban KS, Sanders JH, Watson AR, Weinstein RS, Yellowlees P. The empirical foundations of telemedicine in- terventions for chronic disease management. Telemed J EHealth 2014;20(9):769-800. https://doi.org/10.1089/tmj.2014.9981. Epub 2014 Jun 26. PMID: 24968105.

4 Su D, Zhou J, Kelley MS, Michaud TL, Siahpush M, Kim J, Wilson F, Stimpson JP, Pagán JA. Does telemedicine improve treatment outcomes for diabetes? A meta-analysis of results from 55 randomized controlled trials. Diabetes Res Clin Pract 2016;116:136-48. https://doi.org/10.1016/j.diabres.2016.04.019. Epub 2016 Apr 26. PMID: 27321329.

5 Faruque LI, Wiebe N, Ehteshami-Afshar A, Liu Y, Dianati-Maleki N, Hemmelgarn BR, Manns BJ, Tonelli M. Alberta Kidney Disease Network. Effect of telemedicine on glycated hemoglobin in diabetes: a systematic review and meta-analysis of randomized trials. CMAJ 2017;189(9):E341-64. https://doi.org/10.1503/cmaj.150885. Epub 2016 Oct 31. PMID: 27799615.

6 Lee JY, Lee SWH. Telemedicine cost-effectiveness for diabetes management: a systematic review. Diabetes Technol Therapeut 2018;20(7):492-500. https://doi.org/10.1089/dia.2018.0098. Epub 2018 May 29. PMID: 29812965.

7 Sperl-Hillen J, O'Connor PJ, Ekstrom MHL, Rush WA, Asche MS, Fernandes MO, Apana MD, Amundson MG, Johnson PE, Curran MD. Educating resident physicians using virtual case-based simulation improves diabetes management: a randomized controlled trial. Acad Med 2014;89(12):1664-73.

8 O'Shea MC, Reeves NE, Bialocerkowski A, Cardell E. Using simulation-based learning to provide interprofessional education in diabetes to nutrition and dietetics and exercise physiology students through telehealth. Adv Simul 2019;4(Suppl. 1):28.

9 Melson E, Davitadze M, Aftab M, Ng CY, Ooi E, Blaggan P, Chen W, Hanania T, Thomas L, Zhou D, Chandan JS, Senthil L, Arlt W, Sankar S, Ayuk J, Karamat MA, Kempegowda P. Simulation via instant messaging-Birmingham advance (SIMBA) model helped improve clinicians' confidence to manage cases in diabetes and endocrinology. BMC Med Educ 2020;20:274.

10 Boucher MC, Nguyen MTD, Qian J. Assessment of training outcomes of nurse readers for diabetic retinopathy telescreening: validation study. JMIR Diabetes 2020;5(2):e17309.

11 https://pubmed.ncbi.nlm.nih.gov/?term=telehealth+and+diabetes+and+training&filter=years.1995-2020. June 2021.

12 Shubrook JH, Ramirez BF, Healy AM, Salzberg L, Ahmed S, Feinberg H, Schutta M, Schwartz FL, Wang L, CC. Primary care diabetes fellowship programs: developing national standards. Clin Diabetes 2021;39(1):88-96. PMID: 33551558.

13 Endocrinology, diabetes and metabolism fellowship. Las Vegas: Kirk Kerkorian School of Medicine at UNLV, University of Nevada. www.unlv.edu/medicine/endocrinology-fellowship. [Accessed 5 June 2021].

14 Cuttriss N, Bouchonville MF, Maahs DM, Walker AF. Tele-rounds and case-based training: project ECHO telementoring model applied to complex diabetes care. Pediatr Clin 2020;67(4):759-72. PMID: 32650871.

15 Al-Badri M, Hamdy O. Diabetes clinic reinvented: will technology change the future of diabetes care? Ther Adv Endocrinol Metab 2021;12. 2042018821995368. PMID: 33854751.

16 Heath S. How telehealth training programs drive positive patient experience. Patient Engagement HIT, Xtelligent Healthcare Media; July 30, 2018. patientengagementhit.com/news/how-telehealth-training-programs-drive-positive-patient-experience. [Accessed 5 June 2021].

17 Rose S. Medical student education in the time of COVID-19. JAMA 2020;323(21):2131-2. PMID: 32232420.

18 Malek R. Endocrinology, Diabetes & Metabolism Fellowship: University of Maryland Medical Center, University of Maryland Medical System. www.umms.org/ummc/pros/gme/fellowship/endocrinology-diabetes. [Accessed 5 June 2021].

19 Galoustian G. FAU launches new telehealth certification course. Florida Atlantic University; January 19, 2021. www.fau.edu/newsdesk/articles/telehealth-certification-course.php. [Accessed 5 June 2021].

20 Wicklund E. NY telehealth bill expands coverage, supports license reciprocity, EConsults. MHealthIntelligence, xtelligent Healthcare Media; January 15, 2021. mhealthintelligence.com/news/ny-telehealth-bill-expands-coverage-supports-license-reciprocity-econsults. [Accessed 5 June 2021].

21 El Kawkgi OM. Education in the time of COVID-19: a trainee's perspective. Mayo Clinic, Mayo Foundation for Medical Education and Research; August 20, 2020.www.mayoclinic.org/medical-professionals/endocrinology/news/education-in-the-time-of-covid-19/mac-20490510. [Accessed 5 June 2021].

22 Kennel KA. Education in the time of COVID-19: a program director's perspective. Mayo Clinic, Mayo Foundation for Medical Education and Research; August 20, 2020. www.mayoclinic.org/medical-professionals/endocrinology/news/education-in-the-time-of-covid-19/mac-20490510. [Accessed 5 June 2021].

23 Camhi SS, Herweck A, Perone H. Telehealth training is essential to care for underserved populations: a medical student perspective. Med Sci Educ 2020;30(3):1287-90.

24 https://www.ncbi.nlm.nih.gov/pmc/articles/PMC7934990/.

25 SB 6061 - 2019-20: requiring training standards in providing telemedicine services, Washington state legislature. June 11, 2020. app.leg.wa.gov/billsummary?BillNumber=6061&Initiative=false&Year=2019. [Accessed 5 June 2021].

23
Chapter

당뇨병관리를 위한 디지털헬스 중재의 결과 평가:

보험사 관점

조던 실버먼(Jordan Silberman), **시아바시 살라티**(Siavash Sarlati),
맨프리트 카우어(Manpreet Kaur), **와리스 보카리**(Warris Bokhari)

디지털헬스 커뮤니티는 당뇨병 환자를 위한 중재에 막대한 투자를 해 왔다. 이러한 중재는 대개 영양, 신체 활동, 투약 순응도, 인슐린 관리, 자기혈당측정 등 당뇨병 자기관리에 중요한 영역의 건강 행동을 목표로 한다. 당뇨병관리를 위한 디지털헬스 중재(DHIs)에 대한 대규모 투자에도 불구하고, 이러한 중재에 대한 근거는 여전히 상당한 한계를 지니고 있다. 또한 당뇨병관리를 개선하기 위한 최적화된 DHIs 배포에는 여전히 장벽이 존재한다. 디지털헬스 근거 표준에 대한 합의 부족, 디지털헬스를 위한 엄격한 근거 평가 프레임워크의 부적절한 적용, 의료 소외 계층의 필요를 충족하기 위한 DHIs 개발의 제한성 등이 주요 장벽으로 작용한다. 디지털헬스 커뮤니티는 근거 표준을 둘러싼 이해관계자 간 협력 강화, 디지털헬스 근거 평가 프레임워크 개선, 의료 소외 계층에 대한 배려를 통해 당뇨병 환자에게 더 큰 가치를 제공할 수 있다. 우리는 DHIs가 계속해서 발전하여 당뇨병 치료 결과 개선에 크게 기여하리라고 낙관한다.

요약

- 당뇨병을 대상으로 하는 디지털헬스 중재(DHIs)에 대한 높은 관심에도 불구하고, 적절한 도입을 가로막는 장벽으로 인해 이러한 기술의 임상적 효과가 제한될 수 있다.
- 디지털헬스 근거 표준에 대한 합의 부족, 디지털헬스에 대한 엄격한 근거 평가 프레임워크의 부적절한 적용, 의료 소외 계층 환자 집단의 필요를 충족하기 위한 DHIs 개발의 제한성 등이 당뇨병에 대한 최적화된 DHIs의 배포를 가로막는 장벽이다.
- 디지털헬스 커뮤니티가 이러한 장벽들을 극복하고 당뇨병 치료 결과를 개선하는 데 기여할 수 있을 것으로 낙관한다.

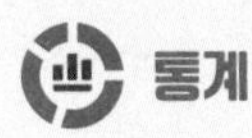

통계

- 2021년 기준, 당뇨병을 대상으로 하는 모바일헬스 앱은 전체 질환별 앱의 약 15%를 차지한다.[1]
- 디지털헬스 근거의 질을 평가하기 위해 45개 이상의 프레임워크가 제안되었지만,[2, 3] "최적표준(gold standard)"으로 인정받는 것은 없다.
- 의료 소외 계층의 당뇨병 환자를 대상으로 한 디지털헬스 중재에 대한 최근 검토[4]에서 19%는 대상 인구의 문화 또는 언어 선호도에 맞게 콘텐츠를 조정했다.

* **키워드**: 당뇨병, 디지털헬스, 디지털 기술, 디지털 치료제, 근거중심의학, 건강격차, 건강 형평성, 당뇨병전단계, 취약 계층, 웨어러블 전자 기기.

약어

- **AID** 자동 인슐린전달(automated insulin delivery)
- **CGM** 연속혈당측정기(continuous glucose monitor)
- **DHIs** 디지털헬스 중재(digital health interventions)
- **UC** 일반 관리(usual care)

서론

당뇨병은 예방 가능한 질병이며[5] 디지털헬스 중재(DHIs)의 주요 대상이다.[1] 당뇨병관리 개선을 목표로 한 많은 디지털 도구가 개발되었으며, 이는 주로 영양, 신체 활동, 투약 순응도, 인슐린 관리, 자기혈당측정 등 당뇨병 자기관리에 중요한 영역의 건강 행동을 다룬다. 이 장에서는 당뇨병 치료 결과를 개선하기 위해 이러한 영역을 다루는 DHIs에 초점을 맞춰 관련 근거를 요약하고 당뇨병을 대상으로 하는 DHIs의 도입을 가로막는 주요 장벽을 파악한다. 그리고 대규모로 당뇨병 치료 결과를 개선할 수 있는 DHIs의 잠재력을 실현하는 데 도움이 될 전략을 제안한다.

〈표 23.1〉에 정의된 당뇨병을 대상으로 하는 DHIs는 스마트폰 앱, 웹 플랫폼, 소비자용 웨어러블 기기, 연결된 저울 및 기타 디지털 기술을 사용하여 구현되는 경우가 많다. 당뇨병발궤양의 진행을 막기 위한 스마트 매트(smart mat)[7] 같은 혁신적인 디지털 도구도 개발되고 있으며, 스마트 인슐린펜 또한 활성화되고 있다. 연속혈당측정기(CGM)와 자동 인슐린전달(AID) 시스템은 빠르게 발전하고 있으며 중요하지만, 이 장에서 다루는 범위에서는 벗어난다.

이러한 제품에 대한 보험사의 우선순위는 다른 이해관계자의 우선순위와 유사한 점이 많지만, 몇 가지 차이점도 있다. 다른 이해관계자와 마찬가지로 보험사는 당뇨병(또는 당뇨병전단계) 치료 결과를 개선하고, 의료 품질 지표의 성능을 강화하며, 비용을 줄이고, 민감한 정보를 안전하게 처리하는 DHIs를 찾는다. 또한 보험사는 긍정적인 사용자 경험으로 보험 가입자의 만족도를 높일 수 있는 디지털헬스 제품을 중요하게 생각한다.

다른 이해관계자들과 마찬가지로 의료 보험사들도 디지털 기술이 건강 형평성에

표 23.1 **디지털헬스 중재(DHIs)를 정의하는 기준**

<table>
<tr><th colspan="3">기준</th></tr>
<tr><td rowspan="3">1. 디지털헬스 업계를 대표하는 이해관계자들의 최근 협력[6]에서 정의한 세 가지 디지털헬스 기술 등급 중 하나에 해당하는 제품[a]</td><td>디지털헬스
(Digital health)</td><td>“디지털헬스에는 생활 방식, 웰니스(wellness) 및 건강 관련 목적으로 소비자를 참여시키고 건강 데이터를 캡처, 저장 또는 전송하며 생명과학 및 임상 운영을 지원하는 기술, 플랫폼 및 시스템이 포함된다.”[6]</td></tr>
<tr><td>디지털의료
(Digital medicine)</td><td>“디지털의료에는 인간의 건강을 측정하거나 중재하는 근거 기반 소프트웨어 및 하드웨어 제품이 포함된다.”[6]</td></tr>
<tr><td>디지털 치료제
(Digital therapeutics)</td><td>“디지털 치료제는 의학적 장애나 질병을 예방, 관리 또는 치료하기 위한 근거 기반의 치료적 중재를 제공한다.”[6]</td></tr>
<tr><td colspan="3">2. 하나 이상의 건강 행동을 변화시키도록 설계된 제품</td></tr>
<tr><td colspan="3">3. 하나 이상의 당뇨병관리 결과를 개선하는 제품. 여기에는 임상 결과(예: 당뇨병망막병증 발생률), 대리 결과(예: 당화혈색소) 또는 프로세스 결과(예: 투약 순응도)가 포함될 수 있다.</td></tr>
</table>

여기서 디지털헬스 중재(DHIs)는 제시된 세 가지 기준을 충족하는 제품으로 정의된다. DHIs는 스마트폰 앱, 웹 플랫폼, 소비자용 웨어러블 기기 및 기타 디지털 기술을 사용하여 구현되는 경우가 많다.
a: 여기서 정의하는 DHIs라는 용어에는 디지털헬스, 디지털의료 및 디지털 치료제 분류에 속하는 제품이 포함된다. 이러한 분류 중 하나에 속하는 제품도 기준 2와 3을 충족해야 DHIs로 간주된다.

미치는 영향에 관심이 있다. 대부분의 건강보험 및 환급 부문에는 소외되고 취약한 코호트가 존재한다. 이러한 코호트는 만성질환과 예방할 수 있는 합병증, 치료 격차의 발생률이 높은 경우가 많다. 이로 인해 의료 비용이 증가하고 의료 서비스 질이 저하된다. 보험사들은 인구 집단 건강관리를 위해서는 소외되고 취약한 환자들의 필요를 신중하게 고려하고 이에 초점을 맞춰야 한다는 사실을 점점 더 인식하고 있다. 이는 보험사가 치료 결과를 개선하고 비용을 절감할 수 있는 의미 있는 기회를 제공한다. DHIs가 이러한 인구 집단의 필요를 충족하도록 보장하는 것은 윤리적 의무에 부합할 뿐만 아니라 절감분 공유 프로그램(Shared Savings Program) 및 가치 기반 인센티브와 같은 가치 및 결과 기반 수익원에도 영향을 줄 수 있다.

보험사의 관점은 다른 이해관계자의 관점과 일치하는 경우가 많지만, 적어도 세 가지 영역에서 차이가 있을 수 있다. 첫째, 보험사는 단순한 사용자 경험에 더 큰 가치를 둘 수 있다. 이는 서비스 대상 인구의 폭과 보험 가입자의 만족도를 유지하기 위한 노력과 관련이 있다. 둘째, 보험사는 기존 디지털 인프라에 효율적으로 통합할 수 있는 디지털헬스 제품을 선호하는 경향이 있다. 예를 들어, 디지털헬스 제품이 싱글 사인온(single sign-on) 인증을 구현할 수 있거나 보험사의 디지털 에코시스템 내에서 액세스할 수 있다면 도움이 된다. 마지막으로, 보험사는 다른 이해관계자보다 실용적인 임상시험 근거를 더 중요시할 수 있다. 이러한 선호도를 보여 주는 예는 뒷부분에 자세히 설명되어 있다.

당뇨병관리를 위한 디지털헬스 중재의 현황은 어떠한가?

당뇨병관리를 지원하는 DHIs에 대한 열띤 관심에도 불구하고, 그 효과를 뒷받침하는 근거는 광범위한 DHIs 도입의 필요성을 제한하는 격차를 계속해서 보여 주고 있다. 우리는 (1) 디지털 당뇨병 분야의 근거 품질에 대한 심층 평가, (2) 다양한 위험 수준의 디지털헬스 제품에서 기대할 수 있는 합리적인 근거 수준에 대한 신중한 고려, (3) 너무 엄격하거나 너무 관대한 디지털헬스 근거 기준이 건강에 미칠 수 있는 잠재적 영향을 검토한 후 이러한 결론에 이르렀다. 우리는 기존의 근거 품질 기준과 디지털헬스 관련 기준(아래 설명)을 모두 적용하며, 디지털헬스 근거 기반 평가를 학문적 연구가 아닌 효과적이고 안전한 DHIs를 식별하기 위한 실용적인 도구로서 접근한다.

관련 근거를 정밀 검토해 보면, 당뇨병을 대상으로 하는 디지털헬스 공급업체가 주장하는 효과의 재현 가능성에 대한 신뢰를 제한하는 중요한 결함이 종종 재발한다. 포괄적 문헌 검토(comprehensive literature review)는 범위를 벗어나는 것이므로, 주요 사례만 강조하는 것으로 충분하다. 동료 평가 논문이 효과성 주장을 뒷받침한다고 주장하면서 그렇지 않은 논문을 인용하는 등의 몇 가지 문제들은 디지털헬스 공급업체의 신뢰도를 급격히 떨어뜨릴 수 있다. 또 다른 결함은 유의미한 감소가 있는 상황에서 프로토콜별 분석만을 보고하는 것이다. 디지털헬스 제품에 대한 사용자 경험이 좋지 않으면 동기가 가장 강한 환자를 제외한 모든 환자가 이탈할 수 있다. 동기가 강한 환자들은 중재 효과와 관계없이 개선된 결과를 보이는 경우가 많다. 따라서 잘못 설계된 DHIs는 때때로 상대적으로 강력한 개선 결과를 보이는 일부 환자들만 남겨둘 수 있다. 이로써 통제되지 않은 연구에 대한 프로토콜별 분석에서 저품질

DHIs가 양호한 임상 평가를 받도록 왜곡될 수 있다.

당뇨병 DHIs에 대한 또 다른 우려는 등록된 임상시험(예: clinicaltrials.gov를 통해)과 그렇지 않은 임상시험에서 보고된 효과 크기가 일치하지 않는다는 점이다. 등록된 임상시험의 효과 크기가 작을수록 출판 편향(publication bias, 연구 결과 출판 과정에서 주로 긍정적이고 통계적으로 유의한 결과가 더 쉽게 발표되고 출판되는 경향을 말한다 - 역자 주)에 대한 의문이 제기된다. 선택적 보고와 디지털헬스에 관한 등록된 임상시험의 비일관성으로 인해 디지털헬스 공급업체가 보고하는 효과 크기는 해당 효과 크기 분포 중 가장 유리한 일부분만을 나타낼 수 있다. 대부분의 경우, 공급업체가 보고한 효과 크기가 대규모 모집단에서 재현되리라고 예측하는 것은 비현실적일 수 있다. 이는 당뇨병을 대상으로 하는 DHIs에서 관찰되는 많은 근거 문제 중 일부이다.

이러한 문제를 고려할 때, 무작위 임상시험에 대한 검토[8~10]에서 근거 품질의 한계를 강조한 것은 당연한 일이다. 2018년 당뇨병 앱에 대한 검토[9]에서는 양질의 근거를 찾지 못했다. 동료 평가 연구에서 임상적으로 의미 있는 당화혈색소 개선 효과를 보인 앱은 3개에 불과했다. 그중 하나[11]는 영어로 제공되지 않으며, 다른 하나[12]는 인도에서만 관찰된 동료 평가 근거가 있다. 이러한 앱은 가치가 있을 수 있지만 미국에서의 일반화 가능성은 제한적이다. 나머지 앱[13]은 등록되지 않은[14] 무작위임상시험에서 임상적으로 유의미한 효과 크기를 보여 주었다. 해당 공급업체는 대부분의 업체보다 연구에 더 많은 투자를 했다. 등록된 임상시험과 미등록된 임상시험 간의 효과 크기 차이는 DHIs 제공 방법의 차이와 관련이 있을 수 있지만, 연구 결과의 재현성에 대한 의문을 제기한다.

최근 검토[8]에는 Diabeo 앱이 추가되었다. 검토 후 이 앱에 대한 주요 임상시험 결과[15]가 발표되었는데, 사후 하위 그룹 분석에서만 임상적으로 유의미한 당화혈색소 감소가 나타났으며, 이는 기저-볼러스인슐린요법을 처방받은 프랑스 환자들 사이에서만 감소하였다. 이 앱의 공급업체는 대부분의 공급업체보다 더 높은 품질의 근거를 생성했다. 관련 분석의 사후 분석 특성과 조사 대상 범위가 좁다는 점을 고려할 때, 이 앱이 미국 당뇨병 인구 집단에도 유의미한 효과가 있으리라고 확신할 수 없다. 최신 검토 이후에 발표된 임상시험에서는 임상적으로 유의미하지 않은 효과 크기가 보고되었다.[16~21]

당뇨병관리[10]를 위한 DHIs에 대한 근거는 아직 충분하지 않지만, 이러한 근거는 몇 년 동안 계속 축적되고 있다. 앞으로 더 발전하면 DHIs는 향후 수십 년 동안 당뇨병관리에 중요한 역할을 할 잠재력이 있다. 그러나 이를 달성하려면 디지털헬스 커뮤니티는 당뇨병에 최적화된 DHIs를 배포하기 위해 몇 가지 장벽을 극복해야 한다.

당뇨병관리를 위한 디지털헬스 중재의 발전을 가로막는 장벽은 무엇인가?

여기서 우리는 "최적화된 배포(optimized deployment)"를 의료 소외 계층을 포함한 대다수의 당뇨병 환자가 DHIs를 통해 임상적으로 의미 있는 혜택을 얻는 상태로 정의한다. 관련 근거의 현재 상태를 고려할 때, 진정한 임상적 가치를 제공하는 당뇨병 DHIs를 식별하는 것은 보험사의 핵심 과제이다. 따라서 우리는 임상적 가치를 평가하는 가장 좋은 도구인 "근거"에 대한 논의에 초점을 맞춘다. 또한 우리는 의료 소외 계층 환자 집단을 위한 당뇨병 DHIs의 적용에 대해서도 다루는데, 이는 이러한 기술의 혜택이 대형 보험사가 서비스를 제공하는 다양한 인구 집단에 공평하게 분배될 수 있도록 하기 위한 필수 단계이다.

여기서 다루는 세 가지 주요 장벽은 (1) 디지털헬스의 적절한 근거 표준에 대한 합의 부족, (2) 디지털헬스를 위한 근거 평가 프레임워크의 부적절한 적용, (3) 의료 소외 계층의 필요를 충족하기 위한 DHIs의 불충분한 개발이다. 이 세 가지 장벽이 유일한 장애물은 아니지만, 보험사 관점에서는 이러한 장벽을 극복하는 것이 당뇨병관리를 위한 DHIs의 "최적화된 배포"에 중요하다고 생각한다.

디지털헬스 분야의 근거 표준에 대한 합의 부족

모바일헬스 앱[2, 3]과 디지털헬스 제품을 더욱 광범위하게 평가하기 위해 50개 이상의 프레임워크가 제안되었지만,[2] "최적 표준(gold standard)"으로 인정받는 프레임워크는 아직 없다. 학계, 정부, 산업 및 기타 부문에서 개발된 디지털헬스의 근거 평가 프레임워크는 초점, 대상, 엄격성 면에서 다양하다. 이러한 평가 프레임워크의 이질성 때문에 디지털헬스 공급업체는 채택을 촉진하는 데 필요한 근거가 무엇인지 명확하게 파악하지 못할 수 있다. 또한 보험사는 다양한 제품의 매우 다른 근거 품질 수준을 탐색해야 한다. 경험상 이러한 명확성의 부족은 다른 어떤 치료 분야보다 당뇨병에 더 큰 영향을 미친다.

엄격하고 일관된 근거 기준이 없기 때문에 근거에 기반하지 않고 마케팅에 따라 DHIs를 채택하는 경우가 생길 수 있다. 그 결과 고용주나 다른 사람들에 의해 채택되어 대규모 환자 집단에 배포된 DHIs는 효과가 없을 수도 있으며, 이는 전체 인구 차원에서 당뇨병관리에 부정적인 영향을 미칠 수 있다. 합의된 근거 표준은 효과적이고 안전한 DHIs를 보다 일관성 있게 선택할 수 있게 하여 당뇨병 환자를 위한 확장 가능한 결과 개선을 촉진할 수 있다.

디지털헬스 근거 표준에 대한 합의를 달성하면 당뇨병 디지털헬스 공급업체는 투자 가치가 있다는 확신을 가지고 고품질 연구를 시작할 수 있다. 디지털헬스 근거 표준이 일치하면 불확실성이 줄어들고 합의 기준에 부합하는 긍정적인 결과가 잠재 고객에게 호의적으로 비칠 가능성이 높아진다. 또한 디지털헬스 분야의 엄격한 "최적 표준" 근거 평가 프레임워크를 통해 보험사는 더 효율적으로 DHIs를 선택할 수 있으며, 안전하고 효과적인 DHIs를 선택할 가능성이 커진다.

디지털헬스를 위한 근거 평가 프레임워크의 부적절한 적용

기존의 디지털헬스 근거 평가 프레임워크는 디지털헬스의 고유한 방법론적 문제를 해결하기 위해 더 많은 조정이 필요할 수 있다. 일부 근거 품질 고려 사항은 고유하거나 디지털헬스 임상시험에 더 일반적이다. 이러한 근거 품질 고려 사항의 몇 가지 예는 앞에 설명되어 있다. 다른 예로는 임상시험 결과의 일반화 가능성을 감소시킬 수 있는 임상시험 후 디지털 온보딩(digital onboarding) 부담의 감소, 임상시험 완료 후 DHIs를 확장하기 전에 사람과의 상호작용을 줄이는 자동화, 비참여자의 임상시험 기기 사용(예: 임상시험에서 제공한 욕실 체중계를 시험 참여자의 배우자가 사용하는 경우) 등이 있다. 다른 치료법(예: 약물)을 위해 개발된 강력한 근거 평가 방법을 디지털헬스에 부적절하게 적용하면 DHIs를 뒷받침하는 근거의 강도와 관련하여 부적절한 결론이 도출될 수 있다.

의료 소외 계층의 필요를 충족하기에는 불충분한 개발

소수 인종 및 소수 민족, 농촌 거주자, 사회경제적 지위가 낮은 사람들은 일반 인구에 비해 당뇨병 치료 결과가 좋지 않게 나타난다.[4] 보험사 관점에서 볼 때, 의료 소외 계층은 메디케이드, 메디케이드/메디케어 이중 가입, 보조금을 받는 개인 보험 플랜에서 가장 큰 비중을 차지한다. DHIs가 임상적 필요성이 가장 큰 당뇨병 환자에게 도달하려면 의료 소외 계층을 염두에 두고 DHIs를 개발해야 한다.

소외되고 취약한 계층의 환자들은 당뇨병 DHIs에 대한 접근과 활용에 있어 중대한 장벽을 마주하고 있다. 이러한 환자들은 광대역 서비스를 이용할 수 없거나 제한적일 뿐만 아니라 컴퓨터 사용이 제한적이거나 기기를 사용할 수 있는 개인 공간이 없을 수도 있다. 예를 들어 공공장소(예: 도서관)나 집의 공용 공간에 있는 공용 컴퓨터는 프라이버시가 보장되지 않을 수 있으므로 많은 환자가 건강을 관리하기에 불편함을 느낄 수 있다. 스마트폰은 이러한 장벽을 극복하는 데 도움이 되며, 저소득층을 포함하여 소외된 지역사회의 스마트폰 보유율은 일반 인구의 스마트폰 보유율에 근접하고 있다.[23]

또한 소외된 지역사회를 위한 프로그램 콘텐츠의 맞춤화도 중요하다. 많은 DHIs는 문해력, 건강 문해력, 디지털 문해력, 수리력 및 당뇨병 지식의 수준과 관계없이 누구나 접근할 수 있도록 설계되지 않았다. DHIs는 영양을 포함한 당뇨병 자기관리 영역과 관련된 문화적 규범을 거의 또는 전혀 고려하지 않는 경우가 많다. 소수의 당뇨병 연구에서 디지털 문해력, 건강 문해력, 수리력 및 문화와 관련된 장벽을 다루었다. 그 예로, 의료 소외 계층의 당뇨병 환자를 대상으로 한 DHIs를 검토한 결과, 그중 19%만이 대상 인구 집단의 문화적 또는 언어적 선호도에 맞게 콘텐츠를 조정한 것으로 나타났다.[4]

당뇨병관리를 위한 디지털헬스 중재가 발전하는 데 필요한 프로세스 및 정책은 무엇인가?

당뇨병관리를 위한 DHIs의 최적화된 배포를 위해서는 앞서 언급한 세 가지 장벽을 해결해야 한다. 최적화된 배포를 앞당길 수 있는 정책 및 프로세스의 몇 가지 솔루션을 〈표 23.2〉에 요약하였다.

디지털헬스의 근거 표준에 대한 합의 도출

디지털헬스의 근거 표준에 대한 합의를 도출하려면 학계, 공급업체, 업계, 규제 기관 등 이해관계자 간의 협력이 이루어져야 한다. 또한 모든 단계에 대상 환자 집단의 대표자가 포함되어야 한다. 한 이니셔티브는 이미 여러 영역에 걸쳐 협력하고 디지털헬스 분야의 생체측정 모니터링 기술에 대한 평가 표준에 합의하는 데 성공했다.[24] DHIs의 안전성과 유효성을 평가하기 위한 근거 표준에 합의하기 위해서는 더 많은 노력이 필요하다. 이러한 표준은 적절한 전문 기관들이 협력하여 유지 관리해야 하며, 디지털헬스의 빠른 변화에 발맞춰 정기적으로 업데이트되어야 한다.

디지털헬스를 위한 근거 평가 프레임워크 적용

디지털헬스의 근거 표준은 (이미 있는 것을 다시 만드느라 쓸데없이 시간을 낭비하지 않도록) 기존 프레임워크를 기반으로 구축해야 한다. 디지털헬스와 다른 치료 방식 간의

표 23.2 당뇨병관리를 위한 디지털헬스 중재의 최적화된 배포를 가로막는 장벽과 이에 대한 제안된 솔루션

장벽	설명	영향	제안된 솔루션
디지털헬스 분야의 근거 표준에 대한 합의 부족	보험사, 자가보험(self-insured) 고용주, 의료 시스템, 디지털헬스 공급업체 및 업계 단체 등 이해관계자가 기대하는 근거 품질 수준이 다양하다.	· 디지털헬스 공급업체들 사이에서 근거 품질에 대한 기대치가 불확실하다. · 당뇨병 디지털헬스 스타트업이 고품질 임상시험에 투자하기를 꺼린다. · 당뇨병 환자를 대상으로 하는 DHIs에 대한 근거 품질에 한계가 있다. · 채택된 DHIs가 임상적 혜택을 제공할 가능성이 가장 높은 것이 아닐 수 있다. 이는 전체 인구 집단 차원에서 당뇨병관리에 부정적인 영향을 미칠 수 있다.	· 다양한 이해관계자 간의 파트너십을 구축하여 합의된 디지털헬스 근거 표준을 수립한다. · 합의된 지침이 관련된 모든 이해관계자의 요구를 충족할 수 있도록 지속적이고 심층적인 협력 관계를 구축한다.
디지털헬스를 위한 근거 평가 프레임워크의 부적절한 적용	일부 근거 품질 기준은 고유하거나 디지털헬스 중재에 더 일반적이다. 여기에는 당뇨병을 대상으로 하는 DHIs가 포함된다. 이러한 기준은 디지털헬스 근거를 평가하는 기존 프레임워크에서는 제대로 고려되지 않을 수 있다.	· 근거의 강도를 제대로 평가하지 못한다. · 대규모 인구 집단에 배포된 당뇨병 대상 DHIs가 반드시 환자에게 가장 도움이 되는 것은 아니다.	· 다양한 이해관계자 그룹이 협력하여 디지털헬스 중재를 위한 보완적이고 조정된 근거 평가 프레임워크를 개발해야 한다. · 이러한 프레임워크는 가능한 한 기존의 근거 평가 방법을 활용해야 한다. · DHIs 평가 프레임워크는 당뇨병 기술의 빠른 변화에 발맞춰 민첩하게 변화해야 한다.

장벽	설명	영향	제안된 솔루션
의료 소외 계층의 필요를 충족하기에는 불충분한 개발	소외된 환자 집단은 디지털헬스 중재 설계와 관련하여 고유한 요구 사항을 가지고 있다. DHIs는 이러한 집단의 요구를 충족하도록 개발되지 않았거나 이러한 집단에 맞춰 적절하게 조정되지 않은 경우가 많다.	당뇨병을 관리할 능력이 있는 사람들은 새로운 당뇨병 기술을 통해 추가적인 혜택을 누릴 수 있지만, 그렇지 않은 사람들은 뒤처질 수 있다. 이는 격차를 더욱 심화시킨다.	· DHIs 개발 초기 단계에 소외된 환자 집단의 의견을 수렴하고 반영한다. · 참여형 설계 및 사용성 테스트 모범 사례를 활용한다. · 가능하면 광대역 서비스에 대한 의존도를 최소화하여 플랫폼에 구애받지 않는 DHIs를 설계한다. · HIPAA를 준수하는 문자 메시지 사용을 고려한다. · 근거 기반 모범 사례를 적용하여 문해력, 건강 문해력, 디지털 문해력 및 수리력의 수준과 관계없는 환자 대상 커뮤니케이션을 개발한다. · 가능하면 환자 대상 커뮤니케이션을 여러 언어로 제공하고 인지장애 또는 신체장애가 있는 환자도 이용할 수 있도록 한다. · 당뇨병을 대상으로 하는 DHIs의 임상시험에서는 의료 소외 계층 환자 집단에서 참여자를 적극적으로 모집한다.

차이점을 해결하기 위해 필요한 경우에만 조정해야 한다.

예를 들어, 디지털헬스 근거 표준에서는 조정된 대조군 요건이 필요할 수 있다. 많은 경우, 약물의 효과 실험에 흔히 사용되는 이중 맹검(double-blind) 설계와 병행하기 위해 "가짜 앱"을 사용하는 것보다 일반 관리(UC) 대조군이 더 적절하다. 디지털헬스 임상시험에서 UC 대조군을 사용하면 스마트폰 노출 증가와 관련된 비특이적 위험을 감지할 수 있지만(이 문제에 대해서는 이제 막 이해하기 시작한 단계이다), 가짜 앱은 이러한 위험을 감출 수 있다. 불활성 약물 전달 메커니즘이 최소한의 위험을 수반한다고 가정하면, 약물 임상시험에서는 이러한 문제가 덜 우려된다.

또한 규제 당국은 가짜 대조군을 선호할 수 있지만, 보험사는 대개 UC 대조군을 더 선호한다. UC 대조군은 현실적 질문에 대한 정보를 제공하는 데 더 적합한 경우가 많다. 보험사 내 이해관계자들은 종종 DHIs를 채택하지 않았을 때의 예상 결과와 비교하여 DHIs를 채택했을 때의 예상 결과가 어떻게 달라질 수 있는지 묻는다. 이러한 현실적 질문에 대한 정보를 제공하는 데는 UC 대조군이 선호된다. 보험사가 DHIs의 예상 결과와 가짜 앱의 예상 결과를 구체적으로 비교하도록 요청하는 경우는 거의 없다. 또한 UC 대조군에서는 치료 효과와 비특이적 효과를 구분하지 못하지만, DHIs의 낮은 위험성을 고려할 때 보험사는 비특이적 메커니즘을 통해 일부 효과를 얻을 수 있다는 가능성에 만족할 수 있다. 이는 보험사가 실용적인 임상시험 근거를 얼마나 중요하게 여기는지 보여 주는 한 예이다. 정의에 따르면 이러한 근거는 실제 상황에서 제기되는 질문에 대한 정보를 제공해 준다. 대부분의 경우 이러한 선호도가 관찰되지만 시간, 제품의 위험성 및 기타 요인에 따라 달라질 수도 있다.

의료 소외 계층을 위한 개발

당뇨병관리를 위한 DHIs의 잠재력을 실현하려면 DHIs 설계 및 배포 시 의료 소외 계층의 환자들이 직면한 접근성 및 활용성 문제를 고려해야 한다. 공급업체는 DHIs 개발 초기 단계부터 취약 계층의 의견을 수렴해야 한다. 참여형 설계 모범 사례는 취약 계층의 참여를 늘릴 수 있다. 당뇨병 치료 결과의 격차를 줄이려면 소외 계층 환자의 사용성을 최적화하는 인적 및 디자인적 요소가 중요하다. 가능하면 DHIs 개발자는 광대역 서비스에 대한 의존도를 낮추기 위해 클라우드가 아닌 로컬에서 기능을 실행하는 것이 좋다. 당뇨병 환자 대상 DHIs는 가능한 한 플랫폼에 구애받지 않아야 한다.

문해력, 디지털 문해력, 수리력의 수준과 관계없이 접근성을 보장하기 위해 콘텐츠를 조정하고 건강 문해력 모범 사례를 통합해야 한다. 가능하면 환자를 대상으로 하는 커뮤니케이션은 여러 언어로 제공되어야 하며, 인지장애 또는 신체장애가 있는 환자도 접근할 수 있어야 한다.

취약 계층의 환자들을 당뇨병 DHIs 임상시험 대상으로 적극 모집하여 이러한 환자 집단의 요구를 충족하는 DHIs 설계를 장려해야 하며, 그룹별(예: 인종/민족, 사회경제적 지위 등)로 등록, 참여, 결과의 차이를 측정해야 한다. 의료 소외 계층에서도 치료 결과 격차가 발생하지 않도록 야심 찬 목표를 설정해야 한다.

이러한 노력에는 디지털헬스 공급업체, 보험사 및 기타 이해관계자의 자원 투자가 필요하다. 당뇨병 디지털헬스 분야의 공급업체는 가능하면 다양한 인구 집단에 걸쳐 적절한 DHIs를 제공하는 데 필요한 자원을 투입해야 한다. 보험사는 소외 계층 환자를 위해 노력하는 공급업체와의 파트너십을 우선시하여 이러한 투자에 보답해야 한다. 모든 공급업체가 모든 인구를 대상으로 서비스를 제공할 필요는 없지만, 모든 DHIs 공급업체, 특히 당뇨병 환자를 대상으로 하는 공급업체는 소외된 인구 집단을 대상으로 서비스를 제공하겠다는 의지를 보여야 한다. 그렇게 하지 않으면, 당뇨병을 관리할 준비가 더 잘 되어 있는 사람들은 새로운 당뇨병 기술의 추가적 혜택을 누릴 수 있지만 그렇지 못한 사람들은 뒤처질 수 있으므로 당뇨병 치료 결과의 격차가 악화될 수 있다.[25]

당뇨병관리를 위한 디지털헬스 중재의 미래는 어떻게 될 것인가?

당뇨병관리를 위한 DHIs의 잠재력을 실현하기 위해서는 개발 초기 단계부터 많은 과제를 해결해야 하며, 이 글에서는 그중 몇 가지를 살펴보았다. 우리는 디지털헬스 형평성, 근거 표준, 안전, 개인 정보 보호, 환자 경험 등의 문제를 해결하기 위해 업계 리더, 학계 및 관련 단체와 협력하고 있다.

당뇨병관리를 위한 중재 전략의 최적화된 배포를 위해서는 더 많은 노력이 필요하다. 미국의 당뇨병유병률 증가와 지속하기 어려울 정도로 증가하는 당뇨병관리 비용[5]을 해결하려면 강력하고 효과적인 중재가 필요하다. 우리는 당뇨병관리를 위한 DHIs가 계속 발전하여 인구 집단 건강관리 개선에 기여하리라고 낙관한다. 당뇨병 환자를 대상으로 하는 DHIs의 최적화된 배포를 위해 디지털헬스 커뮤니티는 근거 표준에 대한 합의 부족, 근거 평가 프레임워크의 부적절한 적용, 소외 계층을 위한 DHIs의 불충분한 개발 등의 장벽을 해결해야 한다. 여러 이해관계자의 협력, 디지털헬스에 적합한 근거 평가, 소외 계층 환자에 대한 배려를 통해 디지털헬스 커뮤니티는 당뇨병 환자에게 더 큰 혜택을 제공할 수 있다.

결론

디지털헬스는 당뇨병 환자가 더 건강한 삶을 영위할 수 있도록 도울 준비가 되어 있다. 이러한 잠재력을 실현하기 위해 디지털헬스 전문가는 "세부 사항(details matter)"이 중요하다는 점을 명심해야 한다. DHIs 근거의 세부 사항을 조사하는 것은 중요한 근거 결함을 파악한 것과 그렇지 못한 것, 또는 소외 계층 환자의 요구를 충족하는 디지털 도구를 채택하는 것과 당뇨병 치료 결과의 격차를 더 벌리는 도구를 채택하는 것의 차이를 만들 수 있다. 이는 당뇨병 환자들이 유의미한 임상적 이점을 제공하는 DHIs를 이용할 수 있을지를 결정함으로써 수많은 당뇨병 환자에게 영향을 미칠 수 있다. 일부 환자에게는 이러한 세부 사항에 대한 관심이 투약 순응도와 비순응도, 당뇨병망막병증의 진행과 시력 상실 방지, 심근경색증 위험 감소와 예방 가능한 심장마비 발생 등의 차이를 만들 수 있다. 함께 협력하고 근거에 기반하며 공평한 방식으로 DHIs를 배포한다면, DHIs는 당뇨병 치료 결과를 대규모로 개선할 수 있는 잠재력이 있다.

참고 문헌

1 IQVIA Institute for Human Data Science. Digital health trends 2021: Innovation, evidence, regulation, and adoption. https://www.iqvia.com/-/media/iqvia/pdfs/institute-reports/digital- health-trends-2021/iqvia-institute-digital-health-trends-2021.pdf. [Accessed 12 September 2021].

2 Lagan S, Aquino P, Emerson MR, Fortuna K, Walker R, Torous J. Actionable health app evaluation: translating expert frameworks into objective metrics. NPJ Digit Med 2020;3(1):1-8.

3 Moshi MR, Tooher R, Merlin T. Suitability of current evaluation frameworks for use in the health technology assessment of mobile medical applications: a systematic review. Int J Technol Assess Health Care 2018;34(5):464-75.

4 Mayberry LS, Lyles CR, Oldenburg B, Osborn CY, Parks M, Peek ME. mHealth interventions for disadvantaged and vulnerable people with type 2 diabetes. Curr Diabetes Rep 2019;19(12):148. https://doi.org/10.1007/s11892-019-1280-9.

5 American Diabetes Association. Economic costs of diabetes in the U.S. in 2017. Diabetes Care 2018;41(5):917e28. https://doi.org/10.2337/dci18-0007.

6 Goldsack J, Coder M, Fitzgerald C, Navar-Mattingly N, Coravos A, Atreja A. Digital health, digital medicine, digital therapeutics (DTx): what's the difference?. November 10, 2019. https://www.dimesociety.org/digital-health-digital-medicine-digital-therapeutics-dtx- whats-the-difference/. [Accessed 31 January 2021].

7 Isaac AL, Swartz TD, Miller ML, et al. Lower resource utilization for patients with healed diabetic foot ulcers during participation in a prevention program with foot temperature monitoring. BMJ Open Diabetes Res Care 2020;8:e001440. https://doi.org/10.1136/bmjdrc-2020-001440.

8 Doupis J, Festas G, Tsilivigos C, Efthymiou V, Kokkinos A. smartphone-based technology in miabetes management. Diabetes Ther Res Treat Educ Diabetes Relat Disord 2020;11(3):607-19. https://doi.org/10.1007/s13300-020-00768-3.

9 Veazie S, Winchell K, Gilbert J, et al. Mobile health applications for self-management of diabetes. Agency Healthc Res Qual 2018. https://doi.org/10.23970/

AHRQEPCTB31. https://effectivehealthcare.ahrq.gov/products/diabetes-mobile-devices/technical-brief. [Accessed 3 May 2021].

10 Fleming GA, Petrie JR, Bergenstal RM, et al. Diabetes digital app technology: benefits, challenges, and recommendations. Diabetes Care 2020;43:250-60.

11 Zhou W, Chen M, Yuan J, Sun Y. WelltangeA smart phone-based diabetes management applicationeImproves blood glucose control in Chinese people with diabetes. Diabetes Res Clin Pract 2016;116:105-10.

12 Kleinman NJ, Shah A, Shah S, Phatak S, Viswanathan V. Impact of the gather mHealth system on A1c: primary results of a multisite randomized clinical trial among people with type 2 diabetes in India. Diabetes Care 2016;39(10):e169e170. https://doi.org/10.2337/ dc16-0869.

13 Quinn CC, Shardell MD, Terrin ML, Barr EA, Ballew SH, Gruber-Baldini AL. Cluster- randomized trial of a mobile phone personalized behavioral intervention for blood glucose control. Diabetes Care 2011;34(9):1934-42.

14 Agarwal P, Mukerji G, Desveaux L, et al. Mobile app for improved self-management of type 2 diabetes: multicenter pragmatic randomized controlled trial. JMIR MHealth UHealth 2019;7(1):e10321.

15 Franc S, Hanaire H, Benhamou P-Y, et al. DIABEO system combining a mobile app software with and without telemonitoring versus standard care: a randomized controlled 304 PART | III Diabetes digital health and telehealth for populations trial in diabetes patients poorly controlled with a basal-bolus insulin regimen. Diabetes Technol Therapeut 2020;22(12):904-11.

16 Patel MS, Small DS, Harrison JD, et al. Effect of behaviorally designed gamification with social incentives on lifestyle modification among adults with uncontrolled diabetes: a randomized clinical trial. JAMA Netw Open 2021;4(5):e2110255. https://doi.org/10.1001/ jamanetworkopen.2021.10255.

17 Gong E, Baptista S, Russell A, et al. My Diabetes Coach, a mobile app-based interactive conversational agent to support type 2 diabetes self-management: randomized effectiveness-implementation trial. J Med Internet Res 2020;22(11):e20322. https://doi.org/10.2196/ 20322.

18 Lee DY, Yoo S-H, Min KP, Park C-Y. Effect of voluntary participation on mobile health care in diabetes management: randomized controlled open-label trial. JMIR MHealth UHealth 2020;8(9):e19153. https://doi.org/10.2196/19153.

19 Schoenthaler A, Cruz J, Payano L, et al. Investigation of a mobile health texting tool for embedding patient-reported data into diabetes management (i-Matter): development and usability study. JMIR Res 2020;4(8):e18554. https://doi.org/10.2196/18554.

20 Yang Y, Lee EY, Kim H-S, Lee S-H, Yoon K-H, Cho J-H. Effect of a mobile phone-based glucose-monitoring and feedback system for type 2 diabetes management in multiple primary care clinic settings: cluster randomized controlled trial. JMIR MHealth UHealth 2020;8(2):e16266. https://doi.org/10.2196/16266.

21 Zhang L, He X, Shen Y, et al. Effectiveness of smartphone app-based interactive management on glycemic control in Chinese patients with poorly controlled diabetes: randomized controlled trial. J Med Internet Res 2019;21(12):e15401. https://doi.org/10.2196/ 15401.

22 Perakslis E, Ginsburg GS. Digital healthdthe need to assess benefits, risks, and value. JAMA 2020. https://doi.org/10.1001/jama.2020. 22919.

23 Anderson M. Mobile technology and home broadband 2019. Pew Research Center: Internet, Science & Tech; 2019. https://www.pewresearch.org/internet/2019/06/13/mobile-technology-and-home-broadband-2019/. [Accessed 11 September 2021].

24 Manta C, Mahadevan N, Bakker J. Evidence publication checklist for studies evaluating connected sensor technologies: explanation and elaboration. Digit Biomark 2021;5(2):127-47. https://doi.org/10.1159/000515835.

25 Rodriguez JA, Clark CR, Bates DW. Digital health equity as a necessity in the 21st century cures act era. JAMA 2020;323(23):2381. https://doi.org/10.1001/jama.2020.7858.

색인

ㅁ

ㅂ

ㅅ

ㅈ

C

D

E

F

G

H

S

Z

기타

※ 이 책의 번역은 청아출판사 주관하에 이루어졌으며, 번역본에 대한 책임은 청아출판사에 있습니다. 의료업계 종사자 및 관련 연구자들은 이 책에 설명된 정보, 요법, 약물 또는 실험을 평가하고 사용할 때 자기 경험과 지식에 의거해야 합니다. 특히 병의 진단 및 의약품 사용은 의학계에서 발표되는 새로운 지식에 맞춰 개별적으로 검증되어야 합니다. 엘스비어, 저자, 편집자, 기고자는 이 책의 번역과 관련하여, 그리고 이 책에 포함된 요법과 제품, 지침 및 아이디어의 사용에 따른 인명 또는 재산상의 손상 및 손해에 대하여 법적 책임이 없습니다.

당뇨병관리를 위한 디지털헬스와 원격의료

초판 1쇄 인쇄 · 2024. 4. 9.
초판 1쇄 발행 · 2024. 4. 19.

—

엮은이 데이비드 C. 클로노프, 데이비드 커, 엘리사 R. 와이츠먼
옮긴이 이상열
발행인 이상용 · 이성훈
발행처 청아출판사
출판등록 1979. 11. 13. 제9-84호
주소 경기도 파주시 회동길 363-15
대표전화 031-955-6031 팩스 031-955-6036
전자우편 chungabook@naver.com

—

ISBN 978-89-368-1235-5 93510

—

* 값은 뒤표지에 있습니다.
* 잘못된 책은 구입한 서점에서 바꾸어 드립니다.
* 본 도서에 대한 문의사항은 이메일을 통해 주십시오.